从经验管理走向科学管理

——医院管理工具应用案例集

From Experience Management To Scientific Management
——Hospital Management Tools Application Case Set

主　编：王吉善　陈晓红

副主编：张艳丽　刘　海　王圣友　李绍刚

编　者：（以姓氏笔画为序）

王　渌	王圣友	王吉善	王耀磊	申良荣
刘　海	孙　琳	许玉华	张　勤	张子平
张振伟	张艳丽	张梅霞	李　岩	李绍刚
杨　莘	杨毅恒	陈正英	陈先祥	陈俊香
陈晓红	周　文	赵彩莲	郦　忠	高华斌
常维夫	彭明强	董　军	鲍　和	熊占路
谭理军	滕　苗	戴晓娜		

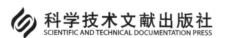

科学技术文献出版社
SCIENTIFIC AND TECHNICAL DOCUMENTATION PRESS

·北京·

图书在版编目（CIP）数据

从经验管理走向科学管理：医院管理工具应用案例集 / 王吉善，陈晓红主编. —北京：科学技术文献出版社，2014.11（2021.9重印）

ISBN 978-7-5023-8919-2

Ⅰ.①从… Ⅱ.①王… ②陈… Ⅲ.①医院—管理 Ⅳ.① R197.32

中国版本图书馆 CIP 数据核字（2014）第 233517 号

从经验管理走向科学管理——医院管理工具应用案例集

策划编辑：田文正　　责任编辑：巨娟梅　吕海茹　　责任校对：赵　瑗　　责任出版：张志平

出　版　者	科学技术文献出版社
地　　　址	北京市复兴路15号　邮编　100038
编　务　部	（010）58882938，58882087（传真）
发　行　部	（010）58882868，58882870（传真）
邮　购　部	（010）58882873
官 方 网 址	www.stdp.com.cn
发　行　者	科学技术文献出版社发行　全国各地新华书店经销
印　刷　者	北京虎彩文化传播有限公司
版　　　次	2014 年 11 月第 1 版　2021 年 9 月第 12 次印刷
开　　　本	787×1092　1/16
字　　　数	721千
印　　　张	33.25　彩插12面
书　　　号	ISBN 978-7-5023-8919-2
定　　　价	88.00元

编 委 会

提供案例的单位（医院排名不分次序）：

中日友好医院

中国医学科学院血液病医院

北京大学医学部

复旦大学附属华山医院

复旦大学附属儿科医院

复旦大学附属妇产科医院

山东大学齐鲁医院

山东大学第二医院

华中科技大学同济医学院附属协和医院

中南大学湘雅医院

中南大学湘雅二医院

中南大学湘雅三医院

四川大学华西第二医院

四川大学华西口腔医院

西安交通大学医学院第一附属医院

首都医科大学宣武医院

首都医科大学附属北京儿童医院

浙江省人民医院

浙江大学医学院附属第一医院

浙江大学医学院附属第二医院

浙江大学医学院附属邵逸夫医院

昆明医科大学第一附属医院

云南省第三人民医院

福建医科大学附属第一医院

湖北省十堰市人民医院

南方医科大学珠江医院

重庆医科大学第一附属医院

致 谢
Acknowledgments

　　国家卫生计生委医院管理研究所医院管理咨询中心，真诚地感谢参加医院管理工具应用案例集一书编写的全体人员与单位；由于大家积极参加本书编写，参加的人员多、人员层次高，涉及医院管理的方方面面，涉及的专业范围广泛，因此本书提供的案例颇多且内容丰富，案例都来自工作的实践，通俗易懂、实用性强。可以说本书是指导医院正确使用管理工具的必备教科书，是指导医院从经验管理走向科学管理的良师益友。

　　本书从编写到出版时间短，参与人员多，没有统一的、细致的整理加工。因此，在写作的格式、风格及每个案例的详简程度上有所不同，还需读者理解与指正。另外由于篇幅限制，不能将所有参与的人员姓名都列在书上也请大家谅解。

　　真诚地感谢为本书提供资料与案例的所有人员与医院；真诚地感谢关心支持本书编写、编辑、发行、传播、阅读本书的所有人员。

国家卫生计生委医院管理研究所医院管理咨询中心

序一

Introduction

　　在2011—2012年版的二三级医院与专科医院评审标准中都要求，医院、职能管理部门与科室领导，至少掌握1~2项质量管理改进方法及质量管理常用技术工具，能将管理工具运用于日常质量管理活动以及持续改进质量管理工作。

　　新的标准发布一年多来，大家学习管理理论，渴望掌握管理工具的热情高涨。为了帮助广大的医院管理者与医务人员很好地学习并掌握常用的管理工具，国家卫生计生委医院管理研究所组织人员，查阅文献资料和收集了全国某些医院在使用管理工具方面好的经验与做法，并把它汇编成册介绍给大家。

　　我阅读了本书的初稿，使我联想到我们办任何事情都离不开对工具的使用，甚至社会的发展与进步也都与工具的发明与进步紧密相关。简单地复习一下历史我们可以看到，正是1784年在英国发明的蒸汽机，把人类从6000多年远古的农业时代推进到了现在的工业化时代，英国也因此成为世界上最发达的工业化国家；在现代社会，1946年美国发明的世界上第一台计算机诞生和后来的互联网，把人类又从工业时代推进到了目前的信息时代。互联网的出现进一步拉近了国与国之间的距离，作为一种工具为人们的交流提供了更加方便的途径。因此，人们普遍认为，人类劳动是从制造工具开始的。马克思说："手推磨产生的是封建主为首的社会，蒸汽磨产生的是工业资本家为首的社会"。（《马克思恩格斯选集》第1卷，第108页）随着社会分工的多样化，生产工具也日益多样化、复杂化、精良化。因此，可以说生产工具与管理工具的创新与发展是推动社会生产力发展和社会进步的重要因素。

　　本册工具书共分为两个部分：第一部分简单介绍了常用的管理工具的发展与应用；第二部分展现了医院与不同科室使用工具的案例。我认为本书的理论性、科学性、实用性都比较强，是医院日常管理的必备工具，对改进医院与科室的管理一定会大有帮助。

国家卫生计生委医院管理研究所

梁铭会

序 二

使用医院管理工具的第一步

医院管理者是凭经验管理还是运用管理工具开展科学管理，可体现医院管理者水平与能力的差异。有的医院管理者曾学习过EMBA的课程，学习过医院管理工具，懂得几种管理工具是什么，但回到实际工作中，学习到的知识就刀枪入库，在日常的医院管理中兵来将挡水来土掩，每天忙忙碌碌，到年底一"盘点"，门诊量又有所突破，住院人数又有所增加，手术数量又有所见长，一切都满足在这些数据当中，好像门诊量、住院人数、手术数量代表医院的所有工作。应该说，这些数量仅代表医院工作的量，从一个侧面代表一所医院的能力与水平，但不代表医院管理的全貌，不是医院管理的全部。医院的管理是系统的、复杂的、方方面面的，从一张处方、一份病历、一项制度、一件不良事件、一间卫生间的管理均可看出医院的管理水平及管理能力，所以医院管理者应给予全面的关注。

学习医院管理工具，并且很好地运用到实际工作中，需先做到以下几点：

一、要树立持续改进的理念。我们要勇敢地承认，一所再有历史的医院，再有成就的医院也会有不足，这个成绩与不足是99.999999999……%与0.000000000……1%的关系，医院管理者应更多地关注医院的不足。为什么要更多地关注医院的不足呢？美国管理学家劳伦斯·彼得（Laurence J.Peter）的水桶原理或短板理论给出了贴切的答案。水桶原理或短板理论的核心内容为：一个水桶盛水的多少，并不取决于桶壁上最高的那块木板，而恰恰取决于桶壁上最短的那块。根据这一核心内容，"水桶理论"还有两个推论：其一，只有桶壁上的所有木板都足够高，那水桶才能盛满水；其二，只要这个水桶里有一块木板不够高度，水桶里的水就不可能是满的。作为医院管理者如不能正视医院管理中的不足，就谈不上运用医院管理工具持续改进，所以树立持续改进的理念是运用医院管理工具的前提。

二、要学习追踪检查的方法。追踪检查是以发现问题为目的的一种检查方法，可做个案追踪和系统追踪。我们用这种方法能发现传统检查方法发现不了的问题，为什么要用追踪的方法发现问题呢？一是医院的管理确实存在问题，但没有被找到；二是医院管理持续改进理念的支撑，一定要将现在所作所为中的不足寻找出来，以便持续改进。2011年9月21日，卫医管发〔2011〕75号印发的《医院评审暂行办法》第四章评审的实施中第二十四条明确要求，医院周期性评审包括对医院的书面评价、医院信息统计评价、现场评价和社会评价等方面的综合评审。医院运用追踪方法做好书面评价即自我评价，可请有关专家来医院做现场评价，医院还可从医院信息统计评价、社会评价中追踪问题，将问题找出后，即可运用医院管理工具进行问题的分析，找出改进的措施，使医院管理迈上新的台阶，依次循环往复，使医院管理更加规范、有序，一定会使医院呈现出质的飞跃。

三、要建立团队式工作机制。当前，各医院的职能部门分工明确，但行政的壁垒也非常坚固，工作上基本是井水不犯河水，老死之声相闻，彼此不相往来，工作上纵向合作多，横向协作少，经常听到职能部门说"这不是我们部门的事，你去找某某部门吧"，这种"踢皮球"的事很常见。医院要按照标准建设、管理，要逐一解决发现的问题，就需建立团队式的工作机制或项目制，与现在很多医院做的QCC有同样的道理，只是少一些形式。如医院要解决急诊绿色通道不畅通问题，需负责医疗副院长或医务处长负责牵头，医务处、护理部、药剂科、检验科、医学影像科（普放室、CT室、核磁室、超声室）、各有关临床科室、后勤处（电梯、水暖、电、保洁、营养食堂）收费处等，凡是涉及急诊的部门及科室均应参加"改进急诊绿色通道项目组"，在医院搭建的同一平台上，各部门及有关科室共同运用PDCA解决同一个问题，形成以患者为中心的解决问题的团队，共同分析，各负其责。这与以前在一个团队中各负其责是不同的。只有有了管理团队，管理工具才能运用，否则也是无效的。

四、要学会运用管理工具。医院管理者在有了新的理念，掌握了新的检查方法，能够发现问题，又建立了解决问题的团队机制的基础上，接下来就要学习管理工具，运用管理工具，这也是医院评审标准中特别是第四章各节中都有的要求。

相信本书会对大家有所帮助！

国家卫生计生委医院管理研究所医院管理咨询中心主任

前 言
Preface

    我们正处在一个大变革的时代，一个互联网的信息时代，一个大数据的时代，一个飞速发展的时代。是什么在推动社会这样飞速地向前发展？北京大学著名的经济学家厉以宁教授说：推动社会向前发展有两个轮子；一个是科学技术；另一个是科学管理。无数的事实已经证明了没有科学的管理，一个社会、一个国家、一个企业、就不会很好地发展与进步；一所医院也是如此。因此，作为医院管理者如何做到科学的管理对推动医院适应社会变革与向前发展至关重要。科学的管理首先要不断的更新观念创新理念；要不断地学习管理的理论；掌握科学的管理方法；这样我们才能从传统的经验的管理走向现代的科学的管理。管理工具一书为我们架起了从经验管理走向科学管理之桥。

目录

Contents

彩　插

第一章 管理工具与PDCA循环

第一节 工具与PDCA

工具（英语：tool；implement；instrument）汉语词语，原指工作时所需用的器具，后来引申为达到、完成或促进某一事物的手段。工具可以是机械性的，也可以是智能性的，不同的行业或领域有不同的工具。

使用工具（tool using）不仅是人的特长，也是动物利用外界物体作为身体功能的延伸，以达到某种目的，工具的使用促进了动物的进化。动物使用工具既有先天的本能因素，又有后天的学习因素，但在大多数情况下是通过学习获得的。人之所以能从低级到高级，最终进化成有别于低级动物的现代人类，就在于人能一代又一代地传承先人的知识和经验，学习与汲取并超越先人的知识和经验。超越先人的过程，就是学习、分析、总结和创新的过程，这是人类所独有的过程。

人类对工具的学习、制造、使用与创新不仅加深了对物质世界的认识，也大大促进了人类社会的进步与发展。航天器的使用，使人们加深了对宇宙的了解；飞机使人们缩短了国与国之间的距离；语言文字的交流增进了人们之间的了解与感情；微创外科的发展减轻了患者的创伤；3D打印技术在医学上的应用进一步改善了医疗效果，促进了医疗质量的提高。同样，管理工具的使用，将会进一步促使医院建设与发展向着标准化、规范化、科学化迈进。

新一周期的评审标准开头就引用了PDCA的管理理念，新的标准在设计思路上是按照基本标准、核心标准、优质标准，呈螺旋式递进关系。采纳PDCA循环的管理思想，在标准条款结果判定与PDCA管理对接，要求学会使用管理工具来科学化地管理医院，以保持医院的各项工作不断地持续改进。在使用标准与评价方法上采用审核自查报告，现场追踪检查，数据分析，社会评价与周期性评价及专项检查相结合的方法。

第二节 PDCA 的简要历史

20世纪20年代，"统计质量控制之父"、美国著名统计学家沃特·阿曼德·休哈特在当时提出了"计划-执行-检查（Plan-Do-See）"的雏形。1927年，威廉·爱德华·戴明在耶鲁大学读博期间结识了在贝尔实验室工作的休哈特博士，他对戴明产生了重大影响；此后，戴明对PDS循环进一步完善，发展成为"计划-执行-检查-处理（Plan-Do-Check/Study-Act）"（简称PDCA）形成PDCA理论。戴明（W. Edwards. Deming）（1900—1993）博士是世界著名的质量管理专家。戴明博士提出了PDCA循环的概念，所以又称其为戴明环。PDCA循环是能使任何一项活动有效进行的一种合乎逻辑的工作程序，特别是在质量管理中得到了广泛的应用。P、D、C、A四个英文字母所代表的意义如下：P（Plan）——计划：包括方针和目标的确定以及活动计划的制定；D（Do）——执行：执行就是具体运作，实现计划中的内容；C（Check）——检查：就是要总结执行计划的结果，分清哪些对了，哪些错了，明确效果，找出问题；A（Act）——行动（或处理）。

戴明博士的著作：走出危机《Out of The Crisis》出版于1982年，其背景是美国正处在经济大萧条之中，戴明的管理思想也趋于成熟，形成的观点对改善美国经济产生重要的影响，其核心思想在这本书中体现，Constancy of purpose永恒的追求目标摘录要点如下。

1. Create constancy of purpose toward improvement of product and service, with the aim to become competitive and to stay in business, and to provide jobs.

企业要把提高产品和服务的质量作为持续不断的追求目标，以使自己能够具有竞争力，能持续生存下去并提供工作机会。

2. The new philosophy新的经营理念，Adopt the new philosophy采用新的管理思想。其背景主要是指美国面对当时的日本经济的重大冲击，其传统的管理面对新的挑战，必须采用质量管理的新思想。

3. Cease dependence on mass inspection停止依靠大量的检查来提高质量。

Cease dependence on inspection to achieve quality. Eliminate the need for inspection on a mass basis by building quality into the product in the first place.

停止依靠检查来达到提高质量的目标。取消检查作为质量基准，而是在设计产品的第一时间就建立质量保证。

4. End lowest tender contracts结束以最低价格为标准来签约合同。

End the practice of awarding business on the basis of price tag, Instead, minimized total cost. Move toward a single supplier for any one item, on a long-term relationship of loyalty and trust.

结束以价格为标准来选择商业伙伴的行为。相反要节约总成本，不能总是以最低价来选择供应商，那样的话可能造成接下来高昂的维修、改造，甚至替换成本，那么加上低廉的采购成本而得到的总成本往往是十分高昂的。最好是在建立长期忠诚和信赖的基础上，来选择供应商。

5. Improve every process改进每项流程。

Improve constantly and forever the system of production and service, to improve quality and productivity, and thus constantly decrease costs.

要持之以恒地提高生产和服务的系统，以提高质量和生产效率，进而不断地降低成本。

也就是要有系统的思考，对于一个产品而言，从研发到售后企业要关注的是一个系统，如果这个系统是稳定的，那其产出也是稳定的，比如成品总是有10%的次品率，只有不断地改进这个系统才会不断使次品率降下来。

6. Institute training on the job建立岗位培训。包括上岗前培训、在岗培训、转岗培训。

7. Institute leadership建立领导力。

The aim of supervision should be to help people and machines and gadgets to do a better job. Supervision of management is in need of over-haul, as well as supervision of production workers.

监管的目的应该是帮助人和机器设备更好地工作。监管型管理是需要改变的，管理不是监管，而是帮助下属更好地工作。

8. Drive out fear, so that everyone may work effectively for the company消除恐惧，这样使每个人尽可能为公司更有效地工作。

9. Breaking down barriers between departments. People in research, design, sales, and production must work as a team, to foresee problems of production and in sue that may be encountered with the products or service.

打破部门的界限。在研究、设计、销售和生产等不同部门的人可以像一个共同团队的形式来工作以预测产品或服务在生产中可能会遇到的问题。实际上体现群策群力团结协作的思想。

10. Eliminate slogans, exhortations, and targets for the work force asking for zero defects and new levels of productivity. Such exhortations only create adversarial relationships, as the bulk of the causes of low quality and low productivity belong to the system and thus lie beyond the power of the work force.

消除那些要求工人零缺陷和新生产效率水平的口号、警告和指标。这些警告只会产生敌对关系，因为大量的质量和生产效率低下的原因是由于系统的问题，其超出了工人的能力范围。

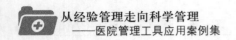
11．Eliminate work standards(quotas) on the factory floor．Substitute leadership．

消除工作指标，代之以领导力。

Eliminate management by objective．Eliminate management by numbers，numerical goals．Substitute leadership．

消除目标管理方式，消除只凭数目和数字目标的管理方式，代之以领导力。

12．Remove barriers that rob the hourly worker of his right to pride of workmanship．The responsibility of supervisors must be changed from sheer numbers to quality．

消除那些剥夺临时工为自己工作技术而骄傲的障碍。管理者的职责必须从调整数字改变到关注质量。

Remove barriers that rob people in management and in engineering of their right to pride of workmanship．This means， inter alia， abolishment of the annual or merit rating and of management by objective．

消除那些剥夺在管理和工程岗位上的人为自己工作技术而骄傲的障碍。这就意味着放弃每年的评比和目标管理。充分调动员工的主观能动性，通过员工自发的努力和创新来提高质量和生产效率，这实际上比单纯的物质激励更有效和更持久。

13．Institute a vigorous program of education and self-improvement．

建立一个强有力的教育和自我发展项目。

14．Put everybody in the company to work to accomplish the transformation．The transformation is everybody's job．

让公司里的每个人都参与到这场变革中，变革是每个人的工作。变革是指从传统的以命令控制为特点的目标管理转变为质量管理的思想。

戴明学说的核心可以概括为：以质量为永恒的追求目标，领导层理念的创新与群策群力的团队精神；通过教育培训来增强质量意识；改进的技术与训练；制定衡量质量的尺度标准；对质量成本的分析及认识；各级员工的全员参与；不断持续改进质量活动。

第三节　PDCA 的应用举例

依据PDCA原理科学制订年度医疗计划。制定PDCA的主要步骤如下。

阶段	步骤	主要办法
P	1.分析现状，找出问题	排列图、直方图、控制图
	2.分析各种影响因素或原因	因果图
	3.找出主要影响因素	排列图、相关图
	4.针对主要原因，制订措施计划	回答"5W1H"： 为什么制定该措施（Why）？ 达到什么目标（What）？ 在何处执行（Where）？ 由谁负责完成（Who）？ 什么时间完成（When）？ 如何完成（How）？
D	5.执行、实施计划	
C	6.检查计划执行结果	排列图、直方图、控制图
A	7.总结成功经验，制定相应标准	制定或修改工作规程、检查规程及其他有关规章制度
	8.把未解决或新出现的问题转入下一个PDCA循环	

一、分析与计划（Plan）

依据上一年的工作数量、质量、效率、效益，制定下一年工作如年门诊诊疗人次、年出院人次、年手术人次、住院死亡率、手术死亡率、平均住院日、门诊人均次费用、住院人均次费用等指标。纵向比较本院上一年的情况或横向比较同级别医院的情况。结果比较可细致到各临床科室，如内科、外科、妇产科、儿科等；也可以按照疾病编码（ICD10）或手术编码（ICD9-CM3）分类，具体到各学科的疾病，如急性心肌梗死、脑梗死、肺炎等内外科疾病。依据比较结果制定来年的各项指标。

举例：计划（P）阶段工作数量质量效率表：同级别医院住院死亡率比较。

医院名称	总死亡人数	总出院人数	住院死亡率（%）	平均住院日（天）	平均住院费用（元）
甲	365	33 761	1.1	12.8	11 320
乙	360	27 855	1.3	13.9	15 517
丙	519	35 113	1.5	14.5	12 340
丁	626	23 969	2.6	13.9	14 776

计划（P）阶段工作数量质量效率图解

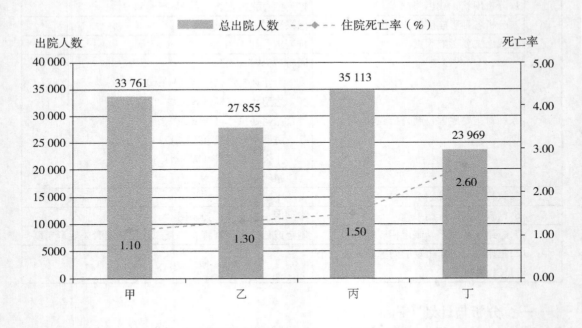

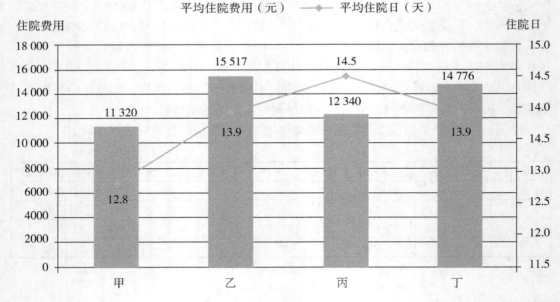

　　也可以优先聚焦在某个单项指标作为重点PDCA改进项目。如采用病历回顾、诊疗流程分析、死亡病例讨论、专家咨询与会诊等方法，对上述科室，特别是重症监护室（SICU、RICU、CICU、急诊ICU ）的死亡病例进行深入分析，找出影响患者死亡的主要因素和"诊疗流程"中存在的主要问题及其原因，并采取相应干预措施，解决"诊

疗流程"中存在的主要问题,降低住院死亡率。

经分析发现,使用医疗器械相关的感染是导致患者在重症监护室死亡的重要原因。因此,建议深入了解重症监护室(SICU、RICU、CICU、急诊ICU)与使用医疗器械相关的感染发生率,特别是与使用呼吸机相关的肺部感染发生率及其原因、与使用中心导管相关的血液感染发生率及其原因和与使用导尿管相关的尿路感染发生率及其原因,并通过加强手卫生、规范操作、清洁设备、清洁消毒的材料、改善流程环境布局减少医疗器械相关的感染,从而降低重症监护室(SICU、RICU、CICU、急诊ICU)的患者死亡率。

优先聚焦ICU质量效率:举例某院不同学科监护病房死亡率如下。

出院科室	出院人数	住院死亡率(%)	平均住院日	中位住院日	平均住院费用（元）	中位住院费用（元）
普外监护	31	31.0	8.0	7	32 404	39 045
呼吸监护	38	38.4	10.0	5	28 749	12 974
急诊监护	30	32.3	17.3	3	37 949	24 905
心外监护	34	32.3	23.4	16	70 422	68 705

优先聚焦ICU质量效率图解

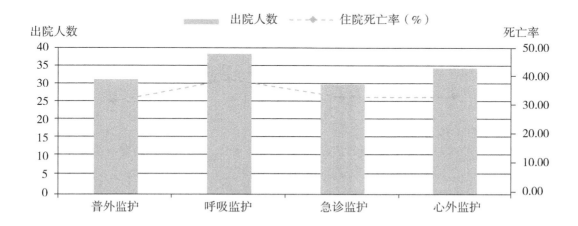

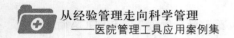

上表住院日与住院费用以图的表达方式

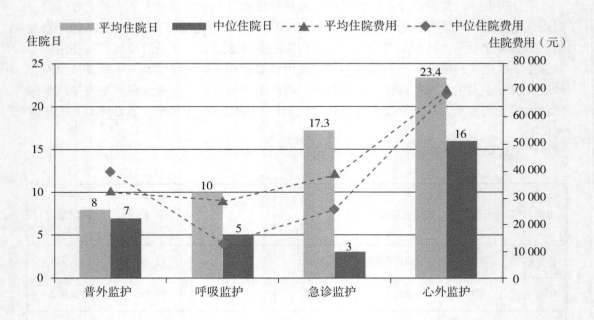

二、执行计划（Do）

按照分析的结果与全院的医疗计划将任务分解至各临床科室、医技辅助科室、后勤各部门。各科室根据本科室的具体职责采用PDCA管理的理论分析问题、制订计划、采取措施、改进工作。

三、监督检查（Check）

职能部门根据全院与各科室计划深入一线科室指导工作、调解纠纷、协调问题、推进落实计划。就是要总结执行计划，分清哪些对了，哪些错了，明确效果，找出问题，提出意见与改进建议。

四、行动（Action）

总结检查的结果并进行处理，成功的经验加以肯定，并予以标准化，或制定作业指导书，便于以后工作时遵循，也就是形成新的制度规范，进入下一个PDCA循环。

五、运用PDCA图解

1. Plan　以医疗计划为切入点，发现临床医技科室及后勤科室存在的问题，采取措施加以规范。

2. Do　自年初开始，每月对全院医疗数量及质量情况进行横断面调查、分析，发现问题，反馈于临床医技及后勤科室。

3. Check　通过月季检查、考核、反馈，起到交流学习改进的效果。以保证各方面工作进度，实现全年的计划。

4. Action　总结全年的成绩与不足启动新的计划目标进行专题讨论，达成共识形成新的良性PDCA循环，见下图示。

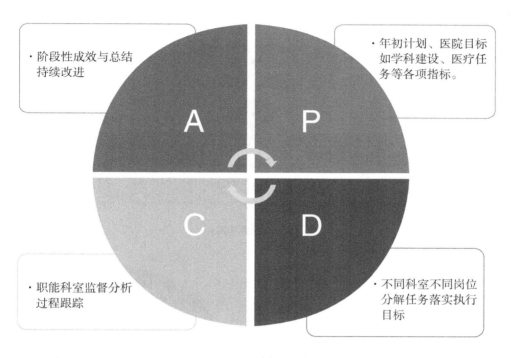

・阶段性成效与总结持续改进

・年初计划、医院目标如学科建设、医疗任务等各项指标。

・职能科室监督分析过程跟踪

・不同科室不同岗位分解任务落实执行目标

PDCA循环

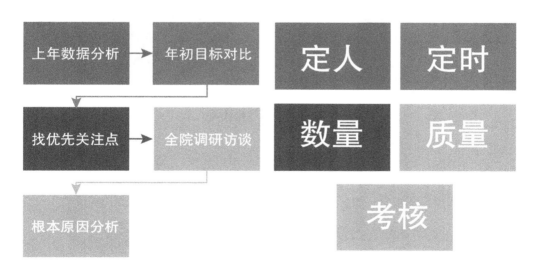

上年数据分析 → 年初目标对比

找优先关注点 → 全院调研访谈

根本原因分析

定人　　定时

数量　　质量

考核

P：目标计划

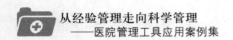

一对一的责任指向

层层落实责任　　　　　　设置若干医疗组

医疗组

主诊医师　　　　　　主管医师　　　　　　经治医师

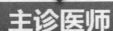

主诊医师

床位、人力　　　医疗设施、医疗终结　　　奖金分配

D：按岗位职责落实计划

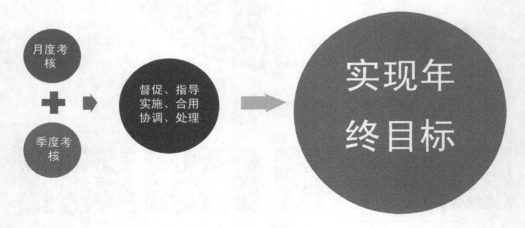

C：职能科室过程管理

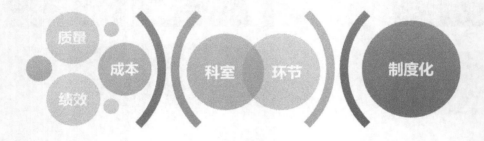

A：持续改进见成效

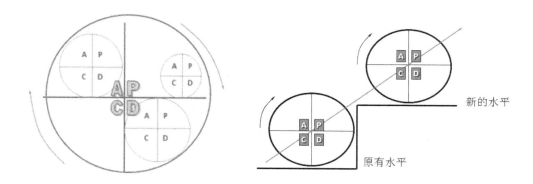

PDCA理论模型（大环带小环，小环保大环，互相促进，推动大循环；阶梯上升式的循环，每转动一周，质量就提高一步）

　　从以上可看出PDCA循环的四个步骤，缺少任何一个步骤都不是一个完整的管理，完整的管理要完成四个步骤，PDCA循环将管理条理化、程序化、标准化了，这才是科学化的管理。

第二章 质量管理工具介绍

第一节 PDCA 循环管理常用的七种工具

PDCA循环作为全面质量管理体系运转的基本方法，其实施需要搜集大量数据资料，并综合运用下列各种管理技术和方法。

一、检查表（data collection form）

检查表可使检查工作有序、按计划进行，并提高效率；使检查目标清晰和明确；使检查的内容周密和完整。下列是评审员在现场使用的部分检查表。

检查表一

评审条款	级别	评审条款	评审要点	不通过	不适用
1.1.2.1主要承担急危重症和疑难疾病的诊疗。医学影像与介入诊疗部门可提供24小时急诊诊疗服务	C	1.1.2.1.C.1	有承担本辖区（省、自治区、直辖市）急危重症和疑难疾病诊疗的设施设备、技术梯队与处置能力	☐	☐
		1.1.2.1.C.2	急诊科独立设置，承担本区域急危重症的诊疗	☐	☐
		1.1.2.1.C.3	重症医学床位数占医院总床位的2%～5%	1	☐
		1.1.2.1.C.4	医学影像与介入诊疗部门可提供24小时急诊诊疗服务	☐	☐
	B	1.1.2.1.B.1	重症医学科统一管理全院重症医学床位，重症医学床位占医院总床位的5%～8%，符合重症收治标准的患者≥80%	☐	☐
	A	1.1.2.1.A.1	重症医学科床位占医院总床位≥8%，符合重症收治标准的患者≥90%	☐	☐

检查表二

1.2.3.1将推进规范诊疗、临床路径管理和单病种质量控制作为推动医疗质量持续改进的重点项目	C	1.2.3.1.C.1	根据中华人民共和国国家卫生和计划生育委员会《临床技术操作规范》、《临床诊疗指南》、《临床路径管理指导原则（试行）》和卫生部各病种临床路径，遵循循证医学原则，结合本院实际筛选病种，制定本院临床路径实施方案	☐	☐
		1.2.3.1.C.2	根据中华人民共和国国家卫生和计划生育委员会发布的单病种质量指标，结合本院实际，制定实施方案	☐	☐
		1.2.3.1.C.3	医院有诊疗指南、操作规范以及相关质量管理方案	☐	☐
		1.2.3.1.C.4	根据中华人民共和国国家卫生和计划生育委员会下发的《临床护理实践指南》及相关规范、标准制订本院护理工作规范、标准	☐	☐
	B	1.2.3.1.B.1	有专门部门和人员对诊疗规范、临床路径和单病种管理的执行情况定期评审分析，及时反馈、改进	☐	☐
	A	1.2.3.1.A.1	开展临床路径试点专业和病种数，符合进入临床路径患者入组率、入组后完成率符合要求	1	☐
		1.2.3.1.A.2	心肌梗死，心力衰竭，脑梗死，肺炎，髋、膝关节置换术，冠状动脉旁路移植术实行单病种规范管理，有完整的管理资料	☐	☐
		1.2.3.1.A.3	有信息化支持临床路径管理、单病种管理	☐	☐

按照章节分解到科，找准问题提出方案。

检查表三

部别	评审项目	存在或需要协调解决的问题	整改意见或建议
急诊	六、临床"危急值"报告制度	缺影像、特诊科等"危急值"报告制度	医务处制定医院制度，医技、临床科室具体执行
急诊	（三）急诊管理	缺"急诊手术室"配备	1.争取在眼科楼搬迁后配备 2.改造现有小手术室
急诊	（三）急诊管理	缺"与麻醉科、ICU院内转运急救绿色通道标识"	建议从急诊-医技楼-麻醉科、ICU贴通道标识
急诊	（三）急诊管理	未开展"电复律"	抓紧开展
呼吸内科	呼吸内科门诊	缺少控烟门诊	1.在呼吸内科设控烟门诊 2.下发控烟门诊相关医疗规范

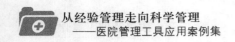

（续表）

部别	评审项目	存在或需要协调解决的问题	整改意见或建议
呼吸内科	根据临床护理等级人数比例、护理工作量和收治伤病员的特点、床位使用率等情况变化对护理人力资源实行弹性调配	病房护士与实际展开床位比例不低于0.4：1。实际比例不足0.3：1	尽快招聘护士5~6名
呼吸内科	人力资源配置符合医院功能任务和管理的需要	医务人员与核定展开床位比例不低于1.15：1；执业医师与核定展开床位比例不低于0.2：1	尽快招聘医生2~3名
呼吸内科	医疗设备、医疗器械计量检定工作符合要求	需计量的医疗设备和医疗器械应包括以下项目：呼吸机、温度计、血压计、体重计等。计量人员根据校准和检定结果，在已计量的医疗设备和医疗器械适当部位粘贴状态标识	由器材科及时粘贴全院各科室计量器具检测合格标志

二、分层法（stratification）

分层法又叫分类法或分组法，就是按照一定的标志，把收集到的数据加以分类整理的一种方法；分层的目的在于把杂乱无章的数据加以整理，使之能确切地反映数据所代表的客观事实。

分层的原则是使同一层次内的数据波动幅度尽可能小，而层与层之间的差别尽可能大，通常有以下几种分层方法：

（1）按人员分层；

（2）按设备分层；

（3）按不同物质分层；

（4）按不同内容分层；

（5）按ICD编码与DRG分类统计分层。

举例：检验工作对策，制定对策分层措施简易表如下。

What		When	Who	Where	How
对策措施		日期	负责人	地点	方法
人员	标准化语言	2013年1月	全体圈员	×××	工作运用
	新员工技能培训	2013年1月	全体圈员	×××	工作运用
	微笑服务	2013年1月	全体圈员	×××	工作运用
仪器	语音提示器	2013年1月	全体圈员	×××	后勤安装
	简化干生化仪检测流程	2013年1月	全体圈员	×××	工作运用

（续表）

	What	When	Who	Where	How
	对策措施	日期	负责人	地点	方法
材料	统一采血操作	2013年1月	全体圈员	×××	工作运用
	更换新的取样容器	2013年1月	全体圈员	×××	采购
流程	标本条码化	2013年1月	全体圈员	×××	工作运用
	窗口标识	2013年1月	全体圈员	×××	后勤安装
	儿童和老年窗口	2013年1月	全体圈员	×××	后勤安装
环境	增加等待座位	2013年1月	全体圈员	×××	后勤安装
	抽血叫号制度，简化流程	2013年1月	全体圈员	×××	工作运用

三、散布图（scatter）

散布图用来发现和确认两组相关数据之间的关系并确认两组相关数据之间预期的关系。在散布图中，成对的数据形成点子云，可从点子云的形态推断相关数据之间的关系。x与y之间正相关意味着x值增加，y值增加；负相关意味着x值增加，y值相应减少。

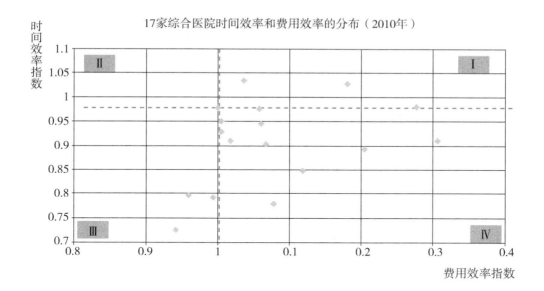

四、排列图（pareto）

排列图是根据所搜集之数据，按不良原因、不良状况、不良发生位置等不同区分标准，以寻求占最大比率的原因、状况或位置的一种图形。

排列图法又称主次因素分析法、柏拉托（Pareto）图法，它是找出影响产品质量主要因素的一种简单而有效的图表方法。1897年意大利经济学家柏拉图（1848—1923）分析社会经济结构，发现80%的财富掌握在20%的人手里，后被称为"柏拉图法则"。1907

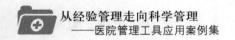
年美国经济学家劳伦兹使用累积分配曲线描绘了柏拉图法则,被称为"劳伦兹曲线"。1930年美国品管泰斗朱兰博士将劳伦兹曲线应用到品质管理上。

(一)举例

排列图是为寻找主要问题或影响质量的主要原因所使用的图。它是由两个纵坐标、一个横坐标、几个按高低顺序依次排列的长方形和一条累计百分比折线所组成的图。排列图又称帕累托(柏拉)图。

如下图:窗口标识、标本条码化和医患沟通三方面占影响满意度所有因素的82.20%,根据80/20法则,主要制定针对这三方面的对策措施。

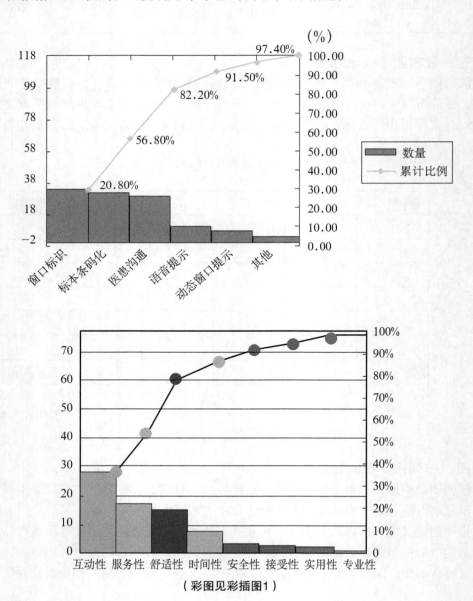

(彩图见彩插图1)

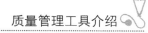

门诊健康教育服务项目互动、服务、舒适占到78%。

（二）排列图应用要点

1.列图要留存，把改善前与改善后的排列图排在一起，可以评估出改善效果。

2.分析排列图只要抓住前面的2～3项就可以。

3.排列图的分类项目不要太少，5～9项较合适。

4.做成的排列图如果发现各项目分配的比例差不多时，排列图失去意义，与排列图法则不符。

5.排列图是管理手段而非目的，如果数据项目已经很清楚者，则无需再浪费时间制作排列图。

6.其他项目如果大于前面几项，则必须分析加以区别，检讨其中是否有原因。

7.排列图分析的主要目的是从获得情报显示问题重点而采取对策，但如果第一项依靠现有条件很难解决，或即使解决花费很大，得不偿失，可以避开第一项，从第二项入手。

（三）排列图的制作步骤

1.收集数据。

2.把分类好的数据进行汇总，由多到少进行排序，并计算累计百分比。

3.绘制横轴与纵轴刻度。

4.绘制柱状图。

5.绘制累计曲线。

6.记入必要事项。

7.分析排列图。

五、直方图（histogram）

直方图是用来整理计量值的观测数据，分析其分布状态的统计方法，用于对总体的分布特征进行推断。直方图的作用如下：①检验数据分布的类型，分析数据是否服从正态分布，判断数据有无异常。②与标准界限做比较，可直观地判断分布中心是否偏离标准中心，以确定是否需要调整并求出其调整量。还可判断数据分布的散差（分布范围）是否满足标准范围的要求，以确定是否采取缩小散差的技术性措施。③用于进行过程能力调查和不合格率估计。④客观地反映操作者的技术水平和主观努力程度。

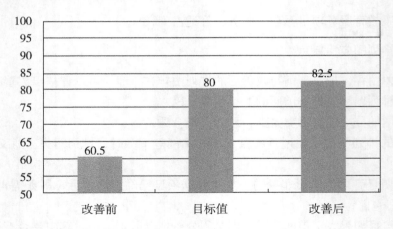

自评与外部评价比较直方图：

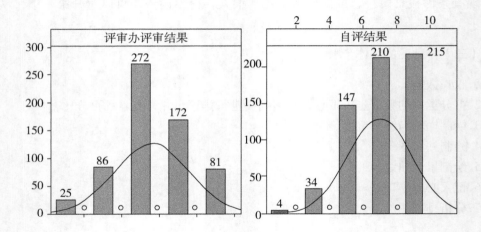

六、因果图（cause-effect diagram）

因果图又叫石川图或鱼骨图，是表示质量特性与原因关系的图。

1. 作图要点

（1）明确需要分析的质量问题或确定需要解决的质量特性。

（2）召集有关的人员参加"诸葛亮会"，集思广益各抒己见。

（3）向右画一带箭头的主干将主要问题写在图的右边，一般按主次分类，然后围绕各大原因逐级分析展开到能采取措施为止。

（4）记录有关事项。

2. 注意事项

（1）针对性要强。

（2）原因分析要充分。

（3）群策群力。

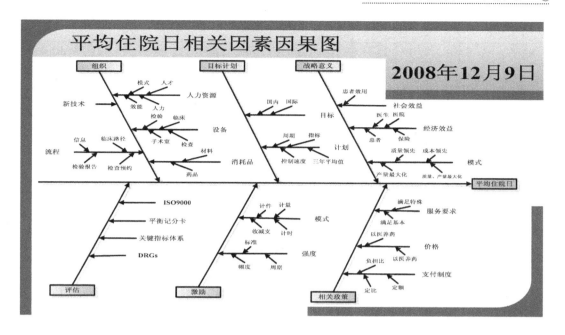

七、控制图（control chart）

控制图又叫管制图，是对过程质量特性进行测定、记录、评估，从而监察过程是否处于控制状态的一种用统计方法设计的图。图上有三条平行于横轴的直线：中心线（CL，Central Line）、上控制线（UCL，Upper Control Line）和下控制线（LCL，Lower Control Line），并有按时间顺序抽取的样本统计量数值的描点序列。UCL、CL、LCL统称为控制线（Control Line），通常控制界限设定在±3标准差的位置。中心线是所控制的统计量的平均值，上下控制界限与中心线相距数倍标准差。若控制图中的描点落在UCL与LCL之外或描点在UCL和LCL之间的排列不随机，则表明过程异常，在检验科常用。运用控制图的目的之一就是通过观察控制图上产品质量特性值的分布状况，分析和判断生产过程是否发生了异常，一旦发现异常就要及时采取必要的措施加以消除，使生产过程恢复稳定状态。也可以应用控制图来使生产过程达到统计控制的状态。产品质量特性值的分布是一种统计分布。因此，绘制控制图需要应用概率论的相关理论和知识。

控制图是对生产过程的关键质量特性值进行测定、记录、评估并监测过程是否处于控制状态的一种图形方法。根据假设检验的原理构造一种图，用于监测生产过程是否处于控制状态。它是统计质量管理的一种重要手段和工具。

某实验室数据资料：

组平均值	总平均－中心线	上控制线	下控制线	上警戒线	下警戒线	极差平均值	极差均值－中心线	上控制线	上警戒线
X	CL	UCL	LCL	UWL	LWL	R	CL	UCL	UWL
0.2	0.0198	0.219	0.177	0.212	0.184	0.03	0.036	0.076	0.063

（续表）

组平均值	总平均-中心线	上控制线	下控制线	上警戒线	下警戒线	极差平均值	极差均值-中心线	上控制线	上警戒线
X	CL	UCL	LCL	UWL	LWL	R	CL	UCL	UWL
0.2	0.0198	0.219	0.177	0.212	0.184	0.03	0.036	0.076	0.063
0.21	0.0198	0.219	0.177	0.212	0.184	0.03	0.036	0.076	0.063
0.2	0.0198	0.219	0.177	0.212	0.184	0.04	0.036	0.076	0.063
0.21	0.0198	0.219	0.177	0.212	0.184	0.02	0.036	0.076	0.063
0.19	0.0198	0.219	0.177	0.212	0.184	0.05	0.036	0.076	0.063
0.19	0.0198	0.219	0.177	0.212	0.184	0.02	0.036	0.076	0.063
0.2	0.0198	0.219	0.177	0.212	0.184	0.03	0.036	0.076	0.063
0.19	0.0198	0.219	0.177	0.212	0.184	0.02	0.036	0.076	0.063
0.18	0.0198	0.219	0.177	0.212	0.184	0.03	0.036	0.076	0.063
0.2	0.0198	0.219	0.177	0.212	0.184	0.06	0.036	0.076	0.063
0.2	0.0198	0.219	0.177	0.212	0.184	0.03	0.036	0.076	0.063
0.19	0.0198	0.219	0.177	0.212	0.184	0.06	0.036	0.076	0.063
0.2	0.0198	0.219	0.177	0.212	0.184	0.03	0.036	0.076	0.063
0.2	0.0198	0.219	0.177	0.212	0.184	0.03	0.036	0.076	0.063
0.19	0.0198	0.219	0.177	0.212	0.184	0.04	0.036	0.076	0.063
0.2	0.0198	0.219	0.177	0.212	0.184	0.04	0.036	0.076	0.063
0.19	0.0198	0.219	0.177	0.212	0.184	0.06	0.036	0.076	0.063
0.21	0.0198	0.219	0.177	0.212	0.184	0.04	0.036	0.076	0.063
0.19	0.0198	0.219	0.177	0.212	0.184	0.02	0.036	0.076	0.063

某医院实验室对标准制剂中的某种物质含量进行监测，采用平行样品共进行20次，使用x̄–R控制图对准确度和精确度进行评价。

根据上边的数据制出下图：

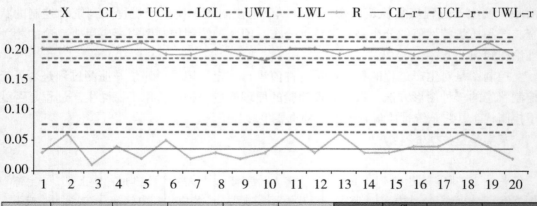

1. 控制图是

（1）实时图表化反馈过程的工具。

（2）设计的目的是告诉操作者什么时候做什么或不做什么。

（3）按时间序列展示过程的个性/表现。

（4）设计用来区分是否是系统误差。

（5）侦测均值及（或）标准差的变化。

（6）用于决定过程是稳定的（可预测的）或失控的（不可预测的）。

2. 控制图不是

（1）不是能力分析的替代工具。

（2）控制图不是高效的比较分析工具。

（3）不应与运行图或预控制图混淆。

控制图应用"界限"区分过程是否有显著变化或存在异常事件。由于控制限的设定要以数据为基础，所以在收集一定量有代表性的数据之前是无法确定控制限的。如果错误使用控制限，不但会对使用者造成困扰，而且还会对那些通过图表监控以实现过程改进的措施起反作用。

世界上第一张控制图诞生于1924年5月16日，是由美国贝尔电话实验室（Bell Telephone Laboratory）质量课题研究小组过程控制组学术领导人休哈特博士提出的不合格品率p控制图。随着控制图的诞生，控制图就一直成为科学管理的一个重要工具，一个不可或缺的管理工具。它是一种有控制界限的图，用来区分引起的原因是偶然的还是系统的，可以提供系统原因存在的资讯，从而判断生产过于受控状态。控制图按其用途可分为两类：一类是供分析用的控制图，用来控制生产过程中有关质量特性值的变化情况，看工序是否处于稳定受控状；另一类的控制图，主要用于发现生产过程是否出现了异常情况，以预防产生不合格品或结果。根据控制图使用目的的不同，控制图可分为：分析用控制图和控制用控制图。根据统计数据的类型不同，控制图又可分为：计量控制图和计数控制图（包括计件控制图和计点控制图）。

第二节　新七种工具的产生

在开展全面质量管理的过程中人们通常将层别法、柏拉图、因果图、查检表、直方图、控制图和散布图称为"老七种工具"，而将关联图、KJ法、系统图、矩阵图、矩阵数据分析法、PDPC法以及箭条图统称为"新七种工具"。这七种新工具是日本科学技术联盟于1972年组织一些专家运用运筹学或系统工程的原理和方法，经过多年的研究和现场实践后于1979年正式提出用于质量管理的。这新七种工具的提出不是对"老七种工具"的替代而是对它的补充和丰富。一般说来，"老七种工具"的特点是强调用数据说话，重视对制造过程的质量控制；而"新七种工具"则基本是整理、分析语言文字资料（非数据）的方法，着重用来解决全面质量管理中PDCA循环的P（计划）阶段的有关问题。因此，"新七种工具"有助于管理人员整理问题、展开方针目标和安排时间进度。整理问题，可以用关联图法和KJ法；展开方针目标，可用系统图法、矩阵图法和矩阵数据分析法；安排时间进度，可用PDPC法和箭条图法。

一、关联图法

关联图法，是指用连线图来表示事物相互关系的一种方法，它也叫关系图法。关联图法是为了谋求解决那些有着原因与结果、目的与手段等关系复杂而互相纠缠的问题，并将各因素的因果关系逻辑地连接起来而绘制成关联图的方法，这种方法适用于有几个人的工作场所，经过多次修改绘制关联图，使有关人员澄清思路，认清问题，促进构想不断转换，最终找出以至解决质量的关键问题。关联图法与因果关系图最大的不同之处在于，关联图说明了五大因素（人、机、料、法、环）之间的横向联系。同时，关联图法对于那些因果关系复杂的问题，可以采用自由表达形式，显示出它们的整体关系。

1. 关联图可用于以下方面

（1）制定质量管理的目标、方针和计划。

（2）影响目标实现的原因分析。

（3）制定完成目标的相关对策。

（4）规划质量管理小组活动的展开。

（5）进一步改进的相关分析。

2. 关联图的绘制步骤

（1）提出认为与问题有关的各种因素。

（2）用简明而确切的文字或语言加以表示。

（3）把各因素之间的因果关系，做出逻辑上的连接（不表示顺序关系，而是表示一种相互制约的逻辑关系）。

（4）根据图形，进行分析讨论，检查有无不够确切或遗漏之处，复核和认可上述各种因素之间的逻辑关系。

（5）指出重点，确定从何处入手来解决问题，并拟订措施计划。

在绘制关联图时，也可用箭头的指向，通常是：对于各因素的关系是原因与结果型的，则是从原因指向结果（原因→结果）；对于各因素间的关系是目的–手段型的，则是从手段指向目的（手段→目的）。

3. 关联图的绘制形式　一般有以下四种。

（1）中央集中型的关联图。它是尽量把重要的项目或要解决的问题，安排在中央位置，把关系最密切的因素尽量排在它的周围。

（2）单向汇集型的关联图。它是把重要的项目或要解决的问题，安排在右边（或左边），把各种因素按主要因果关系，尽可能地从左（从右）向右（或左）排列。

（3）关系表示型的关联图。它是以各项目间或各因素间的因果关系为主体的关联图。

（4）应用型的关联图。它是以上三种图形为基础而使用的图形。

举例一种关联图：

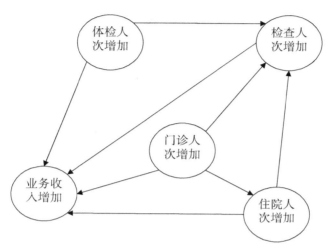

影响医院出院患者平均住院日的相关因素定性研究图

4. 问卷调查　自2007年开始至2008年本书作者参与组织全国16家三级甲等大型综合医院开展了医院出院患者平均住院日的相关因素定性研究。制定开放性问卷，在16家医院，院长9人、医疗副院长9人、医务处主任11人、肿瘤科主任10人、肿瘤科护士长10人、心内科主任11人、心内科护士长11人、普外科主任11人、普外科护士长10人、总住院医师12人，共计104人参加了问卷调查。专家小组访谈和问卷汇总问题共计46个如下。

（1）缩短平均住院日的意义？

（2）经济效益怎么样？

（3）社会效益是什么？

（4）我们这些医院如何定位？

（5）医院之间平均住院日是否有可比性？

（6）住院患者病情如何分类？

（7）缩短平均住院日，患者出院标准如何界定？

（8）目标是什么？

（9）我们的竞争对手是谁？

（10）他们的优势是什么？

（11）如何制定临床科室计划？

（12）医院、科室还有没有缩短的空间？

（13）不同平均住院日阶段，缩短平均住院日速度控制在什么范围合适？

（14）病例组管理与计划的关系？

（15）病房床位使用率与平均住院日的关系？

（16）为了缩短平均住院日，如何做好人力资源配置？

（17）多大的组织规模较好？

（18）什么样的组织模式较好？

（19）内、外科床位配置比例多少合适？

（20）大型设备如何配置？建立住院预约流程？

（21）缩短检验科室出报告时间与平均住院日的关系？

（22）将检查尽量在门诊完成？

（23）临床路径与缩短平均住院日的关系？

（24）系统化整体护理？

（25）缩短术前住院日对缩短平均住院日的影响？

（26）如何提高手术室周转？

（27）医学新技术引入对缩短平均住院日的影响？

（28）术后康复如何进行？

（29）开展日间病房与平均住院日的关系？

（30）当日出院对缩短平均住院日的影响？

（31）周末上班是否能有影响？

（32）如何建立缩短平均住院日的激励机制？

（33）平均住院日在医院绩效管理中占多大比重？

（34）如何建立医院评估、考核指标体系？

（35）医院还需要什么配套服务体系？

（36）如何实现双向转诊？

（37）支付方式会对缩短平均住院日有多大影响？

（38）医疗保险负担政策与平均住院日的关系？

（39）车祸患者不出院对平均住院日的影响？

（40）老干部长期占床不出院？

（41）门诊检查不报销或比例较低？

（42）社会就业问题与平均住院日的关系？

（43）质量保障与缩短平均住院日的关系？

（44）怎样处理产出与质量的关系？

（45）怎样处理医疗产出与教学、科研的关系？

（46）规模与效率的关系？医疗服务成本与平均住院日的关系？

5. 闭合式问卷　根据专家小组访谈、开放性问卷结果及因果分析设计了闭合式问卷。从人员背景、知识、信念、行动和建议等五方面共40个问题，了解各医院管理者、医护人员及普通职工对平均住院日管理的认识、信念、行动的现状；了解他们所关心的问题。描述性结果：闭式问卷填表人员结构：医护人员为主，干部比重相对较高，符合医疗机构实际情况。

2007年在五省市60家三级医院共采集3100份问卷，由于某医院85份问卷使用的是征求意见稿，与调查表部分条目不同，还有部分问卷个别项目没有填报，最少填报数是2956，数据缺失率是5.4%。

（1）填表人员执业结构　医疗42.5%，护理38.2%，医技6.4%，行政管理9.2%，药剂0.3%，其他1%，未填2.6%。

（2）填表人员岗位结构：医疗39.2%，护理37%，人事2.2%，财务3.1%，医疗保险0.5%，科教1.3%，未填16.7%。

（3）填表人员行政岗位级别结构：院级3.2%，科主任9.6%，工作人员74%，未填13.2%。

（4）填表人员临床专业构成：内科34.2%，外科26.4%，妇产科10.8%，儿科1.0%，五官科0.9%，其他14%，未填12.7%。

（5）填表人员技术职称级别构成：助理初级5.7%，初级38.7%，中级28.5%，高级19.7%，未填7.4%。

6. 闭式问卷的信度和效度分析　信度是衡量试卷可靠性与稳定性的指标。效度是衡量测试结果对测试目标实现程度的指标，效度反映了测试的准确性和有效性。一般说来，只有信度较高的测试才能有较高的效度，但效度较高不能保证信度也一定高。用Cronbach alpha 检验了试卷的信度，结果为（Items=40, sample units=3037, alpha=0.78），可见信度系数为0.78，一般认为信度系数大于0.5的试卷信度良好，说明本次试卷的信度良好。我们以11题和12题两大类问题为分析样本对试卷进行了效标效度（标准关联效度）的检验，效度系数为0.75，一般认为大规模的测试其效度应该在0.7以上，这说明本次问卷是有效的。

所有40个问题分别属于5小类问题，如下图所示。因此，一个有意思的问题是是否每小类问题内部比外部联系多，换句话说，是否小类内的问题更具有某种共通性。因此，我们提出用比值：（小类内实际连接数/理论连接数）/（小类之间实际连接数/理论连接数）作为衡量小类内的问题一致性的度量，该比值＞1说明小类内的问题比类间问题更有一致性，越大说明一致性越强。计算结果表明，5类问题的比值分别为：2.8689，3.3782，2.6182，1.7921，2.2308。说明这5类问题自身的一致性都比较好，说明问卷设计较好。

7. 10个问题和平均住院日相关程度排序　①（K2）请您选择一项最能说明缩短平均住院日意义的条目。②（P5）补充临床科室人力。③（A4）加大了科室效率考核指标的权重。④（A7）实施了部分临床路径。⑤（A3）检验科24小时内出报。⑥（K9）在未来的一年内你所在的医院（或部门）出院患者平均住院日还有可能缩短几天？⑦（K8）您认为以下哪一项是您所在医院影响医院平均住院日最关键的瓶颈？⑧（P8）信息系统升级（PACS）。⑨（A2）取消了影像科室检查预约流程，答案为采取了。⑩（K5）您认为医院在缩短平均住院日管理中以哪个层次的组织为最基本单元最合适。下图所示直接相关的变量有（K2）、（P5）、（A4）、（A7）、（A3）、（K9）、（A2）共7个问题。

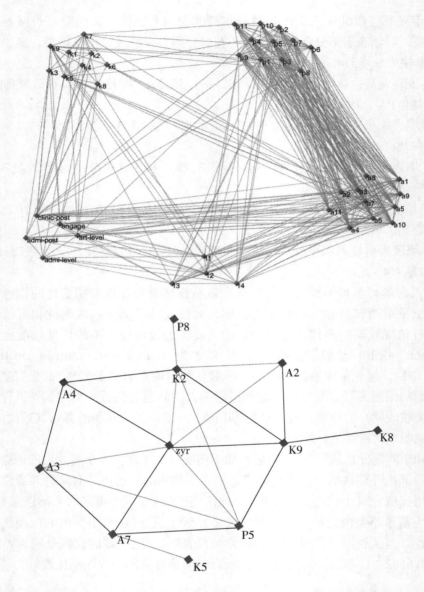

8. 缩短平均住院日的意义问题　请您选择一项最能说明缩短平均住院日意义的条目，80%受访者选择B（合理利用医疗资源，解决看病难）；（相关分析$P=1.39e-5$），各医院在A（增强竞争力）答案比例和平均住院日负相关（$R=-0.674$，$P=0.008$）。说明平均住院日越短的医院群众的竞争意识越强。只有让广大医务人员提高认识，发挥他们的主动性才能使缩短平均住院日这项工作做好。

9. 目标与计划　最适用于医院管理的平均住院日定义：85%受访者选择了B。平均住院日通常是指某医院出院患者在医院内接受医疗服务所住的时间，不仅反映了医院医疗工作效率和资源配置的优化水平，也是一个评价医院医疗质量和经济管理水平的综合性指标。在未来的一年里你所在的医院（或部门）出院患者平均住院日还有可能缩短几

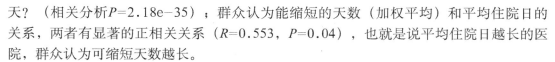

天？（相关分析$P=2.18e-35$）；群众认为能缩短的天数（加权平均）和平均住院日的关系，两者有显著的正相关关系（$R=0.553$，$P=0.04$），也就是说平均住院日越长的医院，群众认为可缩短天数越长。

10. 人力资源管理　医院在缩短平均住院日管理中以哪个层级的组织为基本单元最合适，37%选择A 科室，28% 选择B 专业组，28%选择C 主诊医师组；56%选择较小的组织单位。进一步分析领导层对组织模式上的结果与群众相反，领导支持以科室为单位，而群众支持以专业组或主诊医师组为单位。问题：补充临床科室人力（相关分析$P=3.2e-3$）；各医院A（是）答案比例和平均住院日呈负相关（$R=-0.527$，$P=0.05$）；这就说明平均住院日低的医院，群众对人力资源配置调整期待越高。

11. 流程管理问题　实施了部分临床路径（相关分析$P=9.24e-27$）；各医院答B（没采取）的答案比例和平均住院日正相关（$R=0.7076$，$P=0.0046$）。也就是说群众认为未采取这项措施的比例越高的医院其平均住院日越长。问题：检验科24小时内出报告（$P=5.0e-31$）；各医院答A（采取了）的答案比例和平均住院日有显著的负相关（$R=-0.587$，$P=0.027$）。问题：取消了影像科室检查预约流程（相关分析$P=5.78e-26$）；各医院A（采取了）答案比例和平均住院日负相关（$R=-0.473$，$P=0.08757$）。也就是说答案中实施这两项措施的比例越高的医院，其平均住院日越短。这说明在近阶段，在有限的条件下，管理者能够结合自身的情况，通过引进新的管理方法，改造流程，缩短平均住院日是有效的。

12. 新技术引进　问题12-8信息系统升级（PACS）（相关分析$P=1.03e-8$）；各医院答B（否）答案比例和平均住院日正相关（$R=0.56$，$P=0.03$，）。说明平均住院日较长的医院对技术更新要求较低。

13. 激励机制　哪一种激励因素对医院缩短平均住院日最合理：38%选择了B，按出院人次；25% 选择了A，按收减支；20 %选择了C，劳动时间；按人次为主流。问题：加大了科室效率考核指标的权重（相关分析$P=3.45e-6$）；各医院答B（没采取）的答案比例和平均住院日正相关（$R=0.6696$，$P=0.0088$）。也就是说群众认为未采取这项措施的比例越高的医院其平均住院日越长。这提醒平均住院日较长的医院需要调整激励机制。

14. 领导的信念　某院的平均住院日跟周围其他同类三级医院差不多（相关分析$P=1.34E-11$）；医院持A（完全正确）B（基本正确）答案比例和平均住院日的关系，结果表明，两者有正相关关系（$R=0.477$，$P=0.08$）。这一结果说明，医院领导中认为自己医院和其他同类三级医院平均住院日差不多的人数比例越高，则该医院的平均住院日越长。某院的平均日已经够短了：持完全正确和基本正确答案比例和平均住院日两者有显著的负相关关系。这一结果说明，医院领导中认为自己医院平均住院日已经够短了的人数比例越高，则该医院的平均住院日越短。意味着领导对缩短平均住院日信念越强，该院的平均住院日越短；也就是说医院的平均住院日管理取决于医院领导的信念。

15. 相关政策　哪一项是所在医院影响医院平均住院日最关键的瓶颈：29% 选择A：医院管理制度，27%选择B：医技部门配合，18%选择了D：政策相关政策，17%选择了

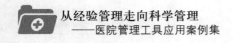

E：患者因素、医院管理和配合。

16. 相关分析　问题：您认为以下哪一项是您所在医院影响医院平均住院日最关键的瓶颈（相关分析$P=5.95\text{e}-37$）。D（相关政策）答案比例和平均住院日有显著的正相关（$R=0.5556$，$P=0.039$）。这说明平均住院日越长的医院越强调外部环境。说明了相关政策对医院缩短平均住院有影响，但不完全。

通过上述研究结果我们提出以下建议：

（1）与相关部门建立沟通的渠道，协调参与医疗保险政策的调整。

（2）医院领导认识要一致，使组织内能够建立较好的协调机制；整个服务流程才能很好地适应外部环境的要求。

（3）医院结合自身情况制定可行性战略，提高职工的竞争意识，发挥员工的主观能动性，自发地解决相关问题。

（4）在平均住院日管理中目标、计划、人力资源、流程、激励和评估是几个重要的方面；学习、创新引进新的管理方法和新技术形成新的优势可以帮助确立竞争优势。

（5）本次调查采用的闭式问卷结果能够反映实际情况，特别在流程方面较为完整；但在医疗质量和新技术方面不够全面，仍需要改进。

17. 关联图案例　日本科技联盟曾就公司开展全面质量管理应该从何入手问题的调查，一些公司回答中提出了以下13个项目。

（1）确定方针、目标、计划。

（2）思想上重视质量和质量管理。

（3）开展质量管理教育。

（4）定期监督检查质量与开展质量管理活动的情况。

（5）明确管理项目和管理点。

（6）明确领导的指导思想。

（7）建立质量保证体系。

（8）开展标准化工作。

（9）明确评价标准尺度。

（10）明确责任和权限。

（11）加强信息工作。

（12）全员参与。

（13）研究质量管理的统计方法。

他们根据以上13项意见相互之间的因果关系，绘制出以下关联图。然后根据此图综观全局，进行分析，确定了首先应从第（1）项和第（6）项入手，解决进一步开展全面质量管理的问题。

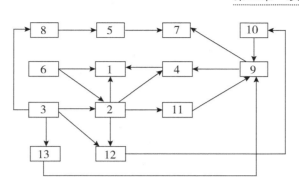

二、KJ法

KJ法是日本川喜二郎提出的。"KJ"二字取的是川喜（KAWA JI）英文名字的第一个字母。这一方法是从错综复杂的现象中，用一定的方式来整理思路、抓住思想实质、找出解决问题新途径的方法。

KJ法不同于统计方法（见下表），统计方法强调一切用数据说话，而KJ法则主要靠用事实说话、靠"灵感"发现新思想、解决新问题。KJ法认为许多新思想、新理论，往往是灵机一动、突然发现。但应指出，统计方法和KJ法的共同点，都是从事实出发，重视根据事实考虑问题。

KJ法与统计方法的不同点

	统计方法	KJ法
1	验证假设型	发现问题型
2	现象数量化，收集数值性资料（数据）	不需数量化，收集语言、文字类的资料（现象、意见、思想）
3	侧重于分析	侧重于综合
4	用理论分析（即数理统计理论分析）	凭"灵感"归纳问题

1. KJ法的用途

（1）认识新事物（新问题、新办法）。

（2）整理归纳思想。

（3）从现实出发，采取措施，打破现状。

（4）提出新理论，进行根本改造，"脱胎换骨"。

（5）促进协调，统一思想。

（6）贯彻上级方针，使上级的方针变成下属的主动行为。

川喜认为，按照KJ法去做，至少可以锻炼人的思考能力。

2. KJ法的工作步骤

（1）确定对象（或用途）。KJ法适用于解决那种非解决不可，且又允许用一定时间去解决的问题。对于要求迅速解决、"急于求成"的问题，不宜用KJ法。

（2）收集语言、文字资料。收集时，要尊重事实，找出原始思想（"活思想"、

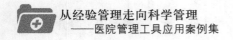

"思想火花")。

收集这种资料的方法有三种：①直接观察法，即到现场去看、听、摸，吸取感性认识，从中得到某种启发，立即记下来。②面谈阅览法，即通过与有关人谈话、开会、访问，查阅文献、集体BS法（Brain Storming "头脑风暴"法）来收集资料。集体BS法类似于中国的开"诸葛亮会"，"眉头一皱，计从心来"。③个人思考法（个人BS法），即通过个人自我回忆，总结经验来获得资料。通常，应根据不同的使用目的对以上收集资料的方法进行适当选择，见下表。

收集方法 使用目的	直接观察	面谈阅览	查阅文献	BS	回忆	检讨
认识新事物	◎	△	△	△	○	×
归纳思想	○	◎	○	○	○	◎
打破现状	◎	○	○	◎	◎	◎
脱胎换骨	△	◎	◎	×	○	○
参与计划	×	×	×	◎	○	○
贯彻方针	×	×	×	◎	○	○

注：符号说明：◎常用；○使用；△不大使用；×不使用。

（3）把所有收集到的资料，包括"思想火花"，都写成卡片。

（4）整理卡片。对于这些杂乱无章的卡片，不是按照已有的理论和分类方法来整理，而是把自己感到相似的归并在一起，逐步整理出新的思路来。

（5）将同类的卡片集中起来，并写出分类卡片。

（6）根据不同的目的，选用上述资料片段，整理出思路，写出文章来。

在应用KJ法时，若要认识新事物，打破现状，就要用直接观察法；若要把收集到的感性资料，提高到理论的高度，就要查阅文献。

三、系统图法（systematic diagram）

系统图法也有称树图法，是将目的和手段相互联系起来逐级展开的图形表示法。利用它可系统分析问题的原因并确定解决问题的方法。是系统地分析、探求实现目标的最好手段的方法。在质量管理中，为了达到某种目的，就需要选择和考虑某一种手段；而为了采取这一手段，又需考虑它下一级的相应的手段。这样，上一级手段就成为下一级手段的行动目的。把要达到的目的和所需要的手段，按照系统来展开，按照顺序来分解，做出图形，就能对问题有一个全貌的认识。然后，从图形中找出问题的重点，提出实现预定目的最理想途径。它是系统工程理论在质量管理中的一种具体运用。

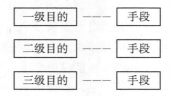

1. 系统图法的用处 在质量管理活动中，下面几个方面经常用到系统分析图法：

（1）为满足消费者的要求系统地进行质量设计。

（2）在质量目标管理中，将目标层层分解和系统地展开，使之落实到各个单位。

（3）在建立质量保证体系中，可将各部门的质量职能展开，进一步开展质量保证活动。

（4）在处理量、本、利之间的关系及制订相应措施时，可用系统图法分析并找出重点措施。

（5）在减少不良结果方面，有利于找出主要原因，采取有效措施。

2. 系统图法的工作步骤

（1）确定目的。

（2）提出手段和措施。

（3）评价手段和措施，决定取舍。

（4）把各种手段（或方法）都写成卡片。

（5）把目的和手段系统化。

（6）制订实施计划。

四、矩阵图法

矩阵图法是指借助数学上矩阵的形式，把与问题有对应关系的各个因素，列成一个矩阵图，然后，根据矩阵图的特点进行分析，从中确定关键点（或着眼点）的方法。这种方法，先把要分析问题的因素，分为两大群（如R群和L群），把属于因素群R的因素（R1、R2……Rm）和属于因素群L的因素（L1、L2……Ln）分别排列成行和列。在行和列的交点上表示着R和L的各因素之间的关系，这种关系可用不同的记号予以表示（如用"○"表示有关系等）。这种方法，用于多因素分析时，可做到条理清楚、重点突出。它在质量管理中，可用于寻找改进的着眼点，寻找质量问题产生的原因等方面。下图为矩阵图法示意图。

		R						
		R1	R2	R3		R1		Rm
L	L1		○					
	L2			◎				
	L3	△						
	LI					○		
	Ln	△						

注：密切关系，○有关系、△像有关系。

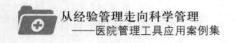

五、矩阵数据分析法

矩阵数据分析法与矩阵图法类似，它区别于矩阵图法的是：不是在矩阵图上填符号，而是填数据，形成一个分析数据的矩阵。

平均住院日相关矩阵网络分析方法案例中，平均住院日的相关因素比较多，也比较复杂，而这些因素之间也有错综复杂的关系，因此，在此我们尝试用系统生物学的网络分析方法对这些因素做相关作用分析。13个变量分别是：

（1）平均住院日。

（2）病床使用率。

（3）等待时间（注：择期手术患者术前等待时间）。

（4）奖金比例（注：人员工资奖金占医疗业务收入比例）。

（5）事故率[注：每百名患者事故率（住院）]。

（6）单位患者床位数（注：全院实际开放床位数/入院患者数）。

（7）单位手术台住院手术例数（注：住院总手术例数/手术台数量）。

（8）单位手术台门诊手术例数（注：门诊总手术例数/手术台数量）。

（9）门诊手术比例（注：门诊总手术例数/住院总手术例数）。

（10）单位职工入院患者数（注：入院患者数/在岗职工实际人数）。

（11）护士比例（注：在岗护士数/在岗职工实际人数）。

（12）单位职工住院手术例数（注：住院总手术例数/在岗职工实际人数）。

（13）单位职工固定资产。

先对这13个量两两求相关系数，相关矩阵偏相关分析见下表。

1	0.588	0.39	−0.3	−0.11	0.753	−0.07	0.152	−0.08	−0.2	0.0213	0.24	−0.04
0.59	1	−0.07	0.181	−0.01	−0.72	0.219	−0.05	0.076	0.444	−0.154	0.136	−0.13
0.39	−0.07	1	0.346	−0.01	0.044	0.105	−0.58	0.422	−0.32	−0.01	−0.37	0.178
−0.3	0.181	0.346	1	0.245	0.078	0.242	−0.02	0.113	−0.05	−0.018	0.201	−0.05
−0.1	−0.01	−0.01	0.245	1	−0.04	−0.08	0.159	−0.19	−0.05	−0.122	0.173	0.048
0.75	−0.72	0.044	0.078	−0.04	1	0.015	0.191	−0.13	0.352	−0.15	0.249	−0.12
−0.1	0.219	0.105	0.242	−0.08	0.015	1	0.645	−0.7	−0.19	0.3914	−0.13	−0.27
0.15	−0.05	−0.58	−0.02	0.159	0.191	0.645	1	0.936	−0.12	−0.127	−0.34	0.353
−0.1	0.076	0.422	0.113	−0.19	−0.13	−0.7	0.936	1	0.026	0.1962	0.123	−0.3
−0.2	0.444	−0.32	−0.05	−0.05	0.352	−0.19	−0.12	0.026	1	0.4119	−0.23	0.181
0.02	−0.15	−0.01	−0.02	−0.12	−0.15	0.391	−0.13	0.196	0.412	1	0.443	0.584
0.24	0.136	−0.37	0.201	0.173	0.249	−0.13	−0.34	0.123	−0.23	0.4428	1	0.137
−0	−0.13	0.178	−0.05	0.048	−0.12	−0.27	0.353	−0.3	0.181	0.5838	0.137	1

偏相关系数绝对值0.25作为一个门限值，绝对值高于该值的认为是有比较显著的相关关系。以此为标准，我们对这13个变量进行了连线，如下图。每一个菱形代表一个变量，两个变量之间偏相关系数的绝对值如果≥0.25，则给它们之间一条连线，如果偏

相关系数为正，则线的颜色用粉红色表示，如果偏相关系数为负，则线的颜色用绿色表示。从该图可看出，奖金比例、等待时间、病床使用率和单位患者床位数四个变量和平均住院日直接相关。事故率和其他任何12个变量都没有连接。

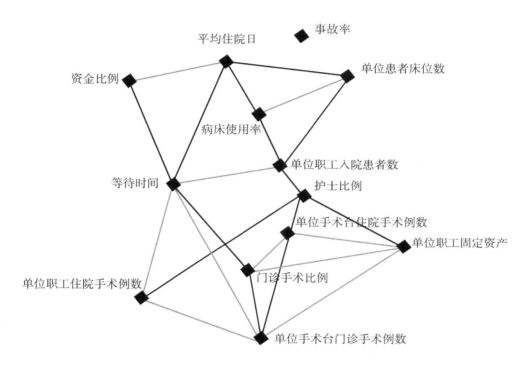

从上述分析可看出，各医院影响平均住院日的主要因素不同，与医院的奖励政策、运营机制等管理有关。医院的平均住院日受国家卫生行政干预的影响。平均住院日与全院各级人员的认识态度与行为有关。

六、PDPC法

PDPC法是process Decision program Chart的英文缩写，又称过程决策程序图法。它是在制订达到研制目标的计划阶段，对计划执行过程中可能出现的各种障碍及结果，做出预测，并相应地提出多种应变计划的一种方法，如下图所示。这样，在计划执行过程中，遇到不利情况时，仍能有条不紊地按第二、第三或其他计划方案进行，以便达到预定的计划目标。它不是走着看，而是事先预计好。

先制订出从A0到Z的措施是A1、A2、A3……Ap的一系列活动计划。在讨论中，考虑到技术上或管理上的原因，要实现措施A3有不少困难。于是，从A2开始制订出应变计划（即第二方案）经A1、A2、B1、B2……Bq到达Z目标。同时，还可以考虑同样能达到目标Z的C1、C2、C3……Cr或者C1、C2、C3、D1……Ds的另外两处系列的活动计划。这样，当前面的活动计划遇到问题，难以实现Z水平时，仍能及时采用后面的活动计划，达到Z的水平。假定A0表示不合格品率较高，计划通过采取种种措施，要把不合格品率降低到Z水平。过程见下图。

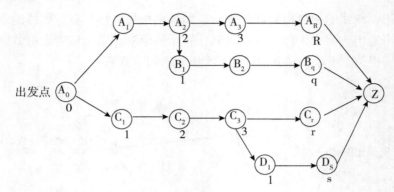

当在某点碰到事先没有预料到的问题时，就以此点为起点，根据新情况，重新考虑和制订新的E、F系列的活动计划，付诸实施，以求达到最终目标Z。

七、箭条图法

箭条图法又称矢线图法。它是计划评审法在质量管理中的具体运用，使质量管理的计划安排具有时间进度内容的一种方法。它有利于从全局出发、统筹安排、抓住关键线路，集中力量，按时和提前完成计划。

1. 箭条图法的工作步骤

（1）调查工作项目，把工作项目的先后次序，由小到大进行编号。

（2）用箭条→代表某项作业过程，如◎→①、①→②等。箭杆上方可标出该项作业过程所需的时间数，作业时间单位常以日或周表示。各项作业过程时间的确定，可用经验估计法求出。通常，作业时间按三种情况进行估计：①乐观估计时间，用a表示；②悲观估计时间，用b表示；③正常估计时间，用m表示。则经验估计作业时间 = $(a+4m+b)/6$。这种经验估计法，又称三点估计法。

例如，对某一作业过程的时间估计a为2天，b为9天，m为4天。则用三点估计法求得的作业时间为 $(2+4\times4+9)/6=4.5$（天）

（3）画出箭条图。假定某一箭条图如下图所示。

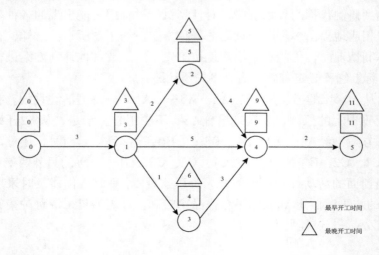

（4）计算每个结合点上的最早开工时间。某结合点上的最早开工时间是指从始点开始顺箭头方向到该结合点的各条路线中，时间最长一条路线的时间之和。例如，从上图的结合点④，就有三条路线。这三条路线的时间之和，分别为9，8，7。所以，结合点④的最早开工时间为9，通常可写在方框内表示。其他各结合点最早开工时间的计算同理。

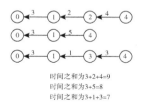

时间之和为3+2+4=9
时间之和为3+5=8
时间之和为3+1+3=7

（5）计算每个结合点上的最晚开工时间。某结合点上的最晚开工时间是指从终点逆箭头方向到该结合点的各条路线中时间差最小的时间，如箭条图的结合点①。从终点到①有三条路线：

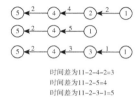

时间差为11-2-4-2=3
时间差为11-2-5=4
时间差为11-2-3-1=5

这三条路线的时间差，分别为3，4，5。所以，结合点①的最晚开工时间为3。通常可将此数写在三角形内表示。其他各结合点的最迟开工时间计算同理。

（6）计算富余时间，找出关键线路。富余时间是指在同一结合点上最早开工时间与最晚开工时间之间的时差。有富余时间的结合点，对工程的进度影响不大，属于非关键工序。无富余时间或富余时间最少的结合点，就是关键工序。把所有的关键工序按照工艺流程的顺序连接起来，就是这项工程的关键线路。如图6中◎→①→②→④→⑤就是关键线路。

第三节　其他经典常用的绩效考核工具简要

一、SWOT分析法

SWOT各字母分别代表：strengths优势 weaknesses劣势 opportunities机会 threats威胁。意义是帮您清晰地把握全局，分析自己在资源方面的优势与劣势，把握环境提供

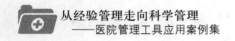
的机会，防范可能存在的风险与威胁，对我们的成功有非常重要的意义。

二、PDCA循环规则

PDCA各字母分别代表：plan，制定目标与计划；do，任务展开，组织实施；check，对过程中的关键点和最终结果进行检查；action，纠正偏差，对成果进行标准化，并确定新的目标，制定下一轮计划。意义是每一项工作，都是一个PDCA循环，都需要计划、实施、检查结果，并进一步进行改进，同时进入下一个循环，只有在日积月累的渐进改善中，才可能会有质的飞跃，才可能取得完善每一项工作，完善自己的人生。

三、5w2h法

5w2h 分别是：what，工作的内容和达成的目标；why，做这项工作的原因；who，参加这项工作的具体人员，以及负责人；when，在什么时间、什么时间段进行工作；where，工作发生的地点；how，用什么方法进行；how much，需要多少成本。意义是做任何工作都应该从5w2h来思考，这有助于我们思路的条理化，杜绝盲目性。我们的汇报也应该用5w2h，才能节约写报告及看报告的时间。

四、SMART原则

SMART各字母分别代表：specific，具体的；measurable，可测量的；attainable，可达到的；relevant，相关的；time based， 时间的。意义是人们在制定工作目标或者任务目标时，考虑一下目标与计划是不是smart化的。只有具备smart化的计划才是具有良好可实施性的，也才能指导保证计划得以实现。

SMART原则的另一种解释：s代表具体（specific），指绩效考核要切中特定的工作指标，不能笼统；m代表可度量（measurable），指绩效指标是数量化或者行为化的，验证这些绩效指标的数据或者信息是可以获得的；a代表可实现（attainable），指绩效指标在付出努力的情况下可以实现，避免设立过高或过低的目标；r代表现实性（realistic），指绩效指标是实实在在的，可以证明和观察；t代表有时限（time bound），注重完成绩效指标的特定期限。

五、时间管理——重要与紧急

优先关注＝重要性×紧迫性

在进行时间安排时，应权衡各种事情的优先关注，要学会"弹钢琴"。对工作要有前瞻能力，防患于未然，如果总是在忙于救火，那将使我们的工作永远处在被动之中。

六、任务分解法[WBS]

任务分解法即Work Breakdown Structure，如何进行WBS分解：目标→任务→工作→活动。

1. WBS分解的原则　将主体目标逐步细化分解，最底层的任务活动可直接分派到个人去完成；每个任务原则上要求分解到不能再细分为止。

2. WBS分解的方法　自上而下与自下而上地充分沟通，一对一个别交流，小组讨论。

3. WBS分解的标准　分解后的活动结构清晰；逻辑上形成一个大的活动；集成了所有的关键因素，包含临时的里程碑和监控点；所有活动全部定义清楚。

4. WBS分解的意义　学会分解任务，只有将任务分解得足够细，才能心里有数，才能有条不紊地工作，才能统筹安排时间表。

七、二八原则

巴列特定律："总结果的80%是由总消耗时间中的20%所形成的。"按事情的"重要程度"编排事务优先次序的准则是建立在"重要的少数与琐碎的多数"原理基础上的。

举例说明：80%的销售额是源自20%的顾客；80%的电话是来自20%的朋友；80%的总产量来自20%的产品；80%的财富集中在20%的人手中。

这启示我们在工作中要善于抓主要矛盾，善于从纷繁复杂的工作中理出头绪，把资源用在最重要、最紧迫的事情上。

八、管理工具甘特图（Gantt Chart）

甘特图，也称为条状图（Bar chart）。它是在第一次世界大战时期发明的，以亨利·L·甘特先生的名字命名，他制定了一个完整的用条形图表示进度的标志系统。由于甘特图形象简单，在简单、短期的项目中，甘特图都得到了最广泛的运用。

亨利·劳伦斯·甘特是泰勒创立和推广科学管理制度亲密的合作者，也是科学管理运动的先驱者之一。

1. 甘特图的含义　甘特图包含以下三个含义：

（1）以图形或表格的形式显示活动。

（2）现在是一种通用的显示进度的方法。

（3）构造时应包括实际日历天和持续时间，并且不要将周末和节假日算在进度之内。

甘特图具有简单、醒目和便于编制等特点，在企业管理工作中被广泛应用。甘特图按反映的内容不同，可分为计划图表、负荷图表、机器闲置图表、人员闲置图表和进度表等五种形式。

2. 甘特图的优缺点　优点是图形化概要，通用技术，易于理解；中小型项目一般不超过30项活动；有专业软件支持，无须担心复杂计算和分析。缺点是甘特图事实上仅仅部分反映了项目管理的三重约束（时间、成本和范围），因为它主要关注进程管理（时间）。

3. 应用案例　2014年医院护理服务患者满意度第三方调查项目时间进度甘特图。通过甘特图的形式将确定操作方案、确定问卷、IT系统准备、发文、医院上传信息、电话调查（患者）、在线调查（护士）、问卷整理、数据分析、报告撰写，这十项工作的时间进程展现得很清楚，调查可按照事先规划的时间要求完成预定的计划。使调查工作不会出现前紧后松或前松后紧的情况，使调查工作有序开展。

		负责人	2014年1月				2014年2月				2014年3月				2014年4月				2014年5月				2014年6月				2014年7月			
		周	1	2	3	4	5	6	7	8	9	10	11	12	13	14	15	16	17	18	19	20	21	22	23	24	25	26	27	28
1	确定操作方案	医管所项目组	确定操作方案																											
2	确定问卷	医管所项目组					确定问卷																							
3	IT系统准备	医管所项目组							IT系统准备																					
4	发文	卫生计生季										发文																		
5	医院上传信息	医院													信息整理															
6	电话调查（患者）	医管所项目组																应答问卷												
7	在线调查（护士）	医管所项目组																应答问卷/邮寄												
8	问卷整理	医管所项目组																		问卷整理										
9	数据分析	医管所项目组																						数据分析						
10	报告撰写	医管所项目组																									报告撰写			

九、管理工具失效模式与效应分析

（一）失效模式与效应分析（failure mode and effects analysis，FMEA）

20世纪50年代初，美国第一次将FMEA思想用于战斗机操作系统的设计分析。20世纪60年代中期，美国太空署（NASA）将失效模式与效应分析用于阿波罗项目，对于该项目潜在的系统与过程缺陷进行排查，鉴定潜在的失效模式与评定其严重程度并防止问题的发生，以改进工作质量及可靠性及安全性。20世纪70年代末用于汽车与医疗设备工业；20世纪80年代用于微电子工业；20世纪90年代初ISO-9000推荐使用FMEA作为提高产品质量与过程的设计及作为QS-9000质量认证的要求。后来被广泛应用于各行各业。

失效模式与效应分析基本原理是分析系统的结构，估算失效时后果的严重程度（severity，S）、发生频度（frequence，O）和失效检验难度（likelihood of detection，D），计算危机值（risk priority number，RPN），RPN=S×O×D，根据RPN 大小判断是否有必要进行改进或改进的程度，从而将风险完全消除或降至最低水平用来分析当前和以往过程的失效模式数据，以防止这些失效模式将来再发生的正式的结构化的程序。

什么是失效？失效一词乃指物品的功能失去原先设定的运用效果，失效的原因可能来自设计的缺陷遗漏、系统的错误、实施过程中产生的风险及障碍等与原先设定功能目标不符的情形。这些状况的产生会造成顾客对制造者与销售者的不满，可能产生的情形有大有小，也因使用时间有长有短而发生，对于设计、生产乃至检验者而言，都需要对自己负责的部分将隐藏的失效因素排除。所以失效是客户抱怨的主要来源，必须依照一定的步骤予以分析解构，将这样具有模式化的作业方式整合成一种模式，称之为失效模式分析（FMEA）。

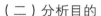

（二）分析目的

1.能够容易、低成本地对产品或过程进行修改，从而减轻事后修改的危机。

2.找到能够避免或减少这些潜在失效发生的措施。

3.确定其关键与特性，以防止问题的发生。

4.评定其发生后果的严重程度。

（三）分析益处

1.指出设计上可靠性的弱点，提出对策。

2.针对要求规格、环境条件等，利用实验设计或模拟分析，对不适当的设计，实时加以改善，节省无谓的损失。

3.有效地实施FMEA，可缩短开发时间及节约开发费用。

4.改进产品的质量、可靠性与安全性。

（四）适用范围

1.FMEA发展之初期，以设计技术为考虑，但后来的发展，除设计时间使用外，制造工程及检查工程亦可适用。

2.失效模式分析对产品从设计完成之后，直到首次样品的发展而后生产制造，到品管验收等阶段都可说皆有许多适用范围，基本上可以活用在3个阶段，说明如下：

（1）第一阶段：设计阶段的失效模式分析。针对已设计的构想作为基础，逐项检讨系统的构造、功能上的问题点及预防策略。

（2）第二阶段：试验计划制订阶段的失效模式分析。针对试验对象的选定及试验的目的、评价方法，进行追踪和有效性地检讨。

（3）第三阶段：制造过程阶段的FMEA。被预测为不良制造过程及预防策略的检讨，以防止不良品发生。

第四节　新的医院评审标准是全面质量管理的有效工具

新的《二三级综合医院评审标准实施细则》完全符合医院全面质量管理的八项原则。八项质量管理原则是ISO900标准建立的理论基础。它是在国际标准化组织在总结质量管理理论成功的实践经验基础上，借鉴了当代质量管理理论，将其上升为国际标准的。

20世纪50年代末，美国通用电气公司的费根堡姆和质量管理专家朱兰提出了"全面质量管理"（total quality management，TQM）的概念，认为"全面质量管理是为了能够在最经济的水平上，并考虑到充分满足客户要求的条件下进行生产和提供服务，把企业各部门在研制质量、维持质量和提高质量的活动中构成为一体的一种有效体系"。20世纪60年代初，美国一些企业根据行为管理科学的理论，在企业的质量管理中开展了依靠职工"自我控制"的"无缺陷运动"（zero defects），日本在工业企业中开展质量管理小组（Q.C.Cycle）活动行，使全面质量管理活动迅速发展起来。

2010年中国医院协会曹荣桂会长主编的《医院管理学》质量分册中，把企业全面质量管理的八项原则移植到医院管理中来。这八项原则如下。

一、以病人为中心的原则

在企业管理中第一个原则是以顾客或客户为中心，在医院全面质量管理的第一个原则是以病人为中心，不是以病为中心，不能只见病不见人。因此，《评审标准》是促进生物医学模式向生物-心理-社会医学模式转变的重要实践。在二三级医院评审标准第一章中要求坚持公立医院公益性，把维护人民群众健康权益放在第一位。要求公立医院开展或举办多种形式社会公益性活动（如义诊、健康咨询、募捐等）。医院有深化改革，坚持"以病人为中心"，优化质量、优化服务、降低成本、控制费用的措施。在评审标准第二章中要求医院的患者或其近亲属、授权委托人对病情、诊断、医疗措施和医疗风险等具有知情选择的权利。医院有相关制度保证医务人员履行告知义务，告知情况能充分理解并在病历中体现。在第五章中要求医院实施"以病人为中心"的整体护理，为患者提供适宜的护理服务。依据患者需求制定护理计划，充分考虑患者生理、心理、社会、文化等因素。并建立以病人为中心导向、根植于本院服务理念，并不断物化的特色价值趋向、行为标准。这些都体现了全面质量管理以病人为中心的原则。

二、领导的作用

全面质量管理的第二大原则是领导的作用。一个医院从领导层到员工层，都必须参与到质量管理的活动中来，其中，最为重要的是医院的决策层必须对质量管理给予足够的重视。在我国的《质量管理法》中规定，质量部门必须由总经理直接领导。这样才能使组织中的所有员工和资源都融入全面质量管理之中。评审标准第四章明确指出医院有健全的质量管理体系，院长是第一责任人。院领导、各部门负责人应致力于质量与安全管理和持续改进。有由院长担任主任委员的医院质量与安全管理委员会，统一领导和协调各相关委员会工作。科主任是科室质量与安全管理第一责任人，负责组织落实质量与安全管理及持续改进相关任务。有科室质量与安全管理工作计划并实施。对科室质量与安全进行定期检查，并召开会议，提出改进措施。

三、全员参与

全面质量管理的第三大原则就是强调全员参与。全员参与是全面质量管理思想的核心。国家卫生与计划生育委员会要求全国各级各类医院开展QCC活动。标准第四章要求由科主任、护士长与具备资质的人员组成质量与安全管理小组，负责本科室医疗质量和安全管理。质量与安全管理小组履行职责，定期自查、评估、分析、整改。一些应知应会，例如，医务人员手卫生知识知晓率要求达到100%。医务人员手卫生依从性不断提高，洗手方法正确率≥95%。这些都体现了全员参与质量管理的思想。

四、过程方法

全面质量管理的第四大原则是过程方法，即必须将全面质量管理所涉及的相关资源和活动都作为一个过程来进行管理。PDCA循环实际上是用来研究一个科学规范的管理过程，因此我们必须将注意力集中到医疗服务和质量管理的全过程。评审标准条款结果判定与PDCA管理有效对接。仅仅有计划有制度才完成了PDCA的第一步，此时的判定结果只能得D（不合格），因为有制度有计划如果不落实等于没有。对于制度和计划有实施有执行，才能判定为C（合格）。有监管有分析判定为B（良好），此项对管理者提出了比较高的要求。有改进有成效判定为A（优秀）。这种评价的原则把PDCA的管理理论第一次运用到医院评审的工作中。标准还要求医院与职能部门领导接受全面质量管理培训与教育，至少掌握1～2项质量管理改进方法及质量管理常用技术工具，改进质量管理工作。

五、系统管理

全面质量管理的第五个原则是系统管理。当我们进行一项质量改进活动的时候，首先需要制定、识别和确定目标，理解并统一管理一个由相互关联的过程所组成的体系。由于医疗服务并不仅仅是医务部门的事情，因而需要医院组织所有部门都参与到这项活动中来，才能够最大限度地满足患者的需求。系统管理是提供连贯服务的保障；系统管理缺陷（奶酪理论）导致问题产生。奶酪理论图如下。

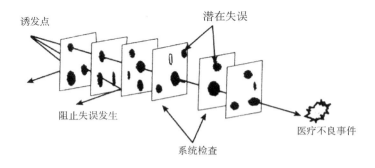

评审标准第一章要求：对医疗服务流程中存在的问题要有系统调研；例如，医院要从系统管理、流程再造等方面通过多部门协作，落实整改措施，优化服务流程，提高工作效率，缩短患者诊疗等候时间和住院时间。又如医院要建立药品质量监控体系，有效控制药品质量。要有药品质量管理相关制度和药品质量报告途径与流程，有药品验收相关制度与程序，保证每个环节药品的质量，这些要求都是依据系统管理的理论。

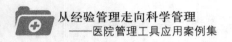

六、持续改进

全面质量管理的第六个原则是持续改进。实际上，仅仅做对一件事情并不困难，而要把一件简单的事情成千上万次都做对，体现一个持续稳定的过程。先是一个量的积累再到质变的过程。因此，持续改进是全面质量管理的核心思想，不断创新也是为了更好地做好持续改进工作。按照企业对持续改进的定义是通过不间断地努力改进产品、服务与流程，这种持续的努力是在寻求量的增加或是一次大的根本性的突变。其方法是通过PDCA循环的管理。在评审标准第四章中要求医院有医疗质量管理和持续改进实施方案及相配套制度、考核标准、考核办法、质量指标、持续改进措施。

七、以数据为基础

有效的决策是建立在对数据和信息进行合乎逻辑和直观分析的基础上的，因此，作为迄今为止最为科学的质量管理，全面质量管理也必须以数据为依据，背离了基本数据那就没有任何意义，这就是全面质量管理的第七个原则。特别是在大数据时代，标准第四章要求医院对手术科室有明确的质量与安全指标，建立手术质量管理的数据库。建立医疗质量控制、安全管理信息数据库，麻醉质量管理数据库。为制定质量管理持续改进的目标与评价改进的效果提供依据。

数据库除一般常规数据外，至少应包括下列有关数据：合理使用抗生素和其他药品、合理使用血液和血制品、围手术期管理与手术分级管理、各类手术与介入操作及并发症、麻醉操作、医院感染、病历质量、急危重症管理、医疗护理缺陷与纠纷、患者满意度等。要求职能部门能够运用数据库开展质量管理活动。达到A级指标数据库能满足医学统计与质量管理需要，能自动根据质量管理相关指标要求生成质量统计。

八、医患诚信合作的原则

全面质量管理的第八大原则就是医患诚信合作的原则。医患之间保持诚信合作的原则，竭诚合作才能取得最理想的效果。因此，全面质量管理实际上已经渗透到医患管理之中。医院要主动邀请患者参与医疗安全活动，如身份识别、手术部位确认、药物使用等，医患双方诚信合作以减少医疗差错的发生。在一个30万份误诊病例的误诊原因分析（2005—2010年）中，患者主诉或代诉病史不确切或患者故意隐瞒病情不配合检查的有4350人，占1.45%。

综合上述原则可看出：全面质量管理是以病人为中心，以安全质量为主线，建立起一套科学、严密、高效的质量管理体系，以不断改进安全质量服务，为患者提供满意服务的全部活动。全面质量管理的核心特征是全员参加的质量管理、全过程的质量管理和全面的质量管理，其目标是使相关利益方都受益而达到长期成功的一种科学有效的管理方法。

第三章　各种管理工具应用典型案例介绍

第一节　科室管理案例

案例一：神经内科质量与安全持续改进小组活动

一、某省第三人民医院神经内科医疗质量安全管理与持续改进活动
质控数据表如下。

分类	指标名称	指标	1月	2月	3月	4月	5月	6月	7月	8月	1~8月合计	1~8月平均值
门诊质量指标	门诊人次	722.25	638	638	713	628	814	699	1038	1064	6232	779
	门诊病历合格率（%）	≥95.00	99.00	99.50	98.50	98.10	98.80	98.30	99.40	99.50		98.89
	门诊患者抗生素使用率（%）	≤4.00	0.32	0.67	0.00	0.81	0.25	0.00	0.22	0.23		0.31
住院部质量指标	出院患者数	150	104	95	139	134	134	141	133	143	1023	127.88
	住院死亡数（例）		2	4	4	6	2	2	4	6	30	3.7500
	危重患者抢救成功率（%）	≥80.00	90.00	87.88	78.95	74.71	77.78	70.00	80.95	82.86		80.39
	人均住院费用（元）		10 761.56	10 442.49	9401.71	9838.60	8988.31	8704.21	8908.40	11 307.87		9794.14
	住院药品比例（%）	≤46.00	45.85	45.87	47.24	48.88	45.17	44.60	42.44	47.16		45.90
	基本药物使用率（%）	≥10.00	22.03	16.16	16.79	17.11	23.70	21.07	21.15	19.23		19.66
	抗菌药物使用强度（%）	≤20.00	27.19	9.88	9.04	8.20	8.88	14.47	14.01	12.77		13.06
	抗菌药物使用率（%）	≤45.00	25.51	22.22	15.56	13.74	8.72	12.50	16.91	15.94		16.39
	院感率（%）		1.90	2.10	0.70	0	2.20	0.70	0.75	2.10		1.31
	院感人数（例）		2	2	1	0	4	1	1	3	14	1.75

（续表）

分类	指标名称	指标	1月	2月	3月	4月	5月	6月	7月	8月	1~8月合计	1~8月平均值
住院部质量指标	手卫生依从性（%）	100.00	71.40	100.00	71.40	100.00	50.00	85.00	89.00	90.00		82.10
	多重耐药监测		2人次肺炎克雷伯杆菌	4人次（大肠埃希菌3、肺炎克雷伯杆菌1）	未检出	1人次肺炎克雷伯杆菌	1人次大肠埃希菌	2人次（肺炎克雷伯杆菌、大肠埃希菌各1人）	6人次（肺炎克雷伯杆菌、大肠埃希菌各3人）	3人次大肠埃希菌	19	2.38
	限制使用级抗菌药物使用前微生物检验样本送检率（%）	≥50.00	57.00	75.00	100.00	50.00	67.00	50.00	100.00	100.00		74.88
	特殊使用级抗菌药物使用前微生物检验样本送检率（%）	≥80	100	33	100	100	未使用	未使用	未使用	未使用		83.25
	平均住院日（天/月）	≤11.50	14.06	13.05	11.75	12.47	12.46	11.73	12.34	13.51		12.67
	住院超过30天的患者数	不断减少	3	2	0	0	0	0	1	3	9	
	病床使用率（%）	≤93.00	128.18	94.05	106.52	109.03	114.58	112.36	121.64	123.72		113.76
	病历甲级率（%）	≥90.00	100.00	98.95	100.00	99.25	100.00	100.00	100.00	99.30		99.69
	丙级病历	无	无	无	无	无	无	无	无	无		
	临床路径完成情况（例）		16	11	17	21	13	18	8	13	17	14.6
	上报不良事件（件）		5	3	0	2	1	3	5	5	24	
	上级医师对诊疗方案核准率（%）	100.00	100.00	100.00	100.00	100.00	100.00	100.00	100.00	100.00	100.00	100.00
	住院重点疾病的总例数（脑出血及脑梗死）（例）		33	32	36	40	49	42	29	43	304	38.00
	住院重点疾病死亡例数		1	3	3	1	2	2	3	5	20	2.50
	住院重点疾病死亡率（%）		3.00	9.40	8.30	2.50	4.10	4.80	10.30	11.60		6.58
	住院重点疾病脑出血的总例数（例）		8	7	4	6	7	4	10	6	52	6.5
	脑出血死亡人数（例）		1	1	1	0	1	1	2	2	9	1.125

（续表）

分类	指标名称	指标	1月	2月	3月	4月	5月	6月	7月	8月	1～8月合计	1～8月平均值
住院部质量指标	脑出血平均住院日		21.13	21.00	12.75	18.17	17.00	15.00	16.60	31.83		19.185
	脑出血平均住院费用（元）		17 612.51	18 531.56	9712.69	12 973.13	14 067.66	10 886.59	13 857.28	35 532.64	865 631（总费用）	16 646.75
	住院重点疾病脑梗死的总例数（例）		25	25	32	34	42	38	19	37	252	31.5
	脑梗死死亡人数（例）		0	2	2	1	1	1	1	3	11	1.375
	脑梗死平均住院日		16.84	15.68	13.47	14.24	14.00	13.26	12.84	14.89		14.40
	脑梗死平均住院费用（元）		16 080.27	14 057.44	13 554.98	14 421.91	12 830.87	12 758.66	12 188.99	15 755.44	3 516 929.64（总费用）	13 956.07
	传染病报告率（%）	100	100	100	100	100	100	100	100	100		100
	传染病报告及时率（%）	100	100	100	100	100	100	100	100	100		100
	输血治疗知情同意书签署率（%）	100	100输血治疗1人	未输血	未输血	未输血	未输血	未输血	未输血	未输血		100
	输血治疗病程记录符合规范要求率（%）	100	100输血治疗1人	未输血	未输血	未输血	未输血	未输血	未输血	未输血		100
	输血申请单审核率（%）	100	100输血治疗1人	未输血	未输血	未输血	未输血	未输血	未输血	未输血		100
	大量用血报批审核率（%）	100	无大量用血	未输血	未输血	未输血	未输血	未输血	未输血	未输血	无大量用血	
	输血不良反应发生上报率（%）	100	无输血不良反应	未输血	未输血	未输血	未输血	未输血	未输血	未输血	无输血不良反应	
	相关医务人员熟悉输血严重危害方案、处置规范与流程的知晓率（%）	100	99.30	98.20%	97.30	96.50	97.00	97.80	96.79	98.42		97.66
	医疗纠纷及医疗事故		无	无	无	无	无	无	无	无		

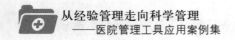
二、医疗质量分析

1. 重点疾病分析　2013年1～8月神经内科重点病种分布及数据分析。

重点病种脑出血

时间	总例数	平均住院日（天）	平均住院费（元）
2013年1～8月	52	19.185	16646.75

　　数据：2013年1～8月神经内科重点病种共304例，其中脑出血52例，死亡9例。平均住院天数19.185天，总费用865 631元，平均费用为16 646.75元。

　　分析：脑出血是神经内科危急重症，具有高发病率、高死亡率、高致残率的特点，患病病情变化快，死亡患者多，即使经过积极抢救，患者存活下来，很多患者有肢体瘫痪、智力下降、长期卧床，易并发肺部感染、尿路感染、压疮、深静脉血栓形成等并发症，有的患者需长期使用呼吸机维持生命，患者住院时间长，住院费用高，家属对治疗效果很难满意，是医疗纠纷隐患较明显的病种。

　　持续改进：科室需进一步加强对该类患者的监控，按照我国《脑血管病防治指南》积极进行抢救治疗，提高医疗质量，充分进行医患沟通（特别是对该类患者药物的应用情况、并发症的情况、使用呼吸机的目的、预后、住院费用等方面的情况，要充分告知家属，让家属充分理解病情，充分对各种检查治疗措施进行选择，积极理解和配合对患者的治疗），切实改善医疗服务质量。

重点病种脑梗死分析

时间	总例数	平均住院日（天）	平均住院费（元）
2013年1～8月	252	14.40	13956.07

　　数据：2013年1～8月神经内科重点病种共304例，其中脑梗死252例，死亡11例，平均住院天数14.40天，总费用3516929.64元，平均费用为13956.07元。

　　分析：脑梗死的监控也是神经内科工作重点之一，该病在我科进入临床路径和单病种管理，其发病率高，有较高的致死率、病残率、高并发症和高昂的医疗费用，需要科室严密监控。脑梗死病情变化较快，特别是发病的头一周，有很多患者病情会进行性加重，意识障碍加重，出现昏迷甚至突然死亡，需要科室严密监控，密切观察病情变化，根据病情及时抢救处理，并提前告知患者家属可能出现的不良预后，争取家属的理解和配合。

　　持续改进：科室需进一步加强对该类患者的监控，反复学习《缺血性脑血管病防治指南2010年版》，继续按临床路径和单病种管理该病，不断提高医疗质量，充分进行医患沟通（特别是在有创操作、自费药物的应用、可能出现的并发症、预后、总费用等方面），在治疗处理该病时加强同临床药学、ICU、呼吸科、营养科等多学科的沟通、协调，积极控制感染，保护重要脏器功能。切实改善医疗服务，保障医疗安全，减少医疗隐患。

2. 平均住院日和平均住院费用　神经内科1～8月平均住院日和平均住院费用见下图。

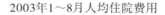

2003年1～8月人均住院费用

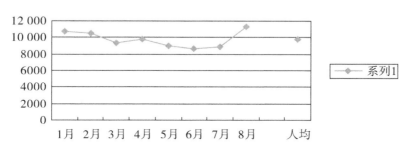

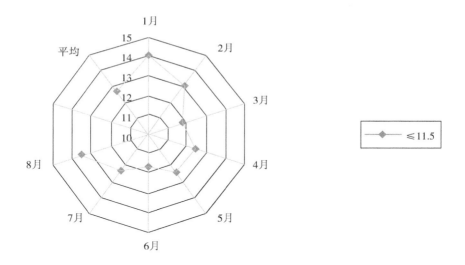

科室1～8月平均住院日和平均费用分析：2013年1～8月神经内科平均住院费用为9794.14元，省医保考核我科平均住院费用为≤10 600元，未超标；平均住院日为12.67天，医院责任目标书为≤11.5天，虽然没达到医院责任目标书要求，但只差一天，主要因为神经内科急性脑血管患者多，病情重，并发症多，很多患者有肢体瘫痪、智力下降、长期卧床，易并发肺部感染、尿路感染、压疮、深静脉血栓形成等并发症，恢复慢，有的患者需长期使用呼吸机维持生命，抢救时间长，住院时间长；加之部分医师诊疗程序尚欠规范，部分患者入院等待检查时间长，确诊时间拖长；部分医师观念未转变，未认识到住院期间是疾病的诊断和急性期治疗，恢复期可以出院，可到门诊继续治

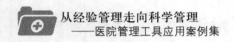
疗，致住院时间延长，故平均住院日未达标。

持续改进：①实行预约诊疗，实行首诊负责制，严格执行各项医疗核心制度，规范医师诊疗程序，优化出入院流程及检查预约流程，缩短患者入院后等待检查时间，缩短确诊时间，开展临床路径工作，严格、规范抗菌药物合理使用，加强手卫生，防止院内感染，防止多重耐药菌感染，及时开展院内多学科会诊，严密监控药物不良反应，进行充分、细致的医患沟通，让患者及家属参与医疗安全，动员脑血管病恢复期患者到社区医院、康复医院、门诊继续治疗，通过采取上述措施有效控制平均住院日。②重视临床路径工作，继续积极按医院要求开展临床路径工作，要认识到临床路径工作的重要性，保证临床路径工作按质按、量完成。③2013年1～8月神经内科平均住院费用为9794.14元，省医保考核我科平均住院费用为≤10 600元，未超标；继续严格控制医疗费用上涨，通过提高科室整体医疗护理技术水平，加强临床路径和单病种管理，加快病床周转，缩短平均住院日，提供平价、优质的医疗服务，争取政府和社会、患者及家属、医生和护士均满意，实现医疗服务工作多方共赢。

3. 合理用药医疗质量分析　神经内科原始数据（2013年1～8月）见下图。

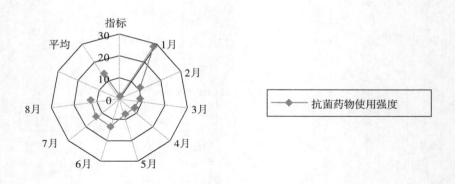

抗菌药物使用强度（指标≤20）

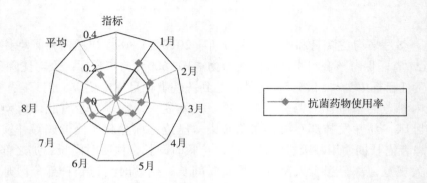

2013年1～8月抗菌药物使用率（指标≤45%）

分析：神经内科在抗生素的使用中严格执行原卫生部38号文件、抗菌药物临床应用指南，　以及抗菌药物临床应用专项整治活动的相关规定，科室门诊部抗菌药物使用率、住院部抗菌药物使用强度及使用率一直优于医院考核指标。在限制级及特殊使用级抗生素使用前病原微生物标本送检率方面，除2月份特殊使用级抗生素使用前病原微生物标本送检率未达标外，其余月份均达标。特别是医院在原有抗菌药物使用强度考核指标基础上再次大幅度下调标准，严格要求后，我科抗菌药物使用强度仍一直控制在医院考核标准内。2013年1～8月科室药比45.90%，达到医院考核指标≤46%。2013年1～8月科室基药使用率每月均达标，平均使用率为19.66%，大大超过医院>10的考核指标。

存在问题：2013年1～6月，我科有两例不合理使用抗菌药物情况。主要为用药疗程不合理，未分析继续使用抗菌药物的原因。

持续改进：①医师严格遵守抗菌药物的诊疗指南，严格控制抗菌药物的使用。②对我科出现的两例不合理使用抗菌药物情况，在科室早交班会上进行通报，要求管床医生认真观察病情变化，患者病情好转后及时停用抗生素；要在病程记录中认真记录，分析使用、停用抗生素的理由，上级医师要密切关注患者使用抗生素情况，督促下级医生合理使用抗生素。③2013年2月份特殊使用级抗生素标本送检率未达标，科室针对性制定相应惩罚制度，并加强监督后取得良好效果，科室积极进行病原菌检查，最终2013年1～8月特殊使用级抗生素标本送检率圆满达标。④加强危重患者的管理，进行多学科会诊，加强手卫生和防止院内感染，对多重耐药菌患者严格隔离管理。⑤针对药敏选择抗菌药物为科室的一项亮点，科室门诊部抗菌药物使用率、住院部抗菌药物使用强度及使用率一直优于医院考核指标，要继续保持。但存在部分肺部感染患者，由于痰咳不出，入院后病原微生物标本未送检即使用抗菌药物治疗的情况，造成病原菌送检率较低，针对此类患者，可先进行咽拭子培养。⑥2013年1～8月科室药比、基药使用率均达标，需继续保持。

4. 病历质量分析

（1）存在问题（近8个月以来科室自查及医务部督导发现存在的问题如下，大部分已整改）。①上级医师查房未签名、部分上级医师查房记录复制、粘贴明显，分析讨论过简，指导不够。②电子医嘱、病程记录医师手工签名不及时。③未按规定时间记录病程记录。④授权委托书填写不全。⑤会诊记录受邀会诊科室未写会诊完成时间，重要会诊结果未及时在病程记录中记录。⑥部分首次病程记录无完成时间，入院记录一般项目中"病史陈述者"写患者家属，未写家属姓名。⑦阳性检验检查结果病程记录中未做分析。⑧自费药、乙类药未签字或乙类用药签字不全，各种同意书签字人为非授权人。知情同意书、诊疗方案选择同意书等患方、告知医生签字时间一致，未体现医师先签、患者或家属后签。⑨神志清楚的患者，家属无保护性医疗要求，知情告知无患者本人签字。⑩出院记录中的出院情况内容不全。出院医嘱中无康复训练指导，用药指导不具体。⑪单病种"脑梗死"病历现病史中未描述"120"处置情况。⑫部分病例入院时间、出院时间与护士三测单不一致。

（2）分析及持续改进：①多次在科室早交班会上组织全体医师学习《三级综合医院评审实施细则》，认真组织学习《云南省第三人民医院关于执行各类病历质量评估标准（2011版）的通知》和《云南省第三人民医院关于执行各类病历质量评估标准（2013

版）的通知》，要求各位医生认真书写病历，加强病历一级质控的监管，质控医生、医疗组长、科主任认真审核病历，认真落实医疗核心制度，特别是病历书写制度，患者知情同意权益的落实必须到位，对上述存在的问题对全体医师进行反馈，要求及时整改。②坚决杜绝丙级病历，病危病历、死亡病历、多重耐药菌感染病历、使用抗菌药物病历、输血病历、住院时间超过30天病历及危急值管理是病案管理重点，每位医生必须重视，这些病历存在一定问题，要坚决整改，依法依规行医，更好地为患者服务，也更好地保护自己，避免医疗事故及医疗纠纷发生，减少医疗投诉。③多次组织院内、外医疗纠纷案例的学习，让医疗安全的警钟长鸣。经过以上改进，科室病历质量大幅度提高，无丙级病历出现。

案例二：重症医学科科室质量与安全小组活动

一、某省第三人民医院重症医学科2013年1～9月医疗质量安全管理与持续改进活动

各项完成指标见下表。

指标名称	指标	1月	2月	3月	4月	5月	6月	7月	8月	9月
出院患者数（例）	30	19	18	22	15	22	20	19	23	19
住院死亡数（例）		8	8	6	2	2	6	10	3	8
死亡率（%）		42.11	44.44	27.27	13.33	9.09	30.00	52.63	13.04	42.11
抢救成功率（%）		82.98	87.30	87.23	66.67	91.30	84.21	73.68	90.00	82.99
人均住院费用（元）		50 817.31	84 939.92	47 083.62	58 034.17	41 238.89	41 555.78	68 565.73	61 298.50	50 817.31
住院药品比例（%）	48	52.22	55.23	47.95	47.40	49.83	46.03	50.06	49.47	52.22
平均住院日	9	9.32	14.67	10.68	7.40	3.09	6.30	12.00	5.30	9.32
病床使用率（%）	75	112.50	47.99	40.12	43.75	41.33	56.67	49.40	62.90	112.50
非预期24/48小时内再住ICU（例）		0	0	0	0	0	0	0	0	0

（续表）

指标名称	指标	1月	2月	3月	4月	5月	6月	7月	8月	9月
手卫生正确率（%）	100.0	100.0	100.0	78.50	100.0	100.0	100.0	100.0	100.0	100.0
多重耐药菌例数		12	12	12	11	6	5	8	7	18
限制级抗菌药物使用前微生物检验样本送检率（%）	100	100	100	100	100	100	100	100	100	100
特殊级抗菌药物使用前微生物检验样本送检率（%）	100	100	100	100	—	100	100	100	100	75
住院抗菌药物使用强度	<150.00	300.81	131.68	107.82	273.23	86.58	213.43	285.13	177.33	85.91
住院抗菌药物使用率（%）	<99.00	100.00	100.00	75.00	85.00	85.00	83.33	82.61	82.61	92.86
院感病例感染发病率（%）		30.0	28.6	8.7	15.8	10.0	9.5	19.0	30.0	26.7
血管导管相关血流感染发病率（‰）		8.7	0	0	0	0	4.1	4.1	0	4.4
呼吸机相关性肺炎感染发生率（‰）		0	10.9	8.0	9.5	10.8	0	7.1	8.7	18.8
泌尿道插管相关泌尿道感染发病率（‰）		4	4.9	2.8	5.2	0	0	4.7	6.4	6.5

(续表)

指标名称	指标	1月	2月	3月	4月	5月	6月	7月	8月	9月
住院超过30天的患者数		3	3	3	3	1	2	3	4	2
上级医师对诊疗方案核准率（%）	100	100	100	100	100	100	100	100	100	100
重点疾病的总例数		11	10	11	7	7	8	10	5	18
重点疾病死亡例数		6	5	7	2	1	5	10	2	9
病历质量（甲级病历）率（%）		100	100	100	90	100	90	100	100	80
丙级病历（%）		0	0	0	0	0	0	0	0	0

二、医疗质量分析

1.重点疾病分析　2013年1～8月重症医学科重点病种分布及数据分析。某省第三人民医院重症医学科重点疾病管理登记见下表。

	月份	1月	2月	3月	4月	5月	6月	7月	8月	9月
重点疾病	总例数	11	10	11	7	7	8	10	5	18
1.重症肺炎		3	2	1	2	1	2	3	1	6
2.充血性心力衰竭		3	4	2	2	3	3	4	0	9
3.脑出血		2	2	6	2	2	0	1	3	1
4.脑梗死		1	1	0	1	0	2	0	0	0
5.肾功能不全或衰竭		1	0	0	0	1	0	1	0	0
6.糖尿病		1	0	0	0	0	0	0	0	0
7.创伤性颅脑损伤		0	1	1	0	0	0	0	0	0
8.消化道出血		0	0	1	0	0	1	0	0	1
9.急性心肌梗死		0	0	0	0	0	0	1	0	0
10.结节性甲状腺肿		0	0	0	0	0	0	0	1	0
11.死亡例数		6	5	7	2	1	5	10	2	9

2. 重点疾病分析

（1）数据：2013年1～9月我科重点疾病共87例，死亡47例。平均住院天数16.9天，平均住院费用51 228.15元。见下图。

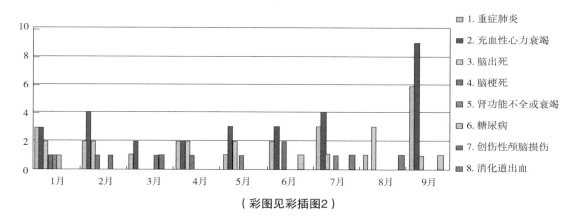

（彩图见彩插图2）

（2）分析：1～9月我科重点疾病总例数每月5～18例，近两月变化较大，重点疾病病种每月各不相同，重点疾病患者总死亡率达54%，死亡率过高，重点疾病患者的救治水平仍有待提高。分析高死亡率与我科患者病情危重程度高有关，多存在严重感染、严重脏器功能衰竭或多脏器功能障碍综合征，入科多数已处于严重休克或脏器损伤状态，且基础病多，多为高龄患者，病情极危重，本身死亡风险大，降低死亡率较困难。

（3）持续改进措施：①严格执行各项诊疗和护理常规，注重细节，精细化管理患者的治疗和护理工作，切实提高危重患者的抢救成功率。②教育提高医务人员手卫生的依从性，严格手卫生管理，减少交叉感染和多重耐药菌感染，认真执行多重耐药菌隔离的各项措施。③强化胰岛素治疗，控制血糖平稳，有利于感染控制，病情恢复。④时间就是生命，提高各相关普通科室对危重疾病的认识，早期积极干预，为最终抢救成功打下牢固的基础。

3. 平均住院日和平均住院费用

（1）科室1～9月平均住院日和平均费用见下图。

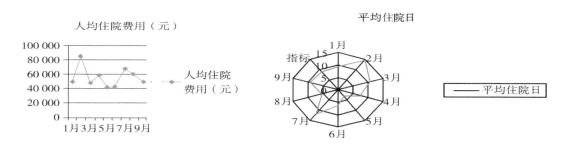

（2）分析：2013年1～9月科室平均住院日为8.96天，医院责任目标书为9天，科室总体控制良好。

（3）持续改进措施：①严格执行各项医疗核心制度，严格、规范抗菌药物合理使用，加强手卫生，防止院内感染，控制多重耐药菌感染，严密监控药物不良反应，充分、细致地进行医患沟通，优化出入院流程及检查预约流程，及时开展院内多学科会诊等有效控制平均住院日。②1～9月人均费用为56 039元，平均住院日控制良好。严格控制医疗费用上涨，提供平价、优质的医疗服务，是科室效率的先决条件。

4. 合理用药医疗质量分析

（1）原始数据（2013年1～9月）见下图。

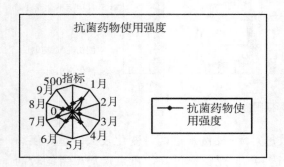

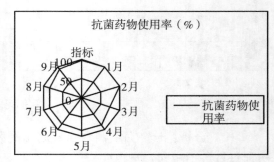

（2）分析：1～9月科室抗菌药物使用率平均87.38%，优于院定指标，但抗菌药物使用强度平均184.66，明显超标，与我科患者主要为内科感染患者有关，且感染大部分为复杂感染、重症感染、感染性休克患者，并且合并有多重基础疾病和（或）多脏器功能障碍，抵抗力低下，需应用强力抗生素及联合应用抗生素，完成院定指标困难极大。

（3）持续改进措施：严格按原卫生部38号文件，抗菌药物临床应用指南，以及抗菌药物临床应用专项整治活动的相关规定执行。①严格执行抗生素的合理选择与使用，无感染不用抗生素，尽量减少预防性抗生素应用，积极进行病原检查，针对药敏选择抗菌药物。②做好感染控制管理，降低多重耐药菌的感染，以利抗菌药物使用强度下降。③教育医务工作人员，严格执行手卫生，积极手消毒。④严格掌握抗生素治疗适应证、加强手卫生和防止院内感染及多重耐药菌感染，对多重耐药菌患者严格管理。

5. 病历质量分析

（1）存在问题（近9个月以来科室自查及医务部督导发现存在的问题如下，大部分已整改）：①科主任查房记录缺陷，无查房科主任姓名、职务及签字。②上级医师查房未签名、电子医嘱、病程记录缺医师手工签名。③病危患者主任首次查房时间超过4小时。④会诊记录受邀会诊科室未写会诊完成时间。⑤病程记录修改无修改人签名及修改时间。⑥阳性检验检查结果病程记录中未做分析。⑦病情评估流于形式，输血治疗空项，无输血方式选择及输血次数。⑧危急值、输血病程记录不规范。⑨乙类用药签字不全。

（2）分析及持续改进：①等级医院评审之内容贯穿于病历中，科室多次认真组织学习《2011版病历书写规范》，《2013版病历书写规范》。②加强一级质控的监管。③病历实行主管医师、质控医师、科室主任三重负责。④进行病历质量科内点评，持续提高病历质量。⑤经过以上改进，科室病历质量有提高，无丙级病历出现。

案例三：1～8月儿科质量分析

一、某院2013年1～8月儿科医疗质量完成情况

2013年1～8月临床儿科工作指标完成情况见下表。

月份 类别	1月	2月	3月	4月	5月	6月	7月	8月	合计/（平均值）
门诊人次	1917	1460	2099	2061	2046	2046	1887	1790	15 306
出院人次	113	85	102	121	104	113	92	112	842
住院患者人均费用（元）	1986	1893	2025	1836	1840	2053	2339	2620	2074
平均住院天数	5.71	5.60	6.30	6.05	5.51	6.12	5.59	5.98	5.86
2周与1月内再住院人次	0	0	0	0	0	0	0	0	0
住院超30天患者人数	0	0	0	1	0	0	0	0	1
单病种管理例数	0	8		0	0	0	6		
甲级病历合格率（%）	100	100	100	100	100	100	100	100	100
处方合格率（%）	100	100	100	100	100	100	100	100	100
药比（%）	51.53	50.27	45.27	48.35	42.29	45.16	40.58	38.40	45.24
死亡例数	0	0	0	0	0	0	0	1	1
住院患者抗菌药物使用率（%）	91.74	85.54	88.04	87.20	86.00	80.53	73.20	78.10	83.79
住院患者抗菌药物使用强度	77.63	69.64	58.54	37.87	46.66	44.33	31.74	33.80	50.02
门诊患者抗菌药物使用比例（%）	37.53	33.41	35.62	48.59	46.00	38.12	45.31	43.45	41.00
基本药物使用率（%）	14.42	12.82	13.14	13.14	13.20	11.91	8.43	11.50	12.32
院内跌倒/坠床发生人次	0	0	0	1	0	0	0	0	1

（续表）

月份 类别	1月	2月	3月	4月	5月	6月	7月	8月	合计／（平均值）
住院患者压疮发生人次	0	0	0	0	0	0	0	0	0
限制级抗菌药物使用前微生物检验样本送检率（%）	64	85	76	55	86	87	80	89	77.75
特殊使用级抗菌药物使用前微生物检验样本送检率（%）	55	100	89	无	无	无	无	100	86
医院感染控制质量检测指标（呼吸机、导管、尿管发生感染）	无	无	无	无	无	无	无	无	无
因药物错误致死亡人数	0	0	0	0	0	0	0	0	0
输血、输液反应发生人次	0	0	0	0	0	0	0	0	0
不良事件上报数（件）	0	1	0	2	0	1	0	1	5
有无医疗纠纷发生（件）	0	1	0	0	0	0	0	0	1
临床路径完成情况	0	0	0	0	0	1	3	4	8
业务学习参加人次	86	92	103	121	208	205	189	178	1082

二、2013年1～8月儿科质量与安全完成情况持续改进分析

1. 医疗安全不良事件　2013年1～8月份儿科不良事件共上报5件，具体为：药物不良反应1件；输液不良反应1件；器械不良反应1件；多重耐药菌1件；坠床1件。

（1）原因分析：①儿科住院患者输液治疗较多，虽然是使用简单的常用药物，但是仍然有个别患者对药物产生不良反应，尤其是抗生素和中药制剂。②儿科输液速度慢，组数少，加上药物本身的酸碱度不一样，当遇上酸碱度差别大或存在配伍禁忌时容易发生药物不良反应和输液不良反应。③儿科常用医疗器械为一次性注射器、输液器、雾化器、吸氧管、胶布等，当患儿打针不配合时容易出现针头断裂情况，这是很危险的。④儿科部分住院患者由于体质差、抵抗力低、长期使用抗生素、住院时间长、院内交叉

感染等原因容易出现多重耐药菌感染。⑤坠床事件的发生与儿科住院患者小、好动、安全意识差、家长看护不力、有的家长孩子多、健康宣教不力等原因有关。

（2）整改措施：根据院发（2013）86号文件《某省第三人民医院关于印发医疗安全（不良）事件报告制度（2013版）的通知》等相关文件规定，对于潜在不良医疗安全事件，我科室已书写医疗不良安全事件表一式三份上报：一份上报医务部、一份上报职能科室、一份科室保存。

2. 分析总结不良事件发生原因

（1）尽量减少住院患者输液治疗，虽然是使用简单的、常用的药物，但是针对个别患者对某些药物尤其是抗生素和中药制剂产生不良反应的情况，为安全起见，应该详细询问患儿既往用药史、过敏史、疾病史如湿疹、哮喘、鼻炎等过敏性疾病史，尽量采用口服或肌内注射的方法给药，严防药物不良反应等恶性事件发生。一旦出现，及时处理。并与家长有效沟通。将患者损害降到最低。切实保证医疗安全。

（2）儿科输液速度慢，当各组药物的酸碱度不一样时，尽量用中性的或者生理盐水将各组隔开，防止两组药物在输液管中相遇时发生混浊、沉淀等反应，保证用药安全，让家长放心，减少不必要的医患纠纷。

（3）使用安全的医疗器械，保证医疗安全，将患儿的痛苦降到最低。一次性注射器、输液器、雾化器、吸氧管、胶布等儿科常用医疗器械的采购应当有医疗装备部严格把关，切实维护患者权益，保障医疗安全。

（4）对于部分儿科住院患者体质差、抵抗力低等情况，在使用抗生素前尽量做微生物检验，查找敏感药物，用最有效的药物、最短的时间达到目的，避免长期使用抗生素、住院时间长、院内交叉感染等容易出现多重耐药菌感染情况。

（5）针对儿科住院患者小、好动、安全意识差等状况，住院部所有医生和护士应该加强安全宣教，用护栏、围挡、靠墙床位、加强巡视等措施防止孩子坠床。对于孩子较多的家长，尽量告知其重点照顾好患病住院的，请人帮忙照看好其他孩子。这样既有利于患儿早日康复，又能避免另外的孩子院内感染。

三、出院人次

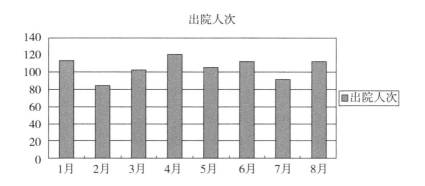

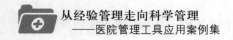
1. 分析1～8月儿科住院总人数为842人次，平均每月105.25人次。儿科自5月份搬入新的住院1号楼六楼后，住院床位增加到25张。6月底新生儿病房装修完工投入使用，又增加了10张新生儿病床。总共床位35张。由于8月份正值暑假，加上门诊、急诊装修改造，儿科患儿较去年明显减少。

2. 持续改进措施

（1）环境改善后，所有工作人员的工作方式、服务理念、人员素质等也应该有一个较大幅度的提升。吸引更多患儿来儿科看病、住院，让家长们对儿科的医疗护理质量更放心。

（2）加强专业培训，使全科医护人员熟练掌握新生儿窒息复苏技术、心肺复苏技术、儿科诊疗护理操作常规，提高服务质量和水平。

（3）加强与产科医生和护士之间的沟通与交流，做到产儿科之间无缝隙对接，保障新生儿安全和医疗安全。

（4）改进服务态度，实施优质护理服务，全心全意为患儿及家属服务，实现六个满意。

四、平均住院日

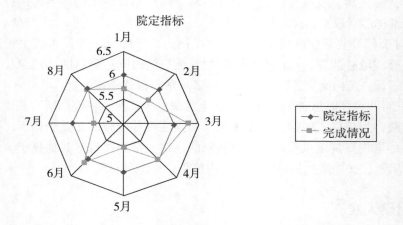

1. 分析院定儿科平均住院日为6.02天，儿科实际完成天数平均为5.86天。主要影响因素有如下几点。

（1）儿科住院患儿主要病种前5位分别为急性支气管炎、急性咽-扁桃体炎、支气管肺炎、新生儿黄疸及早产儿。

（2）危急重症患儿较少，住院时间短。

（3）未严格按照临床路径和单病种管理患儿。

（4）患儿家属随意性较大，有时疗程不足就要求出院。

2. 持续改进措施

（1）提高医疗技术和护理服务质量，吸引疑难危重患儿住院治疗，提高住院患儿质量，改善住院患儿结构。

（2）严格按照临床路径和单病种管理方案对符合条件者进行管理。

（3）严格按照儿科诊疗常规和相关诊疗指南进行医疗行为。

（4）加强与产科的合作，增加新生儿尤其是早产儿住院人数。

案例四：心内科科室质量与安全小组活动

一、某医院心内科2013年1～8月医疗质量安全管理与持续改进活动

各项指标完成情况见下表。

指标名称	指标	1月	2月	3月	4月	5月	6月	7月	8月
总手术数	984/年	90	35	116	75	84	81	85	69
重点手术总例数		11	7	20	16	20	18	14	12
住院患者死亡数		1	1	3	1	2	1	2	1
非计划再次手术例数		0	0	0	0	0	0	0	0
手术后并发症例数		0	0	0	0	0	0	0	0
手术后感染例数（按"手术风险评估表"的要求分类）		0	0	0	0	0	0	0	0
围术期（Ⅰ类切口）预防性抗菌药的使用率（%）	<30	0	0	0	0	0	0	0	0
单病种管理例数		32	18	7	5	8	4	8	7
住院超30天的患者数（例）		0	1	0	0	0	2	0	0
平均住院日（天）	9	10.67	9.47	10.69	11.08	11.55	12.59	13.00	13.10
不良事件（医护）（件）	>10件/年	0	0	0	0	0	6	2	2
门诊人次	19 880/年	1550	1312	1765	1669	1715	1512	1764	1725
两周与一月内再住院（例次）		5	5	5	6	3	2	2	5
出院患者数（例次）	3360/年	200	168	242	230	214	219	255	250
人均住院费用（元）		10 211.19	9020.16	9417.46	10 913.27	11 902.39	11 842.91	11 823.53	12 109.70
住院药品比例（%）	<40	40.30	45.40	41.64	40.40	38.18	43.47	47.42	45.20
基本药物使用率（%）	>10	13	12	14	11	13	15	13	12
抗菌药物使用强度	≤20	25.97	28.39	17.65	25.84	17.12	18.09	16.41	17
门诊抗生素使用率（%）	<3	1.41	0.81	0.90	1.23	0.96	0.99	0.89	0.90

(续表)

指标名称	指标	1月	2月	3月	4月	5月	6月	7月	8月
住院抗菌药物使用率（%）	<35	21.43	28.36	18.08	24.22	19.05	14.16	17.80	19
限制级、特殊级抗菌药物微生物样本送检率（%）	限制级>50%；特殊级>80%	57 77	68 0	73 0	21 0	29 0	29 0	60 0	54 0
输血人次	无	0	0	1	1	0	1	0	2
病历质量（甲级病历）率		100	100	100	90	90	96	98	95

二、医疗质量分析

1. 重点手术　经皮冠状动脉支架植入术（PCI）。

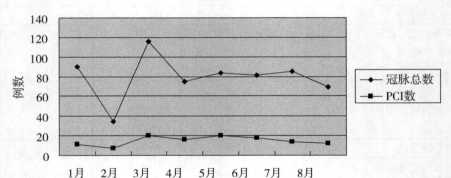

2013年1～8月重点手术(PCI)

（1）数据情况：1～8月共完成手术635台，月平均79.3台，离82台/月的指标还差2.7台；其中冠脉介入406台，重点手术（PCI）共118台，占冠脉手术的30%。

（2）原因分析：重点手术例数平均的原因：①冠脉介入诊疗手术量较恒定；②冠脉造影仍占较大比例。

（3）持续改进：扩大开展急性心肌梗死急诊冠脉介入治疗，吸引更多患者来我院诊治，提高冠脉介入诊疗技术水平。

2. 科室死亡患者数、非计划再次手术、术后并发症、术后感染、围术期预防使用抗生素比较

（1）数据情况：1～8月，科室"非计划再次手术"、"术后并发症"、"术后感染例数"三项指标均为0；死亡患者共12例，在7月份有1例为术后死亡，其余与手术无关；围术期（I类切口）预防使用抗生素为0，达到<30%的指标。

（2）原因分析：7月有1例术后死亡患者，为急性下壁及右心室心肌梗死的患者，入院后第4天行PCI术，术后因心力衰竭死亡，与手术操作无直接关系。

（3）持续改进措施：继续保持。

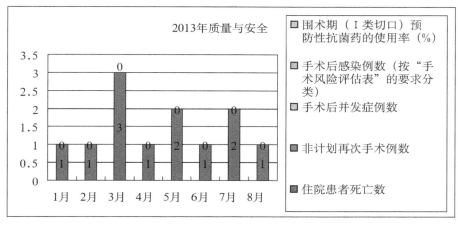

（彩图见彩插图3）

3. 平均住院日及住院超过30天情况。

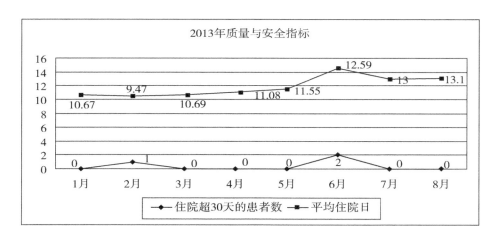

（1）数据情况：①1～8月科室住院超过30天患者3例，为2月1例，6月2例。②平均住院日呈现逐步上升的态势，1～8月平均为"12天"，与"9天"的指标相比，超过了3天。

（2）原因分析：①住院超过30天患者3人，2例为慢性心力衰竭合并肺部感染，反复住院患者，治疗效果不佳。1例为反复心绞痛发作，经药物及介入治疗，症状缓解不理想，病情较重所致。②平均住院日超标的原因：1～8月平均住院日达12天，仍继续延长，原因与科室搬入新病房后，床位数增加，医务人员对增加床位周转的压力减小关系较大。为重视平均住院日的重要意义，对病情稳定的患者可提早1日出院，控制平均住院日在11天以内。

（3）改进措施：①全科医务人员在"以科主任为组长"的医疗质量与安全管理小组的带领下，认真学习医疗核心制度，严格遵循相关的"诊疗指南"与"技术操作规

61

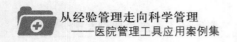
范"来开展工作；尽量减少各种并发症的发生，缩短患者住院天数。②定期和不定期的业务学习与培训，巩固医务人员的专业理论知识，提高医务人员对各项制度的理解及知晓率。③结合"三级综合医院评审条款"要求，通过"科室一级指控"与"医务部等职能部门的督导"相结合，不断总结，持续改进，争取各项指标均能控制在"合理范围"内。

三、合理用药医疗质量分析

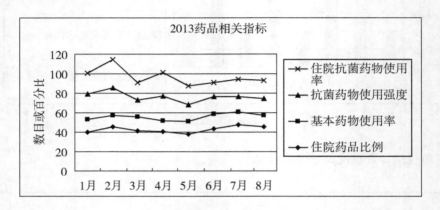

1. *原始数据*　某科1～8月抗菌药物使用强度前4个月中有3个月超标，近4个月已连续达标。使用限制级抗生素标本送检率有5次不达标，有1个月使用过特殊级抗生素，标本送检未达标。其余各项指标如"住院患者抗生素使用率"、"基药使用率"等均较好地控制在指标范围内。

2. *原因分析*　前4个月中，抗菌药物使用强度超标与医师在选择使用抗生素时未认真考虑每种抗生素（DDD）有较大关系。

3. *持续改进措施*　科室质量与安全管理小组及时召开会议，认真分析总结，组织全科医务人员再次学习、培训"云南省第三人民医院抗菌药物分级管理"的相关制度，使医务人员加强了对"如何计算及控制抗菌药物使用强度"等相关内容的认识，并要求科室所有医务人员严格执行，科室加强"一级质控"等管理，加上职能部门的督导，发现问题，及时解决，如此，后来的4个月，该项指标均能控制在指标范围内，持续改进成效显著。

四、不良事件分析

1. *原始数据*　1～8月，医师报不良事件11件，其中药物不良反应5例，多重耐药菌感染3例，其余4例。护理报不良事件共上报8件。护理半数为跌倒，其余为脱管、输液反应、输液渗漏等。

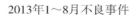

2013年1～8月不良事件

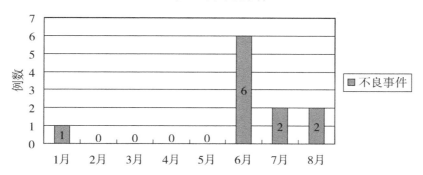

2. 原因分析

（1）跌倒：①医务人员对患者及家属防跌倒的宣教不到位；②患者及家属与医务人员配合不够，家属没有做到"24小时留陪"，且家属不在时，患者欲起床时，没有呼叫医务人员帮助完成；③医务人员巡视病房不到位。

（2）院内发生肺部感染、尿路感染，培养出"多重耐药菌"，原因：①基础疾病多，特别是并发糖尿病者；②患者自身免疫功能低下。

（3）输液反应：①滴速过快；②药物本身的不良反应；③个体差异。

（4）输液时局部漏液：①患者肢体活动导致针位变化；②穿刺针过浅，针尖部分斜面漏液；③固定不稳等。

3. 持续整改措施

（1）科室召开"质量与安全管理小组会议"，针对每一件不良事件，都进行分析总结经验教训。

（2）举行"不良事件管理"的培训与考核，提高医务人员对不良事件防治处理的知晓率。

（3）科室及职能部门督导检查，不断改进。

（4）修改、调整部分流程。

（5）加强医务人员对患者病情的观察，全面评估，以便及时防止"意外事件"的发生。

五、输血质量分析

1. 数据情况　1～8月，我科输血共5例，共输悬浮红细胞7.5单位，血浆300ml。经输血科审核，输血指征把握合理，输血记录完整。8月有1例用血申请由住院医师开具，违反管理规定。

2. 原因分析　住院医师开具输血申请，对相关规定认识不清。

3. 持续改进措施　定期学习、培训"输血管理"相关制度与流程，严格执行。

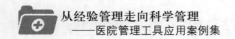

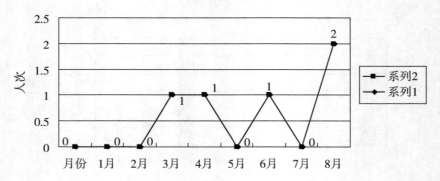

2013年输血人次

六、感控质量分析

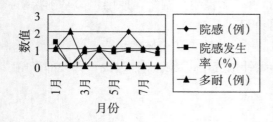

2013年质量与安全指标

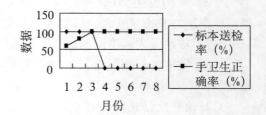

2013年质量与安全指标

1. 数据

（1）院感：1～8月院感共69例：其中下呼吸道感染58例，泌尿道感染7例，消化道感染4例。

（2）多耐：1～8月共6例，其中大肠埃希菌4例，肺炎克雷伯杆菌1例。

（3）标本送检率：使用限制级抗生素的微生物送检率有5次<50%，未达标，特殊级抗生素的微生物送检率>80%，已达标。

（4）手卫生正确率1～6月为60%～90%，后均为100%。

2. 医院感染方面原因分析

（1）患者年龄大，基础病多，如并发糖尿病是院感的高危人群。

（2）使用限制级抗生素标本送检率不达标，与医师未重视，还有标本送检在使用抗生素以后有关。

（3）科室对"手卫生"相关制度流程的学习、培训不到位；科室自查不到位，包括针对"职能部门的督查"未能认真总结等。

3. 持续改进措施

（1）科室不断加强对医务人员相关知识、制度的学习培训，并严格执行。

（2）继续实行"科室自查"与"职能部门督导"相结合的方法，不断总结，持续改进。

七、单病种质量分析

1. 数据　1～8月单病种共89例，其中急性心肌梗死44例，心力衰竭45例，平均每月12例。1～2月心力衰竭患者多，是因为心功能分级标准掌握不同。

2. 原因分析

（1）急性心肌梗死目前要求仅为ST段抬高病例入组。

（2）存在主管医师漏报情况。

（3）部分医师对单病种不重视。

（4）心力衰竭是以出院时心功能Ⅲ级以上患者入组。

3. 持续改进措施

（1）加强单病种质量管理。

（2）对主管医师漏报情况进行处罚。

（3）学习制度，加强督导、检查。

（4）不断总结，持续改进。

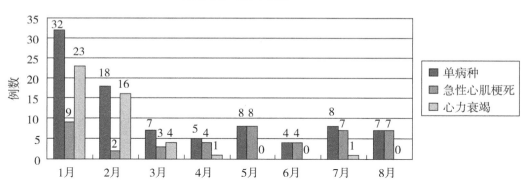

2013年1～8月单病种

八、临床路径分析

分类	指标	2013年1月	2月	3月	4月	5月	6月	7月	8月	9月
入径（例）		15	5	13	9	16	6	6	12	8
入径率（%）	50	100	100	100	100	100	100	100	100	100
完成率（%）	70	100	100	100	100	100	100	100	100	100

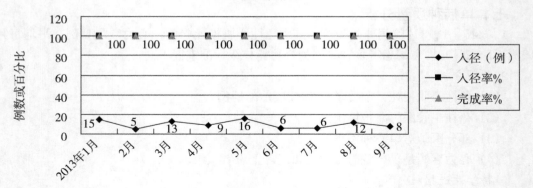

2013年临床路径

1. **数据情况** 1～8月，入径例数82例，其中心绞痛PCI占48例、心肌梗死PCI占21例、室上速射频消融5例、起搏器植入5例，急性左心衰竭3例，入径率、完成率2项指标完成率达到了100%。

2. **原因分析**

（1）符合入径条件的病例数相对较少。

（2）医务人员对开展临床路径工作的重要性及必要性，不够了解。

（3）医务人员开展临床路径工作的积极性不高。

（4）医患沟通不到位，患者对"入境管理"的重要性，了解不充分。

3. **持续整改措施**

（1）加强对医务人员"开展临床路径管理工作"相关制度及流程的学习与培训。

（2）严格按"临床路径管理相关流程"开展工作。

（3）加强与患者的沟通，让患者及家属充分了解"开展临床路径管理"的好处。

九、危急值质量分析

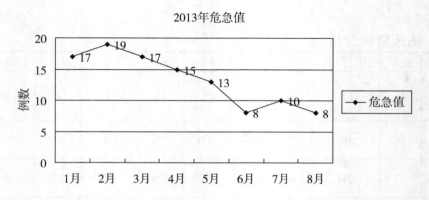

2013年危急值

1. **数据** 1～8月共122例，其中PT延长占30%左右，低血钾占25%左右，血小板减少占10%左右，高钾占5%左右，血红蛋白减少占5%左右，其他占25%。

2. 存在的问题　从科室及医务部督导的情况看：①1～5月份存在登记不规范，6月后已改进；②登记本中偶有空项情况。

3. 原因分析

（1）医务人员对"危急值管理"不够重视。

（2）医务人员不熟悉"危急值管理"的流程。

4. 持续改进措施

（1）加强"科室一级质控与职能部门督导"相结合，减少和杜绝不规范的登记、处置，杜绝"漏登、漏记"，避免延误患者最佳处置时机，确保患者的医疗安全。

（2）定期组织学习与培训，提高及巩固医务人员的知晓率。

（3）不断总结，持续改进。

十、住院重点病种分析

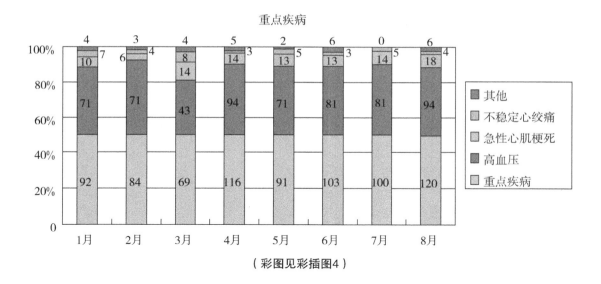

（彩图见彩插图4）

1. 数据　1～8月共有重点疾病775例，其中高血压606例，急性心肌梗死102例，不稳定性心绞痛39例，其余为慢性心力衰竭、慢性阻塞性肺疾病、肾衰竭、脑血管病等。

2. 原因分析

（1）1～3月对重点疾病概念不清，病历首页填写不规范。

（2）疾病编码仍存在认识不统一，特别是对不稳定性心绞痛统计存在问题。

3. 持续改进措施

（1）加强对重点病种认识。

（2）学习疾病编码，完善疾病归类的统计。

十一、两周及一月内再住院情况

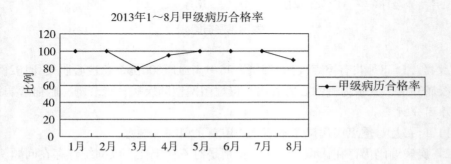

两周与一月内再住院情况

1. **数据** 如上所示，1～8月共33例，每月均有，平均每月4例。

2. **原因分析** 出院后很快反复住院的患者为慢性心力衰竭晚期及冠心病介入治疗或心绞痛患者，前者病情重，治疗效果差；后者部分为病情不稳定，少数为担心病情加重，有不适症状反复住院。

3. **持续改进措施**

（1）医务人员不断加强学习"诊疗指南"与"技术操作规范"，逐步提高专业技术水平。

（2）加强对医疗核心制度、"等级医院相关条款"的学习与培训，并严格执行，确保患者的医疗安全。

（3）做好医患沟通，使患者了解其病情。

十二、病历质量

2013年1～8月甲级病历合格率

1. **数据** 1～8月，有5个月甲级率为100%，有3个月甲级率为80%、95%、90%，每月由医务部抽查的终末期病历中，此3月有"乙级病历"发生。

2. **原因分析** 存在乙级病历的原因：①住院患者人次逐步增加，医务人员的工作量相应增加；②部分医生对"病历书写质量"不够重视；③科室一级质控，流于形式，没有实行科内考核；④医务人员自身的素质，如"病历书写能力"等不高。

3.持续改进措施

（1）加强医务人员"病历书写基本规范"的学习、培训，提高知晓率。

（2）加强科室一级质控，加强科室考核。

（3）对于医务部等职能部门的督导意见，及时总结、改进。

（4）认真学习、培训医疗核心制度以及"等级医院评审相关条款"，并严格执行。

（5）不断总结，持续改进。

案例五：内分泌科质量与安全小组活动（1～8月）

一、某院内分泌科2013年1～8月医疗质量安全管理与持续改进活动

各项完成情况指标见下表。

指标名称	指标	1月	2月	3月	4月	5月	6月	7月	8月	合计	平均
门诊人次	11 391/年	912	817	1086	1112	1133	1042	1212	1239	8553	1069
入院人数		96	98	126	115	133	119	142	134	963	120
出院患者数	1752/年	87	52	133	114	127	109	117	134	873	109
人均住院费用（元）	9000元省保	7944.79	8820.88	8262	8499	8132	8091	7637	8797.87	66 184.54	8273.07
平均住院日（天）	13.00	14.09	13.03	13.49	14.20	14.15	13.19	15.76	13.84	124.75	15.9
住院超30天的患者数		0	0	0	0	0	0	0	0	0	0
两周与一月内再住院（例次）		2	0	2	1	1	0	1	2	9	1
住院患者死亡数		1	0	0	0	0	1	0	0	2	0.25
住院药品比例（%）	<46.50	50.46	49.25	42.15	46.85	47.96	43.24	46.66	49.84	376.41	47.05
基本药物使用率（%）	>10.00	8.15	8.15	8.15	8.53	9.48	9.48	10.09	8.94	70.97	8.87
抗菌药物使用强度（%）	<22.00	55.96	40.85	27.70	26.30	21.56	30.48	18.20	19.81	240.86	30.1
门诊抗生素使用率（%）	<7.00	3.47	4.28	4.49	5.0	3.85	3..42	3.86	5.02	33.39	4.17

(续表)

指标名称	指标	1月	2月	3月	4月	5月	6月	7月	8月	合计	平均
住院抗菌药物使用率（%）	<50	47.13	46.43	26.02	26.19	26.09	25.21	17.61	22.73	237.41	29.6
限制级、特殊级抗菌药物微生物样本送检率（%）	限制级>50；特殊级>80	100	100	100	100	100	100	100	100	800	100
输血人次	无	0	3	0	1	1	1	0	1	7	0.875
病历质量（甲级病历）率（%）		100	100	100	100	100	100	100	100	800	100
处方合格率（%）		99	98	99	99	99	100	100	100	794	99.25
重点疾病人数	69	61	97	93	98	115	99	95	91	818	102.25
医疗事故纠纷例数	0	0	0	0	0	0	0	0	0	0	0
不良事件（医护）（件）	>10件/年	0	1	1	7	1	1	3	0	14	1.75

二、医疗质量分析

（一）重点疾病分析（2013年1～8月内分泌科重点病种分布及数据分析）

1. 糖尿病

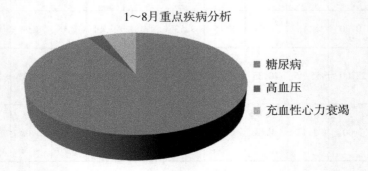

1～8月重点疾病分析

■ 糖尿病
■ 高血压
■ 充血性心力衰竭

（1）数据：2013年1～8月内分泌科重点病种共746例，其中糖尿病伴相关并发症683

例，死亡1例。平均住院天数13.91天，平均费用为8728.88元。

（2）分析：糖尿病合并并发症疾病是本科室主要病种，患者住院时间长，住院费用较高，患病人数较多。

（3）持续改进：科室需进一步加强对该类患者的监控，提高医疗质量，充分进行医患沟通，（特别是在有创操作、输血、自费药物的应用、预后、总费用等方面）。切实改善医疗服务。

2. 重点病种高血压分析

时间	总例数	平均住院日	平均住院费（元）
2013年1～8月	20	11.15	4414.4

（1）数据：2013年1～8月内分泌科重点病种共20例，平均住院天数11.15天，平均费用为4414.44元。

（2）分析：高血压病也是科室重点之一，其较长的病程、高并发症和高昂的医疗费用，需要科室严密监控。

（3）持续改进：科室需进一步加强对该类患者的监控，提高医疗质量，充分进行医患沟通（特别是在有创操作、自费药物的应用、预后、总费用等方面），加强同心内科、临床药学、ICU、呼吸科、营养科等多学科的沟通、协调，积极控制感染，保护重要脏器功能。切实改善医疗服务，保障医疗安全，减少医疗隐患。

3. 充血性心力衰竭

时间	总例数	平均住院日	平均住院费（元）
2013年1～8月	40	15.48	12 459.35

重点病种	月份	总例数	死亡（例）	平均住院天数	平均住院费用（元）
充血性心力衰竭	2013年1～8月	40	0	15.48	12 459.35

（1）数据：2013年1～8月内分泌科重点病种共40例，死亡1例，平均住院天数15.48天，平均住院费用12 459.35元。

（2）分析：充血性心力衰竭的监控也是科室重点之一。充血性心力衰竭病情复杂且较为严重，患者依从性差，所以相关治疗费用以及住院日期较长。

（3）持续改进：科室需进一步加强对该类患者的监控，提高医疗质量，充分进行医患沟通，特别是在有创操作、自费药物的应用、预后、总费用等方面，加强同临床药学、介入、营养科等多学科的沟通、协调。切实改善医疗服务，保障医疗安全，减少医疗隐患。

4. 其他重点病种

重点病种	月份	总例数	死亡（例）	平均住院天数	平均住院费用（元）
结节性甲状腺	8月	1	0	15	10 518.4
肺炎	2	1	0	13	5657.72

（续表）

重点病种	月份	总例数	死亡（例）	平均住院天数	平均住院费用（元）
重症肺炎	1	1	1	19	30 531.76
脑梗死	5	1	0	9.00	3400.03

（1）数据：2013年1～8月内分泌科其他重点病种共16例，其中其他重点病种结节性甲状腺、肺炎、重症肺炎、脑梗死各1例，平均住院天数14天，平均费用为12 526.97元。

（2）分析：糖尿病并发症遍布全身，从大血管病变到微血管病变。而且大多数患者均有合并并发症。随着人口老龄化有上升趋势，科室必须进一步加强有效监控及随访。

（3）持续改进：①科室需进一步加强对该类患者的监控。②提高医疗质量，充分进行医患沟通，（特别是在有创操作、自费药物的应用、预后、总费用等方面），加强同临床药学、心内科、ICU、呼吸科、营养科等多学科的沟通、协调。③切实改善医疗服务，保障医疗安全，减少医疗隐患。④加强对非本专科重点疾病的诊疗规范、护理常规的培训和学习。⑤涉及多科积极申请多学科会诊，加强医患沟通，充分让患者参与医疗安全，患者家属同意，协商后可转专科治疗。

（二）平均住院日和平均住院费用

1. 科室1～8月平均住院日和平均费用见下图。

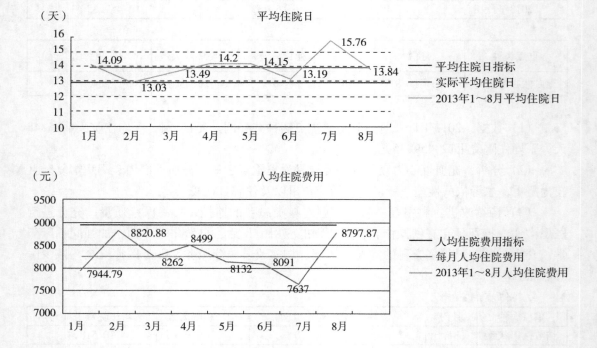

2.分析 2013年1～8月科室平均住院日为13.96天，医院责任目标书为13天，科室总体控制良好。

3.持续改进

（1）通过预约诊疗，实行首诊负责制，严格执行各项医疗核心制度，严格、规范抗菌药物合理使用，防止院内感染，加强手卫生，严密监控药物不良反应，充分、细致的医患沟通，让患者及家属参与医疗安全，临床路径的开展、优化出入院流程及检查预约流程、控制院内感染、及时开展院内多学科会诊等有效控制平均住院日。

（2）科室平均费用为7904.3元，平均住院日控制良好，病床周转率达标。严格控制医疗费用上涨，提供平价、优质的医疗服务目前是双赢，在目前医院平台下，是科室效率的先决条件，已引起科室高度重视。

（三）合理用药医疗质量分析

1.原始数据（2013年1～8月）

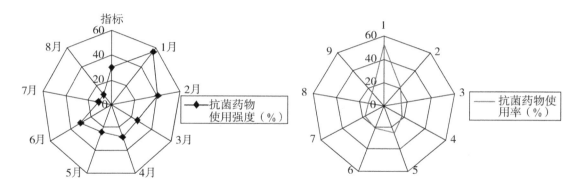

2.分析 科室抗菌药物使用强度及使用率一直接近于院定指标，但还应该继续改进。

3.持续改进

（1）科室严格按卫生部38号文件 ，抗菌药物临床应用指南， 以及抗菌药物临床应用专项整治活动的相关规定执行。

（2）严格抗生素的使用、严格掌握抗HP治疗适应证，加强手卫生和防止院内感染，对多重耐药菌患者严格管理。

（3）积极进行病原检查，进行多学科会诊，针对药敏选择抗菌药物为科室的一项亮点，在上述两方面科室一直监控良好，所有指标均优于院核定指标，继续保持。但存在部分急性肠炎患者，由于一直无发热，入院无大便，入院后即刻使用抗菌药物治疗，造成病原菌送检率较低，针对此类患者，可先进行肛拭子培养。

（4）加强宣教，科室目前基药使用一直未达标，这是科室的短板，经过反复培训，仍无显效，科室已制定奖惩办法。

（5）严格同个人绩效挂钩。

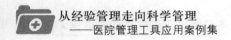

（四）临床路径分析

分类	指标	1月	2月	3月	4月	5月	6月	7月	8月
入径（例）		24	10	23	27	28	63	66	74
入径率（%）	50	63.05	50.26	62.37	60.15	61.23	72.33	73.67	86.33
完成率（%）	70	90	95	100	98.07	92.85	95.33	96.24	95.55

1. 数据情况　上述表中可以看出，1～8月，入径例数、入径率、完成率三项指标都呈现"由低到高"，然后马上又转入"由高到低"的态势，最好的是3月份，三项指标均接近70%，完成率达到了100%，而6～8月转入相对较低但却呈平稳态势。

2. 原因分析　①符合入径条件的病例数相对较少；②医务人员对开展临床路径工作的重要性及必要性，不够了解；③医务人员开展临床路径工作的积极性不高；④医患沟通不到位，患者对"入境管理"的重要性，了解不充分。

3. 持续整改措施　①加强对医务人员"开展临床路径管理工作"相关制度及流程的学习与培训；②严格按"临床路径管理相关流程"开展工作；③加强与患者的沟通，让患者及家属充分了解"开展临床路径管理"的好处。

（五）危急值质量分析

1. 数据　1月份共3例，其中两例血小板低，1例低钾；2月份共2例，均为低血小板；3月份共11例，其中：酸碱平衡紊乱3例，低血小板3例，菌血症2例，低血糖、低钾、急性心肌梗死各1例；4月份10例：其中酸碱平衡紊乱6例，低血小板2例，心肌缺血、尿培养产酶大肠杆菌各一例；5月份5例：均为低血糖2例，心肌缺血2例，心肌梗死1例；6月份2例：尿培养产霉大肠杆菌、低血糖各1例；7月份7例：其中低血钠、心肌梗死各3例，菌血症1例；8月份6例：其中低血钾3例，高血糖2例，心肌梗死1例；9月份7例：其中低血小板2例，心肌梗死、脏器穿孔、高血糖、菌血症、酸碱平衡紊乱各1例。

2. 存在的问题　从科室及医务部督导的情况看：①1月份有1例接电话时间与汇报时间相差2分钟；②2月份有1例住院号空项；③2月份心电图室报1例危急值，疼痛科未登记；④4月份有一例登记本"报告科室"有一处改动未签名。

3. 原因分析　①医务人员对"危急值管理"不够重视；②医务人员不熟悉"危急值管理"的流程。

4. 持续改进措施　①加强"科室一级质控与职能部门督导"相结合，减少和杜绝不规范的登记、处置，杜绝"漏登、漏记"，避免延误患者最佳处置时机，确保患者的医疗安全；②定期组织学习与培训，提高及巩固医务人员的知晓率；③不断总结，持续改进。

（六）两周及一月内再住院情况

1. 数据　如上图所示，除2月、6月没有外，每个月均有，最高的是2例。

2. 原因分析　①我科患者多为高龄、老年人，糖尿病合并并发症多，治疗难度大，难以一次治愈，甚至不能治愈；②老年患者，骨质疏松、退变严重，首次住院，症状缓解，出院后，往往因劳累、轻微活动、受凉、起床等种种原因而使病情复发或加重而再住院。③糖尿病患者疾病本身特点，容易并发再次感染，需要反复治疗。

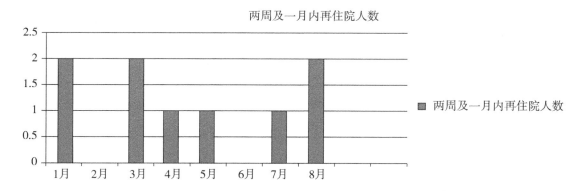

3. 持续改进措施 ①医务人员不断加强学习"诊疗指南"与"技术操作规范"，逐步提高专业技术水平。②加强对医疗核心制度、"等级医院相关条款"的学习与培训，并严格执行，确保患者的医疗安全。③科室一级质控与职能部门督导相结合，不断持续改进。④持续加强患者教育以及提高患者教育的广度。

（七）病历质量

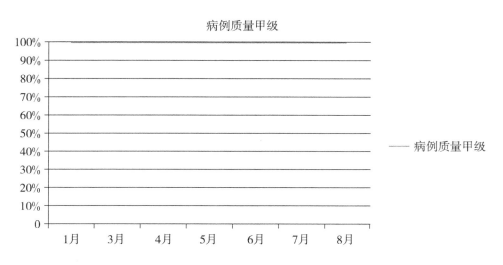

1. 数据 1～8月，甲级率为100%，但病历质量检查中仍存在一些问题。具体为：时间位点方面，未体现先医后患，上级医生医师未及时签字，相关医疗文书患者签字不全，上级医生查房记录内容过于简单，病历中没有心界的图示，病历排序欠规范，患者年龄不一致，临床路径签字未精确到分，危急值记录书写存在笔误，家族史描述过于简单，病历中未反应食物过敏史，对会诊意见结果病程记录无分析记录。

2. **原因分析** ①住院患者人次逐步增加，医务人员的工作量相应增加；②等级医院创建，医务人员投入到创建当中的时间、精力增加；③部分医生对"病历书写质量"不够重视；④科室一级质控，流于形式，没有实行科内考核；4、医务人员自身的素质，如"病历书写能力"等不高。⑤关于病历中患者年龄不一致的问题，主要是基于患者提供的信息与相关信息录入系统不一致从而导致患者年龄差异。

3. **持续改进措施** ①加强医务人员"病历书写基本规范"的学习、培训，提高知晓率；②加强科室一级质控，加强科室考核；③对于医务部等职能部门的督导意见，及时总结，改进；④认真学习、培训医疗核心制度以及"等级医院评审相关条款"，并严格执行；⑤不断总结，持续改进；⑥加强医护沟通、医医沟通、医患沟通；⑦加强与兄弟科室之间的协作，对于转科患者及时签字。

案例六：老年病科科室质量与安全活动记录

一、老年病科1~8月医疗质量安全管理与持续改进活动

科室质量控制数据见下表。

分类	指标名称	指标	1月	2月	3月	4月	5月	6月	7月	8月
门诊质量指标	门诊人次		503	404	565	528	593	524	54	547
	门诊处方合格率（%）	≥100	100	100	100	100	100	100	99.9	100
	门诊患者抗生素使用率（%）	≤6	4.6	2.37	1.91	1.79	0.68	2.31	2.53	2.46
住院部质量指标	出院患者数		113	103	137	148	133	155	143	136
	住院患者死亡数		1	1	0	2	2	1	1	1
	危重患者抢救成功率	≥97	92.83	93.7	100	95.65	75	90.91	0	94.44
	人均住院费用（元）		12 925	17 829	11 596	14 729	12 627	11 990	12 691	13 134
	住院药品比例（%）	<51.3	52.95	57.63	48.01	52.28	53.62	53.34	53.01	53.41
	基本药物使用率（%）	≥10		7.15	6.11	6.3	6.61	6.28	6.47	6.19
	抗菌药物使用强度（%）	<55	56.48	34.35	31.15	34.53	38.97	38.48	47.24	44.69
	抗菌药物使用率（%）	<60	51.22	47.79	37.58	39.44	42.04	35.25	33.64	47.06
	院感率（%）		3.5	0	2.9	2.7	3.0	3.2	2.8	4.4
	院感（例次）		4	0	4	4	4	6	5	6
	手卫生（%）	100			50	90	100	100	100	100
	多重耐药监测（例）		肺炎克雷伯杆菌1、耐甲氧西林金黄色葡萄球菌1、铜绿假单胞菌1	大肠埃希菌3	大肠埃希菌3、铜绿假单胞菌1	大肠埃希菌1、肺炎克雷伯杆菌1、铜绿假单胞菌1	大肠埃希菌3、铜绿假单胞菌1	大肠埃希菌2	大肠埃希菌2、肺炎克雷伯菌2	大肠埃希菌1、肺炎克雷伯杆菌1

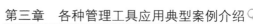

（续表）

分类	指标名称	指标	1月	2月	3月	4月	5月	6月	7月	8月
住院部质量指标	限制使用级抗菌药物使用前微生物检验样本送检率（%）	≥50	84	98	100	90	73	80	87.5	87
	特殊使用级抗菌药物使用前微生物检验样本送检率（%）	≥80	100	100	100	100	100	100	100	100
	平均住院日	科室责任目标19	15.83	20.4	15.5	18.77	15.92	16.41	15.76	17.35
	住院超过30天的患者数	不断减少	25	5	14	16	16	12	12	
	病床使用率（%）	≥93	173.75	91.20	116.36	112.22	117.06	116.04	115.10	121.60
	病历甲级率（%）	≥90	100	100	100	100	99.2	100	100	100
	丙级病历	无	0	0	0	0	0	0	0	0
	上级医师对诊疗方案核准率（%）	100	100	100	100	100	100	100	100	100
	住院重点疾病的总例数		42	33	53	60	48	42	53	55
	住院重点疾病死亡例数		1	0	0	1	0	0	1	1
	传染病报告率（%）	100	100	100	100	100	100	100	100	100
	传染病报告及时率（%）	100	100	100	100	100	100	100	100	100
	输血治疗知情同意书签署率（%）	100	100	100	100	100	100	100	100	100
	输血治疗病程记录符合规范要求率（%）	100	100	100	100	100	100	100	100	100
	输血申请单审核率（%）	100	100	100	100	100	100	100	100	100
	大量用血报批审核率（%）	100	无大量用血	无大量用血	无大量用血	无大量用血	无大量用血	无大量用血	无大量用血	无大量用血
	输血不良反应发生上报率（%）	100	本月无输血不良反应	100	本月无输血不良反应	本月无输血不良反应	本月无输血不良反应	本月无输血不良反应	本月无输血不良反应	本月无输血不良反应
	相关医务人员熟悉输血严重危害方案、处置规范与流程的知晓率（%）	100								

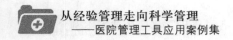
二、医疗质量分析

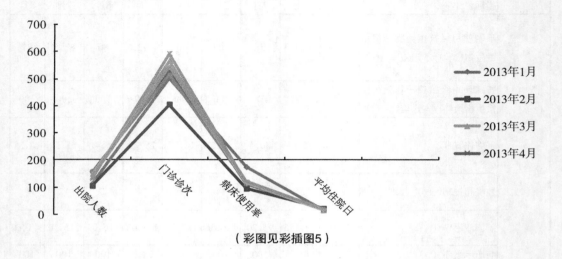

（彩图见彩插图5）

（一）出院人数、门诊诊次、病床使用率

老年病科　2013年1～8月出院人数比较。

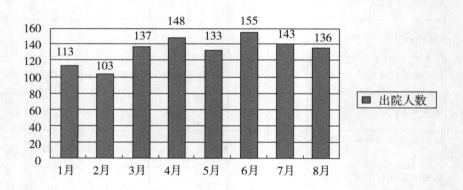

1. *数据情况*　2013年1～8月门诊诊次除2月份外，均维持在500以上，平稳中有提升；出院患者数每月相对稳定在103～155人次，没有逐月增加的趋势。病床使用率自2月份起明显提高。

2. *分析*　科室去年搬入新大楼，病床数由去年44张今年增加至69张，实际开发82张，收治患者能力增加，科室医护人员同心协力，提高服务质量，使出院人数、门诊诊次、病床使用率增加。

3. *持续改进*　①医护人员应努力并积极学习疾病诊疗指南，学习新技术、新进展来提升科室、自身的诊治水平。②改变服务理念，变被动为主动，从提升服务态度入手，让患者切身感受到医护人员是确实为他着想而拉近距离，缓解医患关系紧张，吸引患者就诊。

（二）平均住院日、住院超过30天情况

老年病科2013年1～6月平均住院日比较见下图。

（本科室平均住院日责任目标书考核指标为19天）

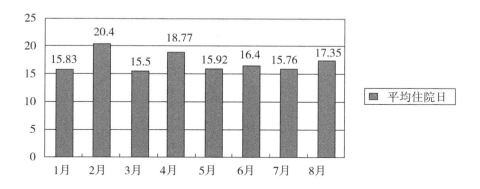

老年病科2013年1～8月住院超30天人数比较见下图。

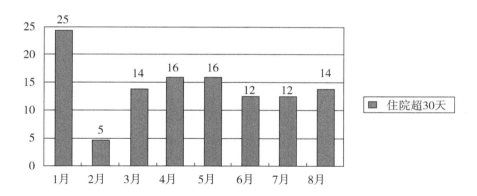

1. 数据情况　我科平均住院日考核指标为19天，除2月份20.4天高于考核指标外，其余月份均低于19天；住院超30天人数1月份较高，2月份最低，其余月份保持在12～16人，绝大部分为离休干部。

2. 分析原因　①平均住院日2012年考核指标为17.66天，2013年考核指标为19天，1～8月收治住院患者增加，周转加快，平均住院日缩短。②我科多为离休干部，因为实行离休干部医疗保障制，患者及家属在病情允许出院时都不愿出院，且医保要求60天周转一次，导致平均住院日增加，住院超30天人数较多。经鼓励病情平稳的离休干部回家休养，病情加重再住院治疗，使今年春节后住院超30天人数有所下降，平均住院日控制在考核指标内。③严格执行医疗质量安全、核心制度。

3. 改进措施　①全科医务人员在"以科主任为组长"的医疗质量与安全管理小组的带领下，认真学习医疗核心制度，严格遵循相关的"诊疗指南"与"技术操作规范"来开展工作；尽量减少各种并发症的发生，缩短患者住院天数。②定期和不定期的业务学习与培训，巩固医务人员的专业理论知识，提高医务人员对各项制度的理解及知晓率。③结合"三级综合医院评审条款"要求，通过"科室一级质控"与"医务部等职能部门的督导"相结合，不断总结，持续改进，争取各项指标均能控制在"合理范围"内。④鼓励病情平稳、允许出院的离休干部回家休养，病情加重再住院治疗。⑤加强跨学科间沟通，及早会诊。⑥缩短患者等候检查、检验时间。⑦进一步推行临床路径管理及单病种质量控制，但我科为干疗老年病科，患者本身患有多种疾病，开展单病种管理较困难。⑧更改某些患者的观念，住院期间是疾病的诊断治疗期，恢复期一定出院。

（三）死亡人数比较

老年病2013年1~8月死亡人数比较见下图。

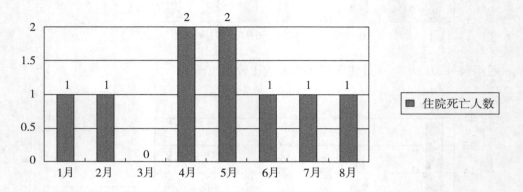

1. 数据情况　1~8月死亡人数9人，其中死于肺部感染3例，心力衰竭3例，肿瘤晚期3例。

2. 原因分析　10例死亡患者均抢救及时，沟通到位，家属对抢救过程无异议。我科多为老年人，容易感染诱发多脏器功能衰竭死亡，因基础疾病多，猝死也是常见死因，科室已经加强业务学习、技术培训，按"指南及规范"进行治疗，提高重症抢救能力。均在规定的时限内举行"死亡病例讨论"，无违规情况。

3. 持续改进措施　继续保持。

三、合理用药医疗质量分析

1~8月抗菌药物合理应用分析（%）

	一月	二月	三月	四月	五月	六月	七月	八月
门诊抗生素使用率	4.60	2.37	1.91	1.79	0.68	2.31	2.53	2.46
住院抗生素使用率	51.22	47.79	37.58	39.44	42.04	35.25	33.60	47.06
住院抗生素使用强度	56.48	34.35	31.15	34.53	38.97	38.48	47.24	44.69

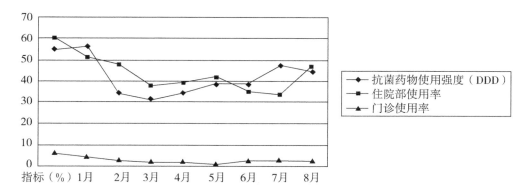

1. 原始数据 2013年1～8月，除1月份抗菌药物使用强度高于医院规定考核指标55%外，我科住院抗菌药物使用强度、住院抗菌药物使用率、门诊抗菌药物使用率达到并优于考核指标，有下降趋势。1～8月使用非限制性抗菌药物患者病原微生物送检率（%）达标，使用特殊抗生素患者病原微生物送检率（%）达标。

2. 原因分析 ①医师严格遵守抗菌药物的诊疗指南，严格控制抗菌药物的使用。②科室对抗菌药物的管理及培训力度加大，科室所有医师均对控制抗生素使用的重要性及意义有深刻的理解。③加强院感知识学习，使抗生素使用减少。

3. 持续改进措施 ①科室质量与安全管理小组及时召开会议，认真分析总结，组织全科医务人员再次学习、培训"云南省第三人民医院抗菌药物分级管理"的相关制度，并要求科室所有医务人员严格执行，科室加强"一级质控"等管理。②科室加强抗菌药物的合理应用和管理。③加强危重患者的管理，严格遵守感染患者抗菌药物的应用原则。④职能部门的督导，发现问题，及时解决，使抗菌药物指标均能控制在指标范围内，持续改进成效显著。

四、病历质量分析

2013年1～8月，我科终末期病历出现一份乙级病历，甲级率为99.87%，科室自查及医务科检查均未发现较严重问题。运行期病历医务科检查没有发现明显问题。门诊处方合格率100%。

1. 存在问题 ①病案首页空项：未填写抗生素使用持续时间，质控医师未签字；②病情告知书、诊疗方案选择同意书等知情同意书签字医师患者签字时间相同，未体现"医生先签，患者或家属后签"；谈话医师与患者签字时间相同；转科无告知签字；③患者知情同意落实不到位：患者及家属意愿未体现，无患者或家属签字；家属签字时间远迟于谈话时间；④一份病历中有两个年龄；⑤病危病重通知书仅到年、月，未写到分钟；⑥病程记录无医师手工签名；签字不及时；⑦病程记录内容有前后矛盾现象；⑧首次病程记录、主治医师、主任医师首次查房记录鉴别诊断完全雷同；复制粘贴明显；⑨长期医嘱中有错别字；⑩入院记录内容不全面；⑪四部分阳性检查结果无分析；⑫会诊结果在病程记录中未记录及补充诊断；⑬运行期病历未及时打印首次病程记录及病程记录。

2. 整改措施 ①继续认真学习我院电子病历的书写规范，认识到手工签名的重要性，提高各位医师的医疗安全意识，不能麻痹大意。②对患者充分告知，病情告知书、诊疗方案选择同意书等知情同意书签字应该"医生先签，患者或家属后签"，危重患者签字时间应精确到分钟。③再次组织全科室人员学习病历质量管理规范，不能遗漏，内容完整，年龄统一。④再次强调医师工作应细致认真，上级医师及质控员在检查病历时，也要认真细致，及时发现问题，及时整改。⑤对出现的问题进行分析并立即整改，出现了较好的结果，就是我们的进步。⑥医疗安全必须常记于心，病历质量是医疗安全的重要环节，有了这种意识，就会在病历质量上狠下功夫。

五、不良事件分析

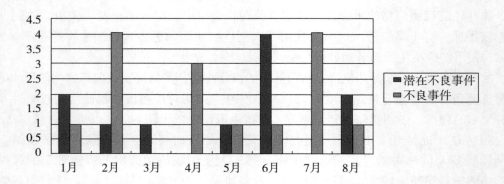

1. 原始数据 1～8月，全科医护不良事件共上报15件，潜在不良事件11件。每月均有上报，达到并超过了"20件／（百床·年）"的指标。其中住院患者跌倒、坠床8件，药物不良反应6件（输注头孢哌酮他唑巴坦2人、头孢西丁1人、血必静1人、莫西沙星1人、使用芬太尼贴片1人），输血不良反应1例，潜在不良事件为痰液、中段尿培养出多重耐药菌。

2. 原因分析

（1）跌倒、坠床：①我科多为老年患者，容易发生跌倒、坠床；②医务人员对患者及家属防跌倒的宣教不到位；③患者及家属与医务人员配合不够，家属没有做到"24小时留陪"，部分患者私自外出；④医务人员巡视病房不到位。

（2）药物不良反应：老年人基础疾病较多，病情复杂，变化快；部分老人记忆差，不能较好提供病史。

（3）潜在不良事件：我科为老年病科，免疫力差，反复住院，容易细菌耐药、定植。需做好隔离措施，避免耐药菌在病房扩散。

3. 持续整改措施

（1）科室多次召开"质量与安全管理小组会议"，针对每一件不良事件，都进行分析总结经验教训。

（2）举行"不良事件管理"的培训与考核，提高医务人员对不良事件防治处理的知晓率。

（3）加强入院宣教，交代患者及家属住院期间不要私自外出，加强科室人员对患者跌倒危害的意识，加强巡视，协助生活护理；反复向患者及家属交代患者跌倒的危险性，积极采取预防措施。

（4）对于药物不良反应，用药前必须详细询问药物过敏史，谨慎用药，输血、输液时密切观察，加强巡视，及时处理。对患者的病情及时观察，全面评估，以便及时防止"意外事件"的发生。

（5）入院时对行动不便的患者安装护栏，患者上、下床时及时搀扶。

（6）多重耐药患者按照医院下发"多重耐药菌管理措施"有关规定，做好隔离措施，做到单独使用体温表、血压计、听诊器，检查操作前后做好手卫生。及时治疗、复查，按规定及时解除隔离。

（7）积极上报医院护理部，知道科室做好相关防范工作。积极排查不良事件的隐患，做到防患于未然。

（8）经过不断总结、改进，科室不良事件逐步减少，持续整改有效。

六、输血质量分析

分类 \ 月份	指标	2013年1月	2月	3月	4月	5月	6月	7月	8月
输血例次	无	14	5	0	3	2	3	0	4
不良反应例次	无	无	1	无	无	无	无	无	无

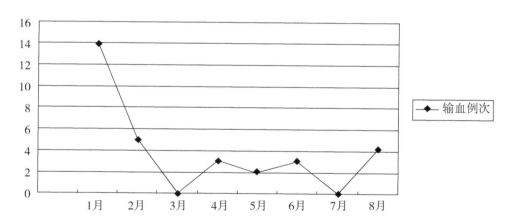

1. 数据情况 1～8月输注悬浮红细胞20例次，输注血浆11例次，均符合输血指征，输血前均签署输血治疗同意书，输血前、后有评价记录。2月份发生输血反应一例。

2. 原因分析 每一例输血患者，指征明确，输血后患者贫血得到纠正，凝血异常纠正、抵抗力增加。

3. 职能部门督查 2月份督查发现一例输血方式未填，输血前病毒学检查未填写采

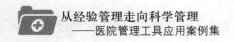

样、送检时间。4月份发现有初级医师申请输血。

4. 持续改进措施　①定期学习、培训"输血管理"相关制度与流程，严格执行。②针对督导意见，输血需中级医师以上提出申请，高级职称医师审核，以后几月均严格执行。③关于输血反应，在输血过程中加强巡视、密切观察患者变化，按照院发"输血反应处理流程"及时处理不良反应。

七、感控质量分析

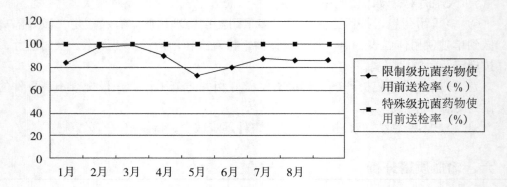

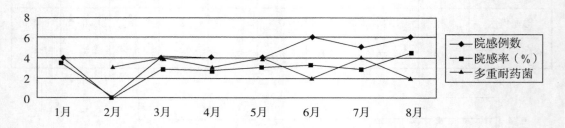

1. 数据　①标本送检率：限制性抗菌药物患者病原微生物送检率均大于50%，特殊抗菌药物病原微生物送检率100%均远高于指标。②院感：1～8月院感共33例：其中呼吸道感染24例，泌尿道感染5例，胃肠道感染2例，其他感染2例。③多重耐药菌25例，其中大肠埃希菌15例，肺炎克雷伯菌5例，铜绿假单胞菌4例，MRSA1例。　④手卫生正确率1月、2月较低，3月为50%，4月90%，后均为100%。

2. 原因分析

（1）医院感染方面：①患者年龄大，基础病多，抵抗力差；②我科老年患者多，不愿病房通风，导致呼吸道院感所占比率高；③部分患者反复住院，耐药菌定值，在抵抗力低下时发生院内感染；④部分患者长期住院卧床，留置尿管、鼻饲管、中心静脉置管，增加院感机会；⑤医护人员对多重耐药菌管理基本掌握。

（2）手卫生的正确率，开始不达标：①部分医务人员不重视；②科室对"手卫生"相关制度流程的学习、培训不到位；③科室自查不到位，包括针对"职能部门的督查"未能认真总结等。

3. 持续改进措施 ①科室不断加强对医务人员相关知识、制度的学习培训，并严格执行；②继续实行"科室自查"与"职能部门督导"相结合的方法，不断总结，持续改进。③病房加强清洁、通风，加强病房消毒管理及医护人员手卫生学习，避免病原菌在病房内传播。④继续加强多重耐药菌管理，对于多重耐药菌患者，掌握如何进行上报、申请院内多学科会诊，做到单独使用体温表、血压计、听诊器，检查操作前后做好手卫生。⑤感染患者的病原微生物的标本一定要送检，使用抗生素前留取标本送检。

八、危急值质量分析

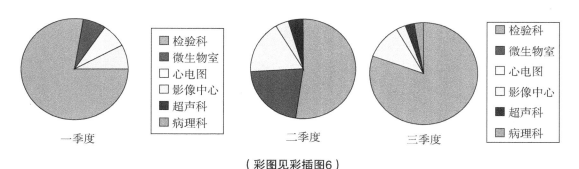

一季度　　　　　　　二季度　　　三季度

（彩图见彩插图6）

1. 数据情况 一季度共接获"危急值"报告102条，其中检验科79条，微生物室7条，心电图室8条，影像中心8条。二季度共接获"危急值"报告23条，其中检验科12条，微生物室5条，心电图室4条，影像中心1条，超声科1条。三季度共接获"危急值"报告33条，其中检验科29条，病理科1条，心电图室1条，影像中心1条，超声科1条。

2. 存在的问题 1月、2月存在项目表不够完善，偶有医技科室电话回报时间与记录时间不一致；临床医师接获危急值时，病程记录及时，但追踪不及时。经加强学习《云南省第三人民医院"危急值"报告制度与工作流程》后，基本无登记遗漏或缺陷，病程记录及时，基本能及时追踪。

3. 原因分析 ①年初医务人员对"危急值管理"不够重视；②医务人员不熟悉2013-4修订版"危急值管理"的流程。

4. 持续改进措施 ①加强"科室一级质控与职能部门督导"相结合，减少和杜绝不规范的登记、处置，杜绝"漏登、漏记"，避免延误患者最佳处置时机，确保患者的医疗安全；②定期组织学习与培训，提高及巩固医务人员的知晓率；③不断总结，持续改进。

九、住院重点病种分析

1. 分析 老年病科多为老年人，常见疾病多为心血管、呼吸系统、神经系统及内分泌代谢系统疾病。1月份出院113例，重点疾病42例；2月份出院103例，重点疾病33例；3月份出院137例，重点疾病53例；4月份出院148例，重点疾病60例；5月份出院133例，重点疾病48例；6月份出院155例，重点疾病4例；7月份出院143例，重点疾病53例；8月份出院136例，重点疾病55例。重点疾病基本占32%～38%，其中高血压病占大部分，其次肺炎、慢性阻塞性肺疾病占相当比例，提示慢性病仍是重点防治疾病；我科多为老年人，抵抗力差，肺部感染仍是感染高发疾病，应加强呼吸道疾病预防，做好医院感染防治工作，避免呼吸道疾病在病房播散。随着年龄增大，糖尿病发病增多，在重点疾病中所占比例也靠前。

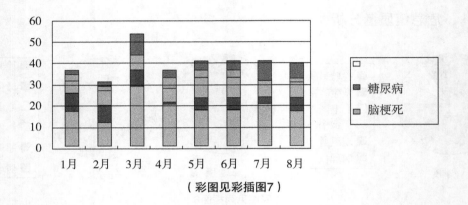

（彩图见彩插图7）

2. 持续改进措施　科室需进一步加强对重点疾病的监控。提高医疗质量，充分进行医患沟通，特别是在有创操作、自费药物的应用、预后、总费用等方面，加强同临床药学、心内科、营养科等多学科的沟通、协调。切实改善医疗服务，保障医疗安全，减少医疗隐患。加强对重点疾病的诊疗规范、护理常规的培训和学习。涉及多科时积极申请多学科会诊，加强医患沟通，充分让患者参与医疗安全，患者家属同意，协商后可转专科治疗。

十、医疗设备质量分析

1. 科室现有急救医疗设备　除颤仪2台，无创呼吸机3台，心电监护仪1台，电动吸引器3台，微量泵6台，输液泵3台，均处于正常运行状态。有动态心电图仪、动态血压仪、睡眠呼吸监测仪各1台，均工作正常。

2. 原因分析　科室急救医疗设备有专门仪器设备管理员（护士担任），每天进行医疗设备的卫生清洁、开机进行设备运行情况检查，保证医疗设备处于应激状态，并在登记本上做好登记。8月份3台无创呼吸机均送出检修，返回后运行正常。动态心电图仪、动态血压仪、睡眠呼吸监测仪有专门医师使用、检查。如发现问题，及时联系厂家检修。

3. 持续整改措施　继续专人对急救医疗设备进行检查，发现异常问题及时请设备科及厂家工程师进行维修。

4. 职能部门督查　医院设备科定期对我科医疗设备进行检测，保证设备正常运行。

案例七：中医科科室质量与安全小组活动（1～8月）

一、中医2013年1～8月医疗质量安全管理与持续改进活动

各项完成情况指标见下表。

指标名称	指标	1月	2月	3月	4月	5月	6月	7月	8月
每月门诊人次	950	893	692	1035	1042	1057	943	965	1109
门诊病历合格率（%）	≥95	97.5	98.5	98.7	97.8	99.35	98.9	99.5	98.6
门诊抗生素使用率（%）	≤6	6.10	4.12	2.34	3.89	3.72	3.71	3.86	3.30
出院患者数（人次/月）	≥74	18	24	52	50	44	35	38	63
住院患者中医治疗率（%）	≥80%	100	100	100	100	100	100	100	100
住院患者死亡数		0	0	0	0	0	0	0	0
危重患者抢救成功率（%）	≥97	100	100	100	100	100	100	100	100
上级医师对诊疗方案核准率（%）	≥100	100	100	100	100	100	100	100	100
住院部抗菌药的使用率（%）	≤35	26.32	36.00	25.00	26.53	6.82	7.69	10.00	11.67
抗菌药物使用强度（%）	≤7	19.90	18.73	12.67	4.21	3.35	3.04	8.87	5.58
单病种管理例数		未开展	未开展	未开展	未开展	未开展	未开展	未开展	未开展
临床路径		未开展	未开展	未开展	未开展	未开展	未开展	未开展	未开展
住院超30天的患者数		0	1	0	0	0	0	0	1
2～15天内入院（例）		2	2	2	2	2	2	2	2
平均住院日	≤15	14.11	15.54	15.67	18.10	17.25	13.80	15.79	15.95
不良事件（医护）（件）	>10件/年	0	1	1	1	0	2	1	1
病床使用率（%）	≥85	63.44	30.89	77.10	65.75	58.71	42.42	58.31	70.32
人均住院费用（元）	8000	6870	7025	7442	8677	9586	8056	8513	8675
住院药品比例（%）	<45.0	48.97	47.41	51.65	46.32	43.38	39.87	44.04	45.32
基本药物使用率（%）	>10%	29.90	31.20	27.53	29.81	28.73	27.01	28.22	28.38

(续表)

指标名称	指标	1月	2月	3月	4月	5月	6月	7月	8月
限制级、特殊级抗菌药物微生物样本送检率（%）	限制级＞50%；特殊级＞80%	100	100	100	100	100	100	100	100
非限制级抗菌药物微生物样本送检率（%）	＞30	100	100	100	100	100	100	100	100
病历质量（甲级病历）率（%）	＞90	100	100	100	100	100	100	100	100
丙级病历	无	0	0	0	0	0	0	0	0
院感率（%）	≤10	0	0	0.019	0	0.023	0	0.053	0.048
院感例数		0	0	1	0	1	0	2	3
多重耐药监测		0	0	0	1（大肠）	0	0	2（大肠）	0
传染病报告率（%）	100	100	100	100	100	100	100	100	100
传染病报告及时率（%）	100	100	100	100	100	100	100	100	100
相关医务人员熟悉输血严重危害方案、处置规范与流程的知晓率（%）	100	97.30	92.03	96.52	99.30	99.50	98.00	98.80	99.79

二、医疗质量分析

（一）重点疾病分析（2013年1～8月中医科重点病种分布及数据分析）

1. 眩晕　西医诊断：高血压病。

时间	总例数	平均住院日	平均住院费（元）
2013年1～8月	74	19.67	8683.42
2012年8～12月	0	0	0

数据：2013年1～8月我科共收治重点病种共74例，其中眩晕38例（西医诊断：高血压病）平均住院天数19.67天，总费用69 467.41元，平均费用为8683.42元。

分析："眩晕"患者住院天数及费用均较高，必须引起各位医生的高度重视。我科"眩晕"患者，大多数为高年、离退休患者，有多种慢性病，体质弱，病情反复性大，治疗上有一定难度。

持续改进：科室需进一步加强对该类患者的监控，应尽快联系各相关检验科室，以加快患者的各项检查，从而缩短住院时间；同时提高中、西药物的用药准确率，特别是中医辨证施治的诊疗水平，提高患者的好转率，从而缩短住院天数及费用。提高医疗质量，充分进行医患沟通（特别是在有创操作、自费药物的应用、预后、总费用等方面）。切实改善医疗服务。

2. 消渴　西医诊断：糖尿病。

时间	总例数	平均住院日	平均住院费（元）
2013年1～8月	9	16.33	7094.06
2012年8～12月	0	0	0

数据：2013年1～8月我科收治的重点疾病：消渴，（西医诊断：糖尿病）共9例，平均住院天数16.33天，总费用63 846.54元，平均费用为7094.06元。

分析："消渴"病9人的住院费用指标控制较好；但住院天数比医院规定的15天超了1.33天，仍应引起重视，注意控制住院天数。

持续改进：我科应与各相关检验科室加强联系，以加快患者的各项检查，特别是C肽试验、糖耐量试验等检查，从而缩短住院时间。

3. 痰饮、肺胀　西医诊断：慢性阻塞性肺病。

时间	总例数	平均住院日	平均住院费（元）
2013年1～8月	16	15.1	7192.83
2012年8～12月	0	0	0

数据：2013年1～8月我科收治的重点疾病：痰饮，肺胀（西医诊断：慢性阻塞性肺病）共16例，平均住院天数15.1天，总费用115 085.28元，平均费用为7192.83元。

分析："痰饮，肺胀"患者的住院费用及平均住院天数指标控制较好；需继续保持。但应注意近两月住院费用及天数有所增加，而年初控制较好。

持续改进：我科同样应与各相关检验科室加强联系，以加快患者的各项检查，从而缩短住院时间。另外需注意在应用中西药时的准确性，特别是中医辨证施治的诊疗水平，提高患者的好转率，从而缩短住院天数及费用。

4. 心悸、胸痹　西医诊断：充血性心力衰竭。

时间	总例数	平均住院日	平均住院费（元）
2013年1～8月	7	20.46	10022.39
2012年8～12月	0	0	0

数据：心悸，胸痹 —— 西医诊断：（充血性心力衰竭）我科1～8月共收治有7例，平均住院天数20.46天，总费用70156.73元，平均费用为10022.39元。

分析："心悸，胸痹"患者的住院费用及平均住院天数指标控制较差；主要是我科收治此类患者多数为高年、离、退休患者，有多种慢性病，体质弱，病情反复性大，治疗上有一定难度；该类患者病情较重，死亡风险大，是医疗纠纷隐患较明显的病种，要引起我科高度重视。

持续改进：此类患者，我科同样应与各相关检验科室加强联系，以加快患者的各项检查，从而缩短住院时间；特别是应与心内科加强联系，随时请会诊，以指导我科在治疗"充血性心力衰竭"时的诊疗水平；缩短住院天数及住院费用。随着人口老龄化上升趋势，科室必须进一步加强此类疾病有效监控及随访。加强对此类重点疾病的诊疗规范、护理常规的培训和学习，涉及多科积极申请多学科会诊，加强医患沟通，充分让患者参与医疗安全，患者家属同意，协商后可转专科治疗。

（二）科室1～8月平均住院日图示

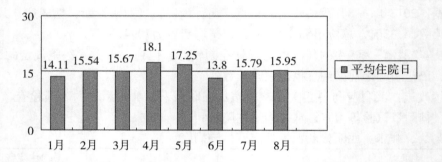

1. 指标　中医科2013年平均住院日考核指标为15天。第一季度：平均住院日控制良好，15.11天。第二季度：平均住院日控制较差，16.38天。上半年：平均住院日控制较差，15.75天。1至8月平均住院日控制较差，15.78天。

2. 原因分析

（1）第二季度中医科住院患者中慢性疾病患者较多，病程长，治疗疗程在15～20天，周转较缓慢。

（2）第二季度中医科住院患者中检查预约欠及时，不便于调整治疗，导致治疗周期延长，周转缓慢。

（3）第二季度中医科住院患者中部分患者基础疾病多，病情变化快，导致治疗周期延长，周转缓慢。

（4）1～8月我科平均住院日为15.78天，医院考核目标为15天，科室患者平均住院日偏高，仅有1月和6月达标，其他均未达标。就其原因，可能与我科收住的患者，大多为高年、离退休患者，体质弱，患有多种慢性病，一般情况欠佳，病情恢复慢，且易反复，治疗有一定难度，应引起全科同事重视。

3. 持续改进

（1）住院患者中以主要疾病治愈好转为目标，患者病情好转后达出院标准，可到门诊进一步治疗（如腰椎病、颈椎病患者在症状好转后可出院，给予明确的治疗方案和健康指导，告知患者到门诊进行针灸、理疗、中药汤剂等治疗）。

（2）患者入院后尽可能全面评估患者病情，尽快行相关辅助检查，加强与临床医技科室沟通，尽量缩短检查预约时间，避免因等待检查而延长住院时间。

（3）加强患者健康教育，定期开展患者随访，对患者进行疾病基础知识、中医养生知识培训，让患者早期发现疾病，早期治疗，避免因未重视延误治疗造成危重疾病。

（4）需进一步加强对各类患者的监控，特别是患者的平均住院日的控制；应尽快联系各相关检验科室，以加快患者的各项检查，从而缩短住院时间；充分进行医患沟通，切实改善医疗服务质量；同时提高中、西药物的用药准确率，特别是中医辨证施治的诊疗水平，提高患者的好转率，从而缩短住院天数及费用，提高医疗质量。

（三）住院人均费用

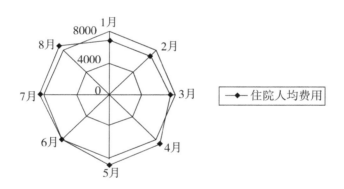

1. 指标　中医科2013年住院人均费用考核指标为8000元。第一季度：住院人均费用控制良好，7112元。第二季度：住院人均费用控制较差，8773元。上半年：住院人均费用控制尚可，7942元。1～8月住院人均费用控制较差：8105元。

2. 原因分析

（1）4～8月中医科住院患者中慢性疾病患者较多，病程长，治疗疗程在15～20天，周转较缓慢，住院费用增加。

（2）4～8月中医科住院患者中部分患者基础疾病较多，需使用多种药物及治疗手段，导致总费用增加。

3. 持续改进

（1）通过预约诊疗，实行首诊负责制，严格执行各项医疗核心制度，严格、规范抗菌药物合理使用，防止院内感染，加强手卫生，严密监控药物不良反应，充分、细致的医患沟通，让患者及家属参与医疗安全，临床路径的开展、优化出入院流程及检查预约流程、控制院内感染、及时开展院内多学科会诊等有效控制平均住院日。

（2）患者入院后尽可能全面评估患者病情，住院患者中以主要疾病治愈好转为目标，合理择优选择药物及治疗，尽量避免使用价格偏高药物。患者病情好转后达出院标准，可到门诊进一步治疗（如腰椎病、颈椎病患者在症状好转后可出院，给予明确的治疗方案和健康指导，告知患者到门诊进行针灸、理疗、中药汤剂等治疗）。

（3）加强患者健康教育，定期开展患者随访，对患者进行疾病基础知识、中医养生知识培训，让患者早期发现疾病，早期治疗，避免因未重视延误治疗造成危重疾病。

（四）合理用药医疗质量分析

1. 抗生素使用率及使用强度　见下图。

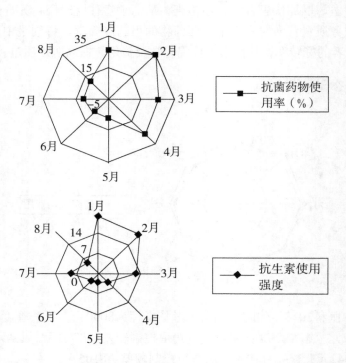

（1）分析：我科抗菌药物使用率控制良好，基本均控制在医院规定的35%以内，继续保持。我科抗菌药物使用强度1～3月控制不理想，均超出医院给我科"7"的指标，原因分析为住院患者年龄组成偏大，值冬季及初春季，呼吸道疾病及感染性疾病增多，需多种抗菌药物联合使用的患者多，故抗菌药物使用强度超标，但4～8月，除7月为8.87略超1.87外，其他均在医院规定的指标7以内，整体趋向良好，逐渐控制，改进有成效。

（2）持续改进：我科严格按照卫生部38号文件及我院关于抗菌药物临床应用指南的相关文件，以及抗菌药物临床应用专项整治活动的相关规定执行。严格抗生素的使用及适应证，加强手卫生和防止院内感染，对多重耐药菌患者严格管理；积极进行病原检查，进行多学科会诊，针对药敏选择抗菌药物为科室的一项亮点，使我科抗生素使用率控制一直良好，抗生素使用强度指标逐渐改进，且有成效，继续保持。

2. 基本药物使用率见下图。

（1）分析：医院规定我科基本药物使用率指标为：＞10%。1～8月我科基本用药均超规定指标，与各位医生提高使用基本药物意识有关。

（2）持续改进：本项指标控制良好，可继续保持，定期培训更新基本药物相关知识，确保完成指标。

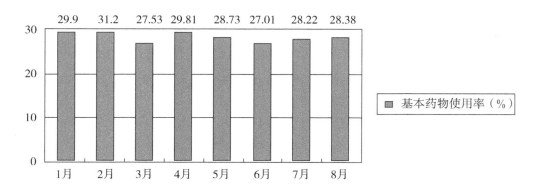

3. 药物比例见下图。

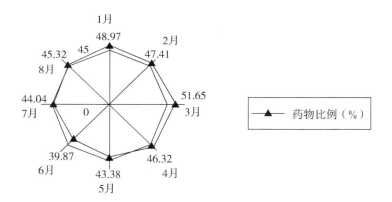

（1）分析：我科药品比例指标为45%；第一季度药比控制较差：均＞45%；第二季度药比控制较好：均＜45%。

（2）原因分析：从整体看，我科药比控制不太理想，仅5～7月达标，其他月份均超标；就其原因：①与我科所收治的患者大多为高年、离退休患者，大多数患有多种慢性病，体质弱，免疫力差，一般情况欠佳，病情恢复较慢，且易反复，治疗有一定难度，需多种药物进行治疗；②我科患者多数为我科反复住院的患者，年龄高，离退休患者多，他们慢性病多，一般诊断都比较明确，不愿意重复做检查，致使药比增高；③有些老年患者，不耐受针灸、推拿等传统中医治疗方法，而喜欢药物治疗，故使我科药比增高。

（3）持续改进：我科药比偏高，应引起全科同事高度重视；①科室应不断加强医务人员药物使用的相关理论知识的学习及制度的培训，并严格执行，合理用药；②继续实

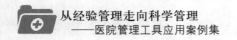

行"科室自查"与"职能部门督导"相结合的方法，不断总结，持续改进；③增加基本药物的使用率；④增加中医针灸、理疗、推拿等传统治疗方法。

三、病历质量分析

1. 存在问题　1～8月我科自查及医务部督导发现存在的问题如下，大部分已整改。

（1）病程记录上级医师查房记录未反映上级医师水平。

（2）部分病历上级医师查房记录部分未及时手工签名。

（3）上级医师查房鉴别诊断完全雷同。

（4）病程记录有复制现象。

（5）病情告知书、诊疗方案知情选择同意书及医嘱之间有部分时间、点位不符合规定。

（6）首次病程记录，主要诊断有诊断依据不足现象。

（7）阳性检验检查结果病程记录中分析不到位。

（8）危急值病程记录不规范，报告处理后无后续追踪处置记录。

（9）病历未能明显反映出中医特色。

2. 分析及持续改进

（1）等级医院评审之内容贯穿于病历中，科室多次认真组织学习《2011版病历书写规范》，《2013版病历书写规范》加强一级质控的监管，在充分保障医疗安全的前提下，设立专职科室病历质控员。病历实行主管医师、治疗组长、质控医师、科室主任四重负责进行病历质量科内点评，多次组织院内外医疗纠纷案例的学习，让医疗安全的警钟长鸣，经过以上改进，科室病历质量大幅度提高，无丙级病历出现。

（2）注意认真贯彻执行《病历书写规范》，严格按照病历规范书写病历，提高病历质量，防范医疗纠纷，提高医疗质量及安全意识，继续保持我科病历质量的优点和亮点。

（3）近一个多月，我科在院领导及科室领导的指导监管下，在科室医护人员的努力下，我科病历中中医特色内容已明显改进；需继续保持并加以改进，以突出中医特色，更好地为患者服务。

（4）注意病历中的细节，特别是病情告知书、诊疗方案知情选择同意书及医嘱之间的时间、点位的一致性；及时让患者及家属了解病情及诊疗方案，让患者及家属参与医疗活动。

（5）上级医师查房时，下级医师应注意认真记录，尽量准确地理解上级医师的诊疗方案，并完整书写在病历中，减少复制，避免病历书写的雷同，从而反映出上级医师的诊疗水平。

（6）对于患者的检查阳性结果，应及时处理，并及时加以分析及准确记录；特别是危急值的报告、记录、处理、跟踪等要有一致性及持续性，同时应注意及时向患者家属说明患者病情及处理方案，并做好记录，以避免医疗纠纷发生。

四、不良事件

1. 数据见下表

序号	患者姓名	性别	年龄	病案号	事件发生时间	上报事件性质	上报时间	上报人	是否处理	影响及后果
1	肖×	女	81岁	2	2013.2.24	药物不良反应，未造成伤害不良事件	2013.2.24	王×	已处理	无不良后果
2	周×	女	63岁	3	2013.3.12	多重耐药菌，潜在不良事件	2013.3.12	王×	已处理	无不良后果
3	刘×	女	41岁	4	2013.4.16	药物不良反应，未造成伤害不良事件	2013.4.23	汪×	已处理	无不良后果
4	唐×	女	71岁	7	2013.6.17	药物不良反应，未造成伤害不良事件	2013.6.19	夏×	已处理	无明显影响
5	龚×	女	61岁	21	2013.6.26	药物不良反应未造成伤害不良事件	2013.6.26	汪×	已处理	无不良后果
6	李×	女	49岁	28	2013.7.26	跌倒，轻度伤害不良事件	2013.7.26	杨×	已处理	无不良后果
7	袁×	男	83岁	67	2013.8.15	针刺伤，轻度伤害不良事件	2013.8.15	杨×	已处理	无不良后果

2. 分析

（1）我科所发生的不良事件，大多为药物不良反应，经及时停药及处理后，无不良后果发生。在以后的治疗中，应注意患者有药物不良反应史，药物过敏史，选择药物符合诊疗常规，输注过程符合操作常规，尽量减少药物不良反应。

（2）1～8月，我科跌倒一例，为患者自行回家后，在家中不慎跌倒，有家人在场，患者仅为轻微伤，无不良后果发生。医务人员需注意：①对患者及家属的防跌倒的宣教不到位；医务人员应明确向患者及家属说明，患者在住院期间，不能擅自外出；②患者及家属与医务人员配合不够，患者家属不在而患者欲起床时，应呼叫医务人员帮助完成；③医务人员巡视病房不到位。

（3）入院后尿路感染，培养出"多重耐药菌"，原因：①"入院时尿常规即发现感染，后行'培养'发现'多耐'"；②患者自身的原因，入院前就已发生尿路感染，未引起重视，或未彻底治愈。

3. 持续改进

（1）对于老年患者，有药物过敏史、不良反应史，慎重选择药物，使用前对药品可能产生的不良反应要高度重视。

（2）加强对药物使用过程的观察，以便及时处理。

（3）加强对患者在院管理，住院期间不得离院。

（4）加强患者健康教育、加强用药前沟通取得理解和合作。

五、危急值质量分析

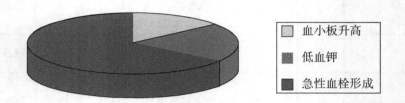

血小板升高

低血钾

急性血栓形成

1. 数据 我科1～8月，共有6例危急值报告。①"血小板升高"3例，为同一人3次检查；②"低血钾"2例；③1例"颈内静脉急性血栓形成可能"。

2. 存在的问题 从科室及医务部督导的情况看：①记录中有涂改；②未填写报告人及记录人的工号；③接电话时间、汇报时间及记录时存在不一致；④对危急值患者处理后相关记录简单，跟踪观察不到位；⑤向患者家属说明患者病情不完全，记录有欠缺。

3. 原因分析 ①医务人员对"危急值管理"不够重视；②医务人员不熟悉"危急值管理"的流程。

4. 持续改进措施

（1）加强"科室一级质控与职能部门督导"相结合，减少和杜绝不规范的登记、处置，杜绝"漏登、漏记"，避免延误患者最佳处置时机，确保患者的医疗安全。

（2）定期组织学习与培训，提高及巩固医务人员的知晓率。

（3）及时向患者及家属说明患者病情，处理方法，预后转归，以防范医疗纠纷发生。

（4）不断总结，持续改进。

案例八：职业病科质量与安全小组活动分析记录

一、职业病科室质量与安全质量控制小组活动

2013年上半年每月临床质量工作指标完成情况见下表。

类别		月份	1月	2月	3月	4月	5月	6月	7月	8月	合计
住院部临床分析	出入院情况	入院人数	63	25	75	64	73	67	59	62	488
		出院人数	62	27	71	62	76	66	63	62	489

（续表）

类别		月份	1月	2月	3月	4月	5月	6月	7月	8月	合计
住院部临床分析	出入院情况	平均住院天数	14.42	14.67	14.18	15.69	14.70	15.26	16.59	14.42	14.99
		住院患者人均费用（元）	8376.60	11 553.41	9537.86	9827.53	12 682.34	9 849.08	11 650.17	8 376.60	82 153.59
		15天内再入院（例）	17	3	11	13	10	7	9	11	81
		住院超30天患者人数	0	0	0	0	0	0	0	0	0
	病历情况	重点疾病例数	38	1	2	0	0	0	1	2	44
		疑难病例讨论（例）	1	2	1	4	0	0	1	1	10
		死亡例数	0	1	0	0	0	0	0	0	1
		甲级病历合格率（%）	100	100	100	100	100	100	100	100	100
		不合格病历（%）	0	0	0	0	0	0	0	0	0
	药物使用情况	药比（%）	53.43	47.97	50.02	49.75	40.38	53.19	50.01	53.43	49.77
		基本药物使用率（大于10%）（%）	18.46	25.49	16.58	19.95	19.95	16.01	18.00	17.29	18.97
		激素使用数（例）	0	0	0	0	0	0	0	0	0
		血液制品（例）	0	0	0	0	0	0	0	0	0
	抗菌药物使用情况	住院部抗菌药物使用率（%）	62.71	45.45	65.70	50.0	23.76	46.97	48.37	46.77	49.09
		住院部抗菌药物使用强度（%）	27.96	34.96	30.20	23.28	22.76	30.27	33.07	26.48	28.23

（续表）

类别		月份	1月	2月	3月	4月	5月	6月	7月	8月	合计
住院部临床分析	抗菌药物使用情况	限制使用级使用前标本送检率（%）	93.1	100	100	83	65	33	50	67	73.68
		特殊使用级使用前标本送检率（%）	100	100	100	100	100	100	100	100	100
急性职业中毒救治情况		收治人数	49	19	38	54	46	33	0	0	239
		救治成功率（%）	100	100	100	100	100	100	100	100	100
其他		临床路径完成情况	0	0	0	0	0	0	0	0	0
		单病种管理	0	0	0	0	0	0	0	0	0
医疗安全与不良事件		医院感染控制质量监测指标	达标	达标	达标	达标	达标	达标	达标	达标	达标
		住院患者压疮发生人数	0	0	0	0	0	0	0	0	0
		院内跌倒/坠床发生人数	0	0	0	0	0	0	0	0	0
		因药物错误致死亡人数	0	0	0	0	0	0	0	0	0
		输血输液反应发生人数	0	0	0	0	0	0	0	0	0
医疗安全与不良事件		医疗纠纷发生情况	0	0	0	0	0	0	0	0	0
		不良事件上报情况（次）	0	0	1	0	2	3	1	1	8
门诊工作情况		门诊诊次	297	285	350	876	747	4 052	410	403	7 420
		处方合格率（%）	100	100	100	100	100	100	100	100	100

（续表）

类别　　　　月份		1月	2月	3月	4月	5月	6月	7月	8月	合计
门诊工作情况	基药使用率（大于10%）（%）	18.46	25.49	16.58	19.95	19.95	16.01	18.0	17.29	18.97
	抗菌药物处方比例（%）	14.36	8.06	8.37	8.13	5.99	6.60	1.48	0.09	6.64
健康教育	业务学习	5	4	9	13	15	9	19	25	99
	健康教育板报	1	1	1	1	1	1	1	1	8
	健康教育讲座	1	1	1	1	1	1	1	1	8
科室质量安全持续改进座谈会		1	1	1	1	1	1	1	1	8
工作满意度（%）	科室医师、护士	98	100	96	100	100	99	97	98	98.83
	患者	96	99	100	99	97	100	100	99	98.5

二、本月科室质量安全完成情况持续改进分析

（一）出入院情况分析

1. 统计数据见下表

类别　　　　月份	1月	2月	3月	4月	5月	6月	7月	8月	合计
入院总数	63	25	75	64	73	67	59	62	488
其他	7	4	24	2	12	17	12	16	94
铅中毒（例次）	36	7	12	18	15	11	7	17	123
汞中毒（例次）	1	0	3	2	1	3	0	4	14
砷化氢中毒（例次）	4	0	5	3	7	3	0	0	22
苯中毒（例次）	0	1	1	2	3	0	0	0	7
矽肺（例次）	15	13	30	37	35	33	40	25	228
出院人数	62	27	71	62	76	66	63	22	489
平均住院天数（元）	14.42	14.67	14.18	15.69	14.70	15.26	16.59	14.42	14.99
住院患者人均费用（元）	8376.60	11 553.41	9537.86	9827.53	12 682.34	9849.08	11 650.17	8376.60	82 153.59
15天内再入院（例次）	17	3	11	13	10	7	9	11	81
住院超30天患者人数	0	0	0	0	0	0	0	0	0

2. 入院病种情况分析　2013年1～8月收治患者共计488人，其中矽肺占比例最大，占47%；其次是铅中毒患者占25%；砷化氢中毒占5%；汞中毒占3%；苯中毒占3%；苯中毒占1%；其他类型患者占19%。见下图。

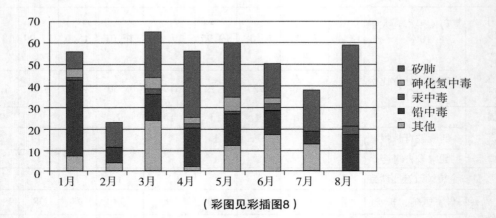

（彩图见彩插图8）

3. 持续改进

（1）加强对外联络，加强健康体检工作。

（2）开展特色治疗，提高疗效。

（3）加强学习培训，加强宣传力度，提高服务质量，收治更多患者，努力完成《责任目标》。

（二）平均住院天数及人均费用

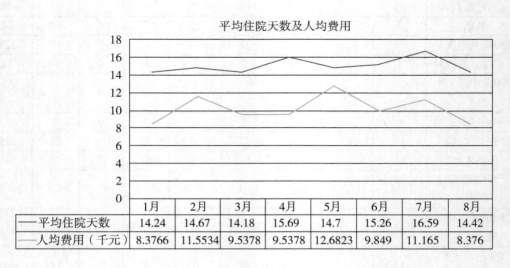

平均住院天数及人均费用

	1月	2月	3月	4月	5月	6月	7月	8月
平均住院天数	14.24	14.67	14.18	15.69	14.7	15.26	16.59	14.42
人均费用（千元）	8.3766	11.5534	9.5378	9.5378	12.6823	9.849	11.165	8.376

1. 分析　1～8月平均住院日14.99天，医院考核指标15天，控制较好，达标。

2. 持续改进

（1）开展预约检查：通过门诊预约、出院预约、电话随访预约方式，进行疾病相关检查，缩短住院检查时间，有效降低平均住院日。

（2）及时会诊：患者住院期间出现他科疾病时，及时请相关科室会诊，尽早明确诊断，及时治疗，有效缩短平均住院日。

（3）提高住院确诊率：加强医务人员学习培训，提高医疗技术水平，在患者入院后及时完善相关检查，明确诊断；对疑难病例及时请示上级医师指导，或提出院内会诊，尽快明确诊断，提高疗效，有效缩短平均住院日。

（4）减少住院检查等待时间：患者入院后合理安排检查项目，减少等待时间，对其他省级医院检查结果互认，避免重复检查，尽快明确诊断，及时有效治疗，从而有效缩短平均住院日。

（5）提高医疗质量：严格遵守各项医疗操作规程，加强医护人员"三基"、"三严"培训，鼓励进修学习，认真落实三级医师查房制度，不断提高医疗水平，提高医疗质量，达到有效降低平均住院日。

（6）严格执行《医院感染管理办法》和《抗菌药物临床应用指导原则》，避免或减少医院感染的发生，有效缩短了平均住院日。

三、病历情况分析

（一）重点疾病类别

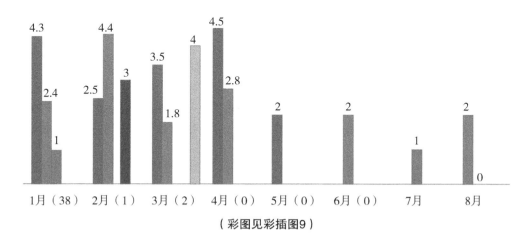

（彩图见彩插图9）

1. 分析 1～8月重点疾病44例，1月38例，占86%；7月高血压1例；8月COPD 2例。
2. 持续改进 ①加强"三基"学习培训，提高门诊疾病诊疗水平；②加强宣传力度，扩大知名度，争取更多病源；③开展预约诊疗，方便患者就诊及住院治疗。

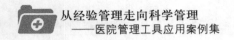

（二）死亡例数

1. **分析**　2月死亡病例1例，为脑梗死恢复期患者，因患高血压、冠心病，在晨起上卫生间时突发心律失常经抢救无效死亡。

2. **持续改进**　①及时请多学科会诊指导治疗，协助治疗原发疾病，降低心血管危险因素；②加强健康宣教工作，指导患者实施健康生活方式，积极预防和控制意外事件发生。

四、药物使用情况

（一）药比及基药分析

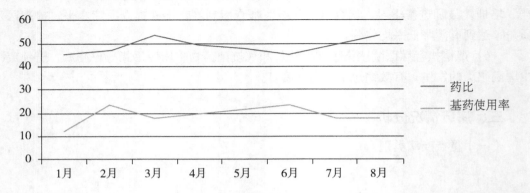

1. **分析**

（1）2013年上半年基药使用均＞10%，达到院方指标。

（2）药比超标，超标原因是住院患者增加，病重患者数增加，抗感染用药时间较长，个别病例联合应用抗生素，部分患者反复住院，重复检查项目减少导致抗生素使用强度增加，药比增加。

2. **持续改进**根据医院《2013年职业科责任目标》规定：职业科药比为45%，上半年平均药比49.12%，超标4.12%。

3. **改进措施**　①尽快完善入院相关检查以助诊断；②提高三日确诊率，提高治愈率；③增加科内特色治疗项目，提高疗效，减少药物使用数量及时间；④缩短平均住院日。

（二）抗菌药物数据统计

1. **分析**　2013年1～8月，我科共收治488个患者，其中矽肺及急性中毒患者250个，这些患者占我科住院患者的51.23%，均有不同程度的肺部感染，需用抗生素抗感染治疗，部分患者有严重的肺部感染及其他部位的感染，联合用抗生素，时间长，力度大，故抗生素使用强度超标。

2. **持续改进**

（1）患者入院后立即行咽拭子培养后再现经验性用药，培养回报后根据培养结果用药。

（2）感染患者的病原微生物的标本一定要送检，根据细菌的种类来选择抗生素，特别是特殊使用抗生素的患者，更要注重标本的送检。

（3）科室加强抗菌药物的合理应用和管理。

（4）加强危重患者的管理，严格遵守感染患者抗菌药物的应用原则。

（5）尽量控制特殊使用抗生素的使用率。

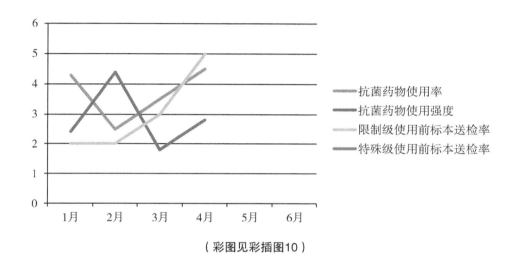

（彩图见彩插图10）

五、急性职业中毒救治情况

1. 收治人数统计

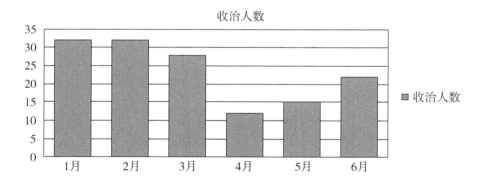

2. 抢救成功率图

3. 分析　我科1～8月总共收治239人，入院时严格按照绿色通道管理要求收治患者，以抢救生命为原则，一律实行优先抢救、优先检查和优先住院，对进入急诊绿色通道救治的患者提高快速、有序、安全、有效、便捷的诊疗服务，及时完善相关检查、诊治、多学科会诊等，提高住院确诊率、提高医疗质量，至今未发生死亡情况。

4. 持续改进   ①提高住院期间诊治率；②提高医务人员急诊抢救流程及技术水平；③及时请多学科会诊提高确诊率；④多次实行应急演练，提高应急处置能力；⑤对急诊病例、常见病例诊治多次全科组织学习提高业务水平；⑥全院有关部门支持。

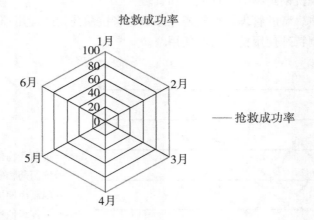

六、医疗安全与不良事件

1. 医院感染控制质量指标   我科1～8月医院感染指标均已达标，每月按时召开医院感染管理小组会议对科室感染指标及存在问题进行分析、总结，科主任定时组织全科人员学习院感相关知识，培训洗手方法、职业暴露、多重耐药菌、医院感染暴发、感染医师、感控护士职责，感染病例病原菌送检率、重点环节感控措施、医疗垃圾分类管理制度、传染病疫情报告制度等医院感染项目进行学习、考试，目前我科医院感染控制指标均处于达标范围。

2. 不良事件情况   本季度不良事件发生8例，未造成医疗纠纷及赔偿情况，造成一定不良影响，影响正常医疗工作，存在医疗隐患，以上不良事件查明后第一时间已处理并上报，总结如下。

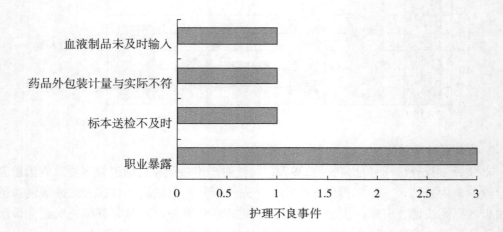

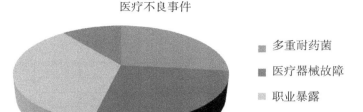

（1）放射科放射机无电缆事件总结：已和放射科进行相关沟通，反复予上级主管部门汇报，严重影响诊断工作，制定相关应急预案，主动与患者加强沟通，反复告知。

（2）本季度发生3例多重耐药菌感染事件：我科一季度中发生2名患者多重耐药感染，二季度1例多重耐药菌感染，已上报相关院感科，加强隔离，反复细菌培养，避免交叉感染，加强护理，注意个人卫生，规范抗生素使用原则。

（3）对于不法分子进行抢劫案件总结：医院为公共场所，开放程度高，管理难度大，科室探访制度制定，加强探访管理，对来院探访者进行严格管理，保卫科与相关值班人员加强巡逻，对住院患者加强宣教。

（4）对于走道应急灯不亮事件总结：走道应急灯不亮，虽然未造成任何医疗损失及医疗纠纷，但存在安全隐患，若发生停电或重大自然灾害则可能造成重大损失。

（5）医用电脑经常死机事件总结：医用电脑经常死机，严重影响医疗工作，已向医院相关行政部门汇报，制定本科应急预案。

（6）护士在进行穿刺等有创操作时发生针刺伤，已完善相关护士、患者病毒学常规相关检查，上报针刺伤，主要分为：①2013年1月15日采集动脉血时针头刺伤左手中指；②2013年1月25日标本送检不及时；③2013年5月26日药品外包装计量与实际不符；④2013年5月27日拔针时针刺伤。

3. 持续改进

（1）完善不良事件报告制度的培训记录，认真分析导致事件可能的原因，完善不良事件季度分析总结，提高科室人员对不良事件及缺陷报告的认识，严格记录模板。

（2）缺陷或意外事件的全面报告，有利于医疗管理部门对医院内医疗纠纷、事故和隐患有宏观的认识，便于分析原因及处理的合理性，从而动员全员参与，制定行之有效的质量控制措施，有效避免类似事件发生。

（3）主动报告免责，案例公开分享，充分调动医务人员积极性，主动发现缺陷，积极参与质量持续改进，形成良好的医院文化氛围。

七、门诊情况分析

1. 门诊诊次

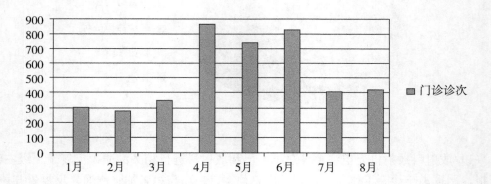

2. 门诊病种

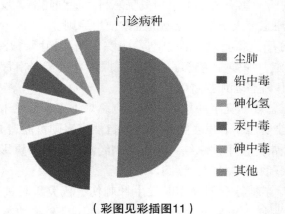

（彩图见彩插图11）

3. 分析 门诊主要是尘肺患者，占50%左右；其次为铅中毒患者；其他中毒患者占比较小；外伤患者约占8%左右。

4. 持续改进 ①做好门诊分诊工作，让患者有序就诊；②改善门诊工作环境，做到"一医一患一诊间"，保护患者隐私；③开展预约诊疗，减少患者等候时间；④若患者等候30分钟时，立即启动门诊A-B角替代，提高诊疗效率；⑤提高诊疗水平，及时会诊他科疾病，提高服务质量。

八、健康教育服务

1. 数据统计

月份 类别	1月	2月	3月	4月	5月	6月	7月	8月
健康教育板报	尘肺患者的饮食	预防压疮的方法	缩唇呼吸操	尘肺病的健康教育	铅超标的注意事项	腹式呼吸操	缩唇式呼吸操《下》	尘肺病的健康宣教
合计	1	1	1	1	1	1	1	1

（续表）

类别 月份	1月	2月	3月	4月	5月	6月	7月	8月
健康教育讲座	铅中毒的护理常规		儿童铅中毒的健康教育					八段锦方法与作用
合计	1	0	1	0	0	0	0	1

2. 健康教育板报　板报曲线图见下。

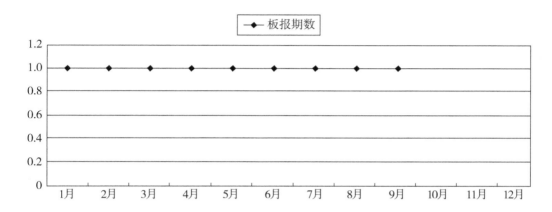

九、业务学习

（一）统计数据

类别 月份	1月	2月	3月	4月	5月	6月	7月	8月
院外培训	1	0	1	0	0	1	0	1
院内培训	1	2	6	7	5	5	7	10
科内培训	3	2	2	6	10	3	12	15
其他	0	0	0	0	0	0	0	0
合计	5	4	9	13	15	9	19	26

1. 院外培训　五月院外：新版"中毒资质培训"；八月院外：云南科学大讲坛《三千年医学进退》，职业病诊断资质复审培训。

2. 院内培训　①科主任参加，医院等级资料准备；②副主任医师参加，教师讲课比赛；③医务科、药剂科主持，"抗生素合理使用培训"；④《如何讲好一堂课》培训；⑤"骨关节软细胞疼痛微创技术应用于并发症防治研究"培训；⑥科教科主持"休克-临床失血的评估，Sepsis2012指南的认识"，某副主任医师参加"网络直报"培训；⑦院长主持《侵权责任法》培训；⑧科主任主持，《病例规范化书写》"心肺复苏"、"电除

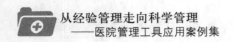

颤"培训；⑨"心肌酶检测及临床应用"培训；⑩"消化内科培训班"。

3. 科内培训　无。

（二）每月业务培训

每月培训曲线图。

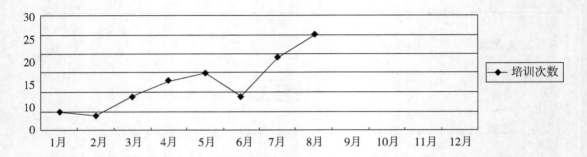

1. 分析　8月份院外培训0次，院内培训10次，科内培训15次，本月共培训25次，较上月增加6次。培训内容主要围绕等级医院评审内容、医疗质量安全及培训展开，同时加强科室人员手卫生考核，查缺补漏，加强自身业务学习及新到岗位工作人员规章制度、工作职责及工作业务进行培训。

2. 持续改进　本月根据营养质量安全指标继续查缺补漏，完善各项资料，不足之处进行持续改进，加强应知应会知识的学习及手卫生制度的考核，不断提高自身业务水平。

（三）业务培训类别

培训类别百分比。

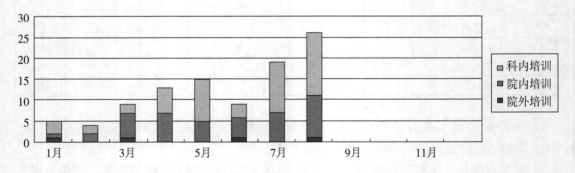

1. 分析　8月份院外培训1次，科内培训15次，占本月总培训的60%，院内培训10次，占总培训的40%。

2. 持续改进　继续坚持科内、院内培训，提高科室工作人员的业务水平，同时积极参加院外的相关培训学习。

十、职能部门监督

1. 院感办

（1）院感办每月不定时到科室进行感控知识测试、手卫生考核、多耐患者会诊、传染病报告指导、职业暴露指导等。

（2）院感办每月对我科感控工作进行督导检查，提出整改要求，指导我科及时整改。

2. 医务部

（1）医务部负责全院医疗质量安全工作督导及检查，每周不定期到科室进行检查指导，保证我科各项医疗工作正常、有序进行。

（2）我科根据医务部各项检查及督导内容进行持续整改，不断规范各项医疗行为，提高医疗服务水平。

（3）对各级医务人员执业资格进行审核，做到合法行医，保证医疗质量与安全。

案例九：普外科2013年1～8月数据分析

一、普外科2013年1～8月医疗质量安全管理与持续改进活动

各项完成情况指标见下表。

指标名称	指标	1月	2月	3月	4月	5月	6月	7月	8月
总手术数	840台/年	66	50	116	66	70	58	58	55
重点手术总例数		9	7	15	9	9	16	7	13
重点疾病例数		16	15	25	12	15	22	17	19
住院患者死亡数		2	1	3	5	2	1	4	1
非计划再次手术例数		2	1	2	2	0	0	0	3
手术后并发症例数		2	1	2	2	0	0	0	3
手术后感染例数（按"手术风险评估表"的要求分类）		2	1	1	1	0	0	0	2
围术期（Ⅰ类切口）预防性抗菌药的使用率（%）	<30	0	0	0	0	0	0	0	0

(续表)

指标名称	指标	1月	2月	3月	4月	5月	6月	7月	8月
单病种管理例数		7	9	15	14	11	11	11	15
临床路径完成例数		13	10	13	14	11	11	11	11
住院超30天的患者数		7	1	4	2	0	4	4	2
平均住院日	10.0	11.46	11.03	10.01	10.3	9.84	9.19	9.65	10.9
不良事件（医护）（件）	>10件/年	2	0	0	2	2	1	0	3
门诊人次	2811人次/年	195	181	250	254	384	222	309	272
两周与一月内再住院		0	0	0	0	0	0	0	0
出院患者数	1620人次/年	78	67	117	98	94	100	100	99
人均住院费用		13 442.53	11 903.67	9481.83	12 861.22	10 715.34	10 54.82	10 197.95	11 461.5
多重耐药菌病例数		2	0	3	2	2	0	1	2
基本药物使用率	>10	9.39	8.34	3.8	9.36	8.04	6.88	3.76	7.9
抗菌药物使用强度	≤40	97.88	70.1	43.39	32.49	42.71	52.3	54	27.4
门诊抗生素使用率（%）	<27	10.94	11.36	13.37	30.73	26.07	28.9	6.58	14.0
住院抗菌药物使用率（%）	<55	61.36	63.6	54.62	53.19	45.83	44.2	50	45.2
限制级、特殊级抗菌药物微生物样本送检率（%）	限制级>50；特殊级>80	60 50	100 100	100 未使用	100 未使用	100 未使用	50 未使用	100 66.7	100 未使用
输血人次		3	3	3	2	1	6	3	4
病历质量（甲级病历）率		100	100	99.2	98.98	97.9	99	100	98
医疗纠纷					1				1

二、医疗质量分析

（一）普外科重点手术

腹腔镜下胆囊切除术、胃切除术、直肠切除术、胰腺切除术、恶性肿瘤根治术伴腹腔某器官的全切除术或大部切除、部分切除术（如肝叶切除、胰十二指肠切除术等）。

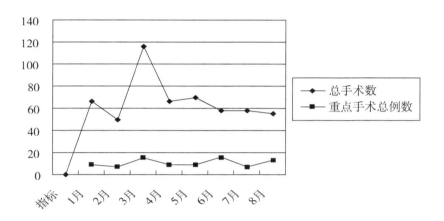

1. 数据情况　1～8月共完成手术539台，月平均67.4台，离70台/月的指标还差2.6台；重点手术共85台，月平均10.6台，每月重点手术占总手术的比例15.8%，从图一可以看出1～8月除3月、5月完成较好外，其他几月均变化不大，完成稍差。

2. 原因分析　重点手术例数无明显增长的原因：①医务人员专业技术水平仍不高；②总手术人数市场占有份额较低；③我科的社会知名度较低。

3. 持续改进　继续认真学习"手术治疗管理与持续改进"的相关制度及条款要求，确保医疗质量，进一步提高手术效果。

（二）科室手术总人数、非计划再次手术、术后并发症、术后感染

1. 数据情况　5～7月，科室"非计划再次手术"、"术后并发症"、"术后感染例数"三项指标均为0，而1～4月有7例，8月有3例，其中5例为Ⅱ、Ⅲ类切口手术并发切口感染；3例为老年患者，基础疾病多，营养不良致术后切口愈合差、切口裂开；1例为切口渗血、腹腔积血；1例为胃大部切除后，并发胆囊穿孔、胆漏。

2. 整改措施

（1）手术科室必须加强医疗安全制度的落实，重点是术前讨论、手术适应证、风险评估、术前查对、医患沟通制度的落实。

（2）加强围手术期各环节的管理，严格无菌手术操作，合理应用抗生素，规范术后营养支持治疗。观察病情细致、认真，发现问题及时处理。强化再次手术病例的病案质量管理、规范病案书写。

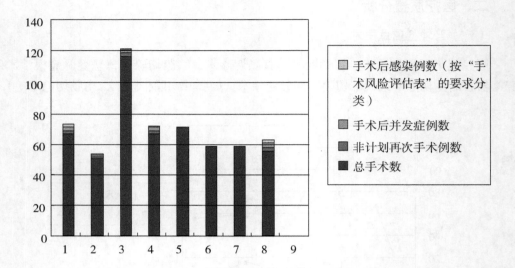

（3）加强"三基"培训，提高外科医师自身的理论及技能水平，追求熟练、精细的手术操作，尽量缩短手术时间。

（4）规范、合理使用抗生素。认真落实多学科协作、会诊制度。

（三）平均住院日

住院超过30天情况。

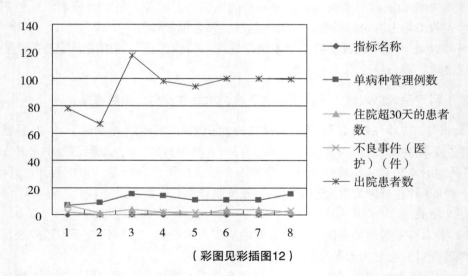

（彩图见彩插图12）

1. 数据情况

（1）科室住院超过30天患者仅5月没有，1月最高有7例，其他月份在1～4例。

（2）平均住院日呈现稳步下降的态势，1～8月平均为"10.3天"，与"10天"的指标相比，仍然超过了0.3天。

2. 原因分析

（1）住院超过30天患者24人。由于我科收治老年危重患者及感染性疾病患者仍较多，同时伴有糖尿病，心血管疾病，肺部感染，诊断治疗较困难，住院时间较长；另外，我科收治老年胃肠道癌症患者也较多，行手术治疗，围手术期管理较年轻人相对复杂且住院时间较长；发生非计划再次手术患者较多致住院时间延长。

（2）平均住院日超标的原因：除以上原因外还有我科收住晚期恶性肿瘤、需要临终关怀患者较多有关。

3. 改进措施

（1）全科医务人员在"以科主任为组长"的医疗质量与安全管理小组的带领下，认真学习医疗核心制度，严格遵循相关的"诊疗指南"与"技术操作规范"来开展工作；尽量减少各种并发症的发生，缩短患者住院天数。

（2）定期和不定期的业务学习与培训，巩固医务人员的专业理论知识，提高医务人员对各项制度的理解及知晓率。

（3）结合"三级综合医院评审条款"要求，通过"科室一级指控"与"医务部等职能部门的督导"相结合，不断总结，持续改进，争取各项指标均能控制在"合理范围"内。

三、合理用药医疗质量分析

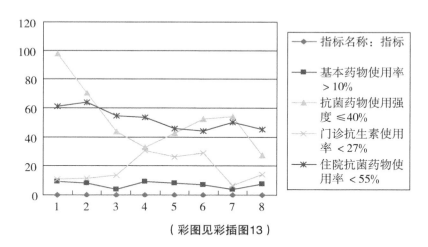

（彩图见彩插图13）

1. 原始数据 上图可以看出，我科除4月及8月抗菌药物使用强度达标外，其余月份均超出了"40DDD"的指标，但总的来看已呈下降趋势；而住院患者抗生素使用率从3月以后每月均达标且呈下降趋势；门诊抗生素使用率除4月及6月稍超标外，其余每月均达标。基药使用率我科每月都未达标。

2. 原因分析 由于我科收治老年危重患者及感染性疾病患者仍较多，同时伴有糖尿病，心血管疾病，肺部感染，致使抗生素使用强度超标。而我科医生对基本药物的使用率认识还不够，未能站在患者的角度节省医疗费用。

3. 持续改进措施　科室质量与安全管理小组及时召开会议，认真分析总结，组织全科医务人员再次学习、培训"云南省第三人民医院抗菌药物分级管理"的相关制度，使医务人员加强了对"如何计算及控制抗菌药物使用强度"等相关内容的认识，加大基本药物的使用率，并要求科室所有医务人员严格执行，科室加强"一级质控"等管理，加上职能部门的督导，发现问题，及时解决。持续改进用药指标。

四、不良事件分析

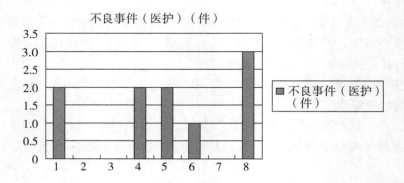

不良事件（医护）（件）

1. 原始数据　见上图。1～8月，全科医护不良事件共上报10件，除了2月、3月、7月没有发生外，其余月份均有上报，达到并超过了"20件／（百床·年）"的指标。其中：1月份为2例多重耐药菌感染；4月1例为非计划再次手术，1例为多重耐药菌感染；5月1例为多重耐药菌感染，1例为自行外出，因家庭矛盾服农药自杀，后返回我院经抢救治愈出院；6月1例为多重耐药菌感染；8月1例为多重耐药菌感染，另2例为非计划再次手术。

2. 原因分析

（1）非计划再次手术：已在非计划再次手术管理档案中有详细分析。

（2）入院后尿路感染，术后切口感染、引流脓液培养出"多重耐药菌"，原因：患者年龄大，基础病多，营养不良，同时行肠道污染甚至感染手术，切口污染严重，术后并发呼吸道、泌尿系炎症。经化验发现从而确诊。

（3）患者自行外出：反映出病房管理漏洞，对有情绪异常患者的关注度不够。

3. 持续整改措施

（1）科室多次召开"质量与安全管理小组会议"，针对每一件不良事件，都进行分析总结经验教训。

（2）举行"不良事件管理"的培训与考核，提高医务人员对不良事件防治处理的知晓率。

（3）科室及职能部门督导检查，不断改进。

（4）修改、调整部分流程。

（5）加强医务人员对患者病情的观察，全面评估，以便及时防止"意外事件"的发生。

五、输血质量分析

月份	1月	2月	3月	4月	5月	6月	7月	8月
输血人次	3	3	3	2	1	6	3	4
不良反应	无	无		无	无	无	无	无

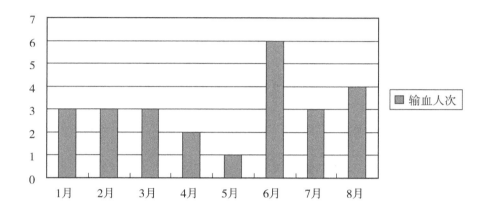

1. 数据情况　1～8月，每月都有输血患者，最少的5月有1例，最多的6月有6例。

2. 原因分析　因我科收治的重点疾病中有消化道出血患者，重点手术有恶性肿瘤根治术，均有可能输血。而每一例输血患者，指征明确，输血后患者贫血或凝血机制障碍情况均能得到明显纠正。

3. 持续改进措施　定期学习、培训"输血管理"相关制度与流程，严格执行。

六、感控质量分析

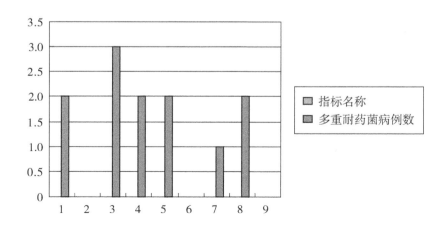

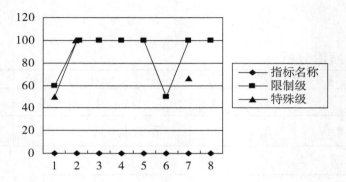

1. 数据

（1）院感：1～8月院感共12例：其中切口感染9例（1月2例、3月3例、4月2例、8月2例），均为Ⅱ、Ⅲ类手术切口，术后切口感染经伤口脓液细菌培养确诊；泌尿道感染1例（7月1例），为术后留置导尿管行中段尿培养后确诊；下呼吸道感染2例（5月）系老年患者肠道手术后营养不良、长期卧床，出现"咳嗽"，经痰培养检查，考虑"肺部感染"而确诊。

（2）多耐：MASA及泛耐药铜绿假单胞菌各1例（1月），大肠埃希菌4例（4、5、6、8月各1例）。

（3）标本送检率：使用限制级抗生素的微生物送检率均达标；使用特殊级抗生素的微生物送检率除1月及7月未达标外其余月份均合格。

（4）手卫生正确率1A、2月为60%、80%，后均为100%。

2. 原因分析

（1）医院感染方面：患者年龄大，基础病多，营养不良，同时行肠道污染甚至感染手术，切口污染严重，术后并发呼吸道、泌尿系炎症。经化验发现从而确诊。

（2）手卫生的正确率，开始不达标：①部分医务人员不重视；②科室对"手卫生"相关制度流程的学习、培训不到位；③科室自查不到位，包括针对"职能部门的督查"未能认真总结等。

3. 持续改进措施

（1）科室不断加强对医务人员相关知识、制度的学习培训，并严格执行。

（2）继续实行"科室自查"与"职能部门督导"相结合的方法，不断总结，持续改进。

七、单病种质量及临床路径分析

分类	指标	1月	2月	3月	4月	5月	6月	7月	8月
入径（例）		13	10	13	14	11	11	11	11
入径率（%）	>50	>90	>90	>90	>90	100	100	100	100
完成率（%）	>70	>80	>80	>80	>90	>100	>100	100	100

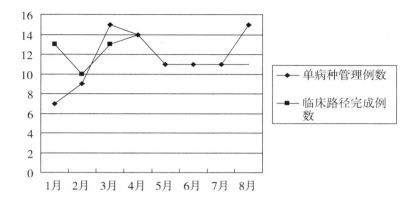

1. 数据情况 上述图表可以看出，1～8月，入径例数、入径率、完成率三项指标都呈现"由低到高"，然后马上又转入"由高到低"的态势，最好的是3月，入径率>70%，完成率>70%，近4月达到了100%，且呈平稳态势。

2. 原因分析

（1）符合入径条件的病例数相对较少。

（2）医务人员对开展临床路径工作的重要性及必要性不够了解。

（3）医务人员开展临床路径工作的积极性不高。

（4）医患沟通不到位，患者对"入径管理"的重要性了解不充分。

3. 持续整改措施

（1）加强对医务人员"开展临床路径管理工作"相关制度及流程的学习与培训。

（2）严格按"临床路径管理相关流程"开展工作。

（3）加强与患者的沟通，让患者及家属充分了解"开展临床路径管理"的好处。

八、危急值质量分析

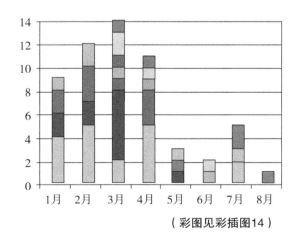

心电图报告异常
病理报告异常
腹部CT检查异常
腹部平片检查异常
B超检查异常
血糖异常
血钠异常
血气分析异常
血小板异常
血红蛋白异常
血钾异常

（彩图见彩插图14）

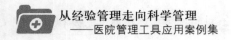

1. 数据

项目	1月	2月	3月	4月	5月	6月	7月	8月
血钾异常	4	5	2	5			2	
血红蛋白异常	2	2	6		1			
血小板异常	2	3	1	3				
血气分析异常	1	2	1					
血钠异常						1		
血糖异常					1			1
B超检查异常			1		1		1	
腹部平片检查异常				1				
腹部CT检查异常			2	1				1
病理报告异常			1	1			2	
心电图报告异常						1		
合计	9	12	14	11	3	2	5	2

2. 存在的问题 从科室及医务部督导的情况看：1月、3月例数最多主要集中在3个消化道出血。给予输血的病人中，8月最少且从3月开始呈下降趋势。2月、3月、5月登记本各有一例涂改未签名。

3. 原因分析 ①医务人员对"危急值管理"不够重视；②医务人员不熟悉"危急值管理"的流程。

4. 持续改进措施

（1）加强"科室一级质控与职能部门督导"相结合，减少和杜绝不规范的登记、处置，杜绝"漏登、漏记"，避免延误患者最佳处置时机，确保患者的医疗安全。

（2）定期组织学习与培训，提高及巩固医务人员的知晓率。

（3）不断总结，持续改进。

九、住院重点病种分析

1. 数据 见上图所示，每个月均有，最高的是3月份共25例。

2. 原因分析 2013年1～8月，我科重点疾病仍以急性化脓性阑尾炎为主，恶性肿瘤术后化疗及急性胰腺炎患者较少，消化道出血患者占一定比例。说明我科病种结构单一，社会知名度低，故市场占有份额也较低。

3. 持续改进措施

（1）医务人员不断加强学习"诊疗指南"与"技术操作规范"，逐步提高专业技术水平，关注重点疾病的治愈率及死亡率，增加重点疾病的诊治例数及收住例数。质量与安全管理小组在月度活动中进行分析、总结。

（2）加强对医疗核心制度、"等级医院相关条款"的学习与培训，并严格执行，确保患者的医疗安全。

（3）加强门诊工作，并扩大宣传力度，提高普外科知名度。

（4）科室一级质控与职能部门督导相结合，不断持续改进。

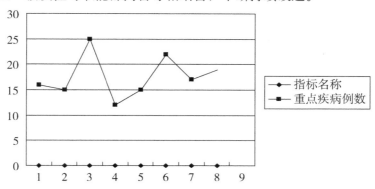

十、病历质量

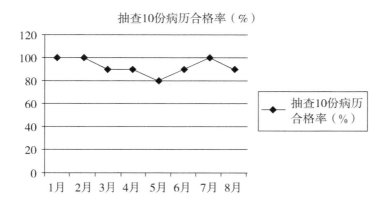

1. **数据** 1月、2月、7月，甲级率为100%，3月、4月、6月、8月甲级率为90%，5月80%，下降的主要表现为，每月由医务部抽查的终末期病历中，甲级率不到100%的月份均有"乙级病历"发生。

2. **原因分析** 甲级率下降的原因：①住院患者人次逐步增加，医务人员的工作量相应增加；②等级医院创建，医务人员投入到创建当中的时间、精力增加；③部分医生对"病历书写质量"不够重视；④科室一级质控流于形式，没有实行科内考核；⑤医务人员自身的素质，如"病历书写能力"等不高。

3. **持续改进措施** ①加强医务人员"病历书写基本规范"的学习、培训，提高知晓率；②加强科室一级质控，加强科室考核；③对于医务部等职能部门的督导意见，及时总结、改进；④认真学习、培训医疗核心制度以及"等级医院评审相关条款"，并严格执行；⑤不断总结，持续改进。

案例十：神经外科医疗质量安全

一、神经外科医疗质量安全活动

某院神经外科质量控制指标见下表。

指标名称	指标	1月	2月	3月	4月	5月	6月	7月	8月	9月	10月	11月	12月
入院人次		29	30	33	28	29	31	36					
出院人次		32	27	32	29	26	29	40	44				
总手术数（台）	360/年	35	23	30	26	13	31	51	30				
重点手术总例数	\	13	13	14	4	7	8	12	12				
住院患者死亡数	\	6	3	3	2	0	3	4	5				
非计划再次手术例数	\	1	1	1	0	1	0	1					
手术后并发症例数	\	0	0	0	0	0	0	0	0				
手术后感染例数（按"手术风险评估表"的要求分类）	\	0	0	0	0	0	0	0	0				
围术期（Ⅰ类切口）预防性抗菌药的使用率（%）	\	100	100	100	100	100	100	100	100				
单病种管理例数	\	11	5	9	6	3	7	8	4				
住院超30天的患者数	\	10	15	11	4	2	9	4					
平均住院日	12	20.47	27.11	18.75	20.00	27.58	29.79	37.65	20.80				
不良事件（医护）（件）	>10件/年	0	2	3	1	0	5	1	4	4			
门诊人次	4682/年	100	110	141	109	127	127	145					
两周与一月内再住院（例次）	\	0	0	0	0	0	0	0	0				
人均住院费用（元）	2 800元省保	27 471.50	27 269.70	20 822.41	27 864.59	21 491.04	32 099.41	38 545.00	26 841.82				
住院药品比例（%）	<42	45.59	47.46	41.59	46.21	45.79	50.83	48.40	51.34				
基本药物使用率（%）	>10	1.49	1.73	2.63	6.98	6.02	4.66	3.02	4.02				

（续表）

指标名称	指标	1月	2月	3月	4月	5月	6月	7月	8月	9月	10月	11月	12月
抗菌药物使用强度（%）	≤38	52.46	34.77	49.57	33.81	39.90	30.75	22.97	32.84				
门诊抗生素使用率（%）	<10	0	0.41	10.53	0	2.27	0	7.55	2.38				
住院抗菌药物使用率（%）	<70	61.54	67.44	60	50	50	61.76	61.54	50				
限制级抗菌药物微生物样本送检率（%）	限制级>50	50	100	50	67	未使用	67	0	17				
特殊级抗菌药物微生物样本送检率（%）	特殊级>80	100	100	未使用	未使用	未使用	未使用	未使用	未使用				
输血人次	\	4	3	3	2	3	3	4	5				
病历质量（甲级病历）率	90	100	98	98	96	96	96	90					

二、医疗质量分析

（一）重点手术

重点手术分别有：重度颅脑外伤，开颅手术。高血压脑出血，开颅血肿清除术。颅内占位性病变，开颅异物清除术等几种。

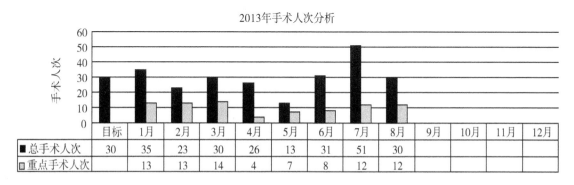

2013年手术人次分析

	目标	1月	2月	3月	4月	5月	6月	7月	8月	9月	10月	11月	12月
■总手术人次	30	35	23	30	26	13	31	51	30				
□重点手术人次		13	13	14	4	7	8	12	12				

1. 数据情况　1～8月共完成手术239台，月平均29.85台，离30台／月的指标还差0.15台；重点手术共83台，月平均10.1台，每月重点手术占总手术的比例超过30%，从图中可以看出1～8月呈稳步上升的态势。

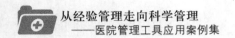

2. **原因分析**　重点手术例数平稳增长的原因：①医务人员专业技术水平逐步提高；②医患沟通效果较前明显提高；③手术效果逐步提高。

3. **持续改进**　继续认真学习"手术治疗管理与持续改进"的相关制度及条款要求，确保医疗质量，进一步提高手术效果。

（二）科室死亡患者数、非计划再次手术、术后并发症、术后感染、围术期预防使用抗生素比较

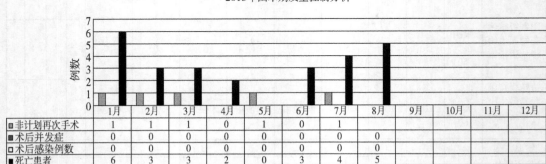

2013年围术期质量控制分析

	1月	2月	3月	4月	5月	6月	7月	8月	9月	10月	11月	12月
■非计划再次手术	1	1	1	0	1	0	1					
■术后并发症	0	0	0	0	0	0	0	0				
□术后感染例数	0	0	0	0	0	0	0	0				
■死亡患者	6	3	3	2	0	3	4	5				

1. **数据情况**　1～7月，科室　"术后并发症"、"术后感染例数"三项指标均为0；而死亡患者，1月最多，5月最少为0；"非计划再次手术"患者始终在1人以下。

2. **原因分析**

（1）死亡情况：5月手术例数最少，死亡例数同样最少，各例均为抢救无效死亡，整个治疗过程，医务人员均按"指南及规范"进行治疗，在规定的时限内举行"死亡病例讨论"，无违规情况，家属对我科医疗过程未提出异议。

（2）非计划再次手术情况：我科急诊患者为主，脑血管意外风险难以预测，对此类患者每月均控制在一人以下，而　"术后并发症"、"术后感染"等均未发生，说明我科医务人员"认真学习医疗核心制度，严格遵循相关的'诊疗指南'与'技术操作规范'开展工作"，不断持续改进，收到了很好的效果。

3. **持续改进措施**　继续保持。

（三）平均住院日

住院超过30天情况。

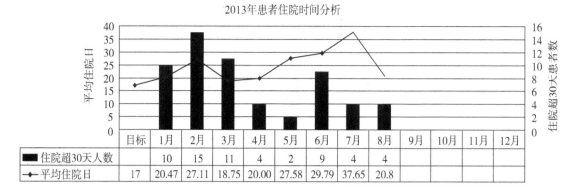

2013年患者住院时间分析

	目标	1月	2月	3月	4月	5月	6月	7月	8月	9月	10月	11月	12月
■ 住院超30天人数		10	15	11	4	2	9	4	4				
◆ 平均住院日	17	20.47	27.11	18.75	20.00	27.58	29.79	37.65	20.8				

1. 数据情况

（1）科室住院超过30天患者仅各月呈波动下降趋势。

（2）平均住院日有所上升，1～7月平均为"25.91天"，与"17天"的指标相比，仍然超过了8.91天。

2. 原因分析

（1）住院超过30天患者呈下降趋势，我科患者多为神经系统损伤患者，神经组织损伤具有不可逆性，疾病恢复时间长，在上半年患者数呈上升趋势的情况下，仍能控制住院超30天总数减少已属不易。

（2）平均住院日超标的原因：①住院患者的病情严重程度逐步增加：随着全国医疗水平的提升，大多数外伤者，均能在当地医院诊治，真正到我院住院诊治的患者，其病情均具有相当的难度；②住院患者年龄偏大，高血压脑出血患者逐渐增多；③并发有高血压病、糖尿病、慢性支气管炎、肺心病等基础病者较多等。

3. 改进措施

（1）全科医务人员在"以科主任为组长"的医疗质量与安全管理小组的带领下，认真学习医疗核心制度，严格遵循相关的"诊疗指南"与"技术操作规范"来开展工作；尽量减少各种并发症的发生，缩短患者住院天数。

（2）定期和不定期的业务学习与培训，巩固医务人员的专业理论知识，提高医务人员对各项制度的理解及知晓率。

（3）结合"三级综合医院评审条款"要求，通过"科室一级指控"与"医务部等职能部门的督导"相结合，不断总结，持续改进，争取各项指标均能控制在"合理范围"内。

三、合理用药医疗质量分析

1. 原始数据 上图可以看出，我科各指标均未控制在规定的范围内。

2. 原因分析 我科患者多为颅脑病变，属于关键部位，对感染敏感且影响严重，通常具有预防使用抗生素指征，术后患者"合并呼吸道感染"的患者较多，对于抗生素的使用，存在"超强度使用"的情况，致使使用强度超标。

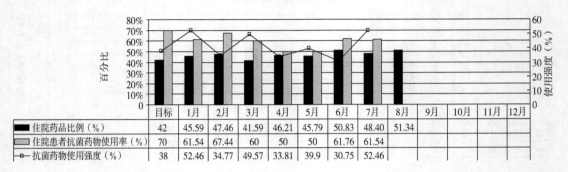

2013年药品相关指标

	目标	1月	2月	3月	4月	5月	6月	7月	8月	9月	10月	11月	12月
■ 住院药品比例（%）	42	45.59	47.46	41.59	46.21	45.79	50.83	48.40	51.34				
▨ 住院患者抗菌药物使用率（%）	70	61.54	67.44	60	50	50	61.76	61.54					
—□— 抗菌药物使用强度（%）	38	52.46	34.77	49.57	33.81	39.9	30.75	52.46					

　　3. 持续改进措施　科室质量与安全管理小组及时召开会议，认真分析总结，组织全科医务人员再次学习、培训"云南省第三人民医院抗菌药物分级管理"的相关制度，使医务人员加强了对"如何计算及控制抗菌药物使用强度"等相关内容的认识，并要求科室所有医务人员严格执行，科室加强"一级质控"等管理，加上职能部门的督导，发现问题，及时解决，如此，后来的7个月，该项指标均能控制在指标范围内，持续改进成效显著。

四、病历质量分析

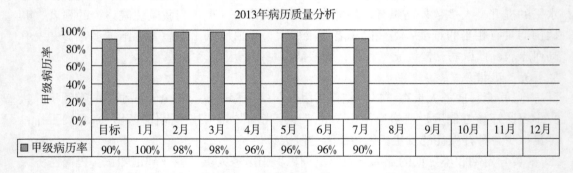

2013年病历质量分析

	目标	1月	2月	3月	4月	5月	6月	7月	8月	9月	10月	11月	12月
■ 甲级病历率	90%	100%	98%	98%	96%	96%	96%	90%					

　　1. 原始数据　上图可以看出，我科甲级病历率在前六个月均维持在95%以上，7月份为90%。

　　2. 原因分析　甲级率下降的原因：

　　（1）住院患者人次逐步增加，医务人员的工作量相应增加。

　　（2）等级医院创建，医务人员投入到创建当中的时间、精力增加。

　　（3）部分医生对"病历书写质量"不够重视。

　　（4）科室一级质控，流于形式，没有实行科内考核。

　　（5）医务人员自身的素质，如"病历书写能力"等不高。

　　3. 持续改进措施

　　（1）加强医务人员"病历书写基本规范"的学习、培训，提高知晓率。

（2）加强科室一级质控，加强科室考核。

（3）对于医务部等职能部门的督导意见，及时总结，改进。

（4）认真学习、培训医疗核心制度以及"等级医院评审相关条款"，并严格执行。

（5）不断总结，持续改进。

五、不良事件分析

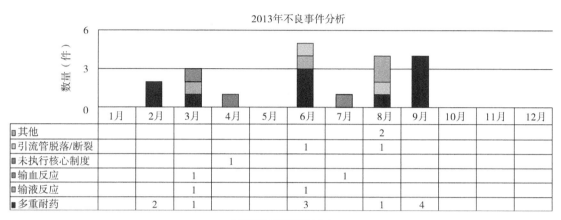

	1月	2月	3月	4月	5月	6月	7月	8月	9月	10月	11月	12月
■其他								2				
■引流管脱落/断裂						1		1				
■未执行核心制度			1									
■输血反应			1				1					
■输液反应			1			1						
■多重耐药		2	1			3		1	4			

（彩图见彩插图15）

1. 原始数据　1～9月，全科医护不良事件共上报20件，除了5月没有发生外，每月均有上报，达到并超过了"20件／（百床·年）"的指标。

2. 原因分析

（1）多重耐药的原因：①因硬件设施不到位、人员紧张，控制措施中感染患者的隔离、室内环境、物体表面消毒处理、医务人员手卫生、诊疗用品的消毒等不能真正落实。②未取得医务科、护理部等职能部门的配合。

（2）输液反应发生的原因：①液体与药品质量不过关；②液体配制程序不过关；③液体与体温温差过大；④输液速度过快；⑤液体配伍过杂。

（3）护士漏执行医嘱与信息系统信息与临床工作的不匹配，医护沟通不到位（护士有疑问未与主管医生联系）及主班工作因量大，事多、烦、杂、乱，审核医嘱不仔细有关。护士未严格执行"三查八对"以及交接班制度等。

（4）今年较去年，二季度较一季度不良事件的发生均呈快速上升趋势，分析实际原因与不良事件主动报告意识增强有关，不良事件发生中，责任性的事件少了，潜在性的隐患暴露多了，大家的风险意识强了，实际上，护理工作做到事前预防，事前控制，安全性大大提高了。

3. 持续整改措施

（1）科室多次召开"质量与安全管理小组会议"，针对每一件不良事件，都进行分析总结经验教训。

（2）举行"不良事件管理"的培训与考核，提高医务人员对不良事件防治处理的知

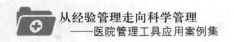

晓率。

(3) 科室及职能部门督导检查，不断改进。

(4) 修改、调整部分流程。

(5) 加强医务人员对患者病情的观察，全面评估，以便及时防止"意外事件"的发生。

(6) 经过不断总结、改进，科室不良事件，逐步减少，8月无一例不良事件发生；持续整改有效。

六、输血质量分析

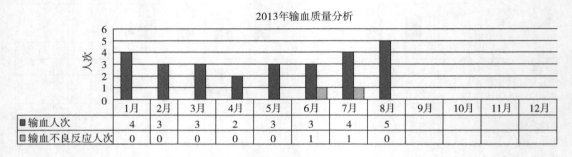

2013年输血质量分析

	1月	2月	3月	4月	5月	6月	7月	8月	9月	10月	11月	12月
■ 输血人次	4	3	3	2	3	3	4	5				
▨ 输血不良反应人次	0	0	0	0	0	1	1	0				

1. 数据情况　1～7月，输血人数呈现波动，与手术人次呈正相关。

2. 原因分析　每一例输血患者，指征明确，输血后患者贫血情况均能得到明显纠正。发生不良反应的原因有：①血液或血制品中有致热原；②受血者多次受血后产生同种白细胞或血小板抗体（mA 特异抗体），引发免疫反应造成白细胞破坏释放内源性致热原。

3. 持续改进措施　定期学习、培训"输血管理"相关制度与流程，严格执行。

七、感控质量分析

1. 原始数据

(1) 院感：1～9月院感共11例：其中呼吸道感染6例，均为入院时就已合并有"咳嗽"等呼吸道不适，经化验、细菌培养等确诊；泌尿道感染5例，均为"入院时化验检查，发现尿中有细菌，培养后确诊"；下呼吸道感染1例（7月份）系"腰椎间盘突出症"行"微创介入手术"后6天，出现"咳嗽"，经化验的检查，考虑"肺部感染"而确诊。

(2) 多耐：MASA一例（1月份），大肠埃希三例（2月份两例、4月份一例）。

(3) 标本送检率：使用限制级、特殊级抗生素的微生物送检率均为100%；

(4) 手卫生正确率1月、2月为60%、80%，后均为100%。

2. 原因分析

(1) 医院感染方面：①患者年龄大，基础病多，多数患者入院时就已并发呼吸道、泌尿系炎症，入院化验即发现从而确诊；②一例住院期间发生的呼吸道感染，为患者不慎着凉感冒，从而诱发"呼吸道感染"。

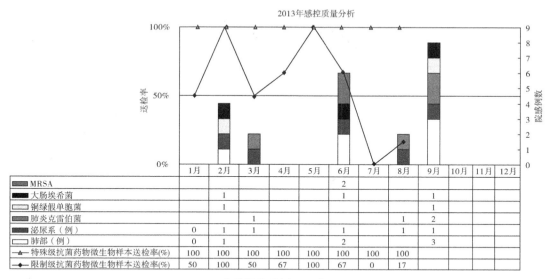

2013年感控质量分析

	1月	2月	3月	4月	5月	6月	7月	8月	9月	10月	11月	12月
MRSA						2						
大肠埃希菌		1				1			1			
铜绿假单胞菌		1										
肺炎克雷伯菌				1				1	2			
泌尿系（例）	0	1	1					1	1			
肺部（例）	0	1				2			3			
特殊级抗菌药物微生物样本送检率(%)	100	100	100	100	100	100	100	100				
限制级抗菌药物微生物样本送检率(%)	50	100	50	67	100	67	0	17				

（彩图见彩插图16）

（2）手卫生的正确率，开始不达标：①部分医务人员不重视；②科室对"手卫生"相关制度流程的学习、培训不到位；③科室自查不到位，包括针对"职能部门的督查"未能认真总结等。

3. 持续改进措施

（1）科室不断加强对医务人员相关知识、制度的学习培训，并严格执行。

（2）继续实行"科室自查"与"职能部门督导"相结合的方法，不断总结，持续改进。

八、单病种质量分析

1. 原始数据

（1）单病种：1～9月我科单病种（其他颅骨切开术）共60例；其中预防性使用抗生素率100%；72h内停用抗菌药物为21例，占35%，72～120h停用抗菌药物为8例，占比13.3%，抗菌药物使用时间超过120h的有31例，占51.7%；

（2）手术时间≤3h的有39例，占65%，手术时间≥3h的有21例，占比35%；术中追加第二剂抗生素的有14例，占23.33%；所有登记上报的我科单病种病人中全自费患者有39例，占65%。

2. 原因分析

（1）我科单病种以"其他颅骨切开术围手术期预防感染"为监测指标，通过对1～9月的数据分析，可对比发现术后抗生素使用时间超过120h的患者有31例，占51.7%，占比高，因我科手术多为重度颅脑外伤、脑出血等急重症为主，且多为全麻插管手术，术后患者长期卧床、术前存在误吸、术后长期机械通气、留置尿管、胃管等管道；故术后

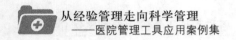
并发肺部感染、尿路感染的患者极多，所占的比例大，故抗生素使用时间长。

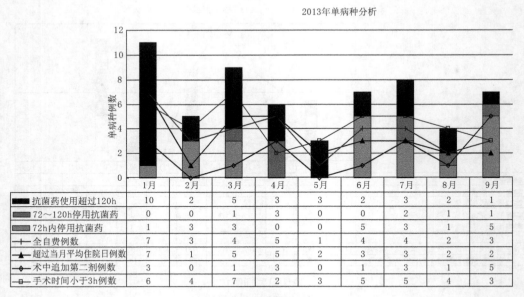

2013年单病种分析

	1月	2月	3月	4月	5月	6月	7月	8月	9月
■ 抗菌药使用超过120h	10	2	5	3	3	2	3	2	1
■ 72~120h停用抗菌药	0	0	1	3	0	0	2	1	1
■ 72h内停用抗菌药	1	3	3	0	0	5	3	1	5
─┼─ 全自费例数	7	3	4	5	1	4	4	2	3
─▲─ 超过当月平均住院日例数	7	1	5	5	2	3	3	2	2
─◆─ 术中追加第二剂例数	3	0	1	3	0	1	3	1	5
─□─ 手术时间小于3h例数	6	4	7	2	3	5	5	4	3

（彩图见彩插图17）

（2）我科手术为颅脑手术，所需手术时间较长，手术超3h的占比有65%，故术中存在有追加抗生素的现象，但并不是所有超3h的患者均使用第二剂抗生素，早期单病种开展期间存在有一定的抗生素使用不规范、预防性使用不合规的现象，通过后期整改及分析我科的特殊性；围手术期预防性使用抗生素基本符合规范。

（3）我科多以颅脑外伤患者为主，故存在自费比例高的现象。

3. 持续改进措施

（1）科室不断加强对医务人员相关知识、制度的学习培训，并严格执行。

（2）继续实行"科室自查"与"职能部门督导"相结合的方法，不断总结，持续改进。

九、危急值质量分析

1. 数据　3月危急值总数42例（电解质异常为14例），其余月份维持在20例以下，1～9月院感、血气分析、血常规等危急值报告例数呈下降趋势，头颅CT报告危急值呈上升趋势，说明住院患者得到有效治疗的比例增高，重患者入院比例呈增加趋势。

2. 存在的问题　从科室及医务部督导的情况看：①1月有1例接电话时间与汇报时间相差2分钟；②2月有1例工号空项；③4月有一例登记本"报告科室"有一处改动未签名。

3. 原因分析　①医务人员对"危急值管理"不够重视；②医务人员不熟悉"危急值管理"的流程。

4. 持续改进措施 ①加强"科室一级质控与职能部门督导"相结合，减少和杜绝不规范的登记、处置，杜绝"漏登、漏记"，避免延误患者最佳处置时机，确保患者的医疗安全；②定期组织学习与培训，提高及巩固医务人员的知晓率；③不断总结，持续改进。

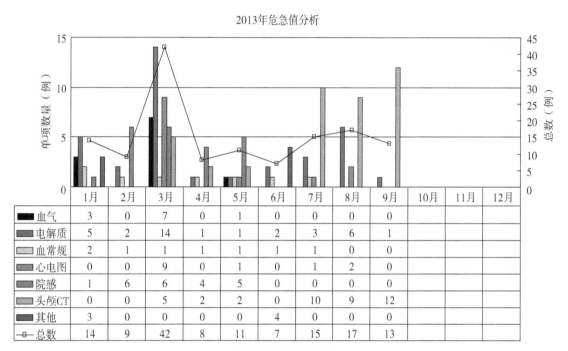

2013年危急值分析

	1月	2月	3月	4月	5月	6月	7月	8月	9月	10月	11月	12月
■血气	3	0	7	0	1	0	0	0	0			
■电解质	5	2	14	1	1	2	3	6	1			
□血常规	2	1	1	1	1	1	1	0	0			
▨心电图	0	0	9	0	1	0	1	2	0			
■院感	1	6	6	4	5	0	0	0	0			
□头颅CT	0	0	5	2	2	0	10	9	12			
■其他	3	0	0	0	0	4	0	0	0			
—□—总数	14	9	42	8	11	7	15	17	13			

（彩图见彩插图18）

案例十一：骨科科室质量与安全小组活动（1～8月）

一、骨科2013年1～8月医疗质量安全管理与持续改进活动

各项完成情况指标见下表。

指标名称	指标	1月	2月	3月	4月	5月	6月	7月	8月
总手术数	840/年	51	41	66	53	72	71	70	53
重点手术总例数		3	3	3	5	5	5	6	8
住院患者死亡数		0	0	1	1	0	0	0	2
非计划再次手术例数		0	0	0	0	0	0	1	0
手术后并发症例数		0	0	1	0	0	0	1	0

（续表）

指标名称	指标	1月	2月	3月	4月	5月	6月	7月	8月
手术后感染例数（按"手术风险评估表"的要求分类）		0	0	1	0	0	0	0	0
围术期（Ⅰ类切口）预防性抗菌药的使用率%	<30	58.3	69.2	41.47	46.6	28	37.5	35.3	51.9
单病种管理例数		2	2	1	1	2	2	1	
住院超30天的患者数		0	2	4	4	3	5	3	0
平均住院日	13	13.54	11.21	15.21	14.17	16.34	15.55	13.16	13.58
不良事件（医护）（件）	>10件/年	3	3	2	1	2	1	1	0
门诊人次	/年	179	135	229	228	242	235	277	293
门诊人次（含急诊创创伤中心）	18 734/年	1076	1026	1299	1250	1286	1434	1476	1588
两周与一月内再住院		0	0	0	0	0	0	0	0
出院患者数	1560/年	42	48	80	56	61	67	92	82
人均住院费用（元）	10 600元省保	11 308.95	12 085.93	10 048.59	10 285.21	15 113.49	13 106.60	11 570.26	12 317.08
住院药品比例（%）	<40	33.76	33.77	47.48	45.57	42.80	40.26	37.77	
基本药物使用率（%）	>10	5.88	7.41	11.85	12.87	15.46	12.12	10.52	9.40
抗菌药物使用强度（%）	≤13	36.34	34.75	29.28	36.84	19.97	21.77	25.37	41.30
门诊抗生素使用率（%）	<10	4.62	6.25	7.59	4.84	4	6.15	4.49	28.10（含急外）
住院抗菌药物使用率（%）	<55	52.38	45.83	51.25	37.50	49.18	50.75	51.09	42.68

（续表）

指标名称	指标	1月	2月	3月	4月	5月	6月	7月	8月
限制级、特殊级抗菌药物微生物样本送检率（%）	限制级>50；特殊级>80	0	未使用	未使用	未使用	100	40	40	100
输血人次		8	1	6	7	1	6	28	10
病历质量（甲级病历率，%）		100	95	97.5	97.5	95.6	95.4	95.9	95.6

二、医疗质量分析

脊柱、椎体相关手术：包括后入路胸腰椎骨折切开复位内固定术；经后路腰椎间盘切除椎间融合术；前入路颈椎间盘切除椎间融合术；经前路胸腰椎结核病灶清除内固定术；经后路颈脊髓肿瘤病灶切除术等。脊柱内固定取出、经皮穿刺椎体成形术不在我科统计之列；人工关节置换术：包括人工髋关节置换、人工膝关节置换、人工股骨头置换，今年1～8月无人工肩关节置换、人工肱骨头置换病例。

1. 骨科重点手术分析

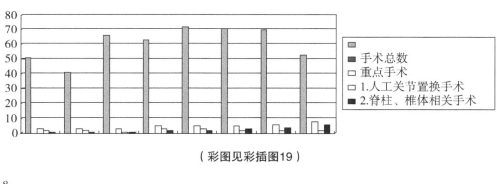

（彩图见彩插图19）

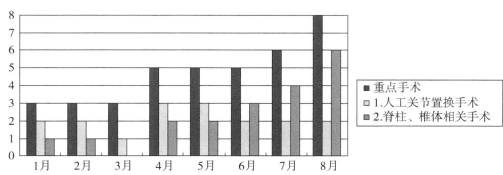

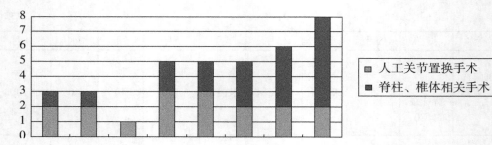

2. 评价数据情况　1～8月共完成手术477台，月平均59.625台，离70台/月的指标还差10.375台；重点手术共33台，月平均4.125台，平均每月重点手术占总手术的比例7%，从图中可以看出1～8月中3～7月呈手术台次稳步上升的态势，8月份手术量有所下滑，重点手术台次（尤其是脊柱相关手术）4月以后呈上升的态势。

3. 原因分析　2013年1～6月门诊诊次有较大的提升，特别是二季度较去年相比有明显的增长；出院患者数每月虽有波动，但逐月有增加的趋势。病床使用率、病床周转次数也呈现逐月增加的趋势、人均住院费用平稳，没有大波动。但平均住院日较前略有缩短，虽有逐月缩短的趋势，但不明显。提示2013年上半年整体运作进展良好，提升较快，但在降低住院患者平均住院日方面仍然面对较大压力。

（1）科室没有突出特色、特点专科去吸引特殊类疾病的患者就诊看病，造成我科室住院患者病源特点呈现为：①病种繁多；②老年病人居多；③重点手术患者比例太低。

（2）科室的服务还没有达到真正意义上的优质服务而以此来吸引患者。

（3）降低患者的住院费用还没有真正落到实处。

（4）我科和院内其他科室医师的诊疗技术，特别是服务意识仍有待提高。

4. 改进措施

（1）医护人员应努力积极学习新技术、新进展来提升科室、自身的诊治水平。根据科室技术特长开设特色专科门诊，增加重点手术患者的收治。

（2）改变服务理念，变被动为主动，从提升服务态度为抓手，让患者切身感受到医护人员是确实为他着想而拉近距离，缓解医患关系紧张，吸引患者就诊。

（3）积极努力向医院申请得到支持，改善住院患者相关辅助检查的流程，提高相关科室的会诊速度与质量，加快住院患者基础疾病的诊治，缩短住院时间。

（4）科室每位医护人员应看到每一环节的优质服务及低费用住院是我院、科室发展的通路，只有这样才能在各大医院中有立足之地。

（5）科室下一步要采取各种措施，扩大科室影响，增加患者对医院、科室的信任度，广开渠道，多收患者，增加患者就诊率、住院人数。

（6）要逐步转变以往传统的诊治观念和诊疗习惯，督促提高科室的工作效率，缩短患者入院确诊时间，规范治疗程序。

持续改进，继续认真学习"手术治疗管理与持续改进"的相关制度及条款要求，确保医疗质量，进一步提高手术效果。

5. 死亡患者数、非计划再次手术、术后并发症、术后感染　死亡情况：本月有2例死亡患者，死因分别为"恶性肿瘤晚期，左股骨病理性骨折，恶病质，心肺功能衰竭"和"左股骨颈骨折，结肠癌，重症肺炎并呼吸衰竭，恶病质"，病情逐步加重，抢救无效死亡，整个治疗过程，医务人员均按"指南及规范"进行治疗，诊断及死亡原因明确，在规定的时限内举行"死亡病例讨论"，无违规情况，家属对我科医疗过程未提出异议。

科室　"术后并发症"、"术后感染例数"3月份1例，为足部手术后术口感染，患者有服用糖皮质激素史，为感染高危因素，经规范治疗痊愈，针对此类患者应加强围手术期相关管理，注意换药等操作的无菌技术，加强手卫生管理。

科室"非计划再次手术"为7月1例，腰椎管减压术后血肿形成，详细分析见科室非计划再次手术管理档案。

6. 平均住院日；住院超过30天情况

（1）数据情况：①科室住院超过30天患者2~7月均有病例，例数较多，共19例。②平均住院日除2月份外，1~8月其他月份均超过"13天"的指标。

月份	1月	2月	3月	4月	5月	6月	7月	8月
住院超30天病例	0	2	4	4	3	5	1	0
平均住院日	13.54	11.21	15.21	14.17	16.34	15.55	15.41	13.58
平均住院日指标	13	13	13	13	13	13	13	13

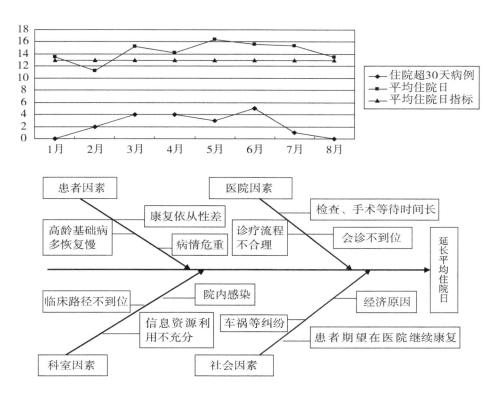

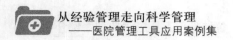
（2）原因分析：影响平均住院日的因素有以下几条：

1）患者因素：①年龄大（1～8月年龄超过70岁高龄患者112例，占病人总数的21.2%），基础疾病多、恢复慢；②病情危重；③患者无亲属陪护、康复训练依从性差，影响恢复进度；④患者家属对病情不放心，主动要求延长住院时间。⑤患者因交通肇事或他人人身攻击受伤等待对方解决，造成住院时间的延长。

2）医院因素：①诊疗流程不合理导致检查等待；②门诊未确诊导致入院确诊时间长；③会诊质量不高导致患者得不到及时处理；④诊疗规范落实不到位；⑤对于并存疾病的忽视导致不必要的疾病分阶段治疗；⑥医嘱执行不及时；⑦科室人员结构不合理或人员缺乏导致诊疗、服务质量下降；⑧慢性病恢复期无分流机制；⑨未充分利用医院信息资源；⑩院内感染影响预后；⑪临床路径、单病种执行存在不足；⑫医疗争议导致住院时间长。

3）社会因素：①医保患者期望痊愈后出院。②商业保险患者住院时间长可以得到额外补助。③外地医保患者因为出院后需要再次转诊或再次付住院起步费而不愿意出院。④因为医保不报销，所以患者不愿意在门诊自费检查。⑤工伤、车祸、纠纷等患者期望得到高额补偿而长期住院。⑥医保患者休息日不办理出院手续。

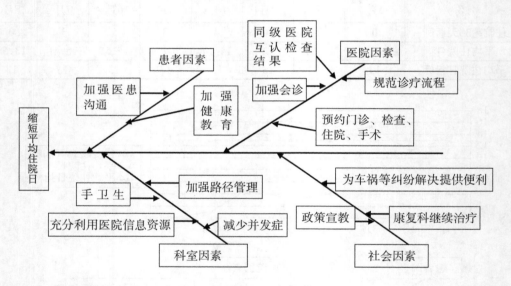

（3）改进措施

1）全科医务人员在"以科主任为组长"的医疗质量与安全管理小组的带领下，认真学习医疗核心制度，严格遵循相关的"诊疗指南"与"技术操作规范"来开展工作，尽量减少各种并发症的发生，避免非计划再次手术的发生；采取了预约检查、预约挂号，与同等级医院互相认同检查结果，尽量减少患者于住院期间的不必要流程，对骨科的常见病种如锁骨骨折、髌骨骨折、胫腓骨骨折、股骨颈骨折、股骨干骨折等采取临床路径等措施缩短患者住院周期，患者住院后予以尽快完善术前各项相关检查、尽早安排手术，以及随着医院的信息化建设不断提升，合理配置和利用现有的医疗资源，从而使住院患者的人均费用减少，住院日缩短。

2）定期和不定期的业务学习与培训，巩固医务人员的专业理论知识，提高医务人员对各项制度的理解及知晓率。

3）结合"三级综合医院评审条款"要求，通过"科室一级指控"与"医务部等职能部门的督导"相结合，不断总结，持续改进，本着一切以病人为中心，以服务病人为宗旨，不断完善各项医疗措施，争取各项指标均能控制在"合理范围"内。

三、合理用药医疗质量分析

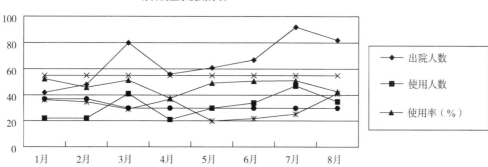

骨科抗生素使用分析

2013年骨科住院患者抗菌药物使用率

月份	1月	2月	3月	4月	5月	6月	7月	8月
出院人数（%）	42	48	80	56	61	67	92	82
使用人数	22	22	41	21	30	34	47	35
使用率（%）	52.38	45.83	51.25	37.50	49.18	50.75	51.09	42.68
使用率考核指标（%）	55	55	55	55	55	55	55	55
使用强度（AUD）（%）	36.34	34.75	29.28	36.84	19.97	21.77	25.37	41.30
AUD指标	37	37	30	30	30	30	30	30

月份	1月	2月	3月	4月	5月	6月	7月	8月
住院药品比例（%）	33.76	33.77	47.48	45.57	42.80	40.26	37.77	39.21
住院药品比例指标（%）（<）	40	40	40	40	40	40	40	40

(续表)

月份	1月	2月	3月	4月	5月	6月	7月	8月
基本药物使用率（%）	5.88	7.41	11.85	12.87	15.46	12.12	10.52	9.40
基本药物使用率指标（%）（>）	10	10	10	10	10	10	10	10
门诊抗生素使用率（%）	4.62	6.25	7.59	4.84	4	6.15	4.49	2.63
门诊抗生素使用率指标（%）（<）	10	10	10	10	10	10	10	

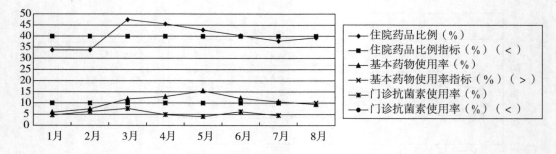

1. 原始数据　上图可以看出，我科4月、8月抗菌药物使用强度分别为36.84、41.30，超出了"30"的指标"0.76"；其他6个月，其指标均控制在规定的范围内；其余各项指标如"住院患者抗生素使用率"、"基药使用率"等均较好地控制在指标范围内。

2. 原因分析　当月有一例"合并呼吸道感染"的患者，使用抗生素时，对于抗生素的使用，存在"超强度使用"的情况，致使"使用强度超标"。

3. 持续改进措施　科室质量与安全管理小组及时召开会议，认真分析总结，组织全科医务人员再次学习、培训"云南省第三人民医院抗菌药物分级管理"的相关制度，使医务人员加强了对"如何计算及控制抗菌药物使用强度"等相关内容的认识，并要求科室所有医务人员严格执行，科室加强"一级质控"等管理，加上职能部门的督导，发现问题，及时解决，如此，后来的7个月，该项指标均能控制在指标范围内，持续改进成效显著。

四、科室围术期预防使用抗生素分析

1. 数据情况　1~8月围术期（Ⅰ类切口）预防使用抗生素除5月的28%为达标，6月、7月接近达标外，其他月份均明显高于30%的指标。

2. 原因分析

月份	1月	2月	3月	4月	5月	6月	7月	8月
总手术数	51	41	66	53	72	71	70	53
合并糖尿病手术	2	1	6	3	2	4	4	5

（续表）

月份	1月	2月	3月	4月	5月	6月	7月	8月
足踝手术	0	1	5	3	4	1	3	5
有内植物手术	14	13	11	14	19	19	21	24
围术期（Ⅰ类切口）预防性抗菌药的使用率（%）	58.3	69.2	41.47	46.6	28	37.5	35.3	51.9

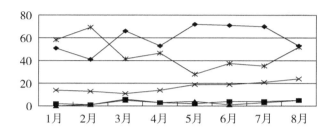

3. 原因分析 影响围术期（Ⅰ类切口）抗菌药物使用率的主要因素有，即使用抗菌药物的（Ⅰ类切口）病例数和手术总数，而有内植物手术、足踝手术、合并糖尿病手术在我科Ⅰ类切口手术中一直占据较大比例，从上图可以看出，围术期（Ⅰ类切口）抗菌药物使用率与手术总数呈明显负相关，而与有内植物手术、足踝手术、合并糖尿病手术的数量有正相关。

4. 持续改进措施

（1）医护人员应努力积极学习新技术、新进展来提升科室、自身的诊治水平。根据科室技术特长开设特色专科门诊，丰富治疗手段，增加关节镜等微创手术患者的收治。

（2）积极努力向医院申请得到支持，改善住院患者相关辅助检查的流程，提高相关科室的会诊速度与质量，加快住院患者基础疾病的诊治，缩短住院时间，加快患者周转；加大宣传力度，扩大科室影响，增加患者对医院、科室的信任度，广开渠道多收患者，增加患者就诊率、住院人数。

（3）严格掌握围术期（Ⅰ类切口）抗菌药物使用指征，避免不必要的预防性抗生素使用。

（4）正确评估切口级别，避免因切口评估错误导致的抗菌药物使用率统计错误。

五、不良事件分析

1. 原始数据 1～8月全科医护不良事件共上报13件，其中：住院护理事件5件，医院感染4件，输血反应1件，输液时发生药物不良反应1件，手术标识错误（未造成不良后果）1件，非计划再次手术1件。

2. 原因分析

（1）护理：①患者及家属与医务人员配合不够，家属没有做到"24小时留陪"，且家属不在时，患者欲起床时，没有呼叫医务人员帮助完成；②医务人员巡视病房不到位。

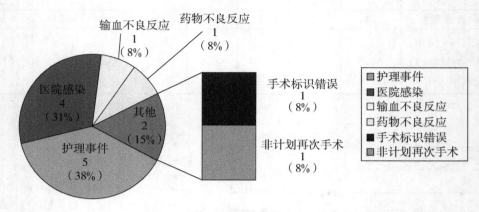

（彩图见彩插图20）

（2）医院感染：①患者高龄、体质弱、营养状况不良；②长期卧床、活动障碍增加坠积性肺炎、尿路感染、压疮的发生概率；③患者基础疾病多，平时使用抗生素多，易导致耐药菌感染。

（3）输血反应：本病例为普通输血反应，①输血的不良反应；②个体差异。

（4）输液药物不良反应：①药物正常剂量正常使用，说明书内有说明的常见不良反应（皮疹）；②个体差异（患者高敏体质）。

（5）手术标识错误：①责任人缺乏认真严谨的工作态度；②安全核查环节出现执行不到位情况。

（6）非计划再次手术分析详见相关档案。

3. **持续整改措施**

（1）科室多次召开"质量与安全管理小组会议"，针对每一件不良事件，都进行分析总结经验教训。

（2）举行"不良事件管理"的培训与考核，提高医务人员对不良事件防治处理的知晓率。

（3）科室及职能部门督导检查，不断改进。

（4）修改、调整部分流程。

（5）加强医务人员对患者病情的观察，全面评估，以便及时防止"意外事件"的发生。

（6）手术标识错误：因按规定执行查对及时发现并纠正，未造成不良后果，医院及科室已进行责任人考核处罚，科室进行全员总结、教育。

（7）经过不断总结、改进，科室不良事件逐步减少，8月无一例不良事件发生；持续整改有效。

六、输血质量分析

分类 \ 月份	指标	2013年1月	2月	3月	4月	5月	6月	7月	8月
输血人次	无	8	1	6	7	1	6	28	10
不良反应		无	无	无	无	无	无	无	1

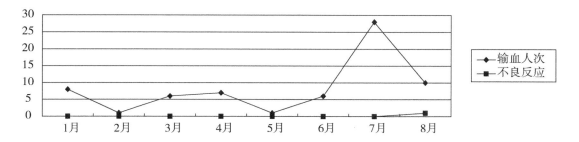

1. 数据情况　1~8月，8月有一例输血不良反应患者因"右侧人工股骨头置换术后"，输注Rh（＋）A型悬浮红细胞1.5U后发生发热反应，按规定程序处理、登记及上报。

2. 原因分析　1~8月用血符合"输血管理"相关制度与流程，有一例输血不良反应患者，输血指征明确，输血后发生发热反应，处理及时、有效，报告程序正确，经检查、会诊、讨论为普通输血后反应。

3. 持续改进措施　定期学习、培训"输血管理"相关制度与流程，严格执行。加强输血适应证的掌握并要注意患者的个体差异，加强输血不良反应处理、上报流程的学习，注意输血患者的严密观察，加强与输血科的联系、配合，尽可能减少输血不良反应的发生，确保患者用血安全。

七、感控质量分析

月份	1月	2月	3月	4月	5月	6月	7月	8月
院感例数	0	0	2	4	1	1	4	3
限制级、特殊级抗菌药物微生物样本送检率（%）	限制级＞50；特殊级＞80	0	未使用	未使用	未使用	100	40	40

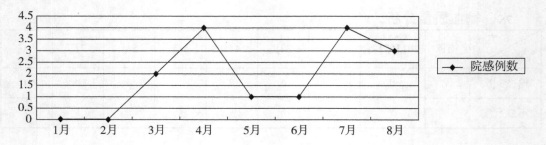

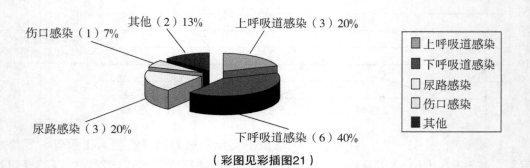

（彩图见彩插图21）

1. 数据 ①院感：1～8月院感共15例：从上图可见其中上呼吸道感染3例，下呼吸道感染6例，均为老年卧床患者；泌尿路感染3例，均为留置导尿患者；两类患者占我科院感80%。②多耐：铜绿假单胞菌1例（1月份），大肠埃希菌2例（2月份两例、4月份一例），鲍曼不动杆菌2例，白色念珠菌2例。③标本送检率：使用限制级、特殊级抗生素的微生物送检率7～8月不达标。

2. 原因分析 医院感染方面：①患者年龄大，基础病多，营养不良，长期卧床，留置导尿，均为院感高危因素；②限制级抗菌药物微生物样本送检意识不足，学习、培训不到位；③科室自查不到位，包括针对"职能部门的督查"未能认真总结等。

3. 持续改进措施 ①科室不断加强对医务人员相关知识、制度的学习培训，并严格执行（不能取到合格痰标本时，可取咽拭子送检）；②继续实行"科室自查"与"职能部门督导"相结合的方法，不断总结，持续改进。

八、临床路径分析

分类	指标	2013年1月	2月	3月	4月	5月	6月	7月	8月
入径（例）		3	3	2	2	6	1	5	0
退出		1	2	1	0	0	0	4	0
入径率（%）	50	100	100	100	100	100	100	100	0
完成率（%）	70	66.7	33.3	50	100	100	100	20	0

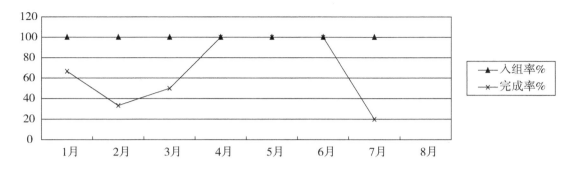

1. **数据情况** 上述图表可以看出，1～7月临床路径入组率一直保持100%、完成率呈不稳定态势，8月无相应病种。

2. **原因分析** ①符合入径条件的病例数相对较少；②医务人员对开展临床路径工作的重要性及必要性不够了解；③医务人员盲目追求高入组率；④医患沟通不到位，患者对"入境管理"的重要性了解不充分。

3. **持续整改措施** ①加强对医务人员"开展临床路径管理工作"相关制度及流程的学习与培训；②严格按"临床路径管理相关流程"开展工作；③加强与患者的沟通，让患者及家属充分了解"开展临床路径管理"的好处；④正确应用临床路径管理，缩短平均住院日。

九、单病种质量分析

我科暂开展单病种质量管理病种为"人工髋膝关节置换（含人工股骨头置换）"，为医保控制费用病种。

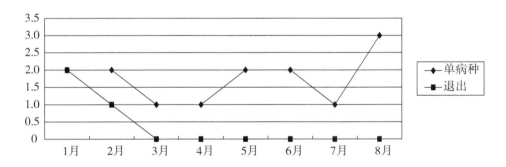

1. **数据情况** 上述图表可以看出，1～2月单病种退出率分别为100%、50%，3～8月无退出病例。

2. **原因分析** ①符合单病种条件的病例数相对较少；②退出原因均为并发症发生；③3月后单病种患者管理改进。

3. **持续整改措施** ①加强对医务人员"开展临床单病种管理工作"相关制度及流程的学习与培训；②提高手术质量，加强围手术期管理，减少并发症发生；③加强与患者的沟通，让患者及家属充分了解"开展临床单病种管理"的好处；④增加重点手术的开展。

十、危急值质量分析

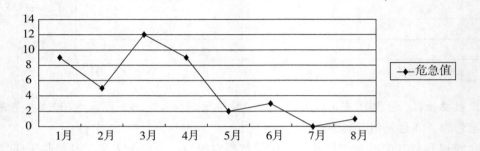

1. **数据** 1～4月危急值较多，主要集中在两个项目：氧分压异常、血小板高；5月以后最常见为高血小板。

2. **原因分析** ①冬春季节肺部感染患者增加，增加低氧血症发生率，过度吸氧导致高氧血症；②提示存在高凝风险患者较多。

3. **持续改进措施** ①加强"科室一级质控与职能部门督导"相结合，减少和杜绝不规范的登记、处置，杜绝"漏登、漏记"；②定期组织学习与培训，提高及巩固医务人员的知晓率；③正确理解危急值的临床意义，正确及时处理危急值，避免延误患者最佳处置时机，确保患者的医疗安全；④从科室及医务部督导的情况看，我科危急值管理较规范，但仍需不断总结，持续改进。

十一、两周及一月内再住院情况

病历质量：

月份	1月	2月	3月	4月	5月	6月	7月	8月
住院病历甲级率（%）	100	95	97.5	97.5	95.6	95.4	95.9	95.6

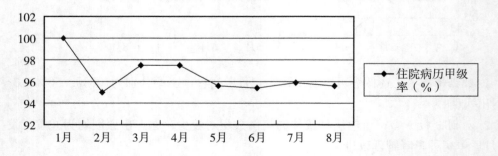

1. **数据** 1甲级率为100%，2～8月甲级率均未达100%，问题的主要表现为每月由医务部抽查的终末期病历中，均有"乙级病历"发生。

2. **原因分析** 甲级率下降的原因：①住院患者人次逐步增加，医务人员的工作量相应增加；②等级医院创建，医务人员投入到创建当中的时间、精力增加，但未能真正理解病历质量在创等工作的重要性，学习和实际工作出现脱节；③部分医生对"病历书写质量"不够重视；④科室一级质控流于形式，没有实行科内考核；⑤医务人员自身的素质，如"病历书写能力"等不高。

3. 持续改进措施 ①加强医务人员"病历书写基本规范"的学习、培训，提高知晓率；②加强科室一级质控，加强科室考核；③对于医务部等职能部门的督导意见，及时总结、改进；④认真学习、培训医疗核心制度以及"等级医院评审相关条款"，并严格执行；⑤不断总结，持续改进。

案例十二：妇产科科室质量与安全小组活动（1～9月）

一、妇产科2013年1～9月医疗质量安全管理与持续改进活动

各项完成情况指标见下表。

指标名称	指标	1月	2月	3月	4月	5月	6月	7月	8月	9月
出院人数		205	164	257	357	310	380	289	292	270
总手术数	2400例/年	278	190	364	365	419	343	355	420	430
重点手术总例数		70	64	77	70	72	80	53	97	117
住院患者死亡数		0	0	0	0	0	0	0	0	0
非计划再次手术例数		0	0	1	0	0	0	0	3	2
手术后并发症例数		0	0	1	0	0	0	0	3	2
手术后感染例数（按"手术风险评估表"的要求分类）		0	0	0	0	0	0	0	0	0
围术期（Ⅰ类切口）预防性抗菌药的使用率（%）	<30	100	100	100	100	100	100	100	100	100
单病种管理例数		2	1	1	0	2	1	3	3	3
住院超30天的患者数		0	0	0	1	0	0	0	0	0
平均住院日	6.69	6.66	6.24	6.99	7.21	7.29	6.85	6.66	6.54	6.93
不良事件（医护）（件）	>10件/年	0	0	6	4	2	1	1	3	3
门诊人次	35 795/年	2718	1989	3165	3080	3394	3208	3635	3592	3537

(续表)

指标名称	指标	1月	2月	3月	4月	5月	6月	7月	8月	9月
两周与一个月内再住院		0	1	0	2	2	0	0	1	2
出院患者数	2988/年	205	164	272	257	244	247	289	292	270
人均住院费用（元）	10 600元省保	7925.72	10 277.75	8723.54	8973.59	10 268.76	8603	10 212.32	8797.87	4772.6
住院药品比例（%）	<40	30.21	30.21	29.00	30.25	31.00	31.00	32.69	31.11	31.69
基本药物使用率（%）	>10	5.19	5.27	5.24	5.14	5.88	5.58	5.22	4.27	2.91
抗菌药物使用强度（%）	≤30	32.67	31.17	27.08	26.17	31.61	29.92	30.91	34.79	85.51
门诊抗生素使用率（%）	<20	21.02	17.98	18.65	16.47	18.01	18.67	17.69	19.63	6.08
住院抗菌药物使用率（%）	60	74.41	75.71	75.56	78.15	74.22	74.22	79.52	76.28	73.43
限制级、特殊级抗菌药物微生物样本送检率（%）	限制级>50；特殊级>80	无此类病例	无此类病例	无此类病例	无此类病例	无此类病例	无此类病例	无此类病例	无此类病例	无此类病例
输血人次		3	2	6	5	4	5	5	5	5
病历质量（甲级病历）率（%）		100	100	100	90	90	90	90	95	100

二、医疗质量分析

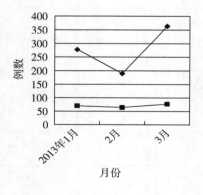

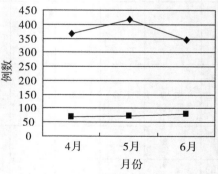

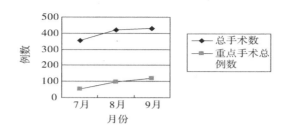

（一）重点手术，全子宫切除术，阴道分娩，剖宫产

1. 数据情况　1～9月共完成手术　3164台，月平均351台，超出月指标（200）151台；重点手术共700台，月平均117台，每月重点手术占总手术的比例33.33%，从图上可以看出1～9月呈稳步上升的态势。

2. 原因分析　重点手术例数平稳增长的原因：①医务人员专业技术水平逐步提高；②平均住院日稳中有升；③医疗护理服务质量提升；④病区环境完全改善。

3. 持续改进　继续认真学习"手术治疗管理与持续改进"的相关制度及条款要求，确保医疗质量，进一步提高手术效果。

（二）科室死亡患者数、非计划再次手术、术后并发症、术后感染、围术期预防使用抗生素比较

2013年质量与安全指标

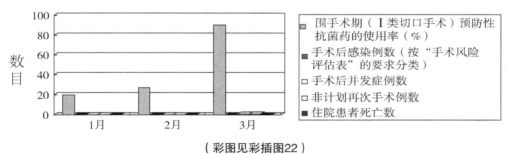

（彩图见彩插图22）

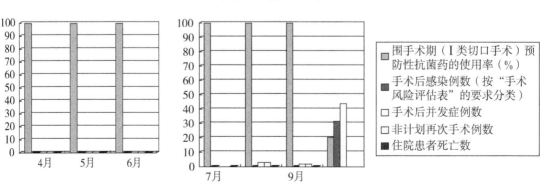

（彩图见彩插图23）

1. **数据情况** 1～9月科室"非计划再次手术6例"、"术后并发症6例"、"术后感染例数0例"，死亡患者0例。

2. **原因分析** 非计划再次手术6例，占手术台次的0.19%，其中3例是伤口液化，另两例子宫收缩乏力切除子宫，这两例患者均有发生子宫收缩乏力的高危因素，术前也充分告知病情。1例DIC患者，注意患者术后状况及血常规变化。术后感染0，死亡患者0，以上结果是我科医务人员严格遵守围手术期患者感控管理，规范的外科洗手，围手术期抗菌药物应用，掌握手术适应证的结果，由于我科医务人员"认真学习医疗核心制度，严格遵循相关的'诊疗指南'与'技术操作规范'开展工作"，不断持续改进，收到了很好的效果。

3. **持续改进措施** 继续保持。

（三）平均住院日；住院超过30天情况

2013年质量与安全指标

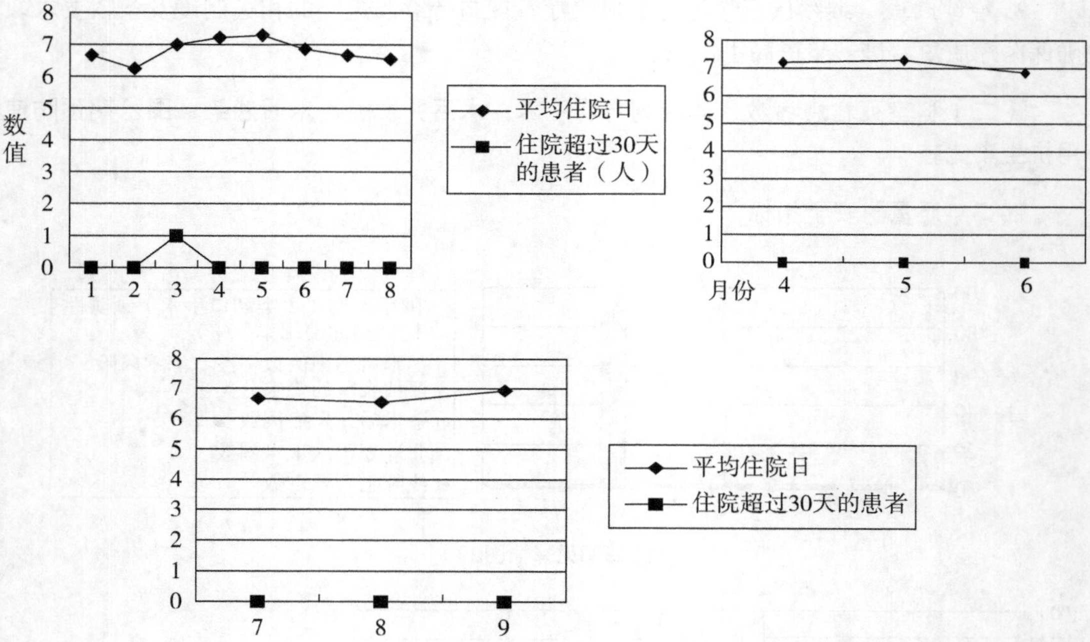

1. **数据情况** ①科室住院超过30天患者仅4月有1例；②1～9月平均为"6.94天"，波动较小，相对稳定，在"6.69天"的指标范围内。

2. **原因分析**

（1）住院超过30天患者1例，患者宫外孕入院后行宫外孕保守治疗20余天，因包块破裂而手术，住院超过30天。

（2）平均住院日达标的原因：①所有手术患者经过预约有计划地安排住院，术前检查，手术治疗；②常见疾病诊疗流程和临床路径的规范应用；③对病情复杂的患者经术前讨论制定周密治疗计划以达到快速有效的治疗目的；④加强围手术期患者安全管理，使手术并发症降至最低，以此能有效降低平均住院日。

3. 改进措施

（1）全科医务人员在"以科主任为组长"的医疗质量与安全管理小组的带领下，认真学习医疗核心制度，严格遵循相关的"诊疗指南"与"技术操作规范"来开展工作；尽量减少各种并发症的发生，缩短患者住院天数。

（2）定期和不定期的业务学习与培训，巩固医务人员的专业理论知识，提高医务人员对各项制度的理解及知晓率。

（3）结合"三级综合医院评审条款"要求，通过"科室一级指控"与"医务部等职能部门的督导"相结合，不断总结，持续改进，争取各项指标均能控制在"合理范围"内。

三、合理用药医疗质量分析

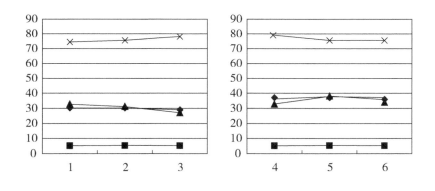

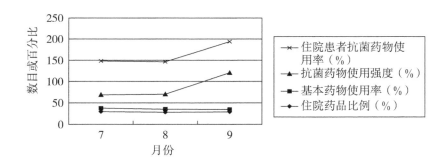

1. 原始数据　从图上可以看出，我科抗菌药物使用强度平均31.16%，稍高于"30%"的指标，住院药比平均30.68%和门诊抗菌药比平均18，51%，均控制在规定的范围内；而住院患者抗菌药物使用率平均76%，高于指标60%。

2. 原因分析　我科住院患者90%以上是手术患者和分娩孕妇，伤口均为Ⅱ类伤口，因此增加了抗生素使用率。

3. **持续改进措施** 科室质量与安全管理小组及时召开会议，认真分析总结，组织全科医务人员再次学习、培训"云南省第三人民医院抗菌药物分级管理"的相关制度，使医务人员加强了对"如何计算及控制抗菌药物使用强度"等相关内容的认识，对部分无感染因素阴道分娩的病例不用抗生素，这将在一定程度上降低住院患者抗菌药物使用率，并要求科室所有医务人员严格执行，科室加强"一级质控"等管理，加上职能部门的督导，把指标控制在指标范围内。

四、不良事件分析

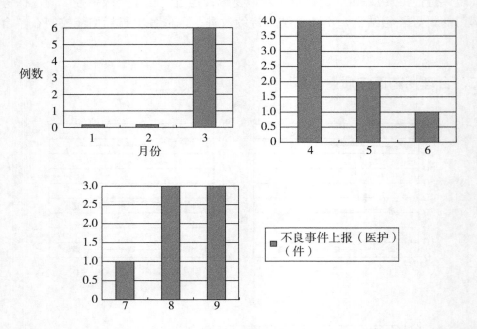

1. **原始数据** 见图，1～9月全科医护不良事件共上报18件，除了1月，2月没有发生外，每月均有上报，达到并超过了"20件／（百床·年）"的指标。其中：医患沟通不到位5例，药物过敏4例，输血反应1例，诊疗缺陷2例，护理缺陷2例，多重耐药菌感染1例，病房管理不到位1例，患者自身因素1例，医院信息系统问题一件。

2. **原因分析**

（1）沟通不到位：医务人员对患者及家属病情告知和解释不充分，因此患者及家属对疾病的发展严重性、医疗技术的局限性认识不足。

（2）入院后尿路感染，培养出"多重耐药菌"，原因：①"入院时尿常规即发现感染，后行'培养'发现'多耐'"；②患者自身的原因，入院前就已发生尿路感染，未引起重视，或未彻底治愈。

（3）护理缺陷：护士在行静脉穿刺和阴道上药时技术不够标准和娴熟造成组织轻度损伤。

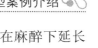

（4）诊疗缺陷：一例是术后放置腹腔引流管开口过小，拔管失败，在麻醉下延长切口后拔管。另一例是术后子宫收缩乏力，病情突发变化，经检查对症处理无效而再次手术。

3. 持续整改措施

（1）科室多次召开"质量与安全管理小组会议"，针对每一件不良事件，都进行分析总结经验教训。

（2）举行"不良事件管理"的培训与考核，提高医务人员对不良事件防治处理的知晓率。

（3）科室及职能部门督导检查，不断改进。

（4）修改、调整部分流程。

（5）加强医务人员对患者病情的观察，全面评估，以便及时防止"意外事件"的发生。

（6）经过不断总结、改进，科室不良事件无明显上升；持续整改有效。

五、输血质量分析

月份分类	指标	2013年1月	2月	3月	4月	5月	6月	7月	8月	9月
输血人次	无	3	2	6	5	4	5	5	5	
不良反应		无	1	无	无	无	无	1	无	无

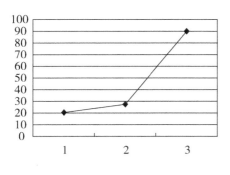

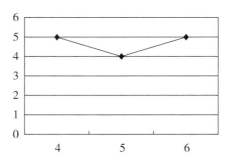

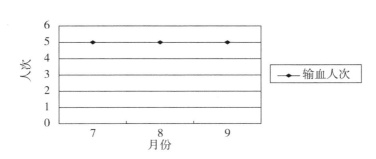

1. 数据情况　1～9月共输血40人次，输血指针符合临床用血管理规范要求，输血后贫血得到纠正，效果显著。2月发生一例输血不良反应，表现为皮肤过敏反应，经对症治疗后症状消失，已按要求报输血科备案。

2. 原因分析　每一例输血患者，指征明确，输血后患者贫血情况均能得到明显纠正。

3. 持续改进措施　定期学习、培训"输血管理"相关制度与流程，严格执行。

六、感控质量分析

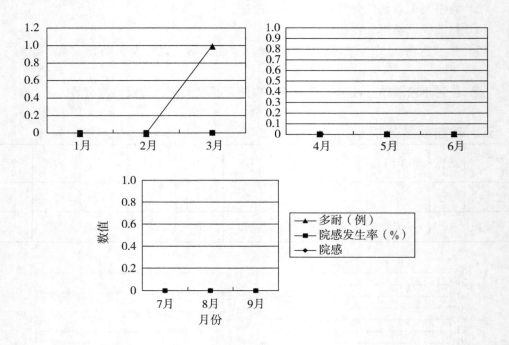

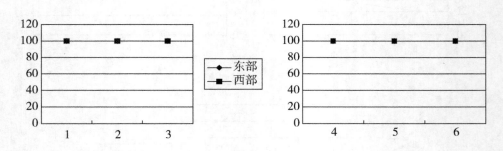

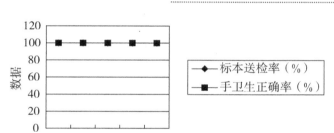

1. 数据　①院感：1～9月院感1例：是子宫肌瘤手术患者发生双肺感染；②手卫生正确率均为100%。③外科洗手正确率均为100%。

2. 持续改进措施　①科室不断加强对医务人员相关知识、制度的学习培训，并严格执行；②继续实行"科室自查"与"职能部门督导"相结合的方法，不断总结，持续改进。

七、单病种质量分析

1～9月共70例，均按医保单病种规定要求完成，并按时填表上报。

八、临床路径分析

分类	指标	2013年1月	2月	3月	4月	5月	6月	7月	8月	9月
入径（例）		40	24	49	34	48	44	49	59	62
入径率（%）	50	67.79	83.33	91.83	97.05	100	100	100	95	95
完成率（%）	70	82.50	60.00	77.77	100.00	95.83	97.72	95.91	90.00	88

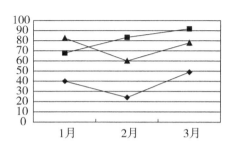

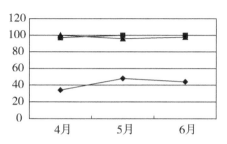

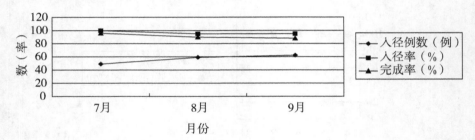

1. 数据情况　上述图表可以看出，1～9月入径例数、入径率、完成率三项指标都达到医院考核指标。

2. 原因分析　①选择符合入径条件的病种适宜；②医务人员了解并知晓对开展临床路径工作的重要性及必要性；③医务人员对开展临床路径工作的积极性较高；④医患沟通到位，患者对"入境管理"的重要性了解充分。

3. 持续整改措施　①继续强化医务人员"开展临床路径管理工作"的意识，巩固相关制度及流程内容；②提高入径例数、入径率、完成率。

九、危急值质量分析

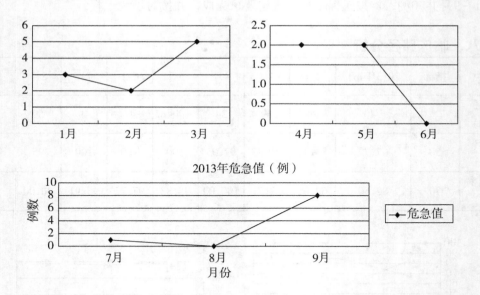

2013年危急值（例）

1. 数据　1月共3例，其中两例血小板低，1例低钾；2月共2例，均为低血小板；3月共5例，其中：低血小板、低血糖、低钾、PT、下壁急性心肌梗死各一例；4月两例：尿培养产酶大肠杆菌、低血小板各一例；5月两例：均为低血红蛋白；6月、8月均无危急值，7月1例低血小板，9月份8例，最常见的危急值是血红蛋白小于50g/L。

2. 存在的问题　从科室及医务部督导的情况看：①1月有1例接电话时间与汇报时间相差2分钟；②2月有1例住院号空项；③2月心电图室报1例危急值，疼痛科未登记；④4

月有1例登记本"报告科室"有一处改动未签名。

3. 原因分析　①医务人员对"危急值管理"不够重视；②医务人员不熟悉"危急值管理"的流程。

4. 持续改进措施　①加强"科室一级质控与职能部门督导"相结合，减少和杜绝不规范的登记、处置，杜绝"漏登、漏记"，避免延误患者最佳处置时机，确保患者的医疗安全；②定期组织学习与培训，提高及巩固医务人员的知晓率；③不断总结，持续改进。

十、住院重点疾病分析

我科重点疾病是恶性肿瘤术后化疗，1～9月共14例　，平均住院日10.37天，化疗后均如期出院，达到预期治疗目的。

（一）两周及一月内再住院情况

1～9月共8例

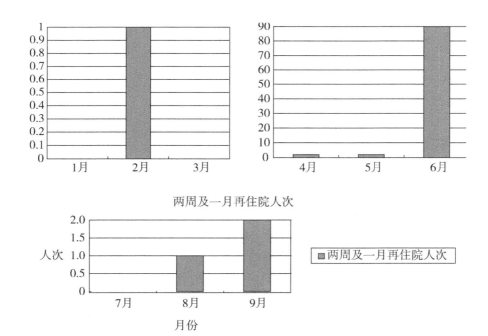

两周及一月再住院人次

1. 数据　如图所示，1月，3月，6月，7月无此类患者，另外4个月均有，最高的是4月，5月，9月共6例。

2. 原因分析　①我科部分患者为先兆流产，前置胎盘住院保胎治疗，随妊娠延续胎盘与子宫错位导致出血不可避免，所以造成反复住院。②有2例是出院后术口脂肪液化，剖宫产孕妇住院时间短（4～5天），伤口液化滞后于住院时间，所以再次入院二期缝合术口。

3.持续改进措施　①医务人员不断加强学习"诊疗指南"与"技术操作规范"，逐步提高专业技术水平。②加强对医疗核心制度、"等级医院相关条款"的学习与培训，并严格执行，确保患者的医疗安全。③科室一级质控与职能部门督导相结合，不断持续改进。

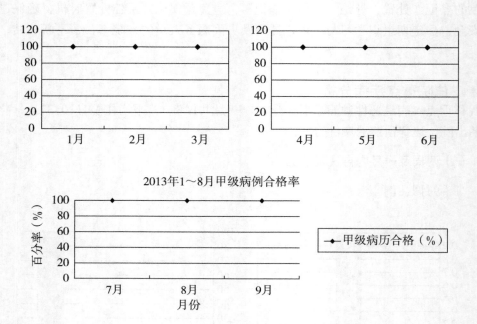

2013年1～8月甲级病例合格率

（二）病历质量

1. 数据　1～9月甲级率为100%，但仍有不足之处，共性问题是：上级医师查房记录内容相同，存在复制粘贴情况，辅助检查结果有记录但缺乏分析，告知书医师签字时间后于患者签字时间，手术医嘱非术者开。

2. 原因分析　①住院患者人次较多，医务人员的工作量相应增加；②部分医生对"病历书写质量"不够重视；③科室一级质控流于形式，没有实行科内考核；④医务人员自身的素质，如"病历书写能力"等不高。

3. 持续改进措施　①加强医务人员"病历书写基本规范"的学习、培训，提高知晓率；②加强科室一级质控，加强科室考核；③对于医务部等职能部门的督导意见，及时总结、改进；④认真学习、培训医疗核心制度以及"等级医院评审相关条款"，并严格执行；⑤不断总结，持续改进。

案例十三：疼痛科科室质量与安全小组活动

一、疼痛科2013年1～8月医疗质量安全管理与持续改进活动

各项完成情况指标见下表。

指标名称	指标	1月	2月	3月	4月	5月	6月	7月	8月
总手术数	1080/年	44	37	88	82	94	65	71	89
重点手术总例数		34	29	67	53	70	64	58	65
住院患者死亡数		0	0	0	0	1	0	0	0
非计划再次手术例数		0	0	0	0	0	0	0	0
手术后并发症例数		0	0	0	0	0	0	0	0
手术后感染例数（按"手术风险评估表"的要求分类）		0	0	0	0	0	0	0	0
围术期（Ⅰ类切口）预防性抗菌药的使用率（%）	<30	10.5	0	1.4	3.03	3.6	3	3.7	3.7
单病种管理例数		未开展	未开展	未开展	未开展	未开展	未开展	未开展	未开展
住院超30天的患者数		0	1	0	0	0	0	1	0
平均住院日	12	13.39	12.87	12.69	12.47	12.39	12.16	12.51	11.33
不良事件（医护）（件）	>10件/年	3	3	2	1	2	1	1	0
门诊人次	4682/年	338	319	436	373	386	346	457	373
两周与一月内再住院（例）		3	4	3	2	1	0	3	2
出院患者数	1560/年	71	52	133	114	127	109	117	134
人均住院费用（元）	10 600元省保	7925.72	10 277.75	8723.54	8973.59	10 268.76	8603	10 212.32	8797.87
住院药品比例（%）	<40	36.37	31.47	31.62	33.64	31.94	38.41	39.01	39.22
基本药物使用率（%）	>10	14.66	16.91	20.29	15.54	18.31	18.52	19.93	18.62
抗菌药物使用强度（%）	≤13	13.76	10.6	2.89	5.27	5.29	4.35	4.1	2.99
门诊抗生素使用率（%）	<2	0.91	0.41	0.8	小于2	1.25	0.49	小于2	小于2
住院抗菌药物使用率（%）	<45	12.33	12.5	3.08	7.83	9.16	10.16	9.76	7.58

（续表）

指标名称	指标	1月	2月	3月	4月	5月	6月	7月	8月
限制级、特殊级抗菌药物微生物样本送检率（%）	限制级>50；特殊级>80	100	100	100	未使用	未使用	未使用	未使用	未使用
输血人次	无	1（自体血）	1	1（自体血）	1（自体血）	1（自体血）	0	2（自体血）	1（自体血）
病历质量（甲级病历）（%）		100	100	100	90	90	90	90	95

二、医疗质量分析

（一）重点手术

脊柱、椎体及椎间盘手术，分别有：①后入路腰椎间盘切除术；经皮腰椎间盘髓核切吸术。前入路颈椎间盘切除术。②椎间盘射频消融术。③经皮穿刺椎体成形术、后凸成形术等几种。

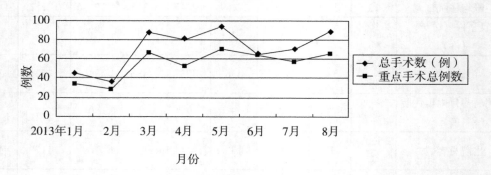

1. 数据情况　1～8月共完成手术570台，月平均71.25台，离90台/月的指标还差18.75台；重点手术共440台，月平均55台，每月重点手术占总手术的比例超过75%，从图中可以看出1～8月呈稳步上升的态势。

2. 原因分析　重点手术例数平稳增长的原因：①医务人员专业技术水平逐步提高；②医患沟通效果较前明显提高；③手术效果逐步提高。

3. 持续改进　继续认真学习"手术治疗管理与持续改进"的相关制度及条款要求，确保医疗质量，进一步提高手术效果。

（二）科室死亡患者数、非计划再次手术、术后并发症、术后感染、围术期预防使用抗生素比较。

1. 数据情况　1～8月科室"非计划再次手术"、"术后并发症"、"术后感染例数"

三项指标均为0；而死亡患者，仅在5月有1例；围术期（Ⅰ类切口）预防使用抗生素1月为10.5%，之后均维持在1%～5%，远远低于30%的指标。

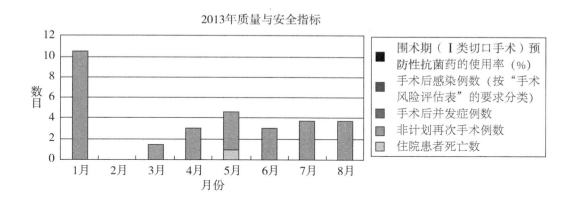

2. 原因分析 ①死亡情况：本月有1例死亡患者，"恶性肿瘤晚期，全身恶病质，心肺功能衰竭"住院6天，病情逐步加重，抢救无效死亡，整个治疗过程医务人员均按"指南及规范"进行治疗，在规定的时限内举行"死亡病例讨论"，无违规情况，家属对我科医疗过程未提出异议。②围术期（Ⅰ类切口）抗菌药物使用，1～8月均远远低于指标范围；而"非计划再次手术"、"术后并发症"、"术后感染"等均未发生，说明我科医务人员"认真学习医疗核心制度，严格遵循相关的'诊疗指南'与'技术操作规范'开展工作"，不断持续改进，收到了很好的效果。

3. 持续改进措施 继续保持。

（三）平均住院日、住院超过30天情况

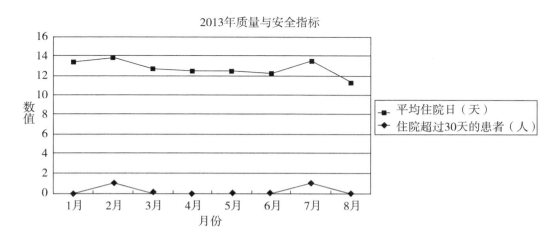

1. 数据情况 ①科室住院超过30天患者仅2月、7月各有一例，例数较少。②平均住院日呈现稳步下降的态势，1～8月平均为"12.47天"，与"12天"的指标相比，仍然超

过了0.47天。

2. 原因分析

（1）住院超过30天患者两人，一例"腰椎术后皮下积血积脓"入院后行"脊柱内固定取出术+伤口清创置管持续引流术"，术后需长期卧床休息，以利伤口引流及愈合，故住院时间需延长。另一例"腰椎间盘突出症"行"经皮腰椎间盘微创消融术"，术后6天出现咳嗽进一步加重，出现"感染性休克"，转我院"重症医学科"抢救治疗后，转回我科继续治疗，住院超过30天。

（2）平均住院日超标的原因：①住院患者的病情严重程度逐步增加：随着全国"疼痛诊疗工作"的逐步开展，大多数疼痛患者均能在当地医院诊治，真正到我院住院诊治的患者，其病情均具有相当的难度；②住院患者年龄偏大，脊柱关节退变均较严重；③合并有"高血压病"、"糖尿病"、"慢性支气管炎、肺心病"等基础病者较多等。

3. 改进措施

（1）全科医务人员在"以科主任为组长"的医疗质量与安全管理小组的带领下，认真学习医疗核心制度，严格遵循相关的"诊疗指南"与"技术操作规范"来开展工作；尽量减少各种并发症的发生，缩短患者住院天数。

（2）定期和不定期的业务学习与培训，巩固医务人员的专业理论知识，提高医务人员对各项制度的理解及知晓率。

（3）结合"三级综合医院评审条款"要求，通过"科室一级指控"与"医务部等职能部门的督导"相结合，不断总结，持续改进，争取各项指标均能控制在"合理范围"内。

三、合理用药医疗质量分析

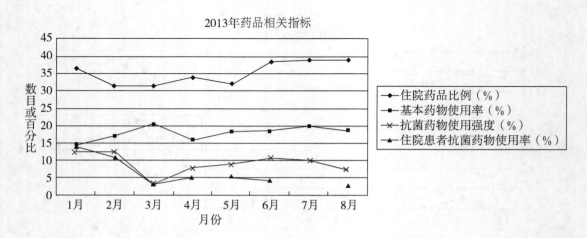

2013年药品相关指标

1. 原始数据　从图中可以看出，我科1月份抗菌药物使用强度13.76，超出了"13"的指标"0.76"；之后的7个月，其指标均控制在规定的范围内；其余各项指标如"住院患者抗生素使用率"、"基药使用率"等均较好地控制在指标范围内。

2. 原因分析 当月有一例"合并呼吸道感染"的患者，使用抗生素时，对于抗生素的使用，存在"超强度使用"的情况，致使"使用强度"超标。

3. 持续改进措施 科室质量与安全管理小组及时召开会议，认真分析总结，组织全科医务人员再次学习、培训"云南省第三人民医院抗菌药物分级管理"的相关制度，使医务人员加强了对"如何计算及控制抗菌药物使用强度"等相关内容的认识，并要求科室所有医务人员严格执行，科室加强"一级质控"等管理，加上职能部门的督导，发现问题，及时解决，如此，后来的7个月，该项指标均能控制在指标范围内，持续改进成效显著。

四、不良事件分析

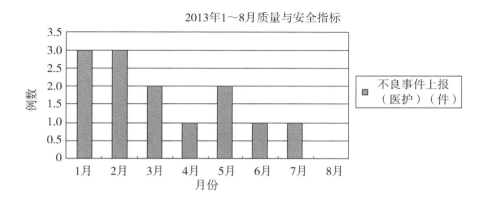

1. 原始数据 图中1～8月全科医护不良事件共上报13件，除了8月没有发生外，每月均有上报，达到并超过了"20件／（百床·年）"的指标。其中：住院患者跌倒4件，入院尿路感染2件，输液反应1件，输液时发生漏针至局部肿胀1件，镇痛装置渗漏1件，银质针治疗时晕针1件，入院后感染加重发生"感染性休克"1件，腰椎间隙炎1件，医院信息系统问题1件。

2. 原因分析

（1）跌倒：①医务人员对患者及家属防跌倒的宣教不到位；②患者及家属与医务人员配合不够，家属没有做到"24小时留陪"，且家属不在时，患者欲起床时，没有呼叫医务人员帮助完成；③医务人员巡视病房不到位。

（2）入院后尿路感染，培养出"多重耐药菌"，原因：①入院时尿常规即发现感染，后行"培养"发现"多耐"；②患者自身的原因，入院前就已发生尿路感染，未引起重视，或未彻底治愈。

（3）输液反应：①滴速过快；②药物本身的不良反应；③个体差异。

（4）输液时局部漏液：①患者肢体活动导致针位变化；②穿刺针过浅，针尖部分斜面漏液；③固定不稳等。

（5）镇痛装置渗漏：设备质量问题。

（6）银质针治疗晕针：①患者休息不好；②过分紧张；③疼痛明显等。

（7）感染加重至感染性休克：①感染控制不力；②对感染可能进一步加重，估计不足；③患者自身体质虚弱，导致感染加重。

3.持续整改措施

（1）科室多次召开"质量与安全管理小组会议"，针对每一件不良事件，都进行分析总结经验教训。

（2）举行"不良事件管理"的培训与考核，提高医务人员对不良事件防治处理的知晓率。

（3）科室及职能部门督导检查，不断改进。

（4）修改、调整部分流程。

（5）加强医务人员对患者病情的观察，全面评估，以便及时防止"意外事件"的发生。

（6）经过不断总结、改进，科室不良事件，逐步减少，8月无一例不良事件发生；持续整改有效。

五、输血质量分析

分类	指标	2013年1月	2月	3月	4月	5月	6月	7月	8月
输血人次	无	1（自体血）	1	1（自体血）	1（自体血）	1（自体血）	0	2（自体血）	1（自体血）
不良反应		无	无	无	无	无	无	无	无

1.数据情况　1～8月中2月有一例患者，因"再生障碍性贫血"，输注悬浮红细胞1.5单位，血小板1个治疗量；6月无输血，其余月份，均为"腰椎开放手术"术中施行"自体血回输"而未输异体血。

2.原因分析　每一例输血患者，指征明确，输血后患者贫血情况均能得到明显纠正。

3.持续改进措施　定期学习、培训"输血管理"相关制度与流程，严格执行。

六、感控质量分析

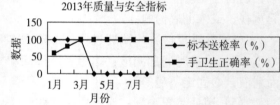

1. 数据 ①院感：1～8月院感共6例：其中上呼吸道感染3例（1、3、8月各一例），均为老年人，入院时就已合并有"咳嗽"等呼吸道不适，经化验、细菌培养等确诊；泌尿道感染2例（4、5月各一例），均为"入院时化验检查，发现尿中有细菌，培养后确诊"；下呼吸道感染1例（7月份）系"腰椎间盘突出症"行"微创介入手术"后6天，出现"咳嗽"，经化验的检查，考虑"肺部感染"而确诊。②多耐：MASA 1例（1月份），大肠埃希菌3例（2月份2例、4月份1例）。③标本送检率：使用限制级、特殊级抗生素的微生物送检率均为100%；④手卫生正确率1月、2月为60%、80%，后均为100%。

2. 原因分析

（1）医院感染方面：①患者年龄大，基础病多，多数患者入院时就已合并呼吸道、泌尿系炎症，入院化验即发现从而确诊；②一例住院期间发生的呼吸道感染，为患者不慎着凉感冒，从而诱发"呼吸道感染"。

（2）手卫生的正确率，开始不达标：①部分医务人员不重视；②科室对"手卫生"相关制度流程的学习、培训不到位；③科室自查不到位，包括针对"职能部门的督查"未能认真总结等。

3. 持续改进措施 ①科室不断加强对医务人员相关知识、制度的学习培训，并严格执行；②继续实行"科室自查"与"职能部门督导"相结合的方法，不断总结，持续改进。

七、单病种质量分析

我科暂未开展"单病种质量管理"。

八、临床路径分析

分类	指标	2013年1月	2月	3月	4月	5月	6月	7月	8月
入径（例）		32	10	68	53	76	24	20	18
入径率（%）	50	82.05	41.66	78.16	98.15	75	57.14	66.67	69.23
完成率（%）	70	43.75	90	100	32.07	34.85	75	75	55.55

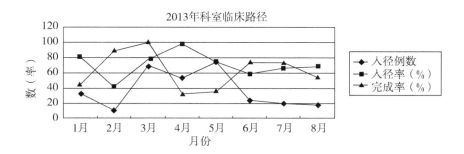

2013年科室临床路径

1. 数据情况 上述图表可以看出，1～8月入径例数、入径率、完成率三项指标都呈现"由低到高"，然后马上又转入"由高到低"的态势，最好的是3月份，三项指标均接近70%，完成率达到了100%，而6～8月转入相对较低但却平稳态势。

2. 原因分析　①符合入径条件的病例数相对较少；②医务人员对开展临床路径工作的重要性及必要性，不够了解；③医务人员开展临床路径工作的积极性不高；④医患沟通不到位，患者对"入境管理"的重要性，了解不充分。

3. 持续整改措施　①加强对医务人员"开展临床路径管理工作"相关制度及流程的学习与培训；②严格按"临床路径管理相关流程"开展工作；③加强与患者的沟通，让患者及家属充分了解"开展临床路径管理"的好处。

九、危急值质量分析

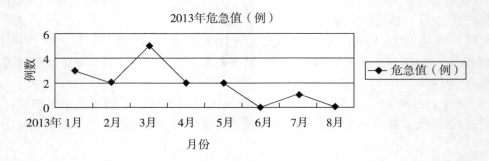

2. 存在的问题　从科室及医务部督导的情况看：①一月份有1例接电话时间与汇报时间相差2分钟；②二月份有1例住院号空项；③2月份心电图室报一例危急值，疼痛科未登记；④四月份有一例登记本"报告科室"有一处改动未签名。

1. 数据　1月共3例，其中两例血小板低，1例低钾；2月共2例，均为低血小板；3月共5例，其中：低血小板、低血糖、低钾、PT、下壁急性心肌梗死各一例；4月两例：尿培养产酶大肠杆菌、低血小板各一例；5月两例：均为低血红蛋白；6月、8月均无危急值，7月一例低血小板。

3. 持续改进措施　①加强"科室一级质控与职能部门督导"相结合，减少和杜绝不规范的登记、处置，杜绝"漏登、漏记"，避免延误患者最佳处置时机，确保患者的医疗安全；②定期组织学习与培训，提高及巩固医务人员的知晓率；③不断总结，持续改进。

十、住院重点病种分析

我科暂不涉及"重点病种"。

十一、两周及一月内再住院情况

1. 数据　如图中所示，除6月没有外，每个月均有，最高的是2月共4例。

2. 原因分析　①我科患者多为高龄、老年人，脊柱关节退行性变较为严重，治疗难度大，难以一次治愈，甚至不能治愈；②老年患者，骨质疏松、退变严重，首次住院，症状缓解，出院后，往往因劳累、轻微活动、受凉、起床等种种原因而使病情复发或加重而再住院。

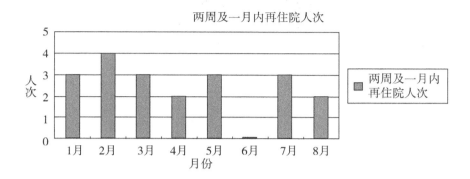

3. 持续改进措施　①医务人员不断加强学习"诊疗指南"与"技术操作规范"，逐步提高专业技术水平；②加强对医疗核心制度、"等级医院相关条款"的学习与培训，并严格执行，确保患者的医疗安全。③科室一级质控与职能部门督导相结合，不断持续改进。

十二、病历质量

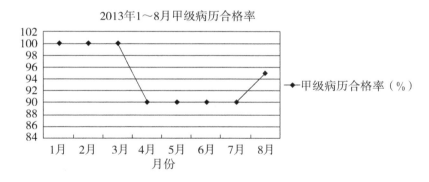

1. 数据　1～3月甲级率为100%，4～7月甲级率为90%，8月95%，下降的主要表现为每月由医务部抽查的终末期病历中，均有"乙级病历"发生。

2. 原因分析　甲级率下降的原因：①住院患者人次逐步增加，医务人员的工作量相应增加；②等级医院创建，医务人员投入到创建当中的时间、精力增加；③部分医生对"病历书写质量"不够重视；④科室一级质控流于形式没有实行科内考核；⑤医务人员自身的素质，如"病历书写能力"等不高。

3. 持续改进措施　①加强医务人员"病历书写基本规范"的学习、培训，提高知晓率；②加强科室一级质控，加强科室考核；③对于医务部等职能部门的督导意见，及时总结，改进；④认真学习、培训医疗核心制度以及"等级医院评审相关条款"，并严格执行；⑤不断总结，持续改进。

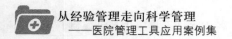

案例十四：胸外科科室质量与安全小组活动

一、胸外科2013年1～8月医疗质量安全管理与持续改进活动

各项完成情况指标见下表。

指标名称	指标	1月	2月	3月	4月	5月	6月	7月	8月
总手术数	44例/年	44	38	53	18	28	26	27	26
重点手术总例数		3	2	3/2	2	4+1	6	4	1
住院患者死亡数		2	1	0	0	0	0	1	0
非计划再次手术例数		0	0	0	1	1张金明	2	1	0
手术后并发症例数		0	0	0	0	0	0	0	0
手术后感染例数（按"手术风险评估表"的要求分类）		0	0	0	0	0	0	0	0
围术期（Ⅰ类切口）预防性抗菌药的使用率（%）	<30	11.1	3.7	12.5	18.2	8.7	25	14.3	22.2
单病种管理例数		0	0	0	0	0	0	0	0
住院超30天的患者数		0	1	0	0	0	1	0	0
平均住院日	10	8.82	5.93	9.88	9.34	9.55	12.43	10.25	9.78
不良事件（医护）（件）	>10件/年	0	0	0	4	2	3	0	2
门诊人次	192/月	172	113	171	177	266	200	266	216
两周与一月内再住院		0	0	0	0	0	0	0	0
出院患者数（每年）		45	44	42	32	38	45	55	54
人均住院费用（元）	9500	8252	4877	9604	7535	7355	9348	10237	8056
住院药品比例（%）	<41	42.97	35.62	47.9	52.69	44.39	48.4	46.23	47.84
基本药物使用率（%）	>10	1.95	4.04	3.03	4.57	4.82	3.28	1.88	4.51
抗菌药物使用强度（%）	≤35	51.68	32.67	25.15	20.27	31.38	25.45	32	20.31
门诊抗生素使用率（%）	<20	8	2.44	8.33	1.85	4.84	7.94	13.7	15.38
住院抗菌药物使用率（%）	<50	55	20.45	34.88	11.54	18.18	32	24	29.31

（续表）

指标名称	指标	1月	2月	3月	4月	5月	6月	7月	8月
限制级、特殊级抗菌药物微生物样本送检率（%）	限制级>50；特殊级>80	限制级0；特殊级60	限制级50，无特殊级使用	限制级2例无送检，无特殊使用级用药	无使用限制级，特殊级用药	限制级3例无送检	限制级2例送检1例，无特殊级用药	限制级3例送检2例，无特殊级用药	限制级4例送检1例，无特殊级用药
输血人次	无	1	0	0	0	0	1	0	1
病历质量（甲级病历）率（%）		90		90	90	100	100	100	100

二、医疗质量分析

（一）重点手术

结节性甲状腺肿手术，乳腺癌手术，肺癌手术。胸外科重点手术同手术量比较一直不算多，胸外科还有相当一部分手术未在统计范围中。

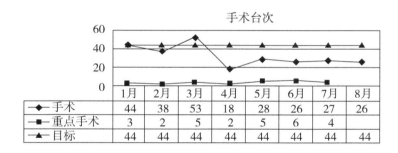

手术台次

	1月	2月	3月	4月	5月	6月	7月	8月
—◆—手术	44	38	53	18	28	26	27	26
—■—重点手术	3	2	5	2	5	6	4	
—▲—目标	44	44	44	44	44	44	44	44

1. 数据情况 1～8月共完成手术260台，月平均32台次，离44台次/月的指标还有距离；重点手术共27台，月平均4台，每月重点手术统计问题，占总手术的比例超低。

2. 原因分析 手术例数增长不大的原因：病员收治人数不多是主要原因，品牌效应不高。

3. 持续改进 继续认真学习"手术治疗管理与持续改进"的相关制度及条款要求，确保医疗质量，进一步提高手术效果。

（二）科室死亡患者数、非计划再次手术、术后并发症、术后感染、围术期预防使用抗生素比较

1. 数据情况 1～8月科室"术后并发症"、"术后感染例数"三项指标均为0；死亡患者共5例，"非计划再次手术"二季度出现3例，8月份出现1例。在围术期（Ⅰ类切

口）预防使用抗生素1月为10.5%，之后均维持在1%～5%，远远低于30%的指标。

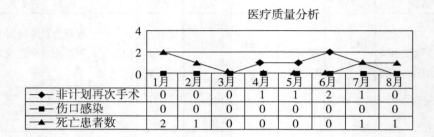

医疗质量分析

	1月	2月	3月	4月	5月	6月	7月	8月
◆—非计划再次手术	0	0	0	1	1	2	1	0
■—伤口感染	0	0	0	0	0	0	0	0
▲—死亡患者数	2	1	0	0	0	0	1	1

2. 原因分析

（1）死亡情况：1～8月死亡患者5例，在1月2例，2月、7月各有一例，死亡为2例肺癌肿瘤晚期，恶病质衰竭，2例为高龄，全身情况差；家属对死亡无异议；"恶性肿瘤晚期，全身恶病质，心肺功能衰竭"病情逐步加重，抢救无效死亡，整个治疗过程，医务人员均按"指南及规范"进行治疗，在规定的时限内举行"死亡病例讨论"，无违规情况，家属对我科医疗过程未提出异议。8月死亡患者行甲状腺良性肿瘤行手术治疗，术后出现重度感染，继而出现多脏器衰竭，抢救无效死亡，家属对死亡有异议，我科分析在处置上有不到位的地方，有医疗缺陷，通过协商解决纠纷。

（2）非计划手术5例，在围手术期患者处理需要加强，加强手术操作，加强围手术期患者管理，加强对伤口、引流的观察和处理。

围术期（Ⅰ类切口）抗菌药物使用，1～8月均远远低于指标范围；"术后并发症"、"术后感染"等均未发生， 说明我科医务人员"认真学习医疗核心制度，严格遵循相关的'诊疗指南'与'技术操作规范'开展工作"，不断持续改进，收到了很好的效果。

3. 持续改进措施　继续保持。

（三）平均住院日、住院超过30天情况

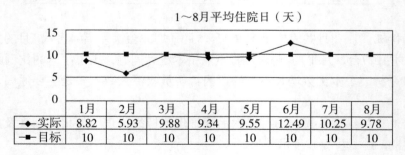

1～8月平均住院日（天）

	1月	2月	3月	4月	5月	6月	7月	8月
◆—实际	8.82	5.93	9.88	9.34	9.55	12.49	10.25	9.78
■—目标	10	10	10	10	10	10	10	10

1. 数据情况

（1）科室住院超过30天患者仅2月、7月各有一例，例数较少。

（2）平均住院日呈现稳步下降的态势，1～8月平均为"9.5天"，与"10天"的指标相比，达到了目标要求。

2. 原因分析

（1）住院超过30天患者两人，一例"非计划再次手术患者，食管癌术后伤口出血再次手术"，另一例为肿瘤晚期，住院支持治疗维持，住院时间长，住院超过30天。

（2）平均住院日较去年的12天明显下降，今年上半年我科总体来说收治肺癌、食管癌患者少，平均住院日指标压力不大，完成了目标责任要求。仍要加强医务人员对合并有"高血压病"、"糖尿病"、"慢性支气管炎、肺心病"等基础病者的诊治能力。

3. 改进措施

（1）全科医务人员在"以科主任为组长"的医疗质量与安全管理小组的带领下，认真学习医疗核心制度，严格遵循相关的"诊疗指南"与"技术操作规范"来开展工作；尽量减少各种并发症的发生，缩短患者住院天数。

（2）定期和不定期的业务学习与培训，巩固医务人员的专业理论知识，提高医务人员对各项制度的理解及知晓率。

（3）结合"三级综合医院评审条款"要求，通过"科室一级指控"与"医务部等职能部门的督导"相结合，不断总结，持续改进。

三、合理用药医疗质量分析

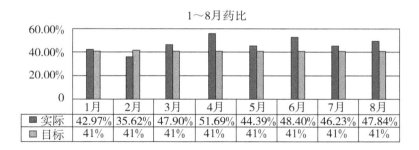

1~8月药比

	1月	2月	3月	4月	5月	6月	7月	8月
实际	42.97%	35.62%	47.90%	51.69%	44.39%	48.40%	46.23%	47.84%
目标	41%	41%	41%	41%	41%	41%	41%	41%

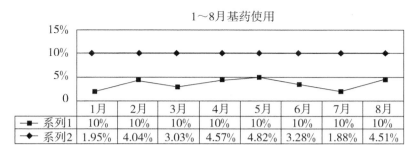

1~8月基药使用

	1月	2月	3月	4月	5月	6月	7月	8月
系列1	10%	10%	10%	10%	10%	10%	10%	10%
系列2	1.95%	4.04%	3.03%	4.57%	4.82%	3.28%	1.88%	4.51%

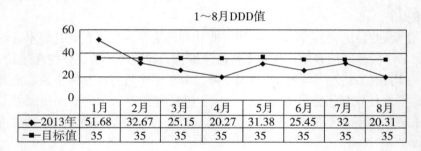

1~8月DDD值

	1月	2月	3月	4月	5月	6月	7月	8月
2013年	51.68	32.67	25.15	20.27	31.38	25.45	32	20.31
目标值	35	35	35	35	35	35	35	35

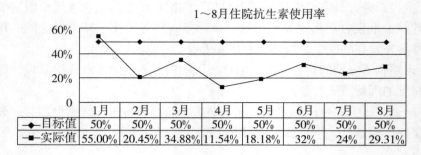

1~8月住院抗生素使用率

	1月	2月	3月	4月	5月	6月	7月	8月
目标值	50%	50%	50%	50%	50%	50%	50%	50%
实际值	55.00%	20.45%	34.88%	11.54%	18.18%	32%	24%	29.31%

1. **原始数据**　从图中可以看出，我科住院药比总的来说一直偏高，基药使用也一直不达标，我科1月份抗菌药物使用强度51.68%，超出了"35%"的指标；之后的7个月，其指标均控制在规定的范围内；其余各项指标如"住院患者抗生素使用率"、"基药使用率"等均较好地控制在指标范围内。

2. **原因分析**　我科住院患者肿瘤患者化疗较多，容易使药比偏高，基药使用也不理想。

3. **持续改进措施**　科室质量与安全管理小组及时召开会议，认真分析总结，组织全科医务人员再次学习、培训"云南省第三人民医院抗菌药物分级管理"的相关制度，使医务人员加强了对"如何计算及控制抗菌药物使用强度"等相关内容的认识，并要求科室所有医务人员严格执行，科室加强"一级质控"等管理，加上职能部门的督导，发现问题，及时解决，如此，后来的7个月，该项指标均能控制在指标范围内，持续改进成效显著。

四、不良事件分析

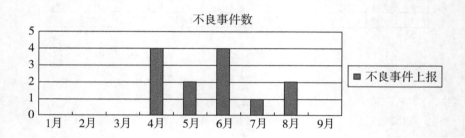

不良事件数

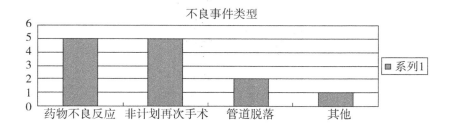

1. 原始数据 1～8月全科医护不良事件共上报13件，1季度上报为0，后来均有上报，达到并超过了"20件／（百床·年）"的指标。其中：药物不良反应事件5件，非计划再次手术事件5件，管道脱落1件为尿管，另1件为胸管脱落，药物不良反应事件有些为说明书的不良反应，如化疗不良反应，非计划手术事件有5件，已做分析，其中一件引起医疗纠纷，引以为戒。

2. 原因分析

（1）药物不良反应事件5件，药物不良反应事件有些为说明书的不良反应，如化疗不良反应。

（2）非计划再次手术事件5件，已做分析，主要原因为手术后再次出血，有3例次，2例次为伤口感染，其中一件引起医疗纠纷，引以为戒。

（3）管道脱落1件为尿管，另1件为胸管脱落。

3. 持续整改措施

（1）科室多次召开"质量与安全管理小组会议"，针对每一件不良事件，都进行分析总结经验教训。

（2）举行"不良事件管理"的培训与考核，提高医务人员对不良事件防治处理的知晓率。

（3）科室及职能部门督导检查，不断改进。

（4）修改、调整部分流程。

（5）加强医务人员对患者病情的观察，全面评估，以便及时防止"意外事件"的发生。

（6）经过不断总结、改进，科室不良事件逐步减少，持续整改有效。

五、输血质量分析

分类	指标	2013年1月	2月	3月	4月	5月	6月	7月	8月
输血人次	无	1	1手术室	0	3	1	1	0	1
不良反应		无	无	无	无	无	无	无	无

1. 数据情况 1～8月中4月有1例患者，因食管癌手术非计划再次手术，术后在手术室及ICU输血数次，输注悬浮红细胞、血浆等；3月、7月无输血。

2. 原因分析　每一例输血患者，指征明确，输血后目的达到。

3. 持续改进措施　定期学习、培训"输血管理"相关制度与流程，严格执行。

六、感控质量分析

	1月	2月	3月	4月	5月	6月	7月	8月
院感发生率	0	0	0	0	0	0	0	0
限制使用级送检率（%）	0	50	0	未使用	0	50	66.3	25
特殊使用级送检率（%）	60	无使用	未使用	未使用	未使用	未使用	未使用	未使用
手卫生正确率（%）	63	80	33医生 40护士	未监测	100	0医生 100护士	100	100
多耐监测	0	1（假阳性）	0	0	0	0	0	0

1. 数据　①院感：1～8月院感为0例；②多耐：2月1例多耐（大肠埃希菌），污染尿1例；③标本送检率：使用限制级、特殊级抗生素的微生物送检率均为100%；④手卫生正确率1月、2月分别为60%、80%，后均为100%。

2. 原因分析

（1）医院感染方面：为0，应加强医务人员的重视，避免漏报发生。

（2）手卫生的正确率，开始不达标：①部分医务人员不重视；②科室对"手卫生"相关制度流程的学习、培训不到位；③科室自查不到位，包括针对"职能部门的督查"未能认真总结等。

3. 持续改进措施　①科室不断加强对医务人员相关知识、制度的学习培训，并严格执行；②继续实行"科室自查"与"职能部门督导"相结合的方法，不断总结，持续改进。

七、单病种质量分析

我科开展"单病种质量管理"有良恶性甲状腺结节，但由于医保控制指标，影响单病种病案的管理，今年以来开展不顺利。

八、临床路径分析

分类	指标	2013年1月	2月	3月	4月	5月	6月	7月	8月	9月	10月	11月	12月
入径（例）						2							
入径率（%）	50												
完成率（%）	70												

1. **数据情况**　上述图表可以看出，1～8月入径例数、入径率、完成率三项指标都不好。

2. **原因分析**　①医务人员对开展临床路径工作的重要性及必要性，不够了解；②医务人员开展临床路径工作的积极性不够高；③医患沟通不到位，患者对"入境管理"的重要性了解不充分。④管理员工作要加强。

3. **持续整改措施**　①加强对医务人员"开展临床路径管理工作"相关制度及流程的学习与培训；②严格按"临床路径管理相关流程"开展工作；③加强与患者的沟通，让患者及家属充分了解"开展临床路径管理"的好处；④加强对管理员的培训，加强对管理员工作流程培训。

九、危急值质量分析

	1月	2月	3月	4月	5月	6月	7月	8月
危急值数	0	0	2	0	1	0	2	

危急值分布

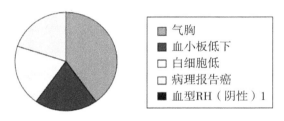

1. **数据**　1月、2月、4月、6月0例，3月共2例，均为气胸；5月1例，低血小板；7月2例：1例为低白细胞，另一例血型特殊报危急值。

2. **存在的问题**　登记基本准确。

3. **原因分析**　①提高医务人员对"危急值管理"重视；②加强医务人员熟悉"危急值管理"的流程。

4. **持续改进措施**　①加强"科室一级质控与职能部门督导"相结合，减少和杜绝不规范的登记、处置，杜绝"漏登、漏记"，避免延误患者最佳处置时机，确保患者的医疗安全；②定期组织学习与培训，提高及巩固医务人员的知晓率；③不断总结，持续改进。

十、住院重点病种分析

我科涉及的重点病种有恶性肿瘤，肿瘤化疗两个病种。住院重点病种数在逐渐增加。

	1月	2月	3月	4月	5月	6月	7月	8月
结节性甲状腺肿	3	0	3	2	4	3	1	4

（续表）

	1月	2月	3月	4月	5月	6月	7月	8月
肿瘤化疗	4	3	5	6	3	3	12	11
乳腺癌手术	0	2	1	1	0	5	2	0
肺叶手术	0	0	1	0	0	0	0	0
食管癌手术	0	0	0	0	1	0	0	0
甲状腺癌	0	0	0	0	0	1	1	1

（一）两周及一月内再住院情况

1. 数据　我科今年以来没有两周内再住院病例。

2. 原因分析　一月内再住院病例有肿瘤化疗患者，按疗程要求需要在3周行再次化疗，因此有化疗患者涉及1月内再住院。

3. 持续改进措施　①医务人员不断加强学习"诊疗指南"与"技术操作规范"，逐步提高专业技术水平；②加强对医疗核心制度、"等级医院相关条款"的学习与培训，并严格执行，确保患者的医疗安全。③科室一级质控与职能部门督导相结合，不断持续改进。

（二）病历质量

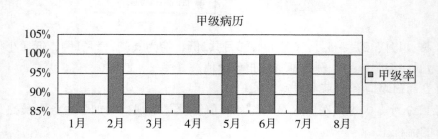

1. 数据　1月、3月、4月有乙级病历发生，其余月份甲级率为100%。

2. 原因分析　甲级率增加的原因：医生加强了对"病历书写质量"的重视。

3. 持续改进措施　①加强医务人员"病历书写基本规范"的学习、培训，提高知晓率；②加强科室一级质控，加强科室考核；③对于医务部等职能部门的督导意见，及时总结、改进；④认真学习、培训医疗核心制度以及"等级医院评审相关条款"，并严格执行；⑤不断总结，持续改进。

案例十五：急诊科PDCA

一、项目背景

1. 资料　通过对2012年四季度急诊高危病种在急诊绿色通道停留时间的追踪统计，发现我科急诊高危病种在急诊绿色通道停留时间控制不理想。我科2012年急诊高危病种人数为90人，在急诊绿色通道停留平均时间为87分钟，达不到卫生部要求（高危病种在绿色通道平均停留时间小于60分钟）。

2. 结论　急诊高危病种在急诊绿色通道停留时间问题需进一步加大解决力度。

二、成立QC小组

针对上述问题，科室决定成立一个QC小组进行调查分析，以规范急诊高危病种在急诊绿色通道停留时间问题，以达到卫生部标准，质量持续改进。QC小组成员如下：

组　　长：尚××

顾　　问：刘×

副组长：袁××

成　　员：卢×、王×、李×、陈××、毛××、李××

质控员：郭××

三、PDCA过程

（一）制定时间表

2013年1月7日召开QC小组成立及协调会，制定计划如下：

月份	1月	1月	1月	1月	2月	3月	4月	5月	6月	7月	8月	9月	10月
时间	7日	7~10日	8日	9日									
协调会议	P												
现场调研	P	P	P										
制定新制度和流程				D									
新制度流程实施					D	D	D						
效果检查							C	C	C				
成效									A	A	A		

（二）现场调研及原因分析

2013年1月7~10日调查结果显示，我科急诊高危病种在急诊绿色通道停留时间较长，主要原因在以下几个方面：

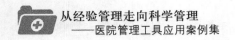

1. 色通道方面

（1）医院各科室对绿色通道认识不足，绿色通道不够通畅，检查结果出具不及时，收费室、药房没有绿色通道患者优先的措施，入院登记处没有急诊绿色通道患者优先入院的措施，导致急诊高危病种在急诊停留时间过长。

（2）辅助部门支持不到位，后勤护工到位不及时，致使送检时间过长。

2. 医师方面的原因

（1）我科临床医师对卫生部要求熟知度不够，重视度不够，随机调查访问我科10名内科各级医师和6名外科各级医师，高危病种名称和在急诊停留时间要求。其中54%医师能够说出急诊高危病种名称，46%医师既能说出高危病种名称，也能说出高危病种停留时间。

（2）我科医师与患者和患者家属沟通不到位，致使患者和家属对住院科室的选择犹豫不决，导致急诊高危病种在急诊停留时间过长。

3. 患者方面　患者家属迟迟不能决定住院科室，以致急诊高危病种在急诊停留时间过长。

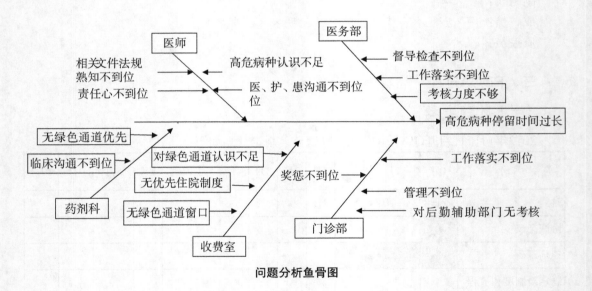

问题分析鱼骨图

（三）制定整改措施

1. 医务部、门诊部　邀请医务部杨××主任、门诊部宋××主任、门诊部护士长杨××、收费室主任谭××、检验科主任李××、门诊药房负责人周×、心内科孙×主任、神内科贾×主任及我科医疗质量与安全管理QC小组成员一起在我科举行绿色通道协调会议，疏通绿色通道，会议主要内容及精神如下：

（1）完善规章制度，加大落实力度，进一步提高认识，切实加强组织领导。

（2）采取多种有效措施，提高医院管理水平：医院对各临床科室绿色通道要有监管。

　　（3）再次明确急诊绿色通道工作制度：①对进入急诊绿色通道的急危重症患者进行"绿色通道"标识管理。患者使用红色标识腕带，在患者申请单、处方上加盖"绿色通道"专用章。在实施抢救科室、相关医技科室醒目处张贴"绿色通道患者优先"宣传告示。急诊大厅设"急诊绿色通道流程"，方便患者及陪护人员了解。②实施抢救科室及检验、功能、输血、放射、药剂、手术等相关辅助科室的医护人员必须全力抢救，无条件为患者提供方便，不得以任何理由推诿患者，延误患者的最佳诊疗时机。各科室对进入急诊绿色通道的急危重症患者的申请单、处方须快速反应、优先处理。③急诊值班医护人员边抢救患者的同时，在急诊抢救、治疗、用药、检查等由急诊值班医师在申请单、处方上盖"绿色通道"专用章，各相关科室凭"绿色通道"专用章优先办理，保证在最短时间内完成检查治疗项目并及时反馈检查结果，血库及时提供急救用血，麻醉科和手术室提供手术平台。④经急诊绿色通道收治的"三无"患者如病情严重需紧急抢救，尽可能留取患者有效证件信息，按照"先抢救，后付费"的原则继续给予救治，办理入院时在入院证上盖"绿色通道"专用章。送患者到病房时，跟病房值班的护士做好交接班。急诊科值班护士除按急危重症患者抢救、记录外，还应详细记录各种检查项目、使用的药品和材料等，医师所开具的检查单、处方和所用材料的收费单一式两份原单保管好，以作为催缴费用的依据。各有关临床、医技科室及后勤部门必须优先为患者提供服务，如优先检查、优先治疗、优先使用电梯等。收费室及药房，应尽快优先完成急诊绿色通道患者的收费、发药工作。⑤各科室、部门值班人员（包括医师、护士、医技、药剂、后勤保障人员等）接到急诊科急会诊或医务部、总值班的紧急通知后，必须于10分钟内到达急诊科或医务部、总值班要求的地点，任何人员不得以任何借口推诿。临床科室按照《云南省第三人民医院会诊制度》的规定由主治医师以上职称医师完成会诊；其他科室由具有相关技术资质的值班人员完成。⑥各辅助检查科室须及时优先接受标本和患者。常规检验项目收到标本开始到出具报告时间≤30分钟，60分钟内出具生化、凝血结果报告。心电图、影像常规检查、超声检查自检查开始到出具结果时间≤30分钟。相关科室在完成上述检查结果之后，须按照《云南省第三人民医院危急值报告制度》及时电话告知患者所在的科室。⑦各相关科室须预留1～2张病床，保证及时收住急危重症患者，不得以无床为理由拒绝收治。

　　2. 全院性培训　由医务部和等级办组织全院医护人员多次培训绿色通道相关制度，绿色通道日益通畅，高危病种在急诊停留时间逐渐缩短。

（四）效果检查

2013年急诊重点病种与高危病种在绿色通道停留时间

	一季度 高危病种	二季度 高危病种	三季度 高危病种
人数（人）	70	79	66
平均停留时间（分钟）	56	52	43

2013年急诊高危病种在急诊停留时间趋势图

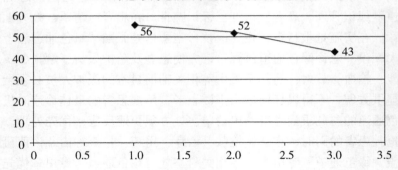

（五）成效分析

1. 取得的成绩　通过一系列措施后，急诊绿色通道通畅，急诊高危患者优先处置，优先入院，实现无障碍，高危患者在急诊停留时间明显缩短并逐渐下降，符合卫生部要求。

2. 不足之处

（1）绿色通道标识牌不够醒目。

（2）后勤人手紧缺，会有人手不够的情况发生。

（六）下一步的改进措施

1. 重新制作绿色通道标识，做到醒目。

2. 制定人手紧缺时的替代方案，保障患者安全。

3. 科室继续对急诊高危患者在绿色通道的停留时间进行检测，发现问题及时整改，持续改进，保障绿色通道通畅。

案例十六：儿科不良事件

2013年1～9月我科上报医疗不良事件共7起，护理不良事件共2起，医疗不良事件共5起，一月份上报1起，二月份上报1起，三月份上报0起，四月份上报1起，五月份上报0起，六月份上报1起，七月份上报0起，八月份上报1起，九月份上报2起。其中药物不良反应2起，多重耐药2起，医患沟通不到位1起，液体混浊1起，坠床1起。

一、三季度上报不良事件类型及分布

■ 液体混浊　■ 医患沟通不到位　■ 坠床　药物不良反应　■ 多重耐药

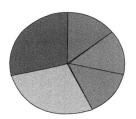

（彩图见彩插图24）

二、分析可能存在的原因

1.不良事件中，液体混浊事件与医护人员责任心欠缺，未重视药物的特性，配液时未充分摇匀药液，并且换药者为实习生，护士未正确带教实习生，医护人员未与家长有效沟通等因素有关。

2.因儿童属特殊人群、好动、依从性差，家长疏忽大意，离开病房未告知护士，将患儿单独留置病房，并且防坠床措施不到位，导致坠床事件发生。

3.医患沟通不到位，导致医疗纠纷隐患。

4.药物不良反应属非预期不良事件，均为"热毒宁"过敏，考虑"热毒宁"中金银花含有绿原酸是一种半抗原，是一种常见的过敏物质，加之热毒宁为中成药制剂，成分复杂，从而导致过敏反应发生。

5.多重耐药事件系家长不注意患儿会阴部卫生有关。

6.今年较去年不良事件的发生呈上升趋势，分析实际原因与不良事件主动报告意识增强有关，不良事件发生中，责任性的事件少了，潜在性的隐患暴露多了，大家的风险意识强了，实际上，医护工作做到事前预防，事前控制，安全性大大提高了。

三、持续改进措施

1.护士对医嘱有质疑时及时向医生提出，配液时充分摇匀。

2.两组液体之间应冲管，避免两种药物相遇，换液后应先观察药液无异常再离开，输液中加强巡视。

3.医护人员认真带教实习生，做到放手不放眼。

4.加强医患沟通，尊重患者合法权益。

5.加强跌倒、坠床等防范措施，加强对家长安全意识的宣教。

6.医生严格掌握患儿疾病诊疗常规，严格按照适应证用药，不得滥用药物，并遵循"中药注射剂临床使用基本原则"安全用药。

7.医生用药前详细询问过敏史；输液过程中严密观察患儿反应。

8.严格执行多重耐药相关隔离制度。

9.严格执行医疗安全不良事件报告制度。

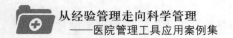

案例十七：药剂科品管圈（QCC）活动成果报告书

一、圈的介绍

（一）圈的组成

圈名：细效圈	成立日期： 2013年8月
成员人数：12人	平均年龄： 26岁
圈长： 张××	辅导员： 王××
所属单位：某人民医院药剂科	单位电话： ××××－××××××××
圈员：温× 刘× 杨×× 熊×× 杨×× 王×× 徐× 白×× 袁× 李×	
主要工作：住院患者静脉输液药品处方审核、调剂、配置	
活动期间：2013年8～10月	

（二）圈名意义

圈名以"细"和"效"为名，突出以细心、高效为核心的工作理念，并以此为抓手，不断降低不良事件，紧紧围绕医院的核心价值观："病人好，我们才好"，不断推进静配中心建设发展，更好地为临床合理用药、患者输液安全服务保障。

（三）圈徽意义

圈徽由三个图形三种颜色共同组成。

圈徽

细效圈

（彩图见彩插图25）

红色十字体现了医院人道主义关怀；绿色心形的绿色为静配中心的工作服颜色，体现了中心全体工作人员团结一心积极向上的精神；蓝色水滴即为生命之水，也代表静配中心主要工作内容的液体输液配置。

整个图案的意义在于，在医院的管理之下静配中心全体工作人员团结一心，细心、高效地呵护着事关患者安危的生命之水。

二、主题选定

（一）选题过程

主题评价题目	上级政策	重要性	迫切性	圈能力	总分	顺序	选定
降低PIVAS药物配置过程中的差错件数	5.00	5.00	4.82	3.27	18.09	1	◎
降低PIVAS药物的损耗率	3.36	3.27	3.64	3.55	13.82	2	
缩短PIVAS药物送达病区的平均时间	3.27	2.45	3.00	1.18	9.90	3	
评分标准							
1	没听说过	次重要	半年后再说	需多部门配合			
3	偶尔告知	重　要	明天再说	一个部门配合			
5	常常提醒	极重要	分秒必争	自行能够解决			

注：以评价法进行主题评价，共11人参与选题过程；票选分数：5分最高、3分普通、1分最低，第一顺位为本次活动主题。

（二）本期活动主题（主题说明）

本期主题为降低PIVAS药物配置过程中的差错件数。在PIVAS药物配置过程会因为各个环节的不当产生差错，有些差错属于机器差错，有些差错属于人为差错。以每周的差错件数作为衡量指标。

（三）名词定义

差错：是指PIVAS药师发现药品配错（内差）和药品送达病区，由病区护士或患者及家属发现的差错（外差）。

（四）选题理由

1.对同仁而言：减少因差错带来的不必要重复工作，提高工作效率。
2.对医院而言：降低因差错所带来的成本损耗，提高医疗质量安全。

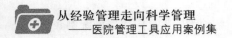

3.对患者而言：提高输液安全保障。

三、活动计划拟订

WHAT	WHEN												WHO	WHERE	HOW
主题：降低PIVAS药物配置过程中的差错件数	日期	8月5日	8月12日	8月19日	8月26日	9月2日	9月9日	9月16日	9月23日	9月30日	10月7日	10月14日	10月21日	负责人	开会地点	品管工具
	周次	1	2	3	4	5	6	7	8	9	10	11	12			
P	主题选定	—												张××	本中心	投票
	活动计划拟定	—												温×	本中心	投票
	现况把握	—	—	—	—	—								刘×	本中心	柏拉图
	目标设定						—							杨××	本中心	目标公式
	解析						—							熊××	本中心	鱼骨图
	对策拟定						—							杨××	本中心	头脑风暴
D	对策实施检讨							—	—	—	—	—		徐×	本中心	PDCA
C	效果确认												—	王××	本中心	柏拉图
A	标准化												—	白××	本中心	
	检讨与反省													袁×	本中心	

注：…为计划线，—为实施线。

四、现况把握

（一）与主题相关的工作流程图

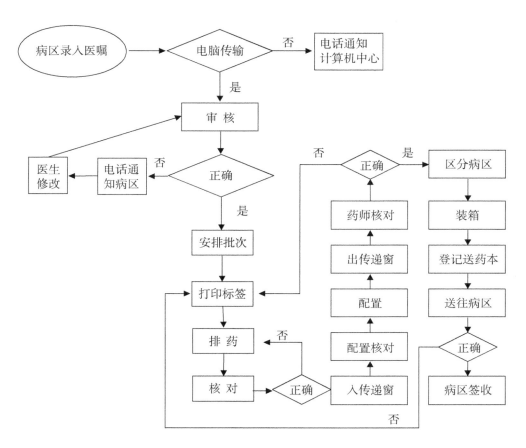

通过流程图可看出，静配中心差错主要出现在医嘱接收后到病区签收前，从审核医嘱开始至病区签收是整个流程质量控制的关键。

（二）数据收集结果汇总

检查周	开始时间	结束时间	差错项目			配置错	分装错	合计
			品规错	数量错	标签错			
1	8月5日	8月11日	5	4	2	0		11
2	8月12日	8月18日	4	3	1	0		8
3	8月19日	8月25日	8	3	0		1	12
4	8月26日	9月1日	5	4	1	1		11
5	9月2日	9月8日	4	1	0			5
合计			26	15	4	1	1	47
累积百分比（%）			55.32	87.23	95.74	97.87	100	

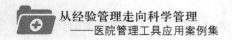
（三）改善前柏拉图

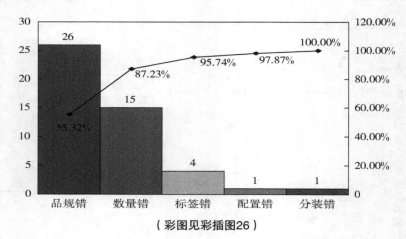

（彩图见彩插图26）

（四）改善前饼状图

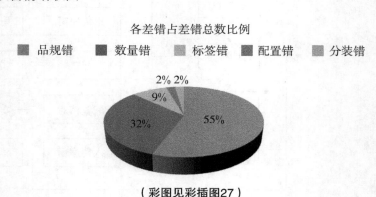

各差错占差错总数比例

■ 品规错　■ 数量错　■ 标签错　■ 配置错　■ 分装错

（彩图见彩插图27）

（五）结论分析

　　根据8月5日到9月8日的检查数据表明，品规错误、数量错误、标签错误、加药错误及分装错误时静配中心配置过程中内差的原因；根据80/20法则，最主要的原因是品规错误及数量错误；因此本圈将改善重点定为如何降低药品"品规错误"及"数量错误"。

五、目标设定

（一）目标值设定：静脉药物配置中心

（二）设定理由

目标值=现况值－改善值

=现况值－（现况值×圈能力）

= 9.4－（9.4×30.2%）

= 6.6

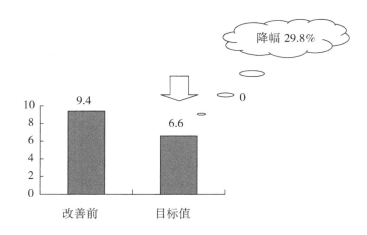

六、解析

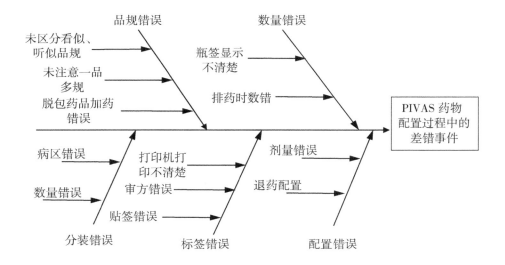

七、对策拟定

问题点	原因分析	对策方案	评 价			总分	负责者	对策编号
			可行性	经济性	圈能力			
未区分看似听似、一品多规	标示不清楚	加强看似听似、一品多规药品管理，粘贴看似听似、一品多规标签	55	53	49	157	熊××	01

(续表)

问题点	原因分析	对策方案	评价			总分	负责者	对策编号
			可行性	经济性	圈能力			
脱包加药错误	工作人员加药时不认真	工作人员拆药时互相监督、提醒，加药过程不聊天	40	55	49	144	刘×	02
瓶签显示不清楚	打印瓶签不清楚	加强打印机的日常维护管理	40	40	49	129	温×	03
排药时数错	工作人员排药时不认真，核对不仔细	工作人员拆药时互相监督、提醒，加药过程不聊天，加强排药核对制度	55	55	53	163	杨××	04
配置错误	剂量配置错误，未看清红绿灯	加强配置核对制度	55	55	51	161	徐×	05

注：全体圈员就每一评价项目，依可行性、经济性、圈能力等项目进行对策选定，评价方式：优5分、可3分、差1分，圈员共：11人，总分165分，全体圈员决定以 155分以上为实行对策，共圈选出3个对策。

八、对策实施与检讨

（一）对策一

对策一	对策名称	加强药品看似听似、一品多规管理
	主要因素	品规错误

改善前： 看似听似、一品多规药品无相应标示，加药、排药时容易混淆 对策内容： 1.加强药品储存管理 2.粘贴看似听似、一品多规标示 3.公告栏定期发布新品规药品信息	对策实施： 1.对排药过程中的品规错误进行统计 2.发现差错立即登记 3.统计差错数 负责人：张×× 实施时间： 实施地点：某省第三人民医院药剂科静配中心
P / A	D / C
对策处置： 1.根据效果制定相应的SOP 2.根据SOP相应执行 3.持续对品规差错进行监测	对策效果确认： 1.统计品规差错数 2.对比实施对策前差错数有明显降低 3.对数据进行统计学分析

（二）对策二

对策二	对策名称	加强排药核对制度管理
	主要因素	数量错误

改善前： 工作人员排药时不认真，核对不仔细 对策内容： 1.工作人员拆药时互相监督、提醒 2.加强排药核对制度落实情况，责任到人，排药核对不同人 3.排药过程实行双人复核	对策实施： 排药过程中做到两人一组，一人排药一人复核 负责人：张×× 实施时间： 实施地点：某省第三人民医院药剂科静配中心
对策处置： 1.根据效果制定相应的SOP 2.根据SOP相应执行 3.持续对内部差错进行监测	对策效果确认： 1.统计内部差错数 2.对比对策实施前后，差错数明显减少 3.对数据进行统计学分析

（三）对策三

对策三	对策名称	加强配置核对制度管理
	主要因素	配置错误

改善前： 会出现非整支剂量配置情况；未看清红绿灯显示，将退药配置 对策内容： 1.加强配置核对制度管理 2.瓶签上对非整支剂量特殊标记 3.调整仪器，加强红绿灯显示	对策实施： 1.加强配置核对制度落实 2.配置后及时关闭端口，每日监测仪器工作状态、红绿灯显示是否正常 3.对退药、提前打包药品进行仓外提示 负责人： 实施时间： 　　实施地点：某省第三人民医院药剂科静配中心
对策处置： 1.根据效果制定相应的SOP 2.根据SOP相应执行 3.持续对配置差错进行监测	对策效果确认： 1.统计配置差错数 2.对比对策实施前后，差错数减少为0 3.对数据进行统计学分析

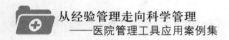
九、效果确认

（一）有形成果

1. 改善数据

检查周	开始时间	结束时间	差错项目			配置错	分装错	合计
			品规错	数量错	标签错			
1	9月16日	9月22日	3	3	1	0		7
2	9月23日	9月29日	2	3	1	0		6
3	9月30日	10月6日	0	2	0	0	1	3
4	10月7日	10月13日	1	1	1	0		3
5	10月14日	10月20日	1	1		0		2
合计			7	10	3	0	1	21
累积百分比（%）			33.33	80.95	95.24	95.24	100.00	

2. 改善后柏拉图

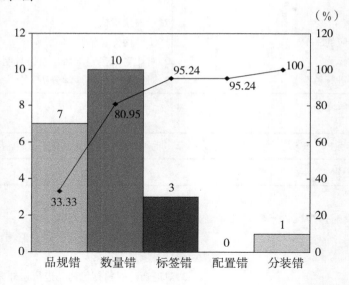

3. 改善后饼状图

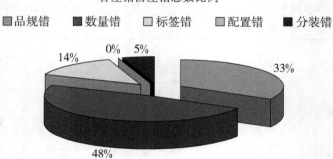

各差错占差错总数比例

4. 成果比较

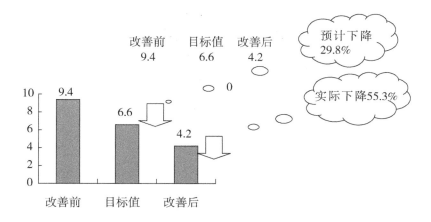

5. 目标达标率

目标达标率＝（改善后－改善前）／（目标值－改善前）×100%

达标率 ＝（4.2－9.4）／（6.6－9.4）×100%

　　　 ＝ 185.7%

（二）无形成果

项目	改善前		改善后		活动成长
	总分	平均	总分	平均	
QCC手法	88	8	109	9.91	1.91
团队精神	99	9	112	10.18	1.18
脑力开发	70	6.37	95	8.64	2.27
沟通协调	57	5.18	73	6.34	1.16
活动信心	45	4.09	74	6.74	2.65
责任荣誉	106	9.64	108	9.82	0.18

注：由圈员11人评分，每项每人最高10分，最低1分，总分为110分。

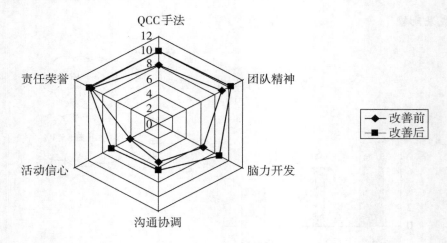

十、标准化

根据对策实施后效果确认，将三条对策编入云南省第三人民医院静脉用药调配中心标准操作规程（SOP）中。

SOP编码	SOP名称
SSYPIVAS-SOP-GC-1.0-003	贴签摆药与核对操作规程
SSYPIVAS-SOP-GC-1.0-004	静脉用药调配中心混合调配操作规程

十一、检讨与改进

（一）活动检讨

活动项目	优点	缺点或今后努力方向
主题选定	突出反映目前最亟须解决问题	主题范围窄，今后将进一步拓宽主题范围
活动计划拟定	切实围绕主题和圈能力进行拟定	实际执行情况与计划有差别
现况把握	真实反映关键问题所在	问题比较细节，全局性差，今后将突出提高全局性
目标设定	符合实际情况	可以为了更好调动积极性而适当提高目标
解析	简单明了	分析不够深入
对策拟订	根据实际情况拟定	拟定对策需提高前瞻性
对策实施与检讨	较好地根据对策实施	部分对策执行力需加强
效果确认	得到较好的效果，高于目标值	加强多方面效果评估方法的使用
标准化	编制SOP	加强SOP的实施执行
圈会运作情形	团结协作能较好执行	积极性有待提高

（续表）

活动项目	优点	缺点或今后努力方向
遗留问题	PIVAS配置过程中差错事件得到降低，但遗留的主要问题关键依旧为品规差错及数量差错，如何降低这两项差错，将是以后工作中需要解决的问题	

（二）心得感想

通过品管圈活动，有效加强PIVAS所有成员的团队合作意识、协作能力，同时为工作中出现影响整体质量评估关键问题提供解决手段。有效降低因差错事件而带来人力、物力损耗。让团队自身来解决团队问题，让中心所有工作人员都增强了自身责任感。

案例十八：输血科医疗质量与安全管理

一、输血科医疗质量和安全管理资料

类别 ＼ 月份	4月	5月	6月	7月	8月	9月	合计
用血量（ml）	31 600	31 600	35 400	37 100	57 700	131 700	
不良事件（例）	0	1	1	3	2	1	
满意度（%）	98.8	95.1	97.5	97.97	98.5	98.44	
投诉（例）	0	0	0	0	0	0	
危急值（例）	3	1	1	2	2	4	
感控合格率（%）	100	100	100	100	100	100	
输血相关院内培训（次）	2	0	2	24	0	1	
科内培训（次）	3	1	3	3	1	8	
大量用血紧急用血审核情况（ml）	6500	3000	2000	7400	6800	3000	
会诊（人次）	0	1	1	3	3	1	
科室质量安全持续改进座谈会（次）	1	1	1	1	1	1	

二、用血情况

种类 ＼ 月份	1月	2月	3月	4月	5月	6月	7月	8月	9月
悬浮RBC（U）	177.5	130	162.5	121	130.5	145.5	154.5	192	177
血浆（ml）	17650	5800	6700	7400	5500	6300	6200	19300	93 600

分析及持续改进：本月红细胞用量基本持平，血浆用量由于收治患者的特殊性，用量较高，已告知相关科室（ICU）加强督导。

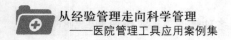
1~9月输血量与手术台次比较分析

	RBC用量（U）	血浆用量（U）	手术台次（台）
1月	179	156.5	384
2月	130	63	302
3月	188.5	78.5	467
4月	137	62.5	409
5月	181.5	40.5	480
6月	154	116.5	390
7月	154.5	62	508
8月	192	193	471
9月	177	936	369

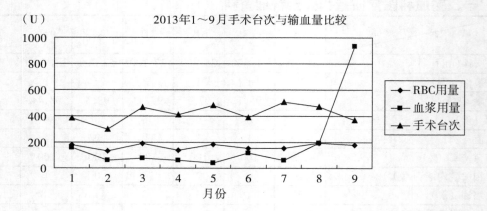

2013年1~9月手术台次与输血量比较

分析及持续改进：本月由于ICU患者的特殊性，血浆用量大大增加，情况较为特殊，已加强督导，继续加强学习，持续改进工作。

科室用血情况

用量\科室	心内科	妇科	产科	肾内科	干疗科	消化科	ICU	骨科	儿科	神经外科	普外科	急诊科	疼痛科
悬浮RBC（U）	11.5	9.0	19.5	13.5	1.5	16.5	49	19.5	1.0	13.5	18.0	1.5	1.5
血浆（ml）	0	0	1650	600	900	300	90 150	0	0	0	0	0	0

分析及持续改进：ICU由于本月收治患者的特殊性，血浆及红细胞用量均大大高于

其他科室，已加强督导检查，继续加强培训，注意输血指征的掌握，持续改进工作。

三、质量分析

项目	质量指标 （%）	达标率 （%）	项目	质量指标 （%）	达标率 （%）
血液内外包装验收合格率	100	100	室内质控完成率	100	100
血液入库出库验收完整率	100	100	室间质评合格率	100	100
献血者血型复检率	100	100	输血相容性检测正确率	100	100
血库冰箱温度记录完整率	100	100	输血不良反应回报率	100	100
血液在有效期内使用率	100	100	成分输血合格率	100	100
各种试剂耗材在有效期内使用率	100	100	各种仪器设备使用记录完整率	100	100
患者信息核对正确率	100	100	医疗废物处理完整率	100	100
血标本合格率	100	100	临床用血合理化评估率	100	100
血型定型试剂合格率	100	100	差错事故率	0	0
血型正反定型检查率	100	100	临床用血、发血单书写规范、信息记录完整率	100	100
血标本登记验收交接登记差错率	0	0	临床用血应急预案实施保障率	100	100
ABO及RHD血型鉴定正确率	100	100			

分析及持续改进：今年以来，我科室运用质量管理工具进行质量管理，取得了较好的效果，我科室质量目标完成均较好，成分输血率100%，不良反应反馈率为100%，无任何差错事故发生，保证了临床用血。

四、临床医师用血评价

（一）全院用血前十名医师排名情况

全院用血前十名医师

科室	ICU	ICU	神外科	产科	ICU	普外科	骨科	肾内科	消化科	肾内科
姓名	杨××	卢×	翟××	王××	王××	薛××	唐×	陈×	王××	邱×
用血总量（ml）	10 100	4200	4200	3600	3600	2400	2100	1800	1800	1500

分析及持续改进：9月用血主要集中在ICU，已通知相关科室加强督导管理，注意输血指征的掌握，继续加强培训，持续改进工作。

（二）本月用血科室临床用血评价

肾内科医师用血评价

肾内科	职称	输血申请是否合理	用血种类及用血量	用血不良记录	评价
陈×	副主任医师	合理	悬浮RBC 9.0U	无	合理
邱×	主治医师	合理	悬浮RBC 4.5U 血浆600ml	无	合理

消化科医师用血评价

消化科	职称	输血申请是否合理	用血种类及用血量	用血不良记录	评价
杨××	副主任医师	合理	悬浮RBC 3.0U 血浆300ml	无	合理
王××	副主任医师	合理	悬浮RBC 9.0U	无	合理
殷××	副主任医师	合理	悬浮RBC 4.5U	无	合理

普外科医师用血评价

普外科	职称	输血申请是否合理	用血种类及用血量	用血不良记录	评价
陈××	副主任医师	合理	悬浮RBC 1.5U	无	合理
薛××	主治医师	合理	悬浮RBC 9.0U 血浆600ml	无	合理
桂××	副主任医师	合理	悬浮RBC 3.0U	无	合理
刘××	住院医师	合理	悬浮RBC 3.0U	有	不合理

神经外科医师用血评价

神经外科	职称	输血申请是否合理	用血种类及用血量	用血不良记录	评价
翟××	副主任医师	合理	悬浮RBC 12U 血浆1800ml	无	合理
黄××	主治医师	合理	悬浮RBC 1.5U 血浆300ml	无	合理

妇科医师用血评价

妇科	职称	输血申请是否合理	用血种类及用血量	用血不良记录	评价
罗×	主治医师	合理	悬浮RBC 4.5U	无	合理
李×	副主任医师	合理	悬浮RBC 4.5U	无	合理

产科医师用血评价

产科	职称	输血申请是否合理	用血种类及用血量	用血不良记录	评价
李×	主任医师	合理	悬浮RBC7.5U 血浆450ml	无	合理
王××	副主任医师	合理	悬浮RBC12U 血浆1200ml	无	合理

ICU医师用血评价

ICU	职称	输血申请是否合理	用血种类及用血量	用血不良记录	评价
王××	主治医师	合理	悬浮RBC 12U 血浆1200ml	无	合理
杨××	主治医师	合理	悬浮RBC 23.5U 血浆5400ml	无	合理
卢×	主治医师	合理	悬浮RBC 10.5U 血浆1800ml	无	合理
张×	主治医师	合理	悬浮RBC 1.5U 血浆600ml	无	合理
孙××	副主任医师	合理	悬浮RBC 1.5U	无	合理

骨科医师用血评价

骨科	职称	输血申请是否合理	用血种类用血量	用血不良记录	评价
马××	主治医师	合理	悬浮RBC 4.5U	无	合理
谢××	主治医师	合理	悬浮RBC 3.0U	无	合理
唐×	主治医师	合理	悬浮RBC 10.5U	无	合理

干疗科医师用血评价

干疗科	职称	输血申请是否合理	用血种类及用血量	用血不良记录	评价
姜××	主治医师	合理	悬浮RBC 1.5U 血浆900ml	无	合理

内分泌科医师用血评价

内分泌科	职称	输血申请是否合理	用血种类及用血量	用血不良记录	评价
李×	主治医师	合理	悬浮RBC 1.5U	无	合理

急诊科医师用血评价

急诊科	职称	输血申请是否合理	用血种类及用血量	用血不良记录	评价
尚××	副主任医师	合理	悬浮RBC 1.5U	无	合理

儿科医师用血评价

儿科	职称	输血申请是否合理	用血种类及用血量	用血不良记录	评价
张××	副主任医师	合理	悬浮RBC 1.0U	无	合理

疼痛科医师用血评价

疼痛科	职称	输血申请是否合理	用血种类及用血量	用血不良记录	评价
樊×	主治医师	合理	悬浮RBC 1.5U	无	合理

心内科医师用血评价

心内科	职称	输血申请是否合理	用血种类用血量	用血不良记录	评价
刘×	副主任医师	合理	悬浮RBC 1.0U	无	合理
蔡××	主治医师	合理	悬浮RBC 4.5U	无	合理
王××	住院医师	合理	悬浮RBC 4.5U	有	不合理

麻醉科医师用血评价

麻醉科	职称	输血申请是否合理	用血种类用血量	用血不良记录	评价
刘×	副主任医师	合理	悬浮RBC 3.0U 血浆450ml	无	合理
陈××	副主任医师	合理	悬浮RBC 1.5U	无	合理

分析及持续改进：9月临床医师用血情况良好，只有极少数不合理情况出现，继续加强学习培训，持续改进工作。

五、不良事件

月份 项目	1月	2月	3月	4月	5月	6月	7月	8月	9月
例数	0	2	2	0	1	1	3	2	1
科室		干疗科，妇产科各一例	肾内科，神外科各一例		ICU	ICU	耳鼻喉科，神经外科，产科各一例	骨科，ICU各一例	产科

分析及持续改进：9月有一例输血不良反应，临床科室及输血科人员对操作流程、上报程序掌握较为熟练，处理较好，患者情况稳定，医务部做了及时反馈，及时加强学习，持续改进工作。

六、满意度及投诉

月份 项目	1月	2月	3月	4月	5月	6月	7月	8月	9月
满意度（%）	98.4	96.4	92.1	98.8	95.1	97.5	97.97	98.5	98.44
投诉（例）	0	0	0	0	0	0	0	0	0

...

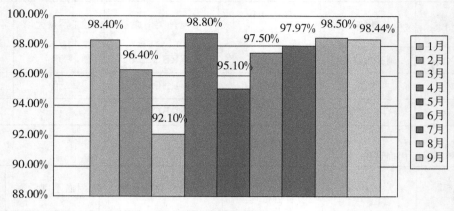

1～9月份满意度分析

（彩图见彩插图28）

分析及持续改进：9月满意度与上月基本持平，但仍旧未达到100%，继续加强沟通，加强与临床科室的密切合作，加强沟通技巧的培训，培训输血相关的法律法规及实验室的SOP操作规程，加强与临床科室的沟通，持续改进工作。

七、危急值

项目 ＼ 月份	1月	2月	3月	4月	5月	6月	7月	8月	9月
RH阴性	0	0	0	2	1	1	2	0	4
疑难交叉配血	0	0	0	0	0	0	0	1	0
疑难血型鉴定	0	0	0	1	0	0	0	0	0
抗体筛查阳性	0	0	0	0	0	0	0	1	0
总数	0	0	0	3	1	1	2	2	4

分析及持续改进：本月有4例危急值，已按照相关流程进行了上报处理，继续加强学习，继续持续改进工作。

八、质控

1. 室内及试剂质控

项目 ＼ 月份	1月	2月	3月	4月	5月	6月	7月	8月	9月
室内质控合格率（%）	100	100	100	100	100	100	100	100	100
试剂质控合格率（%）	100	100	100	100	100	100	100	100	100

（续表）

月份\\项目	1月	2月	3月	4月	5月	6月	7月	8月	9月
失控记录及处理分析（%）	无	无	无	无	无	无	无	无	无

2. 室间质评（卫生部临检中心）

批次	第一批次	第二批次	第三批次
合格率（%）	100	100	暂无
失控记录及处理分析	无	无	无

分析及持续改进：9月室内质控及试剂质控均合格在控，合格率达100%，无失控记录，室间质评第三批次已上报，结果未回报。继续加强学习培训，持续改进工作。

九、会诊

科室\\月份	骨科（例）	ICU（例）	职业病科（例）	产科（例）	耳鼻喉科（例）	肾内科（例）	消化科（例）	干疗科（例）	神外科（例）	总数（例）
1月	0	0	0	0	0	0	0	0	0	0
2月	0	1	1	0	0	0	0	1	0	3
3月	0	0	1	0	0	1	0	0	1	3
4月	0	0	0	0	0	0	0	0	0	0
5月	0	1	0	0	0	0	0	0	0	1
6月	0	1	0	0	0	0	0	0	0	1
7月	0	0	0	1	1	0	0	0	1	3
8月	1	2	0	0	0	0	0	0	0	3
9月	0	0	0	1	0	0	0	0	0	1

分析及持续改进：9月有一例会诊，主要是输血不良反应，输血科应密切加强与临床科室的合作，特别是对于一些稀有血型的患者的治疗，应加强对临床的用血指导，持续改进工作。

十、培训

月份	1月	2月	3月	4月	5月	6月	7月	8月	9月
培训内容	标准洗手方法及ABO血型鉴定	输血不良反应发生机制及处理	输血科岗位管理制度	输血科危急值报告程序；输血科质量目标与管理计划及储血冰箱温度监测培训	医疗风险防范培训	徒手心肺复苏操作；冷链的使用及报警处理，保养；ABO血型鉴定标准红细胞的制备	临床用血管理规定；医院感染管理培训；员工消防安全	等级评审相关文件学习	医疗器械不良事件的监测及报告流程；等级评审相关文件学习；消防安全；心肺复苏等
次数	2	1	1	3	1	3	3	1	8

月份	1月	2月	3月	4月	5月	6月	7月	8月	9月
培训内容	无	输血不良反应登记表；大量用血申请；输血科应知应会；输血操作与输血不良反应演练	输血相关法律法规及技术规范知识；紧急用血流程	不良事件的报告制度及输血常见不良反应及防治	无	（消化科）输血标本采集与核对制度；（妇产科）紧急抢救配合性输血应急预案	（至24个临床科室）输血标本采集与核对制度；输血常见不良反应防治及报告程序；紧急抢救配合性输血反应预案	无	SHOT，输血如何核对，不良反应操作流程及输血相关核对制度
次数	0	2	2	2	0	2	24	0	1

分析及持续改进：9月培训较多，经过培训大家对输血相关专业知识熟练掌握，有改进成效，持续改进工作。

十一、感控

室内培养合格率100%；感控培养合格率100%；洗手依从性100% ；职业暴露例数0例。

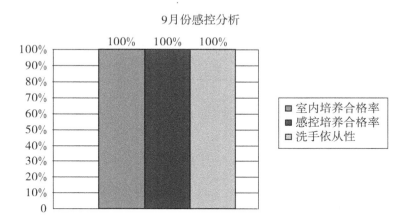

分析及持续改进：本月感控合格率为100%，血液贮存质量合格率为100%，继续加强培训学习，持续改进工作。

设备消防

消火栓合格率：100% ；报警器合格率：100%；灭火器合格率：100%。

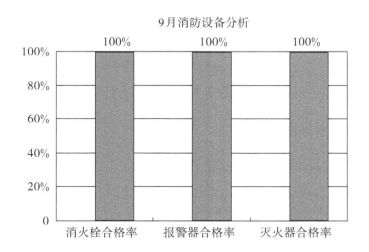

分析及持续改进：本月消防合格率为100%，无任何消防事故发生，继续加强培训，持续改进工作。

十二、大量用血、紧急用血审核情况

月份 用血量	1月	2月	3月	4月	5月	6月	7月	8月	9月
审核 用血量（ml）	0	0	8900	6500	3000	2000	7400	6800	3000
审核率（%）	100	100	100	100	100	100	100	100	100

　　分析及持续改进：本月大量紧急用血执行情况较好，继续加强培训，加强多部门协作，加强与临床科室沟通，持续改进工作。

十三、输血核对执行情况

月份 访谈	1月	2月	3月	4月	5月	6月	7月	8月	9月
访谈人数	21	23	22	22	23	24	23	24	24
掌握执行情况（合格率）	11 （52%）	13 （56%）	14 （63%）	15 （68%）	17 （73%）	18 （75%）	19 （82%）	21 （88%）	22 （91%）

　　分析及持续改进：本月共访谈24名医护人员，对临床输血相关知识的掌握及执行关键点的回答较为满意，可以看出培训及工作的改进成效，继续加强。

十四、互助献血情况

科室	普外科	妇科	产科	肾内科	ICU	骨科	合计
互助量（ml）	300	300	300	300	600	2100	3900
用血量（ml）	4200	1800	5850	3300	99 950	3900	119 000
互助比率（%）	7.1	16.7	5.1	9.1	0.6	53.9	13.6

　　分析及持续改进：近几个月来，我院的互助献血率一直较低，需加强宣传工作，加强医患沟通，加强与临床医师的沟通，让患者及医护人员了解血源的紧张情况，合理安排手术，计划用血，加强输血指征的掌握。

案例十九：生物安全管理持续改进PDCA

一、项目背景

1.通过对2013年1～9月生物安全管理的追踪，发现我院病理科生物安全管理存在不合规范、混乱的情形。科室布局不合理，无法区分污染区、缓冲区及清洁区。

2.结论：病理科布局需要重新规划，其余生物安全情况需要进一步完善。

二、成立QC小组

针对上述问题，病理科决定成立一个QC小组进行调查分析，并进行加强培训，质量持续改进。QC小组成员如下：

组长：孙×

顾问：刘×、孙×、张×、宋××

组员：鄢××

生物安全员：徐××

三、PDCA过程

（一）制定时间表

2013年一季度成立了生物安全管理小组，召开QC小组成立及协调会，制定计划如下：

月份	1月	2月	3月	4月	5月	6月	7月	8月	9月	9月	10月	11月	12月
时间													
协调会议	P												
现场调研	P	P											
制定新制度和流程			D										
新制度流程实施				D	D	D	D						
效果检查							C	C	C				
成效									A	A			

（二）现场调研及原因分析

2013年1月22日调查结果显示，我院病理科生物安全管理主要存在以下几个方面：

1.病理科布局方面　布局不合理：病理科多年来屈居于门诊三楼拐角处不足100多平方米套间内，房屋布局严重不合理，业务面积不达标，更无法进行严格安全防护分区，

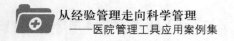

各技术工作室全部置于同一空间内，无通风设施，科室内时时溢散着特殊的气味，完全不符合三级医院病理科标准。

2. 感控方面

（1）空气方面：无甲醛、二甲苯测定，导致有害气体浓度严重超标，严重危害工作人员的身体健康。

（2）医疗垃圾：医疗垃圾一周回收一次。

（3）消毒方面：科室无紫外线灯，无法进行消毒。

（4）未配置有效、安全、使用便捷手卫生设备和设施。

（5）手卫生知识培训不到位、知晓率不高（要求100%）。

（6）工作人员意识不强，取材后不认真用消毒剂清洗取材台面，切片完成后不清扫切片机内组织碎屑。致使存在感染的危险性。

（7）病理性标本贮存不规范

3. 化学试剂的管理　化学试剂管理不规范，没有专门的试剂库房，出、入及使用记录欠规范，达不到双人双锁管理。

4. 保卫科　对员工培训相对较少。

问题分析鱼骨图

感控科　　　　　　　　　　　病理科

工作落实不到位　　　　　　　布局不合理

督导检查不到位　　　管理不规范　　培训不到位

　　　　　　　　　　　　　　　　　　　　　生物安全管
　　　　　　　　　　　　　　　　　　　　　理不规范

督导检查不到位　　　督导检查不到位　培训过少

工作落实不到位

医务部　　　　　　　保卫科

（三）制定整改措施

1. 医务部、院感科、保卫科　　按照《三级综合医院评审标准实施细则（2011年版）》相关细则及《临床技术操作规范：病理学分册》相关规定。主要措施有：

（1）完善科室规章制度，加大落实力度，进一步提高认识。成立生物安全管理小组。

（2）安装紫外线消毒灯。

（3）规范医疗垃圾的回收。

（4）规范病理标本的贮存。

（5）加强科室生物安全知识的学习及培训。

（6）请有资质的部门进行检测科室内甲醛、二甲苯的含量。

（7）安装便捷手卫生设备和设施。

（8）感控科培训：①2013年1月下发新版的科室感染管理工作手册，将手卫生的管理纳入科室监控小组的职责。②2013年2月开始逐步配备齐全全院手卫生设施，在重点科室安装非手触式水龙头；开始对新上岗人员进行培训。③2013年4月再次对全院医务人员进行一对一考核培训手卫生正确率；开始对后勤、行管、保卫、保洁、勤务等非医疗专业人员进行培训、考核。

（9）请保卫科到我科进行消防安全的培训。

（10）保卫部对我科加强监管。

2. 病理科设置

（1）重新设置布局病理科各个实验室，能够满足工作需求，能够区分污染区、缓冲区及清洁区。

（2）独立设置试剂库房，实行双人双锁保管化学试剂。严格记录各种化学试剂的进出库。

（四）实施过程

1. 病理科布局

（1）病理科设置：符合卫生部对三级甲等医院病理科的要求，面积可达300平方米，业务用房完全满足工作需求，按生物安全的要求设置相应的工作室，并安装通风设备。设有：接待室、取材室、细胞制片室、常规技术室、免疫组化及特殊染色室、试剂库房、档案存储室、病理诊断室、显微摄影室、器材库房、学习室、更衣室、值班室及主任办公室。

（2）分区：严格划分污染区、缓冲区及清洁区。有人流及物流通道。

2. 化学试剂的管理　独立设置了试剂库房及增加了生物安全柜，实行双人双锁管理化学试剂，严格记录试剂进出库用量。规范了管理。

3. 感染方面

（1）对科室空气中甲醛、二甲苯的含量进行了测定，其中第一次测定取材室甲醛、二甲苯超标，通过整改，达到合格标准。

6月8日科室整体搬迁工作完成后，聘请某公司于7月2日对我科常规技术室、细胞制片室、取材室进行了室内空气检测，7月23日报告结果：取材室甲醛、二甲苯浓度超标；常规技术室、细胞制片室甲醛、二甲苯浓度在正常范围内。

取材室甲醛、二甲苯浓度超标原因分析：①脱水机密闭不严，排风系统不好；②标本保存不好，固定液挥发；③近期装修，装修材料挥发所致；④病理性废物管理欠规范；⑤工作人员生物安全防范意识差，需要整改。

病理科取材室空气检测甲醛、二甲苯浓度超标，邀请后勤保障部及挂钩职能科室商讨制定整改计划：

①完善生物安全制度及规范，加强科室人员的学习及培训。

②加强工作人员作业时的安全防范。

③规范病理性废物的管理及处理流程。

④加强取材室的通风作业：多开门窗及通风设备。

⑤及时与后勤联系加快标本柜的购进。

⑥安装空调设施。

⑦加强脱水机封闭设施——做一个通风柜把脱水机放入通风柜内，作业时及时通风。

⑧用室内盆栽植物等对室内环境空气进行净化

通过以上整改，取材室工作环境大大改观，于2013年9月17日再次委托某公司对病理科取材室进行环境空气甲醛和二甲苯检测，检测结果在标准限值内。

病理科取材室工作环境整改有效。

（2）接待室、取材室、细胞室、常规技术室、更衣室安装了紫外线灯，每日对相应实验室进行消毒半小时。

（3）医疗垃圾收集1周回收应改为不超过48小时回收。

（4）安装了通风柜。

（5）培训：①2013年1月4日学习科室医务人员发生职业暴露后的报告程序；②1月5日，标准六步洗手法，病理科意外事件预防和应急预案；③2月5日，病理科感染管理制度；④3月2日，医护人员预防经血传播性疾病的防护流程；⑤3月3日，标准六步洗手法；⑥4月1日，科室报警、灭火、疏散应急流程 ，病理科医疗安全（不良）事件报告制度；⑦4月25日《医院后勤应急管理》培训，1号楼1605会议室，主讲人：张×；⑧7月29日，手卫生及职业暴露，手卫生及职业暴露——卷面考核；⑨ 5月3日，病理科实验室生物安全防护制度；⑩6月3日病理科意外事件预防和应急预案学习，医疗安全不良事件学习；⑪6月23日，水、电、气应急处置培训，现场培训；⑫6月25日危重患者抢救预案；⑬7月1日学习医务人员预防经血传播性疾病的防护流程；⑭7月25日全体人员参加全院心肺复苏培训及考核；⑮BLSey电除颤：重症医院学科；⑯心肺复苏：重症医院学科；⑰8月12日，病理科实验室生物安全知识；⑱《全院医院感染培训》：感染管理科；⑲8月14日，请保卫科唐××科长等到我科培训消防安全知识；⑳8月19日，请后勤保障部主任进行科室水电应急处置培训；㉑8月26日《医院地震应急》培训；㉒9月1日患者"十大安全目标"；㉓9月11日，医疗安全不良事件；㉔9月15日，地震灾害应急演练。

（五）成效分析

取得的成绩：

1.通过一系列措施后，生物安全管理得到了更加规范的管理。完善了各项制度。

2.科室达到了P2实验室的要求。

3.科室人员对消防安全、职业暴露、心肺复苏等一系列培训后，熟练了各种应急预案的流程。

4.生物安全小组：履行职责，每月组织一次生物安全学习及培训，每季度进行一次考核及科内自查、总结，并召开全科生物安全会议：总结本季度工作，布置下季度的工作。

5.成立了突发火灾应急预案小组、紧急心肺复苏应急预案小组及病理科脆弱性分析及流程。

（六）下一步的改进措施

1.生物安全小组认真履行职责，科内加强生物安全的培训和学习。
2.进一步加强规范操作。
3.每年聘请有资质部门对科室进行空气甲醛、二甲苯检测。
4.进一步加强科室人员的生物安全意识及防护。
5.定期总结，不断改进工作。

四、小结

通过此次整改，小组成员学会应用PDCA的原理思考问题、解决问题，大大提高对科室管理的有序、有效及条理性，提高了小组成员对科内之间及科室之间的团结协作的认识，加强了医院的团队化建设。今后，小组成员将应用PDCA管理工具，把QC小组活动持续开展下去。

案例二十：病理科冰冻切片持续改进PDCA

一、项目背景

1.通过对2013年上半年的冰冻切片报告的追踪，我院病理科术中冰冻切片检查存在以下问题：制片质量不佳，制片时间超时，报告时间接近30分钟且为口头电话报告，纸制报告送达时间长且多为倾向意见。

2.结论：术中冰冻切片检查质量是提升医院整体医疗质量的重要方面，上述存在问题亟须解决。

二、成立QC小组

针对上述问题，病理科决定成立一个QC小组进行调查分析，并进行加强培训，质量持续改进。QC小组成员如下：

组长：孙×
顾问：刘×、周×
副组长：鄢××
成员：徐××
质控员：谢×

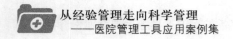

三、PDCA过程

（一）制定时间表

2013年__月__日召开QC小组成立及协调会，制定计划如下：

月份	7月	7月	7月	7月	8月	8月	9月	9月	9月	9月	10月	11月	12月
时间													
协调会议	P												
现场调研	P	P											
制定新制度和流程			D										
新制度流程实施				D	D	D	D						
效果检查							C	C	C				
成效									A	A			

（二）现场调研及原因分析

2013年1～9月调查结果显示，我科冰冻切片主要存在以下几个方面：

1. 技师方面

（1）技师制片流程不畅：在制片过程中，新进入科室年轻的病理技术人员对于整个制片流程操作不熟练，导致15分钟内不能制出冰冻切片，影响报告的发送。

（2）带教、考核力度不到位：年轻病理技师切片能力还未达到相对熟练就进行冰冻切片的值班、操作；组织取材过厚，冷冻时间较久，导致切片质量不高。

（3）专业培训及训练不够。

2. 医师方面

（1）医师病理取材不规范，对取材组织大小、厚度等要求的掌握不足，未认真学习《临床技术操作规范：病理学分册》和《病理科建设管理指南》等权威书籍和原卫生部文件内容。

（2）病理医师报告原来多为倾向意见，原因可能有：制片质量不满意；术中冰冻诊断经验不够丰富。

（3）病理医师未能全面了解并掌握病史及疾病的发生、发展及转归等。

（4）病理医师与临床医师及相关科室沟通少。

（5）临床医师对快速冰冻切片指征认识度不够。

（6）临床满意。

3. 其他

（1）送检人员培训不到位，责任意识不强。致使麻醉科从手术台上接收标本后送检病理科过程时间过长。

（2）发送术中冰冻报告方式不对：冰冻报告为电话口头报告，报告后我科人员送至手术室。

（3）感控方面：上半年未迁入新址前未配置有效、安全、使用便捷的手卫生设备和设施，发生职业暴露不能很好地处理。

（4）科室工作人员生物安全知识及意识不强，取材后不认真用消毒剂清洗取材台面，切片完成后不清扫切片机内组织碎屑。致使存在感染的危险性。

（5）　相关职能部门监管不够。

问题分析鱼骨图

（三）制定整改措施

1.科室医师、技师

（1）鼓励科室人员自学并积极参加院内外继续教育学习。

（2）加强与外院交流。

（3）加强科内学术讲座并做到规律化、制度化。

（4）认真学习《临床技术操作规范：病理学分册》等规范取材，冰冻取材大小为（1～1.5）cm×（1～1.5）cm× 0.3cm。

（5）加强科室人员岗位技能的培训及学习。

（6）根据科室特点，规范科室制片流程的时间。

①接收、核对标本：2min→②取材：3～5min→③制片：10～15min→④ 诊断及报告：5～7min。总时间20～30min。

（7）鼓励科室人员参与科室管理及建设，认真工作，工作中不断总结经验，改进工作流程。

2.其他　按照《三级综合医院评审标准实施细则（2011年版）》相关细则及《临床技术操作规范： 病理学分册》相关规定。主要措施有：

（1）完善科室规章制度并组织学习，逐项落实。

（2）与后勤保障部及手术室多次沟通，加强送检标本人员培训，提高责任意识，缩短送检标本时间。

（3）定期组织科室人员学习培训并考核，技术操作做到一对一带教，阅片做到相对简单的一对一带教，疑难切片集体讨论，共同提高。

（4）科室授权审批的程序严格执行和严格考核并规范记录。

（5）采用传真发送冰冻报告，使整个报告流程更加快捷。杜绝误传误报。

（6）医务科加强了监管及指导。

（7）感控科积极帮助配备齐全手卫生设施，安装了非手触式水龙头及喷淋设施。

（8）加强仪器、设备的使用、维护及保养。

（四）效果检查

冰冻切片制片及报告时间

月份	制片时间（min）			报告时间（min）		
	平均制片时间	最长时间	最短时间	平均报告时间	最长时间	最短时间
6月	11	17	5	28	35	15
7月	10	15	5	24	42	11
8月	12	24	5	22	33	14
9月	12	18	8	22	37	15

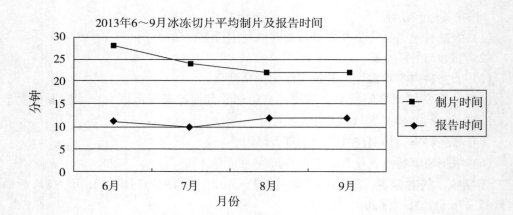

2013年6～9月冰冻切片平均制片及报告时间

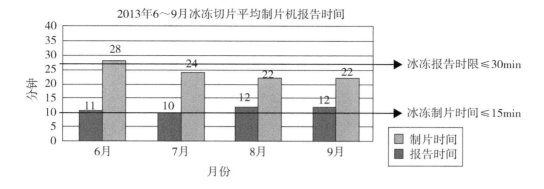

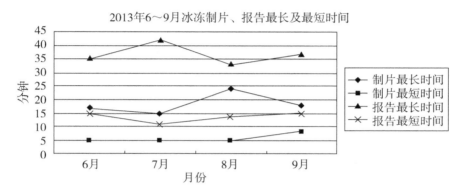

冰冻切片整改后制片及报告达标情况趋势图

（冰冻切片制片时间≤15min，整个报告时间≤30min）

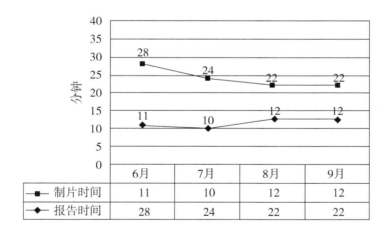

（五）成效分析

1.成绩

（1）取得的成绩：通过科室员工的主动学习及用心整改后，术中冰冻切片的流程更加规范，并且在保证质量的前提下不断缩短制片及报告诊断的时间。

（2）传真机的配备，杜绝了误传误听导致的医疗风险，致使规范的纸质报告及时发送到手术室。

（3）以多种方式与临床科室的沟通，在工作量明显增加的情况下，保证了冰冻切片诊断的准确无误地发出。

（4）与手术室、后勤保障部及医学装备部等的沟通，冰冻标本的运送、接收流程更加合理，冰冻设备能很好地运行。

（5）与感染科的沟通，加强了科室人员的生物安全知识及意识，能正确对待感染性标本及对标本的处理。

（6）医务科每季度均对我科冰冻检查进行了全程监管，监管内容：冰冻申请单、报告单、冰冻报告诊断符合率及与手术室的对接流程。

（7）科室人员认真工作，积极为科室的发展献计献策，积极参与科室的整改，使科室在各方面发生了很大变化。在冰冻方面整改：①制订了合理可行的冰冻制作流程及时限；②送检标本袋进行双标识（再进行病理编号的标注）；③加强了各项环节的核查；④大于1cm肿瘤至少需取二块行冰冻检查；⑤建立了脆弱性分析及处理流程；⑥冰冻检查列为交班内容，石蜡切片与冰冻切片诊断不符的及时分析、讨论及追踪观察。

2. 不足之处

（1）标本取材不够认真，还需多学习。

（2）医务人员的感控意识还需增强，虽然术中冰冻切片需争分夺秒，但医务人员的医疗安全、医疗规范也必须保障和遵守，在整个制片过程中医务人员需加强戴口罩、手套。

（3）诊断方面，病理诊断医师还需加强学习，尽量争取给临床医师确切的诊断。为临床提供更加可靠的依据。

（4）临床医师快速冰冻切片指征还需多熟悉掌握。

（六）下一步的改进措施

1.继续加强病理技术人员培训及制片技术的学习。

2.加强科内专业理论知识的讲座及培训，加强取材、制片、阅片诊断能力的培养。

3.加强与临床医师及相关科室的沟通和交流。

4.不断学习、分析、总结、改进。

四、小结

通过此次整改，小组成员学会应用PDCA的原理思考问题、解决问题，大大提高对科室管理的有序、有效及条理性，提高了小组成员对科内之间及科室之间的团结协作的认识，加强了医院的团队化建设。今后，小组成员将应用PDCA管理工具，把QC小组活动持续开展下去。

案例二十一：检验报告周转时限TAT质量持续改进

一、项目背景

检验报告的及时性是衡量临床实验室服务的重要指标。报告延迟不仅会减低患者和医生对实验室的满意度，还会增加患者的住院时间和费用，我国原卫生部颁布的《医疗机构临床实验室管理办法》和《三级综合医院评审标准（2011年版）》等都对检验结果回报的及时性提出了要求。通过调查统计得到住院和门诊的标本TAT满足规定目标值百分率，以及为满足目标值的标本，分析TAT延长的原因，为实验室持续性质量改进方案提供依据，从而进一步优化工作流程，提高实验室工作效率，减低差错的发生。

1. 报告周转时间（TAT）的定义　就我国而言，医嘱传递、标本采集及运输过程都不在实验室的掌控中，故建议以标本接收时间为起点，以报告时间为终点来监测TAT。

2. 监测指标　①TAT为非正态分布，故应采用中位数等非正态分布参数进行监测，观察其变化趋势，查找原因。②规定超过目标的TAT值为离群值，定期监测离群值的发生率。

3. TAT目标值　根据《三级综合医院评价标准实施细则》中对检验结果的报告及时性进行了明确的规定，其中提到：血、尿、便常规项目自检查开始到出具结果时间≤30分钟，生化、凝血、免疫等检验项目自收到检查开始到出具结果时间≤24小时，细菌学等检验项目自收到检查开始到出具结果时间≤4天，以超过规定时间为不合格TAT。

二、成立QC小组

在科室质量安全管理小组的基础上，专门指定人员成立QC小组，以缩短TAT为目标，促使TAT服务质量持续改进，QC小组成员如下：

组长：李×（负责医务、护理沟通协调、督导该方案PDCA的进程）。

副组长：谭××（负责临床科室、勤务沟通协调）。

组员：田×　徐××　常××（负责信息科、LIS、HIS工程师的沟通协调和配合）。

张××　胡×（现场调研和数据采集）。

三、PDCA过程

（一）制定时间进度表

2013年4月1日召开QC小组协调会，制定计划如下：

	1	2	3	4	5	6	7	8	9	10	11	12
协调会议与分工	★											
现场调研		★	★	★	★							
制定新的制度和流程						★	★					

（续表）

	1	2	3	4	5	6	7	8	9	10	11	12
实施新制度流程								★	★	★		
效果检查											★	★

（二）现场调研及原因分析

1. 人员因素　一方面，个别检验人员责任心不强，在标本较多的时段忙中出错，交接班时未按规定衔接好，造成漏检项目、重复检测等导致审核、打印不及时。另一方面，科室有大量实习生，对工作流程不熟悉或未很好地阅读各种SOP程序文件等，也会造成TAT的延长。

2. 仪器设备　每日仪器设备维护保养不佳，仪器突发故障，每批次室内质控、定标、校准、添加试剂耗材，部分仪器如仅此1台的生化7180检测速度不够等问题，也导致了TAT的延长。

3. 标本和原料　每天8：00～9：00标本集中运送造成拥堵，处理人员薄弱，未采用条形码接收标本，接收过程太长，不合格标本往返采集接收等标本规范采集、运输问题，导致检验报告延长，标本预处理不足、试剂耗材准备不充分等实验室内部问题同样导致TAT的延长。

4. 环境流程　实验室内分流标本不及时，操作流程不合理，工作游走线路太长，台面、地面、墙面器械物品摆放不统一等实验室内部工作流程欠佳，导致检验报告延长。再加上LIS与HIS的链接不完善，经常掉线断网，LIS内部传输漏项甚至错传，不时停水停电的突发事件，也同样导致TAT的延长。

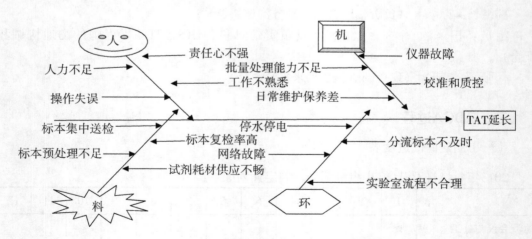

不合格TAT根本原因分析鱼骨图

（三）制定整改措施

1.定期对检验人员进行专业知识的培训，提升业务水平和服务技能；严格对新进员工的轮岗上岗培训考核制度；在高峰时段，弹性排班增加标本窗口人员。

2.各专业组仪器设备责任到人，负责该设备的日常维护保养监督，与维修工程师建立密切交流联系；严格按照仪器设备的SOP程序文件进行定标、校准，以减少仪器设备故障的发生在高峰时段，弹性排班增加标本前处理分流人员，以减少标本在上机前的等候时间。

3.与护理、院感联合制定了《云南省第三人民医院标本采集运输保存手册》，分别对护理、勤务进行培训，提升标本的合格率；提前1个月做试剂耗材计划，每周动态清理试剂耗材，临时计划及早通知供应商，确保试剂耗材的供应。

4.环境流程：设计改造装修医学科，运用"5S"理念发动全体人员参与各室流程再造工程，地面、台面、墙面规范统一器械、物品摆放位置，缩短实验室内游走、取物放物、上机归类等操作时间；与信息科和LIS工程师紧密配合，持续完善医院信息系统的建设，稳定网络信息，在候检区放置自助打印终端，专门提供患者及时自助打印检验报告单。科室建立停水停电的突发事件预案。

5.从标本接收到各专业组实验室按照绿色通道、急诊、门诊、住院的排列检测顺序，优先处理绿色通道患者的标本。

（四）效果检查

对2013年5月与2013年6月、7月一天内不同时间段不合格TAT标本数、不同类型标本不合格TAT进行比较分析，结果见图表。

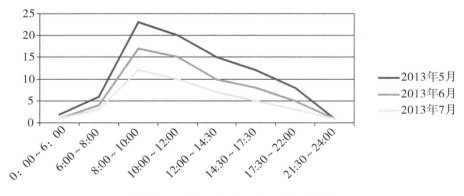

一天内不同时段不合格TAT报告数据变化图

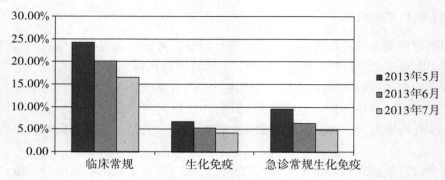

不同类型标本不合格TAT比率变化柱状图

不同类型标本不合格TAT变化表

时间	不合格标本TAT比率（%）			不合格平均TAT		
	临床常规	生化免疫	急诊生化免疫	临床常规	生化免疫	急诊生化免疫
2013.05	24.32	6.84	9.64	57.8min	25.6h	136.7min
2013.06	20.62	5.38	6.45	49.2min	24.8h	131.8min
2013.07	16.63	4.25	4.85	46.6min	24.4h	126.5min

（五）成效分析

1. 取得成绩 通过人、机、料、环、法、测一系列的持续改进措施，TAT不合格率呈明显下降趋势，成效显著，增强了检验人员持续改进的信心。窗口安装了对讲机方便交流，自助打印终端机的运行不仅方便快捷，同时保护了患者的隐私。临床科室、门诊患者的抱怨减少，增强了顾客的信任感。

2. 不足之处 熟练人员不足，检测高峰时段弹性排班存在安全隐患，急诊检验标本仍有4.85%的TAT不合格，还有下降空间。

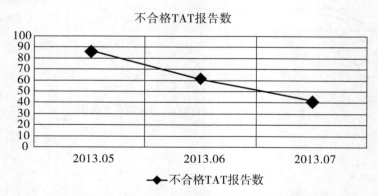

不合格TAT报告数

2013年5月、6月、7月一天内不合格TAT报告趋势图

（六）持续改进措施——PDCA再循环

1.新设置的急诊实验室已投入运行2个月，加快人与设备、检验服务前台与顾客、与各专业实验室的默契配合，仍然是缩短TAT的关键。

2.定期培训和业务学习是提升检验人员服务能力的最佳途径，再忙也必须坚持加强。

3.继续优化检验流程和操作环境也是缩短TAT的关键，这方面我们也初尝胜果，充分利用"5S"、PDCA、鱼骨图、柱状图等管理工具，调动全科人员的积极性，完善科室奖励机制，人人参与，人人进步，快乐工作。

4.弹性排班是个难点，人员紧张，特别是有资质的检验人员偏少是个难题，高峰时段如何做到有序、高效地完成标本接收前处理仍是关键环节。

5.急诊实验室、检验服务前台、采血室窗口部门7：50到岗，做好交接班准备工作。

6.各专业组技师长、组长严格按照ISO 15189全面质量管理体系文件执行和操作，严把质量安全关。

案例二十二：生物安全质量持续改进鱼骨图分析

一、项目设立

为了保障医务人员自身健康及患者免受医源性感染，减少和杜绝生物安全事件，我国原卫生部已颁了一系列法规与制度，指令各级医疗机构务必将生物安全问题纳入医院管理的重要日程上来，我科建立了相对完善的生物安全管理制度，但在执行中存在很多不足之处，比如部分检验人员自我防护意识薄弱或存在侥幸心理，在工作场所吃零食、早点、饮水、吸烟、穿着污染的工作服进出休息间、卫生间等；个别检验人员在工作中不戴帽子、口罩和手套操作，乱丢一次性手套；用接触传染源的手接听电话或手机；实验室生活垃圾和医疗垃圾混放；医用棉签丢入利器盒中；实验室清洁、消毒、废物处理的规范和及时记录。对手的清洁消毒不够重视，洗手依从性差等，这些都存在巨大的生物安全隐患，检验科作为病原体集中的高危区域，常成为医院交叉感染的源头科室。

二、PDCA管理

对以上存在的问题以及科室每季度检查出现的问题和院感染管理科检查提出的整改意见，科室质量安全小组召开质量安全讨论会，制定如下整改措施。

（一）整改时间进度表

2013年6月19日科室召开了每月一次的质量安全会议，对实验室出现的不规范的生物安全行为进行培训、整改。制定计划如下：

安排＼时间	19/6	24/6	25/6	26/6	27/6	28/6	1/7	2/7	3/7	4/7	5/7	8/7	9/7
质量会议	■												
现场调研		■	■	■	■	■							
制定安全流程							■	■					
流程制度实施									■	■	■		
效果检查												■	■

（二）现场调研及原因分析

1.部分检验人员自我防护意识薄弱或存在侥幸心理，在工作场所吃零食、饮水、吸烟，穿着污染的工作服进出休息间；个别检验人员在工作中不戴帽子、口罩和手套操作；用接触传染源的手接听公用电话或手机，有消毒棉签丢入利器盒的现象，浸泡缸液未及时更换和记录、实验室台面有时脏乱、未每天清洁消毒的现象。

2.部分生物安全设施不完善，无眼及冲洗淋浴设施，微生物、PCR室和HIV初筛实验室无门禁系统。

3.实验室清洁区、半污染区、污染区划分不清。

4.实验室标识不清或无标识。

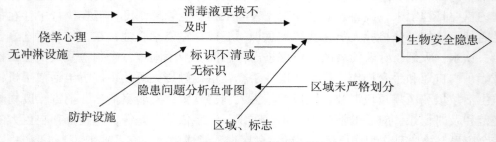

生物安全隐患问题分析鱼骨图

（三）制定整改措施

1.加强科室员工的生物安全知识培训，组织员工反复学习卫生部颁布的《生物安全管理条例》、《生物安全防护措施》、《传染病防治法》和科室生物安全手册。对新员工实行岗前培训，并进行考试。

2.通过督导、检查，不断提高员工生物安全防护意识，定期对员工进行健康体检。建立工作人员健康档案，实验室制定生物安全流程，严格执行消毒隔离措施和无菌操作技术。要求检验人员上班必须穿戴整齐。严禁在工作区域内进食、饮水、吸烟，强化检验人员洗手依从性。

3.尽快完成实验室的改造、装修工作,清洁区、污染区严格划分,粘贴各种醒目标识。

4.完善实验室安全防护设施,实验室配置冲淋装置和门禁系统。

5.按实验室医疗废物处理要求,严格医疗垃圾分类放置,杜绝棉签放入利器盒中。

（四）效果检查

7月8～9日对科室各实验室进行了生物安全管理工作的检查,工作人员在工作期间均按要求进行个人防护,未出现在工作区域内进食、饮水和吸烟情况。实验室整洁、干净,垃圾分类放置,工作人员全部掌握六步洗手法,洗手依从性大大加强。各实验室制定了生物安全流程。

（五）成效分析

通过学习、整改,工作人员基本掌握了生物安全管理要求,生物安全防护意识大大加强,制定了生物安全流程,无菌操作、实验室清洁消毒、废物处理基本规范。

不足之处,实验室仍在改造,实验室区域划分、标识和防护设施未完善,工作人员不规范操作现象仍时有发生,各种工作记录仍存在记录不及时的情况。个人防护意识仍需提高。

（六）下一步的工作

1.尽快完成实验室的装修、改造工作。

2.规范实验区域划分和操作流程。

3.完善实验室防护安全设施和安装实验室门禁系统。

4.加强新员工的指导和培训工作。

5.定期对检验人员进行安全知识培训、考核,不断强化生物安全意识。

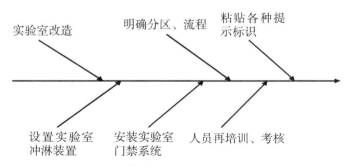

生物安全检查仍需整改的方面鱼骨图

（七）PDCA再循环,效果检查

医院等级办领导8月30日对检验科进行了检查,科室的装修、改造已完成,明确了实验室清洁、半污染、污染区域。配置了冲淋设备,安装了门禁系统,规范操作流程,进行了生物安全培训，整个实验室有了大的改观。

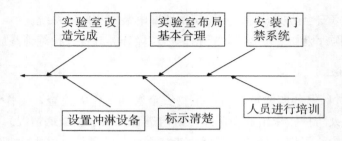

实验室生物安全改进鱼骨图

案例二十三：1～8月康复医学科活动记录

康复医学科于2013年三月中旬开科，开科以来，严格按照医院相关规定及医院下达的相关指标要求，控制科室医疗质量，不断在实践中摸索，在工作中学习，在职能部门的督导中改进，不断提高科室医疗质量。

一、科室质控数据

分类	指标名称	控制标准	1月	2月	3月	4月	5月	6月	7月	8月
门诊质量指标	门诊人次		420	460	270	300	182	150	138	155
	门诊患者抗生素使用率（%）	≤20			3.03	3.85	0	0	0	5.13
住院部质量指标	出院患者数				1	31	21	26	28	28
	住院患者死亡数				0	1	0	0	0	0
	危重患者抢救成功率（%）	≥90			100	0	100	100	100	100
	人均住院费用（元）				47 292.00	11 440.29	14 016.14	11 802.92	15 347.50	12 223.79
	住院药品比例（%）	40			37.03	42.56	33.61	41.30	45.60	42.06

（续表）

分类	指标名称	控制标准	1月	2月	3月	4月	5月	6月	7月	8月
住院部质量指标	抗菌药物使用强度（%）	10			84.19	10.81	12.86	11.05	16.70	22.33
	抗菌药物使用率（%）	30			0	25.81	19.23	14.81	26.67	26.67
	院感率（%）				0	3.20	0	7.70	0	7.10
	院感（例）				1	1	0	2	0	2
	手卫生（%）	100			50	80	100	100	100	100
	多重耐药监测（例）				1	3	1	6	2	5
	抗菌药物治疗住院患者微生物样本送检率（%）	≥30			95	90	100	100	100	100
	传染病报告率（%）	100			无	无	无	无	无	无
	平均住院日（天）	22			39	22.06	23.38	20.85	19.11	19.71
	住院超过30天的患者数	不断减少			1	0	0	0	0	0
	病床使用率（%）	≥93			35.48	103.83	78.23	93	77.42	72.9
	病历甲级率（%）	≥90			100	100	100	100	100	100
	丙级病历	无			无	无	无	无	无	无
	上级医师对诊疗方案核准率（%）	100			100	100	100	100	100	100
	住院重点疾病的总例数									
	住院重点疾病死亡例数				0	1	0	0	0	0
	输血病例				0	0	0	0	0	0

（续表）

分类	指标名称	控制标准	1月	2月	3月	4月	5月	6月	7月	8月
住院部质量指标	输血治疗知情同意书签署率（%）	100			无输血患者	无输血患者	无输血患者	无输血患者	无输血患者	无输血患者
	输血治疗病程记录符合规范要求率（%）	100			无输血患者	无输血患者	无输血患者	无输血患者	无输血患者	无输血患者
	输血申请单审核率（%）	100			无输血患者	无输血患者	无输血患者	无输血患者	无输血患者	无输血患者
	大量用血报批审核率（%）	100			无输血患者	无输血患者	无输血患者	无输血患者	无输血患者	无输血患者
	输血不良反应发生上报率（%）	100			无输血患者	无输血患者	无输血患者	无输血患者	无输血患者	无输血患者
	相关医务人员熟悉输血严重危害方案、处置规范与流程的知晓率（%）	100			100	100	100	100	100	100
康复治疗指标	康复治疗有效率（%）	≥90			100	95	95	96	90	96
	年技术差错率（%）	≤1			0	0	0	0	0	0
	病历和诊疗记录书写合格率（%）	≥90			100	100	100	100	100	100
	住院患者康复功能评定率（%）	≥98			100	100	100	100	100	100
	设备完好率（%）	≥90			100	100	99.8	99.7	99.7	99.6
	平均住院日（天）	≤30			39（只有1人出院）	22.06	23.38	20.85	19.11	19.71

二、医疗质量分析

（一）住院人数

1. 资料　门诊就诊人数每月约30人左右，门诊人均费用100元左右，门诊药品比例小于30%，处方合格率100%，不合理处方小于1%门诊病历合格率大于95%，门诊抗生素使用率为零，无门诊急会诊，无门诊留观。

住院部出院患者3月1人；4月28人；5月25人；6月25人；7月27人，8月30人。

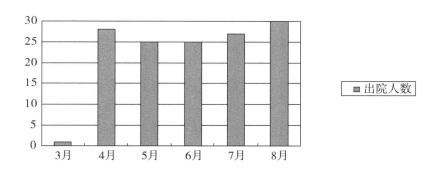

2. 原因分析　三月科室刚刚建立，出院人数仅有一人，以后几个月，随着患者知晓率的增加，住院人数在波动中上涨。

3. 持续改进　不断提高医疗服务质量，吸引患者入院，从而增加出院患者数量；同时提高医疗水平，缩短平均住院日，增加出院人数。

（二）住院死亡患者

1. 资料　住院死亡患者1人。

2. 原因分析　未对患者进行充分的康复承受能力，对患者的基础病判断不准确，患者的突然猝死有很大程度的不可预知性。医务部对此事件督导。

3. 持续改进

（1）全科对患者死亡事件进行讨论，发现了其中存在的问题，为避免类似事件再次发生，医生方面由主任牵头，制定了康复风险评定表，由主管医生评出患者风险，交治疗师，治疗师根据风险制定适量的康复方式。

（2）同时在康复治疗室配备血压计及指脉氧，治疗前中后对患者进行生命体征监测。

（3）反复多次进行康复意外应急演练，做到每个人都熟悉流程。

（三）人均住院费用

1. 资料　人均住院费用4月118 30元；5月13 239.21元；6月12 075.09元；7月15 277.06元；8月12 265.64元。

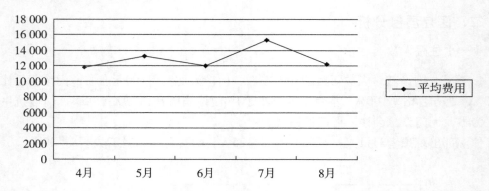

2. 原因分析　由于科室开科不久，患者情况不一而同，住院费用随患者类型而有所不同。

3. 持续改进　在以后的工作中，积累经验，严格按照诊疗规范诊治患者，逐步稳定人均住院平均费用。

（四）住院药品比例

1. 资料　住院药品比例：3月35.6%；4月42.64%；5月34.19%；6月41.34%；7月45.63%。

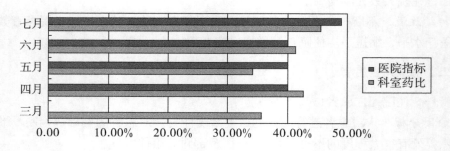

2. 原因分析　医院暂定药品比例为小于40%；我科基本能够达到要求，7月份有所超额，由于7月所收住的患者相对病情较重，尤其感染患者偏多，很多患者从他院转入就存在感染。

3. 持续改进　严格控制药品的使用，严格执行手卫生制度，防止二次感染。制定适合患者的康复计划，以免对患者造成二次伤害，增加药比。

（五）抗菌药物使用强度

1. 资料　抗菌药物使用强度3月84.19；4月10.81；5月12.86；6月11.05；7月16.47；8月16.21。

2. 原因分析　医院定给我科的使用强度小于10%；除4月勉强接近指标外，每月都超出，主要由于患者多为长期卧床，辗转多家医院，抵抗力较弱，基础疾病较多，极易受感染，且很多患者存在不同程度的细菌定值，极易复发。故我科抗生素使用强度居高不下。

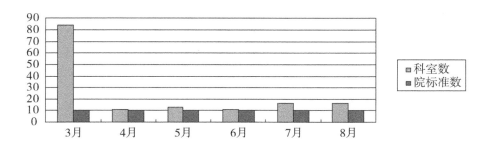

3. 持续改进 严格执行手卫生制度，防止患者发生院内感染，积极治疗控制原发病，对患者及其家属进行健康宣教，改变不良的生活及饮食习惯，尽量降低患者感染概率，增强患者体质。

（六）抗菌药物使用率

1. 资料 抗菌药物使用率3月15.89%；4月25.81%；5月19.23%；6月19.11%；7月26.67%；8月26.67%。

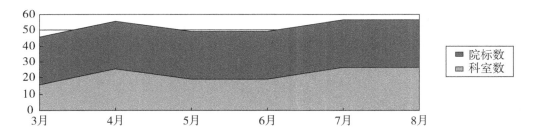

2. 原因分析 医院定给我科的使用率小于30%；基本达到主要由于患者多为长期卧床，辗转多家医院，抵抗力较弱，基础疾病较多，极易受感染，且很多患者存在不同程度的细菌定植，极易复发。故我科抗生素使用率不低。

3. 持续改进 严格执行手卫生制度，防止患者发生院内感染，积极治疗控制原发病，对患者及其家属进行健康宣教，改变不良的生活及饮食习惯，尽量降低患者感染概率，增强患者体质。

抗菌药物治疗住院患者微生物样本送检率3～8月均为100%。原因分析：主要由于患者多为长期卧床，辗转多家医院，抵抗力较弱，基础疾病较多，极易受感染，植很多患者存在不同程度的细菌定植，极易复发。故常规给予入院患者细菌学检查，做到100%送检率。持续改进：继续保持。

（七）平均住院日

1. 资料 平均住院日3月无统计意义；4月23天；5月22天；6月20.92；7月18.85；

8月19.97。

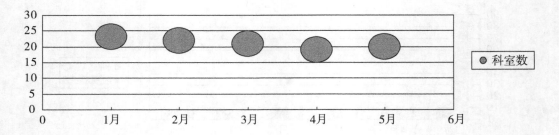

2. 原因分析　医院定的指标为小于20天，头三个月出现不同程度的超额，首先由于患者的病情较重，康复意愿过于迫切，希望能够尽量延长住院时间，其次，医生护士对工作流程尚不熟悉，存在不同程度的沟通脱节，使患者的时间不同程度地被延误，增加了住院时间。

3. 持续整改　不断熟悉流程，加强医护沟通，根据医院有关有效缩短平均住院日的相关制度，一切从患者的角度出发，提高医疗质量，提高工作效率，鼓励患者及家属积极参与康复治疗，加快患者康复进展，有效缩短平均住院日。

（八）住院超30天

1. 资料　住院超30天患者5月1人，7月1人。

2. 原因分析　两例患者都是其他科室转入本科，总住院天数长。已上报医务科。

3. 持续改进　学习医院有关有效缩短平均住院日的相关制度，一切从患者的角度出发，提高医疗质量，提高工作效率，鼓励患者及家属积极参与康复治疗，加快患者康复进展，有效缩短平均住院日。

（九）住院重点疾病死亡

1. 资料　住院重点疾病死亡1例。

2. 原因分析　未对患者进行充分的康复承受能力，对患者的基础病判断不准确，患者的突然猝死有很大程度的不可预知性。医务部对此事件督导。

3. 持续改进

（1）全科对患者死亡事件进行讨论，发现了其中存在的问题，为避免类似事件再次发生，医生方面由主任牵头，制定了康复风险评定表，由主管医生评出患者风险，交治疗师，治疗师根据风险制定适量的康复方式。

（2）同时在康复治疗室配备血压计及指脉氧，治疗前中后对患者进行生命体征检测。

（3）反复多次进行康复意外应急演练，做到每个人都熟悉流程。

三、合理用药质量分析

（一）门诊药品比例

1. 资料　门诊药品比例小于30%，门诊抗生素使用率为零。
2. 原因分析　康复医学科门诊以物理治疗为主，故药比低。
3. 持续改进　继续保持。

（二）住院药品比例

1. 资料　住院药品比例：3月35.6%；4月42.64%；5月34.19%；6月41.34；7月45.63。

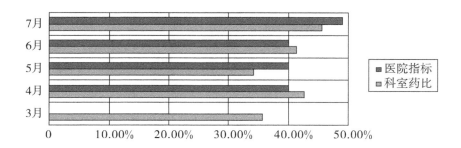

2. 原因分析　医院暂定药品比例为＜40%；我科基本能够达到要求，7月份有所超额，由于7月所收住的患者相对病情较重，尤其感染患者偏多，很多患者从他院转入就存在感染。

3. 持续改进　严格控制药品的使用，严格执行手卫生制度，防止二次感染。制定适合患者的康复计划，以免对患者造成二次伤害，增加药比。

（三）抗菌药物使用强度

1. 资料　抗菌药物使用强度3月84.19%；4月10.81%；5月12.86%；6月11.05%；7月16.47%；8月16.21%。

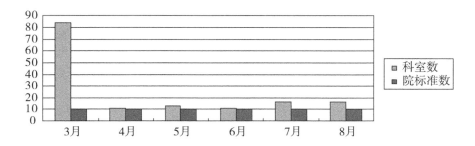

2. 原因分析　医院定给我科的使用强度小于10%；除4月勉强接近指标外，每月都超出，主要由于患者多为长期卧床，辗转多家医院，抵抗力较弱，基础疾病较多，极易

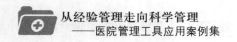

受感染，且很多患者存在不同程度的细菌定植，极易复发。故我科抗生素使用强度居高不下。

3. 持续改进　严格执行手卫生制度，防止患者发生院内感染，积极治疗控制原发病，对患者及其家属进行健康宣教，改变不良的生活及饮食习惯，尽量降低患者感染概率，增强患者体质。

（四）抗菌药物使用率

1. 资料　抗菌药物使用率3月15.89%；4月25.81%；5月19.23%；6月19.11%；7月26.67%；8月26.67%。

2. 原因分析　医院定给我科的使用率小于30%；基本达到。主要由于患者多为长期卧床，辗转多家医院，抵抗力较弱，基础疾病较多，极易受感染，且很多患者存在不同程度的细菌定植，极易复发。故我科抗生素使用率不低。

3. 持续改进　严格执行手卫生制度，防止患者发生院内感染，积极治疗控制原发病，对患者及其家属进行健康宣教，改变不良的生活及饮食习惯，尽量降低患者感染概率，增强患者体质。

（五）抗菌药物

1. 资料　抗菌药物治疗住院患者微生物样本送检率3～8月均为100%。

2. 原因分析　主要由于患者多为长期卧床，辗转多家医院，抵抗力较弱，基础疾病较多，极易受感染，且很多患者存在不同程度的细菌定植，极易复发。故常规给予入院患者细菌学检查，做到100%送检率。

3. 持续改进　继续保持。

四、病历质量分析

1. 资料　甲级病例率大于90%，无丙级病例，上级医师对诊疗方案核准率100%，出院小结规范率100%。

2. 原因分析　全体医务人员把病例质量放在首位，层层把关，确保病例质量。相关职能部门的督导，促使医护人员严格执行医院有关病例质量的各项规定，确保了病历质量。

3. 职能部门督导　每月科室向医务科报送病例自查表，医务科随机抽取病例检查并反馈。

4. 持续改进　科室对新进人员进行病例书写方面的培训，对本科室人员进行病例书写的考核，与经济挂钩，建立完善的监督机制，防止出现不合格病例。

五、不良事件分析

1. 资料　3月一起，为多重耐药菌感染，4月5起，4起多重耐药菌感染，1起猝死，5月2起，一起药物不良反应，一起多重耐药菌感染。6月5起多重耐药菌感染；7月2起1起多重耐药菌感染,1起药物不良反应。8月3起,均为多重耐药菌感染。

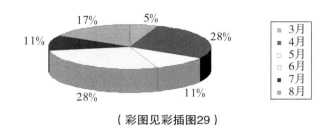

（彩图见彩插图29）

2. 原因分析　由于患者多为长期卧床,辗转多家医院,抵抗力较弱,基础疾病较多,极易受感染,且很多患者存在不同程度的细菌定植,极易复发。故不良事件以多重耐药为多。医务部、药剂科、院感科对我科多重耐药患者进行会诊。我科每月上报。

3. 持续改进　严格执行手卫生制度,防止患者发生院内感染,积极治疗控制原发病,对患者及其家属进行健康宣教,改变不良的生活及饮食习惯,尽量降低患者感染概率,增强患者体质。

六、院感质量分析

1. 资料　3～8月,共发生职业暴露3起,均为护士针刺伤。

2. 原因分析　我科护士多为新进人员,业务不是很熟悉,两例为实习生,一为代教老师的疏忽,二为学生自身思想不够紧张,对工作的复杂性认识不足。已上报院感科及医务部。

3. 持续改进　对科室相关人员进行教育,对带教老师进行再培训,要求其对学生严格要求,反复教育,随时监督,防止此类事件再次发生。

七、危急值质量分析

1. 资料　3月1起,4月5起,5月1起,7月1起。

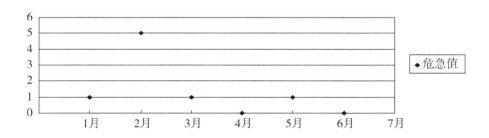

2. 原因分析　我科危急值均按医院要求进行认真记录,并有医生对患者进行及时处理。

3. 持续整改　继续保持,加强对处理措施记录的完整性。病程记录要写明处理后患者的情况,必要时写明下一步的治疗计划。

八、住院重点病种分析

1. 资料　我科主要病种为脑出血、脑梗死、疼痛、骨折、脊髓损伤。

病种	人数	平均费用（元）	平均住院日
脑出血	63	15 320	24
脑梗死	26	12 352	22
疼痛	17	8467	15
骨折	10	10 984	20
脊髓损伤	17	14 349	20

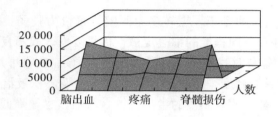

2. 原因分析　以上病种都会在不同程度上造成患者活动能力的减退甚至丧失，故需进行康复治疗，以恢复其肢体功能，回归家庭，回归社会。

3. 持续整改　加强本专业业务能力，为患者解除痛苦。

九、医疗设备质量分析

1. 资料　我科医疗设备完好率大于95%。损坏电针机1台，红外线4台。

2. 原因分析　红外线质量欠佳，使用频率过频。

3. 持续改进　购进新设备，增加数量，降低使用率，延长使用寿命。

十、护理质量分析

1. 资料　专科护理没有突出，护理记录不及时，护理工作人员责任心不强，护理记录出入量算错，管道无标识或标识不规范，医疗垃圾未分类，分级管理回答不全。

2. 原因分析　护理人员工作经验不足，缺乏责任心，培训不足，专科护理知识不熟识。

3. 持续改进　加强专科知识培训，将所学知识运用于临床，加强护士责任心，加强培训考核，同时进行绩效考核。护士长督促各项制度。

案例二十四：临床营养科12月营养质量分析

一、本月科室营养质量完成情况

（一）2013年下半年每月临床营养质量工作指标完成情况

类别		月份	7月	8月	9月	10月	11月	12月	全年合计
营养会诊（人数）			48	43	62	64	41	65	522
科室临床营养病例讨论会（次/月）			1	1	1	1	1	1	12
重点患者营养病历记录（份）			10	10	10	10	7	0	99
营养医师查房（人次）			200	126	155	109	123	193	1770
营养风险筛查与营养评定（人）	门诊	营养门诊	12	9	9	4	52	197	434
		营养社区门诊	0	0	0	0	0	0	80
		健康体检营养咨询服务	34	36	20	19	25	20	274
		内分泌专科营养门诊	0	0	0	0	0	0	13
		孕妇专科门诊	6	3	7	1	0	1	72
	重点病房	消化内科	22	22	30	10	26	0	224
		内分泌科	25	21	29	14	10	0	141
		神经内科	27	18	29	12	10	0	215
		神经外科	22	22	21	10	26	0	101
		呼吸内科	15	22	30	10	26	0	170
		老年病2区	19	21	23	15	12	0	128
营养风险筛查与营养评定合计			160	174	198	95	187	218	1842
危重患者营养监控			48	43	62	64	41	65	660
健康教育		业务学习	10	16	23	23	17	6	150
		健康教育板报	1	0	0	0	0	0	5
		健康教育讲座	1	1	1	1	0	0	9
		义诊（人次）	0	0	0	150	0	0	252

（续表）

类别		月份	7月	8月	9月	10月	11月	12月	全年合计
治疗饮食	肠内营养治疗（例）	鼻饲	10	11	15	22	14	28	168
		口服	18	12	13	10	3	20	124
		鼻饲+口服	0	0	0	0	0	0	0
		人次	707	477	446	365	401	678	5918
	肠外营养治疗		0	0	0	0	0	0	0
	普通治疗饮食	糖尿病治疗膳食	12	3	11	10	9	9	79
		妊娠糖尿病饮食	1	2	1	4	3	4	15
		其他治疗饮食	6	10	14	16	12	13	94
治疗饮食合计			19	15	26	30	24	26	188
住院患者治疗膳食就餐率（%）			85.4	88.37	87.1	96.88	70.7	96.92	85.19
出院时膳食指导			147	144	186	71	147	110	1026
临床营养学信息			0	0	0	0	0	0	1
科室质量安全持续改进座谈会			1	1	1	1	1	1	12
工作满意度（%）	科室医师、护士		98.33	89.2	94.17	99.33	97.5	98.33	93.48
	患者		91.46	87.5	93.13	97.33	97.67	97.92	90.11

（二）医疗安全不良事件

无。

二、本月科室营养质量安全完成情况持续改进分析

（一）住院患者营养风险筛查与营养评定

类别（人次） 月份	1月	2月	3月	4月	5月	6月	7月	8月	9月	10月	11月	12月	合计
住院患者营养筛查总人数	77	80	105	90	28	0	130	126	162	71	110	45	1024
存在营养风险者	64	47	65	51	18	0	94	81	123	53	77	30	703
消化内科	37	22	26	14	15	0	22	22	30	10	26	0	224

月份 类别（人次）	1月	2月	3月	4月	5月	6月	7月	8月	9月	10月	11月	12月	合计
存在营养风险者	28	15	19	11	9	0	14	8	17	7	18	0	146
内分泌科	/	8	19	15	/	0	25	21	29	14	10	15	156
存在营养风险者	/	2	6	5	/	0	16	21	17	6	3	6	82
神经内科	40	15	30	21	13	0	27	18	29	12	10	15	230
存在营养风险者	36	14	22	17	9	0	23	14	28	11	7	12	193
神经外科	/	/	/	/	/	0	22	22	21	10	26	0	101
存在营养风险者	/	/	/	/	/	0	20	21	18	9	26	0	94
呼吸内科	/	27	15	25	/	0	15	22	30	10	26	0	170
存在营养风险者	/	12	8	12	/	0	6	4	19	6	16	0	83
老年病科	/	8	15	15	/	0	19	21	23	15	12	15	143
存在营养风险者	/	4	10	6	/	0	15	16	21	14	7	12	105

1. 住院患者营养风险筛查与营养评定　住院患者营养风险筛查与营养评定曲线图：

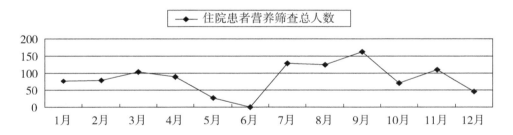

分析：12月份住院患者营养筛查总人数为45人次，与11月份相比减少59.1%，本月因科室会诊人数较多，营养科工作人手紧缺，故本月开展病区营养风险筛查人数较少。

持续改进：坚持每周至少进行一次危重病患者的营养风险筛查，给予患者营养干预与营养指导。

2. 各科室住院患者营养风险筛查与营养评定　各科室住院患者营养风险筛查与营养评定百分比：

分析：12月份住院患者营养筛查总人数为45人次，与11月份相比减少65例，本月因科室会诊人数较多，营养科工作人手紧缺，故本月开展病区营养风险筛查人数较少。

持续改进：有针对性地进行营养风险筛查与营养干预，对易存在营养风险患者的科室进行重点营养风险筛查与营养干预。

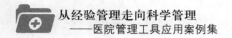

（二）营养门诊

1. 统计数据

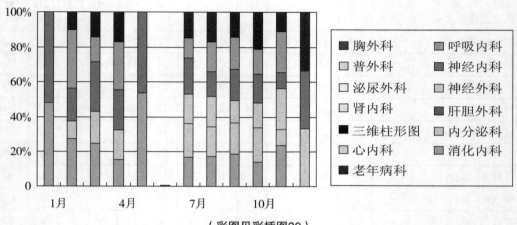

（彩图见彩插图30）

月份 类别（人次）	1月	2月	3月	4月	5月	6月	7月	8月	9月	10月	11月	12月	合计
营养门诊总就诊人次	45	66	58	53	73	16	52	48	36	24	77	218	766
营养筛查指导	45	66	58	53	73	16	52	48	36	24	77	218	766
存在营养风险	0	0	2	7	8	3	4	5	6	0	2	4	41
营养门诊	0	0	0	0	0	0	12	9	9	4	52	197	283
营养筛查指导	0	0	0	0	0	0	12	9	9	4	52	197	283
存在营养风险	0	0	0	0	0	0	3	2	0	0	1	4	10
妇产科专科营养门诊	2	6	7	30	4	5	6	3	7	1	0	1	72
营养筛查指导	2	6	7	30	4	5	6	3	7	1	0	1	72
存在营养风险	0	0	1	6	0	0	0	0	0	0	0	0	7
内分泌专科营养门诊	0	5	3	5	0	0	0	0	0	0	0	0	13
营养筛查指导	0	5	3	5	0	0	0	0	0	0	0	0	13
存在营养风险	0	0	1	0	0	0	0	0	0	0	0	0	1
社区营养门诊	5	20	26	13	16	0	0	0	0	0	0	0	80
营养筛查指导	5	20	26	13	16	0	0	0	0	0	0	0	80
存在营养风险	0	0	0	1	1	0	0	0	0	0	0	0	2
健康体检营养咨询服务	38	35	22	5	20	0	34	36	20	19	25	20	274
营养筛查指导	38	35	22	5	20	0	34	36	20	19	25	20	274
存在营养风险	0	0	0	0	2	0	4	3	6	2	1	2	20

2. 营养门诊就诊人次

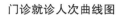

门诊就诊人次曲线图

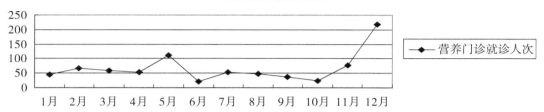

分析：12月份门诊就诊人次218人，与11月份相比增加183.12%，我科针对目前患者就诊营养门诊的人数较少，因此从11月份开始，派专人主动到门诊大厅设立临床营养健康咨询点，故12月份营养门诊就诊患者上升较明显。

持续改进：坚持积极开展各类营养门诊，主动对可能存在营养风险的患者进行营养宣教及营养干预，同时坚持开展内分泌、社区等营养门诊工作。

3. 各类别营养门诊就诊人次

各类别营养门诊就诊人次曲线图

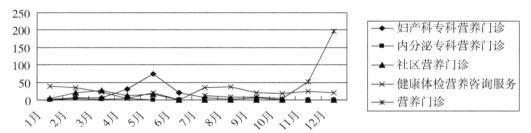

分析：12月份营养门诊总就诊218人次，其中营养门诊就诊197人次，妇产科专科营养门诊就诊1人次，内分泌专科营养门诊就诊0人次，社区营养门诊就诊0人次，健康体检营养咨询服务就诊20人次。本月社区营养门诊及内分泌科营养门诊未开诊，我科室派专人主动到门诊大厅设立"临床营养健康咨询点"，故营养门诊人数上升明显。

持续改进：主动对可能存在营养风险的患者进行营养宣教及营养干预，加强对临床营养科及营养治疗的宣传。

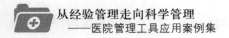

4. 营养门诊≥5单元/周

（三）重点患者营养病历记录

1. 统计数据

类别 \ 月份	1月	2月	3月	4月	5月	6月	7月	8月	9月	10月	11月	12月	合计
营养病历份数	10	10	10	10	6	6	10	10	10	10	7	0	99
李××	6	5	5	5	6	6	6	5	5	5	5	0	59
杨××	0	0	0	0	0	0	0	0	0	0	0	0	0
张××	4	5	5	5	0	0	0	0	0	0	0	0	19
杨　×	0	0	0	0	0	0	4	5	5	5	2	0	21
科室													
肾内科	\	0	0	0	0	0	0	0	0	0	0	0	0
心胸外科	\	0	1	0	0	0	0	0	0	0	0	0	1
普外科	\	0	0	0	0	0	0	0	0	0	0	0	0
疼痛科	\	0	0	0	0	0	0	0	0	0	0	0	0
老年病科	\	1	0	0	0	0	0	0	0	0	0	0	1
呼吸内科	3	2	3	1	0	1	0	3	2	1	0	0	16
五官科	\	0	0	0	0	0	0	0	0	0	0	0	0
内分泌科	\	0	0	0	0	0	0	0	0	1	0	0	1
神经外科	5	4	6	7	2	2	5	4	4	4	6	0	49
神经内科	1	3	0	1	2	2	1	1	2	0	0	0	13
妇产科	1	0	0	1	0	0	1	0	0	0	0	0	3
消化内科	\	0	0	0	0	0	0	1	0	0	1	0	2
肝胆外科	\	0	0	0	0	0	0	0	0	0	0	0	0
ICU	\	0	0	0	0	0	0	0	0	0	0	0	0
康复医学科	0	0	0	0	2	0	2	0	0	2	0	0	6
心内科	0	0	0	0	0	1	0	0	1	0	0	0	2
骨科	0	0	0	0	0	0	1	0	0	1	0	0	2
职业病科	0	0	0	0	0	0	0	1	0	1	0	0	2
急诊医学科	0	0	0	0	0	0	0	0	1	0	0	0	1
级别													
病危	5	6	5	6	3	4	7	6	7	6	7	0	62
病重	4	3	3	3	2	2	2	4	3	3	0	0	29
Ⅰ级护理	1	1	2	1	1	0	1	0	0	1	0	0	8
Ⅱ级护理	0	0	0	0	0	0	0	0	0	0	0	0	0
Ⅲ级护理	0	0	0	0	0	0	0	0	0	0	0	0	0

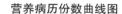

2.营养病历份数

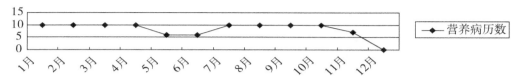

营养病历份数曲线图

分析：12月份营养病历书写0份，主要因病房会诊人数增加，营养科工作人员部分未到岗，故12月份未书写营养病历。

持续改进：待营养科工作人员全部到岗后，工作负责包干到个人，坚持每人每月负责书写5份营养病历。

（四）重点科室营养会诊

1.统计数据

月份 类别	1月	2月	3月	4月	5月	6月	7月	8月	9月	10月	11月	12月	合计
会诊人次	29	24	43	25	35	43	48	43	62	64	41	76	533
重点科室名称													
神经内科	4	3	3	3	2	3	1	1	7	5	1	6	39
神经外科	8	5	7	3	8	6	7	7	6	6	7	11	81
心胸外科	\	0	2	1	\	2	0	1	0	2	0	0	8
急诊科	\	0	\	\	\	0	0	1	0	0	1	0	2
呼吸内科	6	4	7	3	9	5	13	7	7	5	1	7	74
普外科	\	0	1	1	\	0	0	0	0	1	2	2	7
消化内科	1	0	3	4	6	1	2	4	11	4	6	6	48
儿科	\	0	\	\	\	0	0	0	0	0	0	0	0
老年病科	4	5	4	\	5	7	8	4	7	10	1	8	63
五官科	\	0	\	\	\	0	0	0	2	0	0	0	2
疼痛科	\	0	\	\	\	2	0	0	0	0	0	0	2
骨科	2	0	\	2	1	\	2	3	6	3	2	3	25
泌尿外科	1	2	\	1	\	0	2	3	2	6	7	3	27
产科	2	0	1	\	\	1	1	1	1	4	3	4	18
妇科	\	1	3	\	\	0	3	2	0	1	0	2	12
内分泌科	\	0	\	\	\	0	0	2	0	2	0	6	10
肾内科	\	3	6	1	1	2	1	1	1	2	4	1	23
职业病科	\	1	2	1	1	0	0	1	2	0	0	1	9
康复医学科	\	\	1	5	2	7	5	4	6	5	1	7	43
心内科	1	0	3	\	\	3	1	1	1	3	1	7	21

（续表）

类别＼月份	1月	2月	3月	4月	5月	6月	7月	8月	9月	10月	11月	12月	合计
中医科	0	0	0	0	0	1	1	1	0	0	1	0	4
重症医学科	0	0	0	0	0	2	1	0	1	6	1	3	14
院多学科综合门诊	0	0	0	0	0	0	0	0	0	1	0	0	1
级　别													
病危	12	10	22	11	10	18	25	19	21	25	15	34	222
病重	10	9	15	13	19	15	13	21	19	22	9	21	186
Ⅰ级护理	5	5	6	1	4	5	8	3	12	15	14	16	94
Ⅱ级护理	2	0	0	0	2	5	2	0	6	2	3	5	27
Ⅲ级护理	0	0	0	0	0	0	0	0	4	0	0	0	4
病　种													
甲状腺功能减低	\	0	0	0	\	0	0	0	0	0	0	0	0
心肌梗死	1	0	0	0	\	1	0	0	0	0	0	0	2
高血压	0	0	0	0	0	0	1	0	1	1	0	3	6
高血压性心脏病	2	0	0	0	\	0	0	0	0	0	0	0	2
壶腹部癌	\	0	0	0	1	1	0	0	0	0	1	0	3
残胃癌	\	0	0	0	1	0	0	0	0	0	0	0	1
胃癌	\	0	0	0	1	0	1	0	3	0	0	1	6
胸腰椎体压缩性骨折	\	0	0	2	\	0	0	0	0	0	0	0	2
克隆恩病	\	0	1	0	\	0	0	0	0	0	0	0	1
肺纤维化	\	0	0	0	1	0	0	0	0	0	0	0	1
肾衰竭	\	0	0	0	1	1	0	0	0	0	1	0	3
口底鳞癌术后	\	0	0	0	1	0	0	0	0	0	0	0	1
脑垂体瘤	\	0	1	0	\	0	0	0	1	0	0	0	2
肺癌	\	0	1	0	2	2	0	0	2	2	0	1	9
肺炎	2	2	4	2	7	8	3	4	5	4	3	8	52
矽肺	\	\	3	2	1	0	0	1	2	1	0	1	11
尘肺	0	0	0	0	0	0	0	0	0	1	0	1	2
右上肺占位性病变	0	0	0	0	0	0	0	1	0	0	0	0	1
幽门管溃疡伴狭窄	\	0	0	0	\	0	0	0	0	0	0	0	0
乙肝、肝硬化	\	0	2	1	\	0	0	1	0	1	2	1	8
肝癌	\	0	1	0	1	0	0	0	3	0	1	2	8
丙型病毒性肝炎	0	0	0	0	0	0	1	0	0	0	0	0	1
左足拇指感染	\	0	0	0	\	0	0	0	0	0	0	0	1
胃底B细胞淋巴瘤	\	2	0	0	\	0	0	0	0	0	0	0	2
直肠癌	\	0	0	2	\	0	2	0	1	0	2	1	8
结肠肿瘤	0	0	0	0	0	0	1	1	0	0	0	1	2

（续表）

类别＼月份	1月	2月	3月	4月	5月	6月	7月	8月	9月	10月	11月	12月	合计
消化道肿瘤	0	0	0	0	0	0	0	1	0	0	1	0	2
急性髓细胞性白血病	\	1	0	0	\	0	0	0	0	0	0	0	1
慢性浅表性胃炎	\	0	0	0	\	0	0	2	0	1	0	0	3
急性肾衰竭	\	0	2	0	\	0	0	0	1	0	0	0	3
慢性肾功能不全	0	0	0	0	0	0	0	0	1	1	0	0	2
肾上腺肿瘤	0	0	0	0	0	0	0	0	0	2	0	0	2
膀胱癌术后	\	0	0	0	\	0	0	0	0	2	3	0	5
肾病综合征	\	0	0	0	\	0	0	0	0	0	0	0	0
脑梗死	4	0	3	7	3	7	0	2	8	4	1	8	47
脑出血	5	7	5	4	5	4	0	8	9	10	4	10	71
脑外伤	0	0	0	0	0	0	3	0	1	4	3	3	14
冠心病	\	\	2	1	1	3	0	1	1	3	2	5	19
脑膜瘤	\	0	0	0	3	0	0	0	0	0	0	0	3
上消化道出血	\	0	0	1	\	1	0	0	0	1	0	0	3
慢性支气管炎	2	2	7	1	\	0	0	0	0	0	0	4	16
急性支气管炎	\	0	0	0	1	0	0	0	0	0	0	0	1
呼吸衰竭	\	1	0	0	\	0	0	0	0	0	0	0	1
胰腺炎	\	0	0	1	\	0	0	0	0	0	1	1	3
胆结石、胆囊炎	\	0	0	0	\	0	0	0	1	0	0	1	2
梗阻性黄疸	0	0	0	0	0	0	1	0	0	0	0	0	1
肾癌	\	0	1	0	\	0	0	0	0	0	0	0	1
胃大部切除术后	\	0	0	0	\	0	0	0	0	0	0	0	0
胃炎	0	0	0	0	0	0	0	0	1	0	0	1	2
胃肠息肉	\	0	0	0	2	0	0	0	0	0	0	1	3
痔疮并出血	0	0	0	0	0	0	0	0	1	0	0	0	1
结肠炎	0	0	0	0	0	0	0	0	2	0	0	0	2
贲门迟缓症	0	0	0	0	0	0	1	0	0	0	0	0	1
开颅血肿清除术后	3	1	2	0	\	3	7	1	0	0	0	0	17
慢性阻塞性肺疾病急性加重期	5	3	0	0	1	1	6	4	1	4	1	3	29
子宫内膜癌	\	0	1	0	\	0	0	0	0	0	0	1	2
子宫多发性肌瘤	0	0	0	0	0	0	1	1	0	0	0	0	2
卵巢肿瘤	0	0	0	0	0	0	2	0	0	0	0	0	2
双侧输卵管堵塞	0	0	0	0	0	0	0	1	0	0	0	0	1
白血病	\	0	1	\	0	0	0	0	1	0	0	0	2
妊娠糖尿病	2	0	1	0	\	1	1	2	1	4	3	5	20

（续表）

类别＼月份	1月	2月	3月	4月	5月	6月	7月	8月	9月	10月	11月	12月	合计
输尿管癌	\	0	1	0	\	0	0	0	0	0	0	0	1
2型糖尿病	3	5	3	1	1	0	12	2	4	3	10	2	46
糖尿病肾病	0	0	0	0	0	0	1	0	0	0	0	1	2
食管癌	0	0	0	0	0	1	0	0	0	1	0	0	2
喉肿物性质待查	0	0	0	0	0	0	0	0	1	0	0	0	1
缺血缺氧性脑病	0	0	0	0	0	1	0	1	0	0	0	0	2
代谢性脑病	0	0	0	0	0	0	1	0	0	0	0	1	2
腰椎间盘突出	0	0	0	0	0	2	0	0	0	1	0	0	3
慢性尿路感染	0	0	0	0	0	1	0	0	0	1	0	0	2
吞咽困难	0	0	0	0	0	1	0	0	0	1	0	0	2
骨质疏松	0	0	0	0	0	1	0	0	0	0	0	0	1
蛋白质能量营养不良	0	0	0	0	0	1	0	0	0	0	0	0	1
心力衰竭	0	0	0	0	0	1	0	0	0	0	0	0	1
腰骶椎囊肿	0	0	0	0	0	1	0	0	0	0	0	0	1
腹泻	0	0	0	0	0	0	1	1	0	0	0	0	2
沙门菌感染	0	0	0	0	0	0	0	1	0	0	0	0	1
骨折	0	0	0	0	0	0	2	2	3	2	1	1	11
右髂全髋置换术后	0	0	0	0	0	0	0	1	5	0	0	1	7
外伤	0	0	0	0	0	0	0	0	1	0	0	0	1
恙虫病	0	0	0	0	0	0	0	1	0	0	0	0	1
苯二氮䓬类药物中毒	0	0	0	0	0	0	0	1	0	0	0	0	1
感染性休克	0	0	0	0	0	0	0	1	0	0	0	0	1
前列腺增生症	0	0	0	0	0	0	0	1	0	0	0	1	2
包块性质待查	0	0	0	0	0	0	0	0	1	0	0	0	1
龟头包皮炎	0	0	0	0	0	0	0	0	1	1	0	0	2
昏迷查因	0	0	0	0	0	0	0	0	0	1	0	0	1
腹腔感染	0	0	0	0	0	0	0	0	0	1	0	0	1
双下肢无力查因	0	0	0	0	0	0	0	0	0	1	0	0	1
阴道流血查因	0	0	0	0	0	0	0	0	0	1	0	0	1
帕金森症	0	0	0	0	0	0	0	0	0	1	0	0	1
多发性骨髓瘤	0	0	0	0	0	0	0	0	0	1	1	0	2
肠梗阻查因	0	0	0	0	0	0	0	0	0	1	0	0	1
左腹股沟鳞癌	0	0	0	0	0	0	0	0	0	1	0	0	1
糖尿病足	0	0	0	0	0	0	0	0	0	0	0	1	1
肾结石	0	0	0	0	0	0	0	0	0	0	0	1	1

（续表）

月份 类别	1月	2月	3月	4月	5月	6月	7月	8月	9月	10月	11月	12月	合计
痛风	0	0	0	0	0	0	0	0	0	0	0	1	1
腰椎部术后切口感染	0	0	0	0	0	0	0	0	0	0	0	1	1
混合性痴呆	0	0	0	0	0	0	0	0	0	0	0	1	1
盆腔粘连	0	0	0	0	0	0	0	0	0	0	0	1	1
淋巴瘤	0	0	0	0	0	0	0	0	0	0	0	1	1
乳腺癌	0	0	0	0	0	0	0	0	0	0	0	1	1

2. 重点科室会诊人次

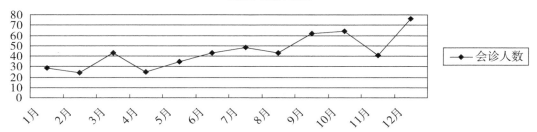

分析：12月共会诊76例，与11月相比增加35例，本月因全院住院患者增加，且多为不能自主进食的患者，故我科营养会诊患者有所增加。

持续改进：针对病情危重与手术后的住院患者进行营养风险筛查，对存在营养风险的患者进行营养干预，与其主管医师沟通，进行临床营养科室的宣传，进行主动会诊。

3. 重点科室会诊患者病情

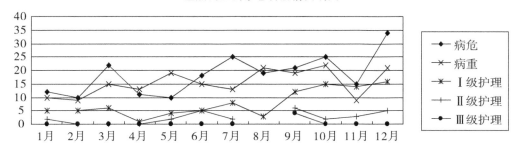

分析：12月会诊患者中病危34人，病重21人，一级护理16人，二级护理5例，三级护理0例，同比11月病危15人，病重9人，一级护理14人，二级护理3人，三级护理0人，由

此可见12月份临床科室住院病危、病重患者明显增加。

持续改进：继续重点对病危、病重患者进行营养风险筛查与营养干预，积极会诊。

4. 重点科室会诊人次

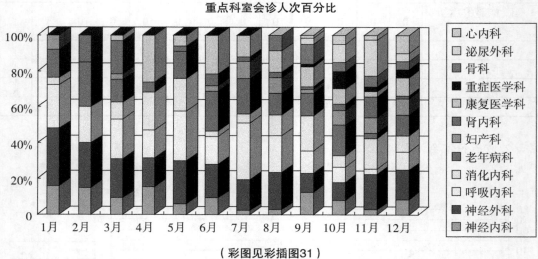

重点科室会诊人次百分比

（彩图见彩插图31）

分析：12月会诊人次与11月相比，神经内科增加5例、神经外科增加4例、老年病科增加7例、妇产科增加3例、康复医学科增加6例，心血管内科增加6例，泌尿外科减少4例、肾内科减少3例，其他科室基本与上月持平。

持续改进：加强住院患者的营养干预，根据科室的患者增减对重点科室进行主动会诊。

5. 会诊主要病种

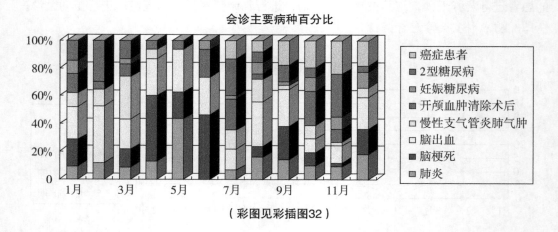

会诊主要病种百分比

（彩图见彩插图32）

分析：12月会诊病种与11月份相比，脑出血、脑梗死、肺炎患者明显增多，2型糖尿病患者明显减少，其余病种患者基本与上月持平。

持续改进：加强住院患者的营养干预，根据科室的患者增减对重点科室进行主动会诊。

（五）营养与健康宣传教育服务

1.统计数据

月份 类别	1月	2月	3月	4月	5月	6月	7月	8月	9月	10月	11月	12月	合计
健康教育板报	脂肪肝的营养治疗	神经性厌食的营养指导	六种汤轻松灭春火	儿童青少年膳食指南	0	0	临床营养科简介	0	0	0	0	0	5
小计	1	1	1	1	0	0	1	0	0	0	0	0	5
内分泌科营养讲座	糖尿病治疗饮食的十大误区	糖尿病肾病的营养治疗	糖尿病与高血压的营养治疗	0	糖尿病的基础治疗	痛风的营养治疗	糖尿病与高血压的营养治疗	0	高尿酸血症与痛风的营养治疗	糖尿病肾病的营养治疗	0	0	8
其他	0	0	0	0	0	0	0	0	0	0	0	0	0
小计	1	1	1	0	1	1	1	0	1	1	0	0	8

2. 健康教育板报

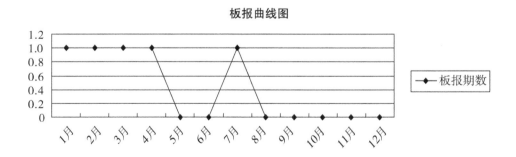

板报曲线图

分析：目前我院餐饮部已装修完毕，营养科简介放置位置更改在住院1号楼与地下停车口处，目前正进一步与相关科室沟通协调，能否在营养门诊室旁的走廊处设立营养科健康教育宣传白板。

持续改进：目前医院统一安排各科室健康教育宣传内容，积极与相关科室沟通协调，解决目前我科健康教育宣传问题。

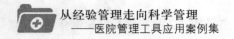
3. 营养讲座

营养讲座曲线图

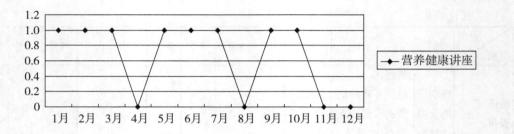

分析：12月我科未进行病区健康教育宣传，主因病区宣教由科室安排我科讲课次数。

持续改进：与病区安排健康宣教人员沟通，争取每月安排我科进行一次病区宣教；拓宽营养健康讲座范围，增加营养健康讲座的内容，积极开展营养健康讲座。

（六）营养义诊

1. 统计数据

月份 类别（人次）	1月	2月	3月	4月	5月	6月	7月	8月	9月	10月	11月	12月	合计
营养义诊总人数	40	0	0	0	62	0	0	0	150	0	44	0	296
义诊次数	1	0	0	0	1	0	0	0	1	0	1	0	4

2. 营养义诊

营养义诊人次曲线图

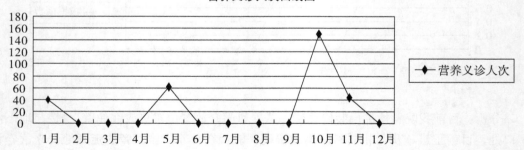

分析：12月我科未举行营养义诊活动，争取每季度举行一次营养义诊，重点在于宣传营养与健康、营养与慢性疾病等的问题。

持续改进：积极开展营养义诊活动，节日进行营养义诊活动效果较好，义诊时间确定后提前向宣传部联系，扩大宣传面，增加义诊参加人数。

（七）营养培训

1. 统计数据

类别＼月份	1月	2月	3月	4月	5月	6月	7月	8月	9月	10月	11月	12月	合计
院外培训	1	0	1	0	0	1	0	0	0	0	0	0	3
院内培训	1	2	6	7	5	5	7	10	16	8	9	2	78
科内培训	3	2	2	6	10	3	12	15	7	15	8	4	87
其他	0	0	0	0	0	0	0	0	0	0	0	0	0
合计	5	4	9	13	15	9	19	25	23	23	17	6	168

2. 培训情况

（1）院外培训：本月无院外培训。

（2）院内培训：①2013年12月18日14：30我科刘××副主任参加了医院医疗质量分析持续改进会议，重点培训了院内多学科会诊制度相关内容。②2013年12月26日14：30我科刘××副主任参加了医院科技访谈会议。

（3）科内培训：①2013年12月2日8：00营养科刘×主任对本月工作进行安排，重点在患者营养治疗安全方面。②2013年12月4日8：00营养科全体人员共同对肠内营养液使用费用进行讨论，针对在患者进行营养治疗期间，既保证患者营养治疗安全及效果，又可降低一定的费用，减轻患者家属经济负担进行讨论。③2013年12月6日8：00营养科刘××副主任主持，安排我省质量控制中心下一年工作计划：质控问卷调查、质控手册、培训班的开展；同时就营养液费用问题给予指示：在保证患者营养治疗安全及效果的前提下，根据患者病情变化给予患者费用相对较低的营养液。④2013年12月19日8：00我科刘××副主任传达院周会内容。

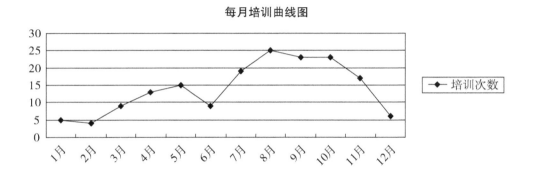

每月培训曲线图

分析：12月院外培训0次，院内培训2次，科内培训4次，本月共培训6次，较上月减少11次。等级医院评审告一段落，培训相对较以前有所减少，但在工作中，仍要保证医疗安全及医疗质量。

持续改进：本月根据营养质量安全指标继续查缺补漏，完善各项资料，不足之处进行持续改进；科室工作继续紧紧围绕临床营养科管理与持续改进内容继续开展。

3.营养培训类别

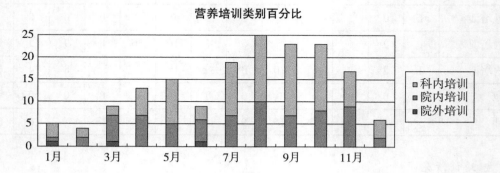

营养培训类别百分比

分析：12月院外培训0次，科内培训4次，占本月总培训的66.67%，院内培训2次，占总培训的33.33%。

持续改进：继续坚持科内、院内培训，提高科室工作人员的业务水平，同时积极参加院外的相关培训学习。

（八）住院患者治疗膳食就餐情况

1.统计数据

类别＼月份	1月	2月	3月	4月	5月	6月	7月	8月	9月	10月	11月	12月	合计
住院会诊人数	29	24	43	25	35	43	48	43	62	64	41	76	533
住院就餐治疗膳食人数	22	21	32	19	34	37	41	38	54	62	29	74	463
自备治疗膳食人数	7	3	11	6	1	6	7	5	8	2	12	2	70
治疗膳食就餐率（%）	76	88	74	76	97	86.05	85.4	88.37	87.1	96.88	70.7	94.74	86.87

2. 就餐率

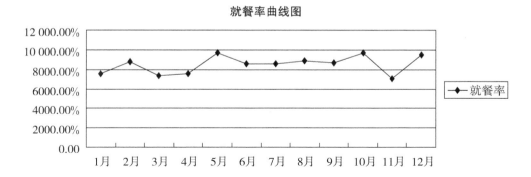

就餐率曲线图

分析：12月份就餐率与11月份相比，就餐率上升明显，主要是本月会诊患者多为不可自主进食，需进行肠内营养支持治疗。

持续改进：对患者进行相关疾病的营养宣教，增强患者的健康饮食意识，让患者及家属认识到治疗膳食对疾病预后的重要性。

（九）肠内营养治疗

1. 统计数据

类别	月份	1月	2月	3月	4月	5月	6月	7月	8月	9月	10月	11月	12月	合计
配制剂量（人次）	100ml	0	0	6	0	0	0	0	0	0	0	0	0	6
	150ml	0	0	6	0	0	15	0	0	0	0	0	0	21
	200ml	2	0	5	0	0	0	23	0	21	65	25	54	195
	250ml	253	444	329	145	234	224	322	158	237	117	107	374	2944
	300ml	26	25	38	219	91	124	48	60	98	73	98	186	1086
	400ml	0	0	0	0	113	319	142	102	0	19	137	23	855
	500ml	23	43	57	62	33	75	172	157	90	91	34	41	878
配制剂量（瓶）	小计	304	512	441	426	471	757	707	477	446	365	401	678	5985
使用方法（例）	鼻饲	13	8	13	8	11	15	10	11	15	22	14	28	168
	鼻饲+口服	0	0	0	0	0	0	0	0	0	0	0	0	0
	口服	4	5	14	7	9	9	18	12	13	10	3	20	124

（续表）

月份 类别		1月	2月	3月	4月	5月	6月	7月	8月	9月	10月	11月	12月	合计
肠内营养制剂使用量	立适康整蛋白型（袋）	165	413	232.4	205	343.8	440.6	587.3	514.1	266.5	278	278.9	258	3982.6
	纤维型（g）	0	0	0	0	0	11 460	2855	270	550	1145	3555	10 905	30 740
	乳清蛋白	120	280	460	1500	2390	5973	5410	5190	4650	1280	3110	3540	33 903
	谷氨酰胺（粒）	2800	5045	4050	3195	4160	6350	7595	4355	4450	3855	4950	6420	57 225
	支链氨基酸（g）	4060	4900	3145	980	855	0	4265	1205	360	1485	1430	5070	27 755
	低蛋白型（g）	1260	440	225	650	3255	1695	1080	4430	0	1305	2570	3285	20 195
	低脂低渗（g）	665	3570	2390	2550	3355	2040	2780	2685	4355	2385	4595	3790	35 160
	短肽要素膳（g）	125	75	1170	545	935	2395	2550	765	1305	3645	3330	1865	18 705
	食米粉（g）	390	560	600	80	0	0	50	60	190	0	0	0	1930
	高蛋白型（g）	2475	365	3060	2115	2565	4935	8010	5540	6765	3775	0	495	40 100
	佳膳（g）	0	0	0	0	0	0	0	0	0	0	0	0	0
	匀浆膳	0	0	2615	0	0	0	0	0	0	0	0	0	0
	纤维果糖（粒）	81	39	21	0	0	0	0	0	0	0	0	0	141
	纤维果糖（g）	0	0	0	0	0	147	195	230	180	268	0	0	1020
	力存糖尿病型	0	0	0	0	0	0	0	660	765	430	1215	1905	4975
	四联益生菌（袋）	0	0	0	0	0	0	0	0	0	0	18	297.5	315.5

2. 肠内营养使用人次

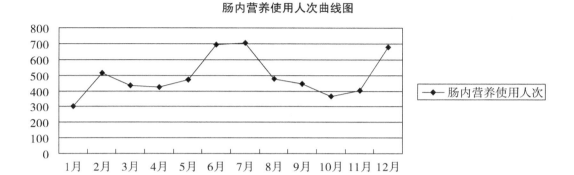

肠内营养使用人次曲线图

　　分析：12月肠内营养制剂使用人次为678人次，与11月相比增加277人次，主要因本月肠内营养液使用多为病危、病重患者，口服营养液患者也较上月增加。

　　持续改进：积极进行住院患者的营养风险筛查与营养干预，对存在营养风险的患者及时给予营养支持治疗。

3. 肠内营养使用方法

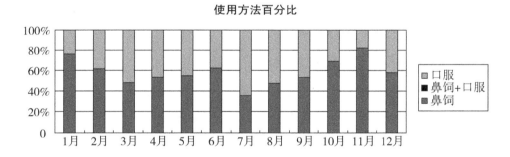

使用方法百分比

　　分析：12月鼻饲28例，鼻饲+口服0例，口服20例，鼻饲患者占肠内营养使用的58.33%，口服患者占41.67%，原因是本月营养会诊多为病危、危重且不能自主进食营养支持患者。

　　持续改进：加强与医护人员、患者及其家属的沟通，积极开展营养义诊与营养宣教活动，提高患者及家属的营养意识，认识到营养治疗在疾病治疗中的重要意义。

（十）各科室和患者对营养工作满意度

1. 2013年各科室和患者对营养工作满意度数据统计（%）

	1月	2月	3月	4月	5月	6月	7月	8月	9月	10月	11月	12月	全年合计
临床科室医务人员	95.8	86.7	86.7	84.2	90	93	98	89.2	94.17	99.33	97.5	98.33	93.48
患者	82.3	83	83	85.7	84.6	86	91	87.5	93.13	97.33	97.67	97.92	90.11

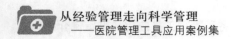

2. 各科室和患者对营养工作满意度曲线图

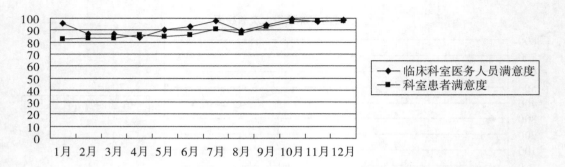

分析：12月各临床科室医务人员对营养工作满意度及患者对营养工作满意度与11月份基本持平，主要因我科工作人员与临床医务人员及患者、患者家属在营养会诊、营养查房及肠内营养液使用过程中进行主动、积极、有效地沟通。

持续改进：积极加强与医护人员、患者及其家属在营养实施过程中的有效沟通，根据患者病情、血生化、检查结果值等，制定个性化的营养支持治疗方案，对患者进行安全、合理、有效、序贯性的肠内营养支持治疗。

三、职能部门监督

院感办：12月19日院感染管理科对我科肠内营养配制室进行空气培养结果为合格。

四、科室营养质量安全完成情况综合持续改进分析

（一）12月科室营养质量安全改进措施的落实与成效评价

1. 完成营养科2014年工作计划及PPT文件，上报主管院长审批。

2. 按医院规定，完成2013年度考核工作，我科室刘×主任及李××被医院评为2013年度先进工作者。

（二）12月科室营养质量安全发现的问题及改进目标、措施

1. 计划以我省临床营养质量控制中心名义召开质控会议，邀请全省各医院临床营养科工作人员参加，互相交流，提取意见及建议，以便及时改进临床营养科工作。

2. 重新申请营养科健康教育宣传板报，并落实安置位置，方便我科对患者进行健康教育宣传。

3. 定期对肠内营养配制室台面、地面、库房、高效空气过滤膜出风口进行清洗、消毒，并建立健全清洗、消毒记录。

4. 定期进行营养义诊活动，加大营养宣教宣传力度。

5. 在临床营养诊疗活动中，对进行营养会诊、营养风险筛查等的患者，应与患者及其家属、主治医师进行有效沟通，防止意外、医疗差错及医疗纠纷的发生，确保医疗安

全的有效执行。

（三）2014年1月科室营养质量安全的活动、考核内容

1. 积极开展义诊活动及病区健康教育讲座，进行营养知识宣教。

2. 定期对肠内营养配制室台面、地面、库房、高效空气过滤膜出风口进行清洗、消毒，并建立健全清洗、消毒记录。

3. 对工作人员进行"三查七对"的监督管理及加强肠内营养配置员的培训与考核，确保肠内营养液配制使用安全。

4. 在临床营养诊疗活动中，对进行营养会诊、营养风险筛查等的患者，应与患者及其家属、主治医师进行有效沟通，防止意外、医疗差错及医疗纠纷的发生，确保医疗安全的有效执行。

5. 由科室刘×主任带领，继续开展《医院评审临床营养质量控制手册》的编撰工作。

案例二十五：超声医学影像科质控活动记录

一、超声检查报告质量控制指标

1. 报告上、中、下项目填写完整、无误。

2. 中项客观描述完整、简洁，必要测量数据。

3. 下项中拟诊有逻辑性和合理性。

4. 报告中无错字，无修改，字迹工整、清晰，能辨认。

5. 采图合理，能表达主要疾病。

6. 图像各种标识准确。

7. 报告由具备资质的检查医师手工签字。

8. 病变物理性定位诊断符合率＞90%。

9. 急诊报告时间＜30分钟（检查时间＞20分钟除外），报告时间精确到分。

二、超声图像质量标准

1. 实时图像清晰，层次感强，仪器各项参数调整适当。

2. 病灶轮廓、边缘清楚。

3. 测量记录尽量截取标准面图像。

4. 占位病变采取血流图。

5. 脏器、病变重点注释。

6. 体表标记位置正确。

7. 实时及打印无异常条纹或缺失。

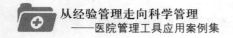

三、超声医学影像科质量安全考核评分标准（试行）

1. 图像质量评价　质控小组抽查每人、每月各5份。优：满分；良：扣1分/份；中：扣2分/份；差：扣4分/份。

2. 报告质量评价　质控小组抽查每人、每月各5份。优：满分；良：扣1分/份；中：扣2分/份；差：扣4分/份。

3. 随访病例评价　含全部随访病例。漏诊1例：扣1分/例；误诊1例：扣2分/例。

4. 年度总评评价　优：年度总分＞95%；良：年度总分＞85%～95%；中：年度总分75%～84.9%；差：年度总分＜75%。

四、图像质量、报告质量评价标准

优：无缺陷；良：有小缺陷；中：有较大缺陷；差：有重大缺陷。

五、超声诊断报告质量分析

1. 数据

（1）2012年数据

	月份	1月	2月	3月	4月	5月	6月	7月	8月	9月	10月	11月	12月	合计
2012年	抽查数	50	50	50	50	50	50	50	50	50	50	50	50	600
	合格数	45	37	41	43	49	40	40	47	45	46	43	45	521
	问题数	5	13	9	7	1	10	10	3	5	4	7	5	79
	合格率（%）	90	74	82	86	98	80	80	94	90	92	86	90	86.8

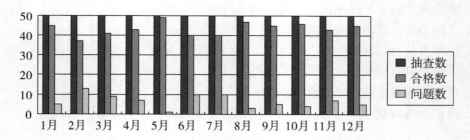

2012年1～12月超声诊断报告质量检查结果

（2）2013年1～9月原始数据

	月份	1月	2月	3月	4月	5月	6月	7月	8月	9月	10月	11月	12月	合计
2013年	抽查数	40	40	40	40	40	40	50	45	45				380
	合格数	38	35	39	38	39	32	48	42	41				352
	问题数	2	5	1	2	1	8	2	3	4				28
	合格率（%）	95	87.5	97.5	95	97.5	80	96	93.3	91				92.6

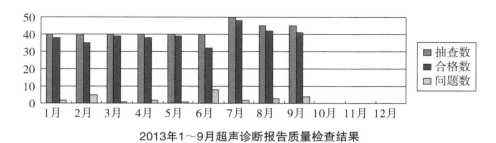

2013年1～9月超声诊断报告质量检查结果

2. 原因分析

（1）临床医师开具的超声申请单上患者基本项目填写有误，导致我科医师在输入患者相关信息时产生错误。

（2）检查前，我科医师或记录员在输入患者申请单上基本项目（如住院号、床位）时不认真细致，导致基本项目输入错误。

（3）检查患者过程中，超声医师发现的问题或（及）测量数据，记录员不够认真，记录错误。

（4）检查完毕出具报告前，超声检查医师及记录员未逐一认真审核报告基本项目、病变所见描述、测量数值、诊断结果，导致描述、结论不准确、不规范、自相矛盾或错误，数据或数据单位缺漏、错误，错别字、超声描述有异常但结论未报。

（5）床边超声检查未精确检查时间到时分。

（6）超声存储图像体表标记设置不正确，或与超声结论相关的图像未进行存图。

（7）其他：如忘记输入阳性患者标记或检查费用，影响科室月末进行阳性率、费用统计。

3. 持续改进措施

（1）组织科室医师和记录员加强《医技科室检查报告单及相关记录质量评估标准（2013版）》以及超声医学影像科超声报告质量、图像质量控制指标的学习，同时按质量考核标准每季度进行考核。

（2）加强对患者基本信息、基本项目的查对。医师和记录员在检查前、检查过程中及出具报告前，加强对报告描述、测量数值、部位、检查结论的逐项检查，及时发现和修正误差。

（3）要求床边超声检查一律精确检查时间到时分。

4. 持续改进结果对比

超声报告合格率（%）	年份	1月	2月	3月	4月	5月	6月	7月	8月	9月	10月	11月	12月	合计
	2012	90	74	82	86	98	80	80	94	90	92	86	90	86.8
	2013	95	87.5	97.5	95	97.5	80	96	93.3	91				92.6

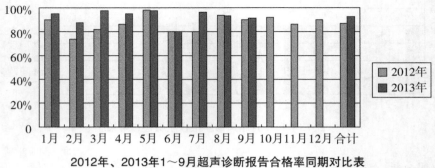

2012年、2013年1～9月超声诊断报告合格率同期对比表

案例二十六：介入诊疗病例适应证回顾总结

一、导管室重点介入病种质量控制统计

监测项目 时间	总例数	术前访视率 （%）	术前讨论 （%）	介入诊疗 方案确认 （%）	适应证符合 率（%）	履行告知 （%）	禁忌证掌握 （%）
2012年一季度	134	100	88.1	99.2	73.31	100	89.5
2012年二季度	136	100	89.1	99.5	96.5	100	91.4
2012年三季度	128	100	92.5	100	96.4	100	92.3
2012年四季度	135	100	95.6	100	97.1	100	98.2
2013年一季度	129	100	100	100	100	100	99
2013年二季度	133	100	100	100	100	100	100
2013年三季度	142	100	100	100	100	100	100
2013年四季度							

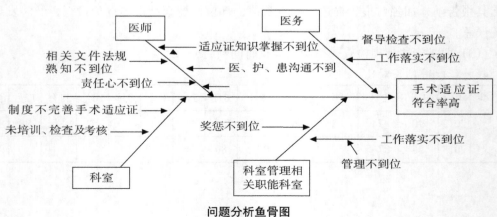

问题分析鱼骨图

二、整改措施

按照卫生部、相关规定开展介入诊疗适应证符合率整顿。主要措施有：

（1）完善规章制度，加大落实力度，进一步提高认识，切实加强组织领导，规范手术治疗适应证符合率统计。

（2）信息科每月对相关数据统计、分析。

（3）采取多种有效措施，提高医院管理水平：医院对各手术科室进行目标分解细化。对任务完成不理想的科室进行通报。

（4）进一步做手术适应证符合应用培训。

三、效果检查

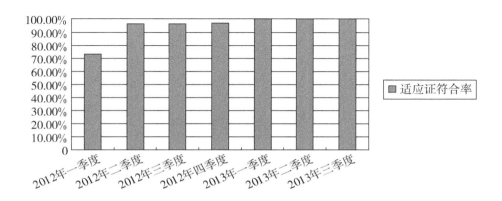

Ⅰ类切口抗菌药物使用率

类别 ＼ 时间	2012年一季度	2012年二季度	2012年三季度	2012年四季度	2013年一季度	2013年二季度	2013年三季度
手术适应证掌握情况（%）	73.31	96.5	96.4	97.1	100	100	100

手术适应证掌握及告知情况趋势图

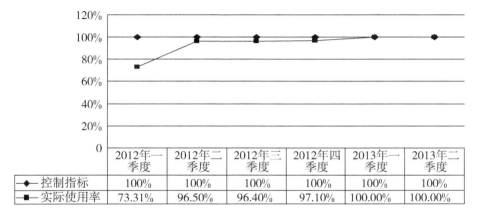

	2012年一季度	2012年二季度	2012年三季度	2012年四季度	2013年一季度	2013年二季度
控制指标	100%	100%	100%	100%	100%	100%
实际使用率	73.31%	96.50%	96.40%	97.10%	100.00%	100.00%

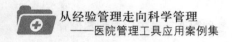

四、成效分析

分析：通过医院整改及科室培训等一系列措施后，介入诊疗技术的适应证与禁忌证、手术前访视、术前讨论与介入方案确定、履行告知义务等落实情况，达到国家控制指标（介入诊疗病例适应证符合率100%）。医务人员素质逐步提高。

五、改进措施

1.我院继续开展手术安全核查、手术适应证符合率培训，开展一系列整顿措施，如采取行政干预手段统一手术科室手术相关适应证与禁忌证、手术前访视、术前讨论与介入方案确定、履行告知义务等落实情况告知率达100%。

2.适应证符合率专项点评，对不符合手术适应证患者，实行奖惩。力争手术适应证符合率达到100%。

3.加强软件系统建设，公正、公平、真实体现手术符合率统计情况。

第二节 医院管理案例

案例一：餐饮服务食品安全的质量持续改进案例

按照医院评审的要求，树立以"病人为中心"的理念，采取了餐饮服务食品安全的质量持续改进方式，运用PDCA工具对食品安全的质量进行采集、分析、不断地改进，获得了显著的成效。餐饮部以服务理念为中心，通过对食品安全和食品质量的数据进行采集分析，制定改进措施，并进行监督实施。如此不断地循环改进，不断完善了餐营部各项职责制度，改善了食品仓储、加工、清洗流程，提高了服务质量。

PDCA运行周期（甘特表）

月份（2013.8—2014.2）	8月	9月	10月	11月	12月	1月	2月
收集资料发现问题	P						
质量小组分析问题	P	P					
制定措施和流程		D					
措施流程实施			D	D	D		
效果检查					C	C	C
成效							A

一、"P"阶段（计划阶段）

1. CQI小组活动阶段　CQI小组组长（餐饮部主任韩××）

餐饮部各班组、工种小组成员：厨师长、营养厨师、售卖负责人，送餐配膳员，必要时确定一位协调员协调小组工作，CQI小组成员达成一致的改进目标。

2. 发现问题阶段　通过调查问卷分析得出：饭菜质量需加强，窗口服务人员态度和服务环节流程卫生需加强。

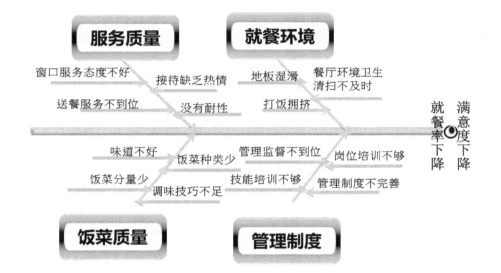

二、"D"阶段（实施阶段）

1. 优化各项环节

售卖流程	改进措施
多余的环节	消除
不清晰的环节	明确
步骤错序	重排
没有价值的步骤	最小化
菜品质量	提高
口味种类	改变

2. 管理层确定目标

（1）2013年完成医院等级评审迎评工作，达到等级评审要求。

（2）2014年底顾客满意度目标：90%以上。

（3）2014年通过昆明市餐饮服务食品安全A级评定。

（4）做好2014年春节职工年菜供应工作，做好春节期间值班职工的餐饮工作。

（5）保持现有成绩，力争创造新的成绩。

（6）在实施计划的过程中不断改进措施。

（7）通过不同方式收集数据。

3. 整改措施

（1）完善餐饮部管理制度，明确工作流程，加强监督。

（2）增设24小时职工订餐送餐。

（3）增设患者膳食种类和各种膳食服务。

（4）加强职工岗位培训和技能培训。

（5）持续加强餐饮部内外环境卫生的保洁保持工作，严格要求保证食品安全卫生，对餐饮部进行整改。

（6）对于用餐高峰期拥挤的情况，增加售卖人员，提高工作效率，保证服务质量。

（7）积极完善2013年10—11月医院等级评审工作，达到等级评审要求。

（8）做好2014年春节职工年菜供应工作，保障春节期间值班职工餐饮工作。

（9）积极做好2014年昆明市餐饮服务食品安全A级评定工作。

以满意度达到90%以上为目标，依据整改措施的条款将餐饮部服务流程，分3个服务环节监管（送餐服务、售卖服务、卫生服务）。根据3个服务环节，分别制定管理制度、操作规范、标准要求，指定专人负责，查找管理漏洞，完善管理方法，提高服务质量。

与就餐员工从营养学、菜谱品种、就餐人员的喜好、厨师的厨艺、服务质量等各个方面进行深入地沟通，并对所有员工进行PDCA知识的辅导，实施餐饮服务质量提升计划，检查整改措施落实情况。

制定检查周期，以周为周期，对计划实施后的效果进行跟踪、考核，如每日三餐营养价值是否达标，从菜谱品种、口味、质量等方面调查员工的满意度，并进行分析，判断其结果。

积极组织员工学习，不断进行改进，做好各项医院评审工作，努力达到各项评审要求，完成医院等级评审。

做好各项食品安全A级单位评审申报工作和评审工作，争取通过昆明市餐饮服务食品安全A级单位评定。

2014年春节前期，做好医院职工年菜预订工作，安排好春节期间餐饮供应工作，使春节期间医院职工的餐饮得到保障。

三、"C"阶段（检查阶段）

1. 数据分析　经过2013年8月至2014年1月的整改和检查，餐营部于2014年2月随机抽取50人进行了满意度调查，通过各种数据对整改措施的有效持续性进行核查。结果如下。

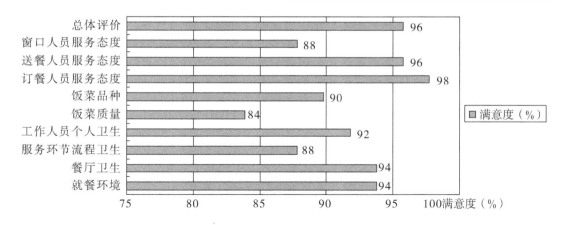

2013 年至 2014 年各项满意度（%）对比

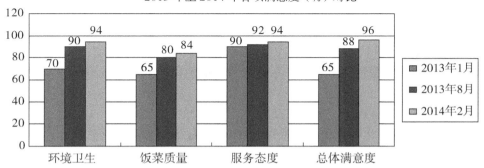

2. 员工培训改进

餐饮部加强对员工的岗位和技能的培训，员工的岗位职责和技能都有了明显的提高。

3. 餐饮食品改进

餐饮部邀请营养师对员工进行有针对性的营养膳食知识培训。安排专门的订餐员每日早8：00到各病区给患者预订第2天的饮食。新入院患者可拨打电话订餐。分别做到：①治疗饮食：低嘌呤、低蛋白、高蛋白、低脂、低胆固醇、高膳食纤维、少渣、低盐、无盐、低钠。②基本饮食：普食、软饭、半流、流质。③照顾饮食：根据患者需要订餐，单独制作。④特殊饮食：产妇饮食需提前预约订餐。如汽锅炖品：甲鱼、鸽子、土鸡等，病患满意度较高，成效显著。订餐人数增加。

4. 菜品改进

增加菜品，提高菜品质量改善。

5. 改进成效

从满意度对比图上看，餐饮部服务质量等各项满意度都有上升的趋势，有些上升幅度较大，有些上升幅度较小，但是服务满意度总体达到了90%以上，满意度平均值达到92%。实现了计划的目标。

2013年11月1日，在云南省卫生厅组织的对我院医院评审过程中，评审专家对餐饮部的各项工作以及食品安全卫生加工制作流程予以了高度评价和肯定。但是我们没有止步于此，我们继续按照医院评审的要求持续地改进下去，不断地提高餐饮部的服务质量。

经过省级医院评审，我们按照医院评审的要求和评审专家提出的意见和建议，对餐饮部的各项工作（仓储、采购、加工流程、清洗流程、服务质量等）进行了详细地分析讨论。严格按照医院评审条款的内涵要求制定改进措施，做好持续改进工作。

四、"A"阶段（制定新的改进措施）

1. 选择流程改进的方案

质量小组成员讨论、分析，寻找所有可能的改进方案。

（1）部分细节处理不到位，仍然存在服务不足，卫生不足的情况。

（2）在膳食种类和口味方面仍然要持续改进。

（3）员工岗位职能和技能仍然要持续提高。

（4）在保持现有服务质量的前提下持续改进，争取把服务质量满意度再提高一个档次。

分析讨论后确定最佳改进方案。对达到目标的贡献最大，而花费和困难又较少，与餐饮部管理服务宗旨相一致。

2. 制定新的改进措施

（1）再次明确工作职责和工作流程。"A"阶段制定新的改进措施。

（2）确定新的改进措施，做到持续改进。

（3）加强对餐饮部员工的培训，提高服务意识，开展微笑服务。

（4）加强对厨师的技能培训，掌握不同菜系的烹饪方法，对厨师所做的菜进行责任到人的评价机制，以及对厨师、送餐员引进竞争机制。

（5）增加饭菜品种，改善饭菜质量，定期发放意见调查表，对食堂卫生安全服务管理进行监督检查。

（6）加强餐厅内外环境卫生的保洁保持工作。

（7）对送餐要求时间比较集中，食堂就餐和点餐外送人数较多，电梯等待时间长等客观因素，做到增派服务员尽可能加快速度，向病患和医院职工解释情况，说明原因。

（8）严格把控服务环节流程卫生，保证食品安全和餐厨具卫生安全。

餐饮部荣获昆明市餐饮服务食品安全A级单位评定：通过餐饮部员工努力、院领导的支持，经评审专家严格考核评定，昆明市食品药品监督局于2014年1月17日通知我院餐饮部荣获了昆明市餐饮服务食品安全A级单位评定。

案例二：危急值记录、处置质量持续改进PDCA（一）

一、项目背景

"危急值"（critical values）是指某项或某类检验异常结果，而当这种检验异常结果出现时，表明患者可能正处于有生命危险的边缘状态，临床医生需要及时得到检验信息，迅速给予患者有效的干预措施或治疗，就可能挽救患者生命，否则就有可能出现严重后果，失去最佳抢救机会。从其定义即可看出"危急值"的重要性。我院从2009年11月17日出台了《云南省第三人民医院　大理学院昆明附属医院检验"危急值"报告制度》（院发〔2009〕142号），仅规定了检验"危急值"项目。文件出台后：医院及科室未组织培训，临床医技科室没有执行到位，职能部门（医务部）没有督导，医院的"危急值"管理没有得到真正落实。

二、成立QC小组

针对上述问题，医务部牵头成立QC小组进行调查分析，完善"危急值"管理制度，加强培训、督导和考核，确保"危急值"管理落到实处。

QC小组成员如下：

组长：医务部杨××主任

成员：蔺×副主任、王××副主任医师、刘××副主任医师、刘×副主任医师、朱××副主任医师。

三、PDCA过程

（一）制定时间表

2012年3月10日召开QC小组会议，3月11—16日进行现场调研，3月20日召开医院各临床医技科室现场会，制定计划如下表。

工作计划表

	3月11～16日	3月20日	4月	5月	6月	7月	8月	9月	10月	11月	12月	2013年1～3月
现场调研	█											
临床医技科室沟通协调会		█										
对各医技部门"危急值"项目反复论证修改			█									

(续表)

	3月11～16日	3月20日	4月	5月	6月	7月	8月	9月	10月	11月	12月	2013年1～3月
制定新的"危急值"管理制度、进行"院科两级培训"并实施				■								
科室自查自检，医务部检查、考核					■	■	■	■	■	■	■	■

（二）现状调查存在问题

1.《云南省第三人民医院　大理学院昆明附属医院检验"危急值"报告制度》（院发〔2009〕142号）仅制定检验科"危急值"项目，无放射医学影像科、病理科、心电图室、B超室等医技科室"危急值"项目和范围。

2. 2012年3月11—16日，对全院35个临床医技科室近200名医务人员进行现场访谈，除检验科外，所有科室均不知晓医院下发过《云南省第三人民医院　大理学院昆明附属医院检验"危急值"报告制度》（院发〔2009〕142号），近90%的医务人员对"危急值"的定义，"危急值"的处置流程均不知晓，各科室均未建立"危急值"登记本，危急值管理制度及流程未得到落实。

（三）目标设定

1.根据现状调查，经QC小组讨论决定，根据"三级综合医院评审实施细则"要求，由医务部牵头修改完善医院"危急值"管理制度，增加放射医学影像科、病理科、心电图室、B超室等医技科室"危急值"项目和范围，进一步细化"危急值"处置流程。

2.在临床医技科室建立"危急值"登记本，规范"危急值"登记，并将处置结果及时记录在病程记录中。

3.提高医务人员对"危急值"的定义、处置流程的知晓率，达到100%。

4.医务人员对"危急值"处置合格率达100%。

5."危急值"登记本登记合格率达100%。

（四）原因分析

1.医院层面的问题：

（1）院发2009版"危急值"管理制度不完善。

（2）院发2009版"危急值"管理制度制定后，医务部未组织培训，未建立"危急值"登记本，未进行检查及考核。

2. 科室管理层面的问题科室：管理松懈，未组织培训，未按制度要求落实。

3. 个人自身的问题：医师对"危急值"管理的重要性认识不到位，未积极主动进行"危急值"管理。

4. 检验科的问题："危急值"结果检验科按"急诊"报告临床科室，没有明确为"危急值"。

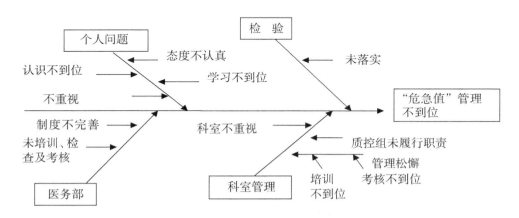

"危急值"管理不到位原因鱼骨图分析

（五）制定整改措施

1.修改完善"云南省第三人民医院'危急值'管理制度"

（1）要求放射医学影像科、病理科、心电图室、B超室等医技科室制定本科室"危急值"项目和范围，医学检验科修改原"危急值项目和范围"。

（2）召开临床医技科室联系会，按照"云南省三级综合医院评审标准"要求，征求对医技科室"危急值"项目和范围的意见和建议。

（3）医务部根据临床医技科室意见和建议，于2012年5月4日修订完善并下发了"云南省第三人民医院'危急值'报告制度与工作流程"（2012年修订版）：增加了病理科、放射医学影像科、心电图室、内窥镜室的"危急值"项目和范围；精简了医学检验科"危急值"项目和范围，2009年共23项，本次修订为15项；规范了"危急值"的处置流程

2.建立了临床及医技科室的"危急值"登记本（第一版本），要求临床医技科室医务人员按文件规定的"危急值"处置流程进行登记、处置。

3.院科两级组织对"云南省第三人民医院'危急值'报告制度与工作流程"（2012年修订版）的培训。

4.临床科室建立"'危急值'管理台账"，定期进行自查、总结和分析。

5.医务部定期进行检查和考核：

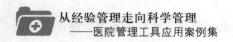

（1）医务部制定新的督导表，每月进行督导并下发"整改通知"。

（2）每月质量通报会进行全院通报并下发医疗质量与安全简讯。

（3）"危急值"管理列入科室2012年《责任目标书》考核。

（六）效果检查

实施措施后，医务部自2012年6月份至2013年3月，先后8次对我院临床医技科室"危急值"管理制度落实情况进行检查，各临床医技科室医务人员对"危急值"的定义和处置流程的知晓率、对"危急值"登记及处置率、"危急值"登记本登记合格率等均逐月提升。

"危急值"管理持续改进汇总

项目 ＼ 时间	活动前（3月）	2012年6月	7月	9月	11月	12月	2013年1月	2013年2月	2013年3月
医务人员对危急值的知晓率%	10	30	40	50	55	60	70	90	90
医技科室漏报／检查人次	6／50	0／100	0／100	0／100	0／100	0／100	0／100	0／100	0／100
临床科室漏登／检查人次	临床科室未登记	24／100	18／100	9／100	0／100	3／100	5／100	4／100	0／100
临床科室未处置／检查人次	10／50	8／100	6／100	5／100	1／100	0／100	0／100	0／100	0／100
登记本登记合格率（%）（临床与医技吻合）	临床科室未登记	50／100	50／100	35／100	50／100	65／100	70／100	75／100	75／100

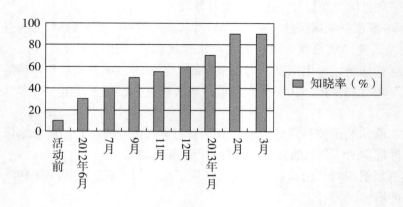

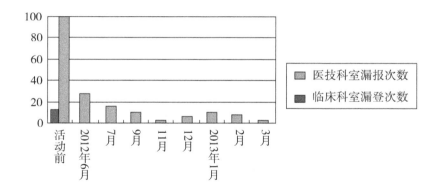

（七）成效分析

1. 取得的成绩

通过QC小组活动，小组成员学会了用PDCA的原理思考问题、解决问题，自2012年5月我院开始严格执行"危急值"报告、登记、处置以来，由开始零星登记到有部分遗漏，再到大部分科室都能严格地遵循及落实制度，已取得长足的进步。取得该成绩与医院高度的重视、医务部监管力度强化、科室的培训考核是分不开的。第8次督查时抽查了100位医生，以了解其对"'危急值'报告制度与处置流程"的知晓情况。抽查结果显示，医生对该制度基本知晓，知晓率已到80%。

2. 不足之处

（1）《云南省第三人民医院"危急值"报告制度与工作流程（2012年修订版）》对"危急值"的定义理解不透，"危急值"的项目和范围较广，没有真正体现"危急值"的含义。

（2）临床及医技科室"危急值"登记本设计有缺陷，没有体现"复核"。

（3）临床科室"危急值"处置病程记录"五花八门"，记录极其不规范。

（4）"危急值"的培训和落实还存在问题，最主要问题为临床医技科室双方登记项目不一致等。

（5）医务部门的监管和考核应进一步加强。

（6）极少数的科主任、医生对"危急值"的意义认识不深刻，还存在应付了事的态度，对科室的管理仍较松懈，仍存在"危急值"处置不到位的现象。

（八）下一步的改进措施

1. 进一步完善"危急值"管理制度，使"危急值"项目和范围更加精简，进一步体现"危急值"的真正含义。形成常态化的严格监管，定期组织人员到各临床医技科室进行现场督察。

2. 加大考核力度，加强科室的教育和培训，持续改进。

3. 计划对系统进行升级改造，检验科发出报告后，"危急值"将以醒目的窗口告知须处理的对象。

4. 准备再进行新的PDCA循环，以持续改进该项目。

案例三：危急值记录、处置质量持续改进PDCA（二）

一、项目背景

"危急值"（critical values）是指某项或某类检验异常结果，而当这种检验异常结果出现时，表明患者可能正处于有生命危险的边缘状态，临床医生需要及时得到检验信息，迅速给予患者有效的干预措施或治疗，挽救患者生命，否则就有可能出现严重后果，失去最佳抢救机会。从其定义即可看出"危急值"的重要性。

我院从2009年11月17日出台了《云南省第三人民医院　大理学院昆明附属医院检验"危急值"报告制度》（院发〔2009〕142号），2012年5月修订下发了《云南省第三人民医院"危急值"报告制度与工作流程（2012年修订版）》，院科两级加强了培训及检查和考核，"危急值"管理取得了一定成绩，但仍存在问题：

1.《云南省第三人民医院"危急值"报告制度与工作流程（2012年修订版）》对"危急值"的定义理解不透，"危急值"的项目和范围较广，没有真正体现"危急值"的含义。

2.临床及医技科室"危急值"登记本设计有缺陷，没有体现"复核"。

3.临床科室"危急值"处置病程记录"五花八门"，记录极其不规范。

4."危急值"的培训和落实仍不到位，临床医技科室双方登记项目不一致。

二、QC小组继续开展活动

针对上述问题，医务部"危急值"管理QC小组继续开展活动，进行调查分析，完善"危急值"管理制度，加强培训、督导和考核，确保"危急值"管理落到实处。

QC小组成员如下：

组长：医务部杨××主任

成员：蔺×副主任、王××副主任医师、刘××副主任医师、刘×副主任医师、朱××副主任医师、杨××、杨×。

三、PDCA过程

（一）制定时间表

2013年4月1日召开QC小组会议，4月3～6日进行现场调研，拟定改进计划，并利用甘特图绘制计划表，如下：

工作计划表

	4月/3～4日	4月/5～9日	4月10～30日	5月	6月	7月	9月
现场调研							
对各医技部门"危急值"项目反复论证修改							

（续表）

	4月/3～4日	4月/5～9日	4月10～30日	5月	6月	7月	9月
制定新的"危急值"管理制度、进行"院科两级培训"并实施			░	░			
科室自查自检、医务部检查、考核				░	░	░	░

（二）现状调查存在问题

1.《云南省第三人民医院"危急值"报告制度与工作流程（2012年修订版）》对"危急值"的定义理解不透，"危急值"的项目和范围较广，"危急值"项目过多，没有真正体现"危急值"的含义。

2.临床及医技科室"危急值"登记本设计有缺陷，没有体现"复核"。

3.临床科室"危急值"处置病程记录"五花八门"，记录极其不规范。

4."危急值"的培训和落实仍不到位，个别科室仍存在漏登记，主要问题为"危急值"登记本临床医技科室双方登记项目不一致等。

5.医院未规定门诊"危急值"管理的细化流程，如首诊医师下班或病人离开医院情况下的"危急值"管理存在短板。

（三）目标设定

1.根据现状调查，经QC小组讨论决定，根据"三级综合医院评审实施细则"要求，由医务部牵头进一步修改完善医院"危急值"管理制度，精简"危急值"项目，完善门诊危急值处置流程。

2.修改、完善临床医技科室"危急值"登记本，规范"危急值"登记。

3.制定"危急值"病程记录模板，规范"危急值"病程记录登记 。

4.加强培训，提高医务人员对"危急值"的定义、处置流程的知晓率，争取达到100%。

5."危急值"登记本登记合格率达100%，科室无漏登。

（四）原因分析

1.医院层面的问题

（1）"危急值"项目设置偏多，不能体现"危急值"含义。

（2）"危急值"登记本设计有缺陷。

（3）门诊"危急值"处置流程有缺陷。

2.科室管理层面的问题：部分科室管理松懈；培训、考核力度不够；整改不到位；质控组未履行职责。接到"危急值"报告时与医技科室未进行充分复述，导致双方登记项目如床号、住院号等不一致。

3.个人自身的问题：少数医师态度不认真或认识不到位，尚没有充分认识到"危急

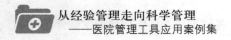

值"的重要性。

4. 医技科室问题

（1）接到"危急值"报告时与医技科室未进行充分复述，导致双方登记项目如床号、住院号等不一致。

（2）放射医学影像科存在电话报告"危急值"与纸质报告结果不完全一致的现象。

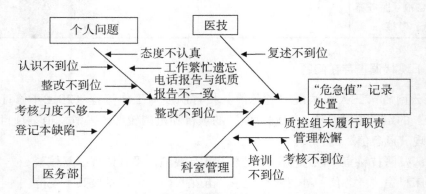

"危急值"记录处置不到位鱼骨图分析

（五）制定整改措施进行整改

1. 修改、完善"云南省第三人民医院'危急值'管理制度"，2013年4月10日出台云南省第三人民医院"危急值"报告制度与工作流程（2013年修订版），本次"危急值"的修订增加了输血科的"危急值"项目和范围，体现专科特点，更具有实用性和科学性，"危急值"项目和范围更加精简，较2012版进一步体现了"危急值"的真正含义。

2. 细化了门诊"危急值"处置流程。

3. 完善、修订了临床医技科室"危急值"管理登记本（第二版本）。

4. 制定"危急值"病程记录模板，规范了"危急值"病程记录，强调详细记录责任医师接到"危急值"报告后及时查看患者、向患者及家属告知病情、及时处置"危急值"并对"危急值"进行追踪观察的过程。

5. 加强培训和督导：

（1）院科两级组织对"云南省第三人民医院'危急值'报告制度与工作流程"（2013年修订版）的培训。

（2）科室加强自查、医务部加强督导和考核。

（3）院领导深入科室进行督导。

（4）请院外专家到我院进行评审指导。

6. 对"危急值"登记进行工号管理，登记本中医务人员除姓名外还要写明每一位医务人员的工号。

7. 系统升级改造。

（六）效果检查

实施措施后，医务部每月均对"危急值"管理进行检查，各临床医技科室均按照要求使用新版"危急值"登记本并认真登记，"危急值"登记明显改进，按照"危急值"病程记录模板书写"危急值"病程记录，病程记录较规范。信息系统已实现能通过网络及时向临床科室发出"危急值"报告，并有醒目的文字提示。

"危急值"管理持续改进汇总

时间 项目	活动前（2013年4月）	2013年5月	6月	7月	9月
医务人员对"危急值"的知晓率（%）	90	90	95	100	100
医技科室漏报／检查人次	0	0	0	0	0
临床科室漏登／检查人次	2	0	0	1	0
临床科室未处置／检查人次	1	0	0	0	0
登记本登记合格率（%）（临床与医技吻合）	75／100	80／100	85／100	88／100	90／100
"危急值"病程记录规范	25／50	34／50	41／50	45／50	46／50
无追踪处置记录	4	2	0	0	0

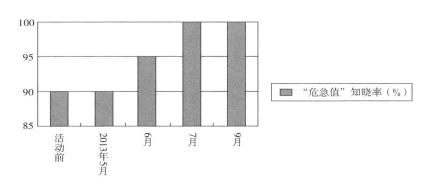

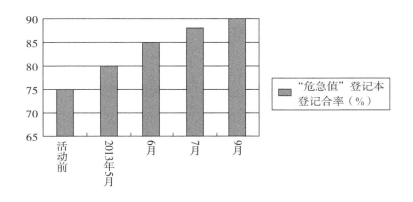

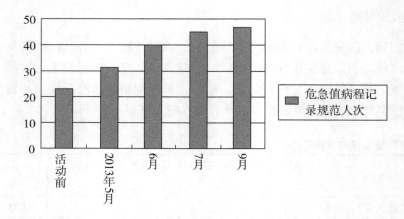

（七）成效分析

1. 取得的成绩

通过QC小组活动，小组成员学会了用PDCA的原理思考问题、解决问题，自2013年5月我院进一步严格执行"危急值"报告、登记、处置以来，绝大部分科室都能严格遵循及落实，"危急值"管理工作持续改进。2013年9月抽查100位医生了解"'危急值'报告制度与处置流程"的情况，抽查结果显示医生对该制度基本知晓，知晓率已基本达到100%。各临床医技科室均按照要求使用新版"危急值"登记本并认真登记，"危急值"登记明显改进，按照"危急值"病程记录模板书写"危急值"病程记录，病程记录较规范。对"危急值"登记合格率、处置率均保持稳中有升。"危急值"无漏登、无漏处置。通过反复检查及整改工作，医院"危急值"管理取得以下成效：

（1）医院已形成"危急值"管理长效机制，"危急值"报告工作已进入常态化。

（2）临床医务人员接获"危急值"后登记规范，基本无缺项漏项，处理及记录及时，各科室严格落实"危急值"报告制度，认真规范书写"危急值"病程记录。

（3）检验、检查科室规范操作常规，提高了检验、检查报告正确率，无漏报，并向临床提供准确的诊断信息。

（4）临床科室医护人员及检验检查科室人员对"危急值"报告制度与流程基本知晓。

（5）医技科室与临床科室沟通顺畅，符合等级医院评审条件"确立在特殊情况下医务人员之间有效沟通的程序、步骤"。

2. 不足之处

（1）最主要问题：少数科室仍存在临床医技科室双方登记项目不一致的情况。

（2）医务部门的监管和考核应进一步加强。

（八）下一步的改进措施

1. 形成常态化的严格监管，定期组织人员到各临床医技科室进行现场督察。

2. 进一步加强科室的教育和培训。

案例四：三季度住院超30天总结分析

一、三季度住院超30天患者统计分析

2013年三季度7～9月份住院时间超过30天的患者上报共计120人，较一季度减少3人，较二季度增加37人，增加率为44.58%；出院患者中住院已超30天的患者108人，占出院总数的1.74%，较一季度增加0.26%，较二季度增加0.8%。各科室上报的出院时住院时间已超30天的患者，7月上报率为86%，8月上报率为85.72%，9月上报率为86.84%，较二季度有所增加。各科室所上报医务科的住院超30天的患者中，老年病科39人，神经外科24人，骨科15人，普外科10例，重症医学科10人，泌尿外科3人，呼吸内科3人，肾内科1人，急诊科1人，心内科2人，中医科1人，消化内科2人，疼痛科1人，神经内科7人，康复科1人；80岁以上 46人，占38.33%，70～80岁21人，占17.50%，60～70岁19人，占15.83%，60岁以下34人，占28.33%，患者中以80岁以上患者居多；男性为90人，占75%，女性30人，占25%。

三季度中老年病和神经外科住院超30天的患者上报人数较二季度增加，两科漏报率较前季度有所减少，但两科仍存在漏报问题；普外科三季度上报人数增加，因7～9月普外科手术切口感染率和非计划再次手术有所增加，故普外科三季度住院超30天上报人数增加。

2013年三季度住院超30天的患者各科人数分析图

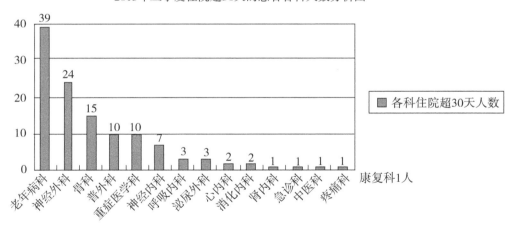

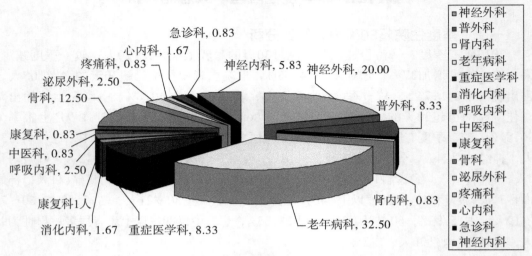

2013年三季度住院超30天的患者各科人数所占比例分析图（%）

（彩图见彩插图33）

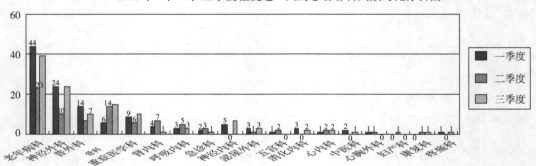

2013年一、二、三季度住院超30天的患者各科人数对比分析图

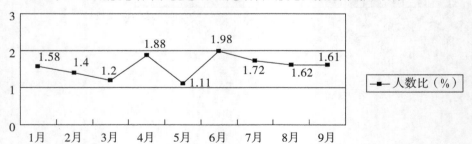

2013年1～9月出院患者中住院超30天的患者占出院总人数比曲线图（%）

2013年第三季度（7～9）月住院超30天的患者性别分析（人）

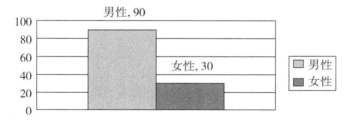

2013年第三季度（7～9）月住院超30天的患者年龄分析（人）

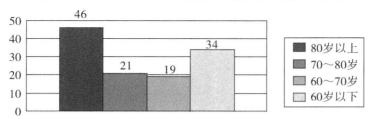

2013年1～9月住院超30天的患者性别分析（人）

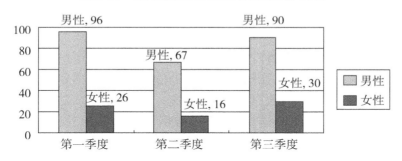

2013年1～9月住院超30天的患者年龄分析（人）

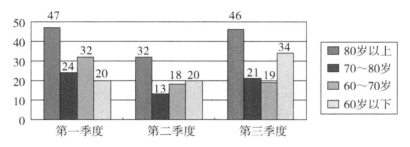

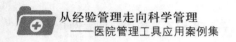

二、对上述患者住院时间超30天的原因分析

根据每月上报情况分析，我院第三季度住院超30天的患者分布最多的科室为老年病科和神经外科，两科因病种及收治病人的特殊性，导致科室患者住院超30天，分析全院各科患者住院超30天的原因如下：

1.离休干部政策影响：主要是老年病科，科室住院时间超30天患者多数为离休干部，患者及家属对预后期望值高，不愿出院，且离休干部文件（院发〔2011〕89号）规定因病情需要长期住院治疗的离休干部，科室办理出院结算周期不能低于60天，导致科室住院超30天的患者人数高居不下。

2.脑血管系统疾病：此类患者多见于神经外科、神经内科及老年病科，神经外科患者多数病情较重，住院时间长；神经内科及老年病科此类患者多数为脑血管系统疾病后遗症期患者，长期卧床，无生活自理能力，家属愿意在医院继续治疗。故此类患者在住院超30天患者各原因中占第二位。

3.手术伤口愈合迟缓或治疗效果不佳：主要为普外科和骨科患者及部分内科系统疾病患者，多数为基础疾病多或年老体弱者，术后伤口愈合迟缓或经治疗恢复缓慢、治疗效果不佳；普外科患者因三季度伤口感染率有所增加，故住院超30天患者有所增加；骨科多为车祸后导致多部位的骨折，恢复慢，易合并并发症，导致住院时间延长。

4.病情危重：患者多为其他科因病情危重转入的患者，病情危重，感染重，昏迷及长期卧床患者，留置导管多，预后差，治疗时间长，故住院时间较长。

5.肿瘤患者：此类患者病情重或复杂，多因放、化疗及化疗药物造成不良反应，全身状况差，造成住院时间超过30天。

6.转科治疗：部分患者因转科治疗故住院时间延长。

7.患者拒绝出院：术后为植物状态，生活不能自理；家属不愿接其出院或涉及纠纷、司法、保险等可以向对方索赔住院费用的住院患者；还有部分患者出于个人目的而小病大养、痊愈后不愿意出院或拒不办理出院手续等，造成住院时间超过30天。

8.患者与医院存在纠纷：本季度有一例患者因与医院存在纠纷且病情较重，故住院时间超30天。

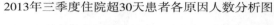

2013年三季度住院超30天患者各原因人数分析图

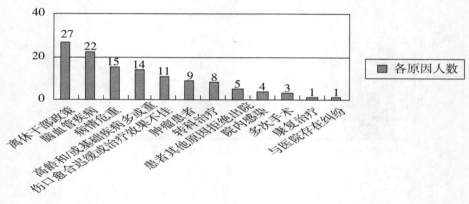

2013年三季度住院超30天各原因所占比例分析饼状图（%）

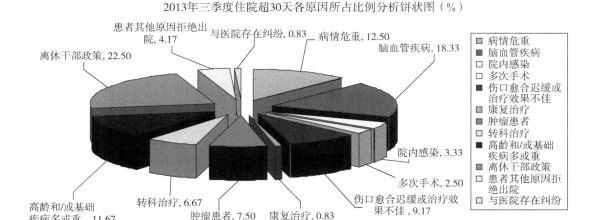

- 病情危重
- 脑血管疾病
- 院内感染
- 多次手术
- 伤口愈合迟缓或治疗效果不佳
- 康复治疗
- 肿瘤患者
- 转科治疗
- 高龄和/或基础疾病多或重
- 离休干部政策
- 患者其他原因拒绝出院
- 与医院存在纠纷

患者其他原因拒绝出院，4.17
与医院存在纠纷，0.83
病情危重，12.50
脑血管疾病，18.33
离休干部政策，22.50
院内感染，3.33
多次手术，2.50
伤口愈合迟缓或治疗效果不佳，9.17
康复治疗，0.83
肿瘤患者，7.50
转科治疗，6.67
高龄和/或基础疾病多或重，11.67

（彩图见彩插图34）

2013年1～9月住院超30天患者各原因人数分析图

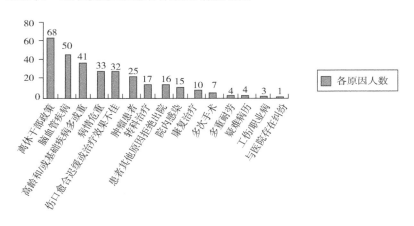

■ 各原因人数

2013年1～9月住院超30天患者各原因所占比例分析饼状图（%）

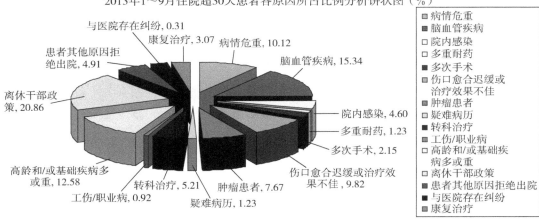

- 病情危重
- 脑血管疾病
- 院内感染
- 多重耐药
- 多次手术
- 伤口愈合迟缓或治疗效果不佳
- 肿瘤患者
- 疑难病历
- 转科治疗
- 工伤/职业病
- 高龄和/或基础疾病多或重
- 离休干部政策
- 患者其他原因拒绝出院
- 与医院存在纠纷
- 康复治疗

与医院存在纠纷，0.31
康复治疗，3.07
病情危重，10.12
脑血管疾病，15.34
患者其他原因拒绝出院，4.91
离休干部政策，20.86
院内感染，4.60
多重耐药，1.23
多次手术，2.15
伤口愈合迟缓或治疗效果不佳，9.82
肿瘤患者，7.67
疑难病历，1.23
转科治疗，5.21
工伤/职业病，0.92
高龄和/或基础疾病多或重，12.58

（彩图见彩插图35）

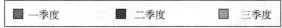

2013年一、二、三季度住院超30天患者各原因人数对比分析图（人）

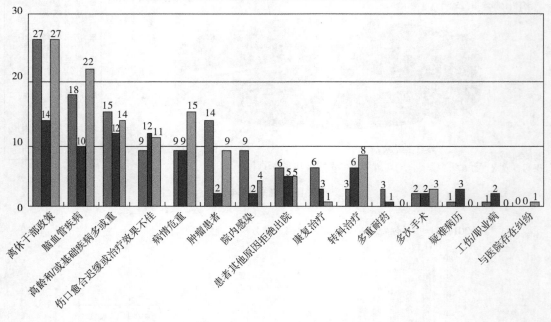

三、二季度科室上报住院时间超30天患者监管表中存在的主要问题

科室上报住院时间超30天患者监管表中的问题同上季度类似，主要仍为以下几点：

1.部分科室仍存在漏报情况。

2.各临床科室对住院超30天患者的评价分析较简单，仅限于对病情本身的原因分析，未从科室是否及时进行各种检查、根据病情需要是否及时进行多学科综合诊疗、上级医师是否认真进行查房指导治疗、医院流程是否合理等方面的整个诊疗过程及检查流程进行分析。

3.部分科室未写阶段小结或无评价分析记录。

四、措施

针对以上情况，医务部通过每月的医疗质量与安全通报会通报到各个科室，以促进科室对患者住院时间的管理，在保证医疗质量与安全的前提下，减少住院超30天患者的数量，有效降低平均住院日。

（一）针对住院超30天患者各类原因要求做到以下几点

1.加强专业技术知识的学习，提高医务人员自身专业技术水平，提高诊断准确率，提高患者治愈率，有效综合减少患者住院时间，降低患者平均住院日。

2.加强医院内部管理：认真学习医院相关规章制度，加强对科室落实情况的督查，以督促科室将相关制度落实到位；医技科室严格按照检查报告时限为临床科室出具相关检查报告，切实缩短患者诊疗时间，缩短患者住院时间；设备情况及时上报相关科室，以便于临床、医技科室医护人员及时为患者服务。

3.离休干部政策因素：本季度此因素仍为导致患者住院时间超30天的第一位因素，请各科室认真学习理解院发〔2011〕89号规定的因病情需要长期住院治疗的离休干部的相关内容，与患者及家属建立良好的沟通机制，切实根据文件内容收治离休患者，减少住院时间超30天患者数量，以有效降低平均住院日，保证医院平均住院日达到卫生厅要求。

4.脑血管疾病：此因素是患者住院超30天的第二位因素，且离休干部因素中亦有部分患者因脑血管疾病后遗症期故住院时间长，请各科室加强此类患者的管理，切实采取有效措施，有效管理患者住院天数，切实降低平均住院日。

5.伤口愈合迟缓：本季度此类患者住院时间超30天人数也较多，普外科伤口感染率有所增加，导致患者再次手术率增加，住院时间延长。要求外科系统医护人员加强自身专业素质的提高，加强手术患者的管理，合理使用药物，减少伤口感染率，降低非计划再次手术率，缩短患者住院时间。

6.患者其他因素：各科室与患者及家属做好沟通协调工作，通过宣传教育来帮助患者及其家属树立正确意识，在尽可能不影响患者治疗的情况下，有效缩短患者住院时间，减少住院超30天患者数量，以保证各科室平均住院日达标。

（二）加强对住院超30天患者上报的监管登记表的管理

1.根据院发〔2012〕66号《云南省第三人民医院关于印发〈住院超过30天患者管理与评价制度〉的通知》文件，要求各科室及时将住院超过30天患者情况上报医务部。

2.各科室按照文件规定要求，对住院时间超过30天的每一例病例作为大查房重点，并评价分析记录；根据对超过30天住院患者的情况，认真分析患者住院时间超过30天的原因，分析不仅从病情进行分析，主要分析整个诊疗过程、检查流程是否合理等因素。

3.个别科室对于住院超过30天患者上报积极性不高，科主任及科室人员应充分认识及时上报住院超过30天患者在医院等级评审管理中的重要性，通过加大考核与奖惩力度，督促各专业组加强住院病人的管理，规范诊疗工作流程，切实有效缩短平均住院日，提高工作效率，降低患者住院费用。

案例五：危急值PDCA

一、项目背景

随着《医疗机构临床实验室管理办法》的实施，卫生行政部门和各级医院更加注重对临床危急值的管理。危急值制度的规范和执行是否顺畅，不仅关系着患者的安危，也是衡量和评定医院医疗管理水平、医疗质量的要素之一，是新的医疗事故处理条例举证

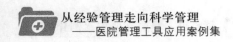
中的重要部分。

二、成立QC小组

针对上述问题，科室决定成立一个危机值QC小组对危急值进行调查分析，以减少危急值，促进危急值报告制度质量的持续改进。QC小组成员如下：

组　　长：李××（检验科主任）

副组长：谭××（检验科副主任）

负责人：洪×（监督员）

组　　员：汪×、满××、尹××、徐××、常××

三、PDCA过程

（一）制定计划

2013年4月19日召开协调会并成立QC小组，制定计划如下：

1.协调会议。

2.现场调研（汇总临床科室对危机值的项目及范围的建议）。

3.制定新制度和流程。

4.新制度流程实施。

5.效果检查。

时间（日） 项目	19	20	21	22	23	24	25	26	27	28	29	30
协调会议与分工	★											
现场调研		★	★	★	★							
制定新的制度和流程						★	★					
新制度流程实施								★	★	★		
效果检查											★	★

（二）现场调研及原因分析

通过抽查分析医院危急值制度落实情况，主要存在以下四个问题：

1.制度不熟悉，知晓率为63%，登记不规范，字迹不清，有涂改。

2.报告以电话告知，记录内容有漏项，可能误听。

3.实验室信息系统不完善。

4.危急值设置不合理，范围过窄，以致危急值未能真正起到作用。

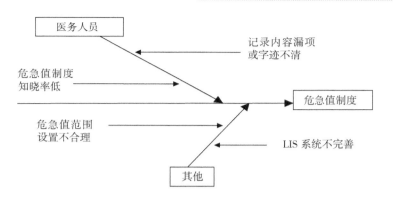

危急值问题分析鱼骨图

（三）制定整改措施

1.加强对检验科人员危急值制度的培训及考核，做到人人知晓。

2.建立健全检验人员处理、报告危急值流程，出现危急值时应首先核对标本、仪器、质控、试剂、传输是否状态正常，确认无误，对标本进行复查后方可报告；对于难于解释的结果，应与临床科室进行沟通，报告危急值时要求说出报告人的姓名、科别、患者的基本信息、危急值内容以及报告时间，并要求接听人复述患者危急值结果，确认无误后，详细登记接受人的姓名等。

3.建议完善LIS系统，通过升级软件，将危急值及时通知临床科室人员，但考虑到网络传输数据可能会故障，需同时以电话形式通知临床科室，确保安全。

4.加强与临床科室的沟通，定期征求临床科室的意见，不断完善危急值制度。

5.优化危急值报告登记本。

（四）效果检查

完善危急值制度，对新进人员进行岗前培训，并通过科室层面定期抽查考核危急值知晓率，报告登记规范率，在科务会上公布。发现实施中的问题，及时确定下一步整改措施。

对2013年4～6月医务人员知晓率、危急值登记规范率进行比较分析，如图表所示。

随机抽查30人对危急值项目知晓度进行调查，得到以下数据：

时间	知晓人数	知晓率（%）
2013年4月	19	63
2013年5月	22	73
2013年6月	27	90

随机抽查100份危急值登记本对登记是否规范进行调查，得到以下数据：

时间	登记不规范份数	规范份数
2013年4月	22	78
2013年5月	15	85
2013年6月	10	90

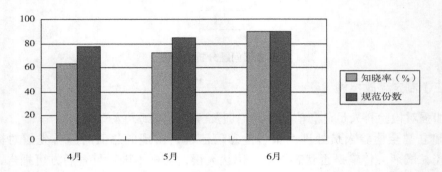

危急值处理—质量改进前后对比情况

（五）成效分析

1. 取得成绩

（1）经过危急值流程的梳理和系统改进，各个环节衔接紧密，小组成员相互合作，相互监督，严格遵守报告的规范流程，加快危机值处理的效率，并根据年龄的分段和用药与否对危急值进一步的划分（见表格），最大限度地确保患者安全，减少医疗纠纷的发生。医务人员对危急值知识的知晓率和危急值登记规范率显著提高。

GLU	成人	≤2.8mmol/L（低血糖性昏迷）	≥32mmol/L（酮症酸中毒、昏迷）
	足月儿	≤1.6mmol/L	≥16.7mmol/L
	早产儿	≤1.0mmol/L	≥16.7mmol/L
PT	≤7s（血栓、V因子增多等）		≥30s（DIC）
PT（口服华法林者）	≤7s（血栓、V因子增多等）		≥50s

（2）当出现危急值时，LIS系统能提示危急值，及时通知检验人员，缩短危急值报告处理时间。

（3）经过2013版的危急值，危急值数量及质量有了很大的提高，经统计分析可得。

2013年1~4月危急值数量	918
2013年5~7月危急值数量	246

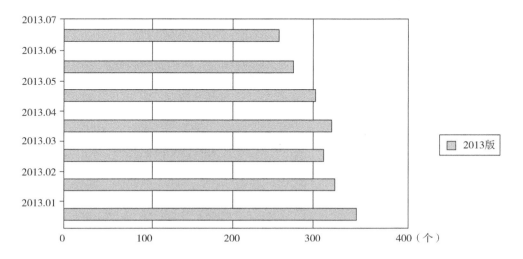

2. 不足之处

当出现危急值后，在进一步登记时，加强与临床科室的复核。完善系统培训和业务学习，对医务人员进行定期、系统的培训考核，使检验人员对危急值制度的知晓率达100%。

（六）、下一步的改进措施

危急值报告制度的有效落实涉及多个环节，是一项跨部门多科室的医疗活动。

1.完善LIS系统，通过升级软件，将危急值及时通知临床科室，加快联系临床处理流程处理的时效，促进医护之间的有效交流；

2.加强对危急值的监管和检查，较好地做到对整个流程链的监控，定期监测运行质量，提出"危急值报告"持续改进的措施，使质量管理上升一个新的台阶。

案例六：安全防护PDCA

一、重要性

检验科其主要职能是接受、处理与监测临床样本，而临床样本均具有不同程度的潜在感染性，安全设备是确保实验室工作人员不与致病微生物及其毒素直接接触的第一道屏障。为保障实验室工作人员的安全防护，避免生物危险因子造成实验室人员职业暴露

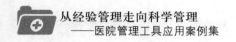

及生物危险因子向实验室内外的扩散，根据实验室不同岗位的危险程度，配置相应的防护措施，以保证实验室工作人员的安全。

二、整改措施

2013年6月8日云南省第二人民医院的王××主任对我院检验科进行了详细的评审前自查，为我们提出了许多有效的整改措施，科主任李××和谭××带领全体同仁认真分析总结后提出以下整改措施：

1.设立适当的规范的警示标识，对生物安全、防火防爆安全、化学安全等做出充分警示。

2.对全体科室人员培训生物安全、防火防爆安全、化学安全警示位置。

3.改造后重新绘制检验科洗眼器、防护眼罩、冲淋装置的摆放位置图。

4.继续对员工培训安全防护措施（洗眼器、防护眼罩、冲淋装置），附有培训记录。

5.改造后的实验室平面图，标记上专用手部消毒设备的摆放位置。

6.健康档案的进一步完善。（包括新进人员的档案建立和健康人员的抗体追踪。）

三、执行

1.设立适当的规范的警示标识，对生物安全、防火防爆安全、化学安全等做出充分警示。

（1）改造后的实验室平面图在各实验室门上统一粘贴。

（2）毒化实验室毒化试剂存放处粘贴统一标识，如图：

（3）改造后实验室在走廊和静脉抽血处的消防栓箱上有统一防火标识。

2.对全体科室人员培训生物安全、防火防爆安全、化学安全警示位置。2013年9月12日和2013年9月16日，分别对检验科工作人员、实习学生、卫生员分两批培训了生物安全、防火防爆安全、化学安全警示位置。

3.改造后重新绘制检验科洗眼器、防护眼罩、冲淋装置的摆放位置图。

2013年9月1日，实验室初步改造完成，重新绘制了检验科洗眼器、防护眼罩、冲淋装置的摆放位置图。

4．2013年9月12日和2013年9月16日，分别对检验科工作人员实习学生、卫生员分两批培训安全防护措施（洗眼器、防护眼罩、冲淋装置）。

5．2013年9月1日初步实验室改造完成，改造后重绘制了实验室平面图，标记上专用手部消毒设备的摆放位置。

6．2013年8月医院健康体检，检验科健康档案进一步完善。增加了新进人员的档案，对健康人员乙肝表面抗体弱阳性者追加疫苗一针接种。对阴性人员给予标准疗程接种。

四、培训

科室于2013年9月12日，15日，16日分别对检验科工作人员实习学生、卫生员再次培训安全防护措施（洗眼器、防护眼罩、冲淋装置），及急救箱的使用。

五、总结

检验科全体人员认真学习了《临床检验与管理持续改进》中的条款，实验室配置充分的安全防护设施后，认真科学地重新规划了实验室的布局、分区。设立了生物安全的警示标识，完善了实验室不同工种人员的生物安全防护，健全了个人健康档案，建立了追踪个人健康的制度。加强了工作人员对生物安全的亲身体会，在意识上和操作上都做了规范，使我科室全体人员体会到了生物安全对于工作人员、环境、工作、病人的重要性。这不只是一时的规范，而是要做到常态化的管理，使之成为我们的职业行为和良好习惯。所以，我科室人员把生物安全的防护培训定在每月的第二个星期四进行，成立生物安全检查小组，有专门的负责人为每个专业组的组长，负责每个季度对自己组的生物安全进行自查，科室主任也监督执行。相信通过我们不断地学习和改进，我们的工作、环境及人员素质会越来越好。

案例七：云南省第三人民医院优质护理持续改进分析

一、开展优质护理服务背景

2010年我院成为卫生部72家优质护理服务重点联系医院之一，积极开展"优质护理服务示范工程"活动，以"病人及家属满意、医生护士满意、社会政府满意"为职责，积极开展了"以强化服务意识，提高服务质量"为主题的创建优质服务示范医院活动及创建优质护理服务示范病区活动。从2010年4月开始，到2011年2月全院所有科室全部启动优质护理服务示范病区，作为云南省"优质护理服务示范工程"活动全国三所重点联系医院之一，在创建优质护理服务活动过程中，我院以顾客需求为导向的优质护理服务的持续改进为突破口积极开展工作。

二、开展优质护理服务前现状

1．护理人力资源不足，护理队伍不稳定，待遇低。

2．基础护理不落实、专科护理不到位。

3．患者家属投诉多。

4．病房使用率低（75%）。

5．患者平均住院日13天。

6．不良事件上报10～20件/年。

7．医生、护士满意度较低。

8．护士对薪酬满意度较低，流动大。

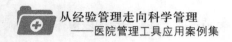
9．后勤支持保障系统不健全。

三、影响优质护理服务开展的原因

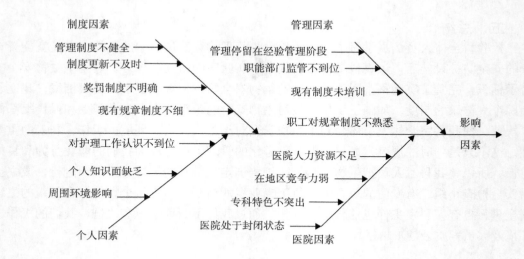

四、优质护理服务实施措施

（一）制定计划

根据卫生部"优质护理服务示范工程"活动方案，在医院各部门的大力支持下，制定云南省第三人民医院"优质护理服务活动"实施方案，实施"一把手"工程，医院各部门参与，分工明确，保证方案得到落实。推进计划甘特图绘制如下：

工作计划表

月份	2010年1～3月		4～7月				8～12月	2011年1～12月			2012年1～4月	2012年5月以后
启动阶段	P											
培训	P	P	P									
组织实施阶段			D	D	D	D						
总结、交流			D	D	D	D						
检查、评价					D	D	D					
全院推广实施								D	D	D	D	
制定评价标准								C	C	C		
准备验收阶段											C	C
巩固阶段												A

（二）根据推进计划及影响因素制定整改措施

1. 对存在问题整改鱼骨图如下

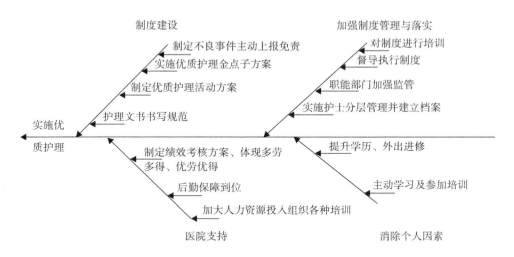

2. 落实整改取得实效

（1）改变护士排班模式，全面落实护理职责。将护士工作站前移至病房，切实提高基础护理及专科护理技术；全院科室实行12小时弹性排班，保证患者得到全程连续性的护理，危重患者多的科室夜间实行双岗或多岗夜班制，患者满意度提高；静脉穿刺一针成功率由83%提升至97%。

（2）护理人力资源投入加大，临床一线护士数量占全院护士数量的95.2%，全院平均床护比达到1：0.59。

（3）按最新知识和有用的信息，修订完善相关制度49条，护理应急预案64条，编印内、外、妇、儿专科护理常规3本，护理技术操作病房证1本，护士分层级管理（2010版、2012版、2013版）深入人心。

（4）在医院全面推行表格式护理文书，患者入院评估，风险评估，个性化护理措施得以体现。

（5）建立以护士分层、护理工作量、护理质量、患者满意度等相适应的激励考核机制，改善护士待遇，稳定护士队伍，根据《编制外聘用人员管理暂行办法》，使院内长期及聘用制合同护士与编制内护士的工资完全同工同酬。

（6）完善《非惩罚性缺陷评估，主动报告免责，质量持续改进制度》，护理不良事件上报率不断上升，既能避免隐瞒医疗缺陷，又能真正分析、找出缺陷原因，从医院或科室层面在管理上或技术上制定改进方案，统一培训到位，达到全院警示的目的，真正做到科学化、精细化地持续质量改进管理。

（7）实行《360°护士绩效评估方案》，让真正优秀的护士脱颖而出，并作为护士年终考核评优评先的依据；

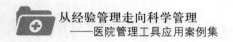

（8）成立顾客服务中心、设备租赁中心、勤务中心、解决患者投诉，物品下收下送的需求，让护士回到患者床边。

（9）医院各种培训力度加大，护理部组织培训36场，参加人次5891，护士"三基"理论知识及专科护理知识得到明显提升；分片区对各科前5位病种访谈295人。

（10）2011—2013年顾客服务部患者满意度调查，平均满意度在95%以上，护士薪酬满意度从30%提高到91%。患者陪护率从原来的11.9%下降到4.58%，患者自聘护工情况下降8.86%。达到特殊患者护工需求特殊处理。

（11）优质护理服务得到社会认可，2013年3月29号全国112家优质护理服务全国重点联系医院工作会上通报，我院在全国112家优质护理服务卫生部重点联系医院中获出院患者满意度调查结果排名全国第18名、总分95.95分的好名次，其中6项调查项目位列全国第一，满分均达到100分。较2011年3~4月调查结果相比，名次由原来77家医院中排名第67名上升到目前第18名，分数由原来的83.52分上升到95.95分，分数上升12.43个百分点，医院将优质护理服务收入的30%~40%返回科室，提高护士待遇，运行良好，护士的主动服务意识再次增强，离职率明显降低。

（12）2012年后护理投诉及纠纷明显减少。

3. 开展优质护理服务前后医院各项指标对比

2010~2013年护理部对全院临床科室患者满意度调查统计

时间\项目	2010年			2011年				2012年				2013年		
	二季度	三季度	四季度	一季度	二季度	三季度	四季度	一季度	二季度	三季度	四季度	一季度	二季度	三季度
满意度（%）	83.2	84	88	91	85	88	86	89	90	94	92	94	92	94

全院临床科室患者满意度调查趋势图

2010~2013年患者满意度调查统计表（%）

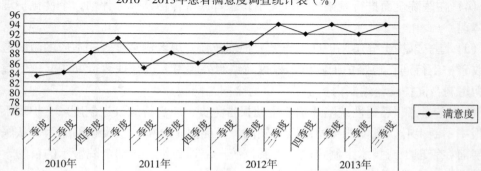

住院患者基础护理合格率统计表

年份	科室（个）	合格率（%）
2010年	19	95
2011年	19	97.08
2012年	21	98
2013年（1～6）	22	98

基础护理合格率趋势图

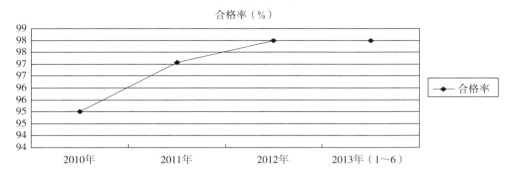

2010～2013年护理人力资源统计分析

年份	护士总数	离职人数	新招人数	离职率（%）
2010年	454	26	71	5.72
2011年	497	33	46	6.64
2012年	524	45	72	8.50
2013年	547	22	101	4.02

2010～2013年护士离职率趋势图

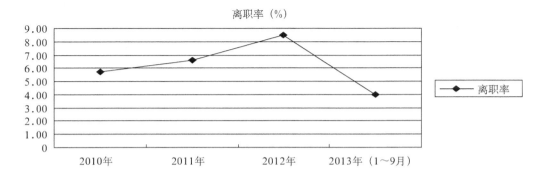

2010～2013年不良事件发生及上报率统计表

年份	不良事件（件）	主动上报不良事件（件）	不良事件上报率（%）
2010年	24	24	100
2011年	26	26	100
2012年	80	80	100
2013年（1～9）	144	144	100

2010～2013年不良事件发生及上报率趋势图

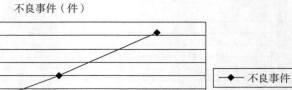

2013年医务人员对优质护理服务满意度统计表

时间	满意率（%）	不满意率（%）
2013年6月	90	10
2013年9月	99	1

2013年医务人员对优质护理服务满意度趋势图

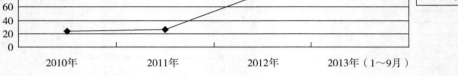

护士对薪酬满意度调查统计表

次数	调查时间	发出调查表（份）	收回调查表（份）	满意（份）	基本满意（人）	不满意（人）	满意率（%）
第一次	2013年2月	260	256	9	50	197	3.5

(续表)

次数	调查时间	发出调查表（份）	收回调查表（份）	满意（份）	基本满意（人）	不满意（人）	满意率（%）
第二次	2013年3月	300	286	98	102	86	70
第三次	2013月4日	358	351	302	14	35	90
第四次	2013年6月	395	345	246	72	27	92

护士对薪酬满意度散点图

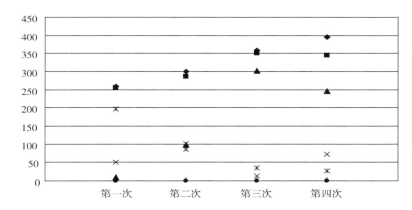

2010～2013年床位使用率、平均住院日、手术量统计表

年份（年）	床位使用率（%）	平均住院日	手术量
2010	110.93	12.97	6749
2011	115.26	12.84	8153
2012	114.96	12.32	13 670
2013年（1～9月）	97.07	11.97	6540

2010～2013年床位使用率、平均住院日、手术量趋势图

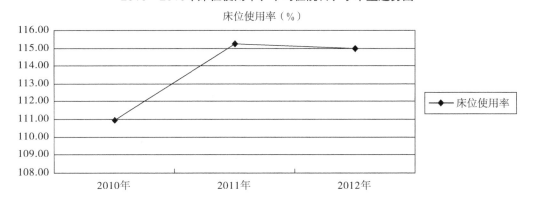

287

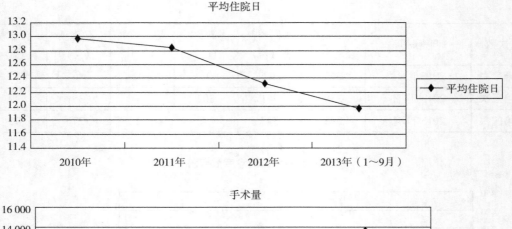

平均住院日

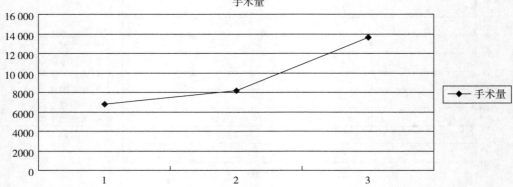

手术量

五、持续改进优质护理服务，提升内涵

1.护理不良事件呈上升趋势，2013年1～9月全院上报护理缺陷144件，与2012年(80件)同比上升55.55%，主要因为护士主动报告意识增强，并落实主动上报不良事件奖励制度。对上报不良事件并进行分析及整改的科室，医院给予30元/件奖励，对不良个人或科室给予500～2000元惩罚，并与科室及个人责任目标挂钩；严重的护理不良事件按医院管理规定处理，在每月护理质量管理委员会上进行通报及警示教育。2012—2013年来无护理纠纷发生。

2.新楼搬迁完毕运营中，新进人员增加，业务不熟练，护理工作压力随之增加，护患沟通技巧不到位等问题仍有发生。

3.建立优质护理服务的长效机制和与责任制整体护理相适应的培训机制还有待完善，护理规范化、科学化管理有待加强，与等级医院评审相结合及护理管理工具的应用有待提升，护理质量持续改进永无止境。

4.护理专科队伍及护理队伍的梯队建设有待完善。

5.护士自身素质的提升有待加强，护士继续教育培训效率有待提高。

6.护理重点专科建设，护士规范化培训基地的建设有待加快推进。

第四章　医院全面质量管理PDCA案例集汇总

第一节　浙江大学医学院附属第一医院供稿

案例：提高化疗药品的集中配置覆盖率的管理

一、Plan——发现问题

1.背景描述

我院每天肿瘤患者就有100多人，化疗药品多达150种，有来自医院药房、临床试验用药、大方药店的自备药，我院的现状是化疗药品属于分散管理模式，30多个科室都可以开具化疗药品，缺少科学的权限管理，所有化疗药都在临床科室配置，护士的职业暴露问题非常严重，而且我们医院化疗药品的给药途径多样化。

化疗药品在分散管理的模式下，临床药学发展和作用易被忽视，不合理用药现象较普遍，药品损失严重。在非洁净的环境下冲配药物易导致药物污染，且对环境、配药人员的伤害大。国外文献已有报道，在不经集中管理前，分散管理模式下的化疗差错率（包括near miss和ME）可达2.6%~6.8%，且多个医学中心已经在此方面开展了质量改进尝试。

2.确定质量改进项目

（1）提高医院危害药品集中配置的覆盖率。

（2）改善时间为2012年6月至2013年6月。

（3）衡量指标是覆盖率：分子是集中配置的危害药品份数，分母是全部危害药品份数。

（4）改善前的现况值为69%，目标值是100%。

3.成立了持续质量改进小组：由组长、副组长、协调员、秘书、组员、医务科、质管科、信息科、护理部、化疗科、肝胆介入、放射介入、泌尿科、药剂科等组成。

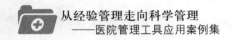

4.原因分析（鱼骨图）

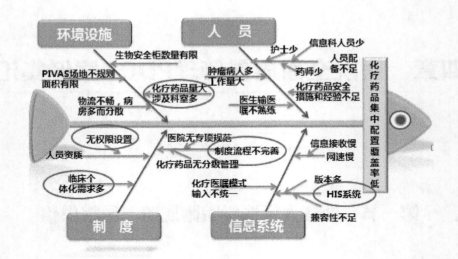

5.制定改进计划

（1）2012年7月组织改善小组，进行基线调查，设定目标，制定计划。

（2）2012年8～10月将放射介入科动脉介入用化疗药品纳入PIVAS集中调配管理。

（3）2012年9～10月将患者自备化疗药品（限大方药店）纳入PIVAS集中调配管理。

（4）2012年11月—2013年1月将肝胆介入科动脉介入用化疗药品纳入PIVAS集中调配管理。

（5）2013年1～2月将膀胱灌注用化疗药品纳入PIVAS集中调配管理。

（6）2013年3～4月除皮下和肌注用化疗药品，其余剩余的化疗药品均纳入PIVAS集中调配管理。

6.制定跨学科、跨专业、跨部门的改进方案

制定方案应遵循以下的原则：①以药师干预为手段。②以岗位规范为原则。③以配置潜力为根本。④以合理用药为导向。⑤以临床需求为宗旨。⑥以安全管理为目标。

二、Do——改进实施

1.实际完成时间

（1）2012年8～10月放射介入科动脉介入用化疗药品纳入PIVAS集中调配管理。

（2）2012年10～12月患者自备化疗药品（限大方药店）已纳入PIVAS集中调配管理。

（3）2012年11—2013年1月肝胆介入科动脉介入用化疗药品纳入PIVAS集中调配管理。

（4）2013年1月皮下和肌注用化疗药品，其余剩余的化疗药品均纳入PIVAS集中调

配管理。

（5）2013年1～2月膀胱灌注用化疗药品纳入PIVAS集中调配管理。

2.改进实施案例一：动脉介入用化疗药品纳入集中配置管理

（1）背景：动脉介入用化疗药品较多是我们医院的一大特色，动脉介入用化疗药品相比静脉给药化疗药品要求高，患者在手术台上用药需要药品的时效性准确、动脉介入用化疗药品无菌要求高、患者次序不能混乱。

（2）挑战：①其他医院虽然集中配置做的早但是动脉介入做得少，即使有，也不做集中配置，我们质量改进小组的成员只能够根据我们的现状不停地摸索，完善细节。②动脉介入用化疗药品压力大：配置压力、操作压力、配送压力。我们配置这样一份化疗药品需要双人操作10分钟的时间，每天配置数量达30多份，而我们只有2台化疗配置装置，在配置、操作、配送上都是新的挑战。

（3）我们的应对：①规范了统一的动脉介入用化疗药品医嘱套餐。②设置了介入病房医嘱端口。③与病房达成配置和配送的约定。

3.改进实施案例二：临床试验用化疗药品纳入集中配置管理。为了将临床试验用危害药品纳入集中配置管理，我们还新建了临床试验用药中心药房，还自行开发了一套相关的软件。

4.以岗位规范为原则，加强危害药品权限管理，不仅医生有权限的设置，化疗护士也需要获得相应的资格证书。

5.以药师干预为手段，研发了危害药品审方工具，在业内获得了一致好评。

6.以安全管理为目标，强化废弃物及溢出管理，如：静脉推注化疗药品套头皮针打结处理，制作静脉推注化疗药物的固定架，化疗药物配送时配备化疗药品溢出包，静脉中心全院进行化疗药品溢出紧急预案培训及演习等。

7.为了挖掘配置潜力我们还进行错峰配置以及优化配置顺序，如：信息化统计监控传送工作状态，区分化疗药物配置及给药时间，加强病房宣教化疗药物配置顺序和给药顺序等。

三、Check——实施改进措施后的数据收集

经过改善，2013年1月我院危害药品集中配置覆盖率达到99.5%，基本达到预期目标。

2013年集中配置55 123份危害药品，其中4056份动脉介入危害药品，从图表中能看出，我们并没有达到100%的覆盖率。原因是：临床有鞘内注射的危害药品，我们通过风险评估，发现鞘内注射如果操作不当可引起严重的不良事件。经过协商，最终还是决定由临床科室现场配置，这也符合安全管理的核心理念。

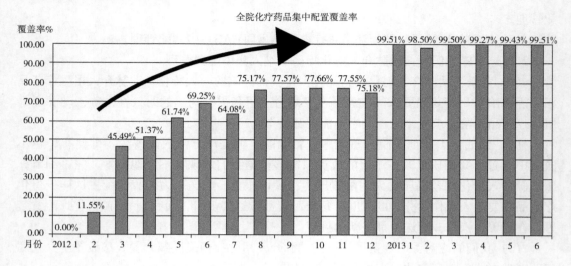

四、Action——标准化

对改善措施进行标准化，措施如下：

1．化疗医嘱模板和临床试验药房信息软件均获得了计算机软件著作权。

2．化疗药品专项管理标准化纳入医院管理制度。

3．对标准化的措施进行再评估。例如：权限管理，我们发现在血管瘤治疗中会用到平阳霉素这个危害药品，这在原来的制度中是没有提到的，因此需要增加相关科室（血管外科、耳鼻喉科、口腔科）的使用权限。

五、无形成果

1．我们的工作得到了临床的认可，得到了相关科室的一致肯定。

2．2013年10月，我院以"化疗危害药品集中管理，提高用药安全"为主题在首届全国医院药品管理竞赛中获得了第一名的佳绩。

3．在JCI检查和三甲医院的检查中，我院化疗药品集中配置的管理模式得到了检查专家的高度肯定。

第二节　浙江大学医学院附属第二医院供稿

案例一：全院规章制度管理流程及架构持续质量改进

2012年度　质量管理办公室　科室　全院规章制度管理流程及架构　质量改进措施单

1.监测项目：医院规章制度统一发布率		2.预期目标：　100%
3.监测结果：	全院性制度统一发布率	部门性制度统一发布率
	64.88%	0
4.问题叙述：2007年，医院汇编了部分全院性制度，通过网络发布，但未统一格式、统一管理。自2010年9月，医院对全院性制度建立了规范的格式，全院即有制度484余条，其中314条SOP化，归口质量管理办公室统一编排，网络发布。但是未实现文件签署、制度审批等规范，部门性制度未统一管理，规章制度管理流程不健全		
5.原因分析： a）缺乏规范医院制度管理的规定。 Ⅰ.缺乏制度制定或修订流程； Ⅱ.缺乏制度审核与批准流程； Ⅲ.缺乏制度发布与作废流程； b）医院对制度管理职责不明确。 c）医院对规章制度管控意识缺乏		
6.是否展开调查与改进：√PDCA 调查与改进		□偶发性异常，不需调查
计划（Plan） 1.改进方案： （1）制定全院统一的制度管理规定，明确制度管理流程及各部门职责； （2）对职能科室及临床科室主管及联络员进行培训，宣讲制度管理流程及制度管控原则； （3）建立规章制度管理统一发布、管控软件，实现权限分级分配功能； （4）修订全院性制度； （5）组织各部门制定部门性制度。 2.时间：2012年3～9月		实施（Do） 1.2012年3～4月，IT中心与质管办联合开发完成【规章制度】发布与管理专栏，实现分级分权限发布与查阅； 2.2012年5月10日，经委员会讨论通过的《制度的制定修订与作废流程》A版发布； 3.2012年5月10日，对全院科室质量改进联络员进行培训； 4.2012年5月15日，通过院周会对全院中层进行培训，并下达制度修订与制定的任务

（续表）

处理（Action） 1.标准化：制定并发布《制度的制定、修订与作废流程》； 2.通过科室质量管理符合度的检查，重点查核各部门制度的SOP情况，对于没有进行SOP化的制度立即进行规范； 3.持续监控流程运行	检查（Check） 1.2012年5～9月，完成全院性制度制定及修订484条，完成部门性制度制定882条； 2.全院性制度和部门性制度统一发布达到100%； 3.制度实现100%网络发布，密码管控； 4.普通员工能够查看所有全院性制度及本部门的部门性制度； 5.质管办专职人员具备【规章制度】管理权限，具有上传、删除、版本变更等功能； 6.全院院领导、中层干部能查看到全院所有的全院性制度和部门性制度
进一步检查追踪： 问题： 1.2013年4月，根据JCI检查反馈，对《制度的制定、修订与作废流程》进行修订，重新发布； 2.2013年4月以来，各部门根据工作情况部分修订或新增相应制度，纷纷反馈制度审批流程复杂，环节多，纸质版审批和签发耗时长，职能科室和临床科室抱怨大； 3.医院表单尚未实现统一管控； 4.滨江院区和解放路院区规章制度专栏为统一模块，但两边的科室编码和制度内容不同，当员工使用检索功能时，同一名称的滨江院区制度和解放路院区制度容易引起混淆。 改进计划： 1.将制度审批及签发流程信息化，质管办启动调研，拟定《制度电子会签信息化方案》，经由医院行政办公会讨论，提交IT中心开发； 2.将医院表单纳入全院统一管控，给予编号、版本管控，统一签发。由于滨江院区刚开始试营业，计划先从滨江院区开始实施管理； 3.解放路院区表单种类多，数量大，计划逐个科室进行规范。 4.请IT中心对规章制度软件进行修改和升级，分离解放路院区制度和滨江院区制度	

案例二：医疗安全管理持续改进案例

一、PDCA循环一

（一）Plan

1. 2010年6月全院搬入新医疗区后，医疗工作量剧增，但医务人员数量增长相对滞后，医疗安全管理面临着严峻的压力与挑战。

新区搬迁前后各项数据比较

时间	日在院病人数	日门诊诊疗人次	日急诊诊疗人次	总投诉人次	总纠纷案例（例）
2010年1～4月	2180	5277	133	33	19
2011年1～4月	3102	8460	313	51	30
增加比例（%）	42.3	60.3	135.4	54.4	57.9

2.原因分析：2011年6月医院对每个医疗纠纷病例收集住院病历资料、患者家属投诉意见、临床科室的意见、院内专家讨论意见等详细资料，召开医院医疗安全管理委员会，对突然增多的情况进行原因分析。

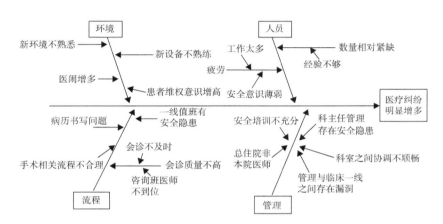

直接原因鱼骨图分析

医疗纠纷增多的根本原因：院、科两级医疗安全管理相对松懈，临床一线医务人员配备严重不足，医疗安全培训与教育不到位，对新环境、新设备没有相应更新管理制度与流程，诊疗流程出现医疗安全隐患，整体医疗安全意识下滑。

3.制定百日医疗安全督导检查活动计划。

（二）Do

1.医疗安全专项督导小组实施专项督导工作；

2.组织医疗法律法规的知识讲座，发放《侵权责任法》手册；

3.尚未结案的医疗纠纷集中处理；

4.评选平安科室和先进个人。

（三）Check

2011年第四季度新发医疗纠纷同比下降了60%。

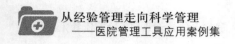

（四）Action

为进一步巩固百日督导活动整改效果，将实现相关措施制度化、常态化并加强实施力度。

二、PDCA循环二（中南大学湘雅医院案例）

（一）Plan

院务会决定将2012年确定为"平安医院建设年"，并制定工作方案和计划。

（二）Do

1. 重点强调和监管医疗核心制度；
2. 实施重点病种、重点场所、重点流程的协调督导；
3. 对主治医师医疗安全轮训2个月；
4. 构建院、科两级医疗安全教育与培训体系；
5. 重新修订《中南大学湘雅医院医疗安全管理办法》。

（三）Check

新发医疗纠纷例数由2011年69例下降到2012年的54例，医疗纠纷发生率持续下降。

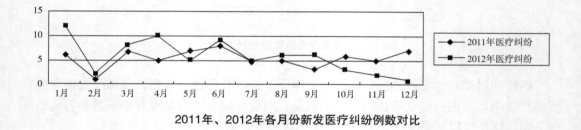

2011年、2012年各月份新发医疗纠纷例数对比

（四）Action

平安医院建设取得明显成效，其经验值得进一步推广深化，下一步将通过创新管理模式以达到医疗安全管理的持续改进。

三、PDCA循环三

（一）Plan

2013年年初召开全院"效率与安全"专题讨论会，确定了一系列改进计划。

（二）Do

1. 组建法律咨询办公室；

2．实施高风险病例特约谈话告知制度；

3．全面强化对突发医疗事件的处理；

4．设立投诉接待中心，集中受理各种投诉；

5．引进专业律师事务所，提前介入纠纷的调处；

6．全面修订知情同意书。

（三）Check

1．医疗纠纷发生率逐年下降；

2．患者满意度居省内前列，医务人员的安全感得到明显提升；

3．医疗纠纷总赔付金额维持在同规模医院的较低水平。

2010—2013年医疗纠纷发生情况比较

| 年份（年） | 新发纠纷数（例） | | | | | 出院人次（万） | 纠纷发生率（%）（每万出院人次） | 总诊疗人次（万） | 纠纷发生率（%）（每万总诊疗人次） |
	总数	第一季度	第二季度	第三季度	第四季度				
2010	65	14	20	13	18	7.09	9.17	161.76	0.45
2011	69	22	24	17	6	8.66	7.97	187.88	0.37
2012	54	11	15	9	19	9.78	5.52	211.85	0.25
2013*	28	12	16	0		5.93	4.72	131.72	0.21

注：* 2013年数据截止到7月底。

案例三：提高医疗高值耗材规范化和效率化的管理

一、现状调查

1．医用耗材的目录

卫生部公布08年度全国高值医用耗材集中采购成交候选品种目录

www.PharmNet.com.cn　2008-09-09　卫生部政务网站　字号：放大　正常

生意社9月9日讯　卫生部近日公布了2008年度全国高值医用耗材集中采购成交候选品种目录（卫办规财函〔2008〕584号）。《目录》为心脏介入类、周围血管介入类、心脏起搏器类和电生理类产品。各地从2008年10月1日开始执行，采购周期为1年。成交候选品种目录详细信息可登录卫生部国际交流与合作中心集中采购网（http://jzcg.medicalbridge.com.cn）查询。

2．根据我办进出入库明细，发现部分科室在用品牌繁多，且代理商杂，例如骨科（统计时间为2010—2012年）。

类别	在用品牌
创伤类	创生、威高、大博、欣荣博尔特、爱得、康辉、理贝尔、捷迈得、奥斯迈、正天、北京鑫康辰、天津金兴达、常州健力邦德、苏州艾迪尔、无锡百得
关节类	北京爱康、蒙太因、春立、力达康、美国精技、美国捷迈、法国蛇牌、瑞特、施乐辉、强生、LINK、法国zimmer
脊柱类	威高、大博、理贝尔、奥斯迈、威曼生、苏州康力、天津金兴达北京蓝拓、常州健力邦德、苏州艾迪尔、捷迈、强生、枢法模、台湾宝楠生

3.自2010年我院物流系统上线以来，只有骨科耗材未纳入物流信息系统管理，一直使用手工记账，没有做到"条形码"管理。

4.改善前柏拉图

（1）现用价格参考为2008年的卫生部招标价格；心内科经院内议标现行价格仅比卫生部中标价格低3%。

（2）品牌繁多，没有合理的规范和约束；骨科耗材在用品牌58个。

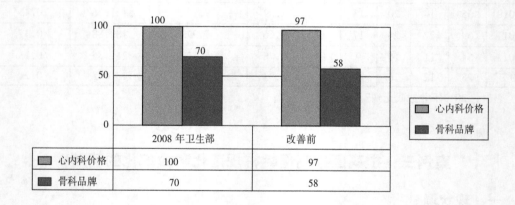

	2008年卫生部	改善前
心内科价格	100	97
骨科品牌	70	58

二、目标的设定

目标主题	目标执行	执行日期
1.价格的调整	参考2012年湖南省高值耗材中标价格，对中标并在用的产品进行对比调价	2013年3~4月
2.品牌和代理商审核	梳理本次湖南省中标品牌，与我院在用各品牌进行对比，择优定量进行选择，并核实供货商资质及授权文件	2013年4~7月
3.骨科耗材纳入物流系统管理	确定骨科耗材引进的品牌数量及议标工作，并在2013年8月之前完成骨科耗材纳入物流系统管理	2013年8月前完成

三、解析鱼骨图

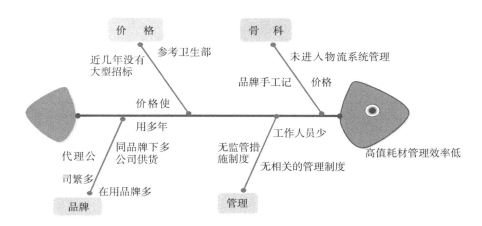

四、对策的拟定

（一）对策一

对策名称	参考2012年湖南省高值耗材招标结果，对在用的中标品目的价格进行对比调整	
主要原因	1.相关专业知识不足；2.价格参考不详细；3.近几年无大型耗材招标	
对策内容 1.参考中标品目梳理我院在用产品； 2.对在用的心脏介入、起搏器、电生理类、外周介入类高值耗材进行对比调价	对策实施 2013年3月15日开始实施 实施人：陶× 时间范围：2013年3～4月	
对策处置 按照"就低不就高"的原则进行调低价格处理，与现行价格相比下降13%	对策效果 1.实施评估效果良好； 2.没有影响临床一线的使用； 3.对应的物价收费减低，减轻患者负担	

（二）对策二

对策名称	梳理中标的高值耗材品牌及代理商
主要原因	1.厂家授权不一；2.在用品牌多而杂；3.没有系统的审核管理

对策内容	对策实施
1.所有品牌的选择必须为湖南省中标产品。 2.原则上国产与进口品牌的选择为2+2模式。 3.供应商为本次省中标唯一的省总代或省总代授权的协议供货商。	2013年4月11日，由耗材管理小组配合使用科室，按照相应程序经过多次商议确定品牌，并对代理商资质进行审核，严禁"同品牌多家代理商"的行为。

P D
A C

对策处置	对策效果
1.产品品牌选择为"一品两规"，即方便临床的使用选择，又对各品牌的产品使用进行比较。 2.规范了使用品牌及相应的代理商，引进集团型公司，便于管理。	1.临床产品线充足，使用选择性集中，方便管理。 2.通过物流系统申请快捷方便，代理商配送及时，无不良事件发生。

（三）对策三

对策名称	骨科耗材的引进及纳入物流系统的管理
主要原因	1.骨科未进行招标采购。2.施行手工记账易出错，信息不全面，查找烦琐。3.未实行高值耗材"条形码"管理。

（续表）

对策内容	对策实施
1.确定骨科耗材引进的品牌数量及议标工作。 2.纳入物流系统，施行"条形码"管理。	1.4月11日，由黄××院长和吴××书记牵头，资产办会同物价、审计、财务、纪监及骨科进行耗材品牌引进及代理商资格讨论会。 2.4月16日，在"一品两规"原则下，确定骨科耗材引进21个品牌。 3.4月22日，黄××院长将初步拟定的各品牌提交院务会讨论，经院领导研究并通过。 4.4月26日，由资产办组织，会同物价、审计、财务、纪监等部门集中审查有引进品牌有效授权的代理公司，确定代理商13家并公示。
对策处置 1.确定骨科引进品牌21个。 2.确定13家有效授权的代理公司。	对策效果 1.价格：使用湖南省招标价格，低于现行价格15%以上。 2.品牌：确定21个品牌，方便后期纳入物流系统施行"条形码"管理，提高管理的方便性和可操作性。 3.由原来的18家减少为现在的13家，集团型大公司的引进具有抗风险性高、应急能力强、技术配合强的优势，具备一定的耗材储备能力。

中间圆圈：P D / A C

五、有形效果确认

1.心内科耗材价格比改善前下降13%。

2.骨科耗材品牌由原来的58个下降到21个，减少62%。

3.2013年4月1日，颁布院行字〔2013〕10号文件《医院医用耗材管理办法（试行）》

4.骨科施行条形码管理，使用统一制式的送货单。

5.流程改造

（1）骨科耗材管理流程

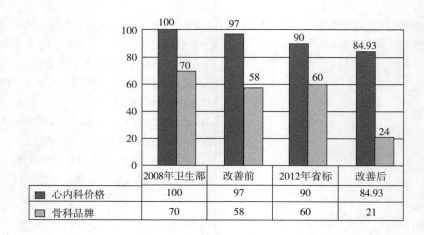

	2008年卫生部	改善前	2012年省标	改善后
■ 心内科价格	100	97	90	84.93
骨科品牌	70	58	60	21

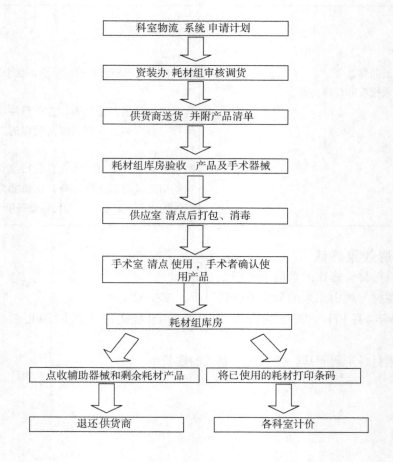

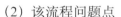

（2）该流程问题点

1）骨科手术需要大量的辅助器械和备用产品，术前备货打印大量的条码，术后将未使用的条码退货；

2）供应中心清点大量的器械及产品，容易出现损坏或丢失；

3）术后器械和产品退还公司带来二次转运，急诊手术无人备货登记；

（3）解决方法：建立手术室二级库房；

1）术前备货、清点、备货、打包，术后回收处理；

2）高值耗材"零库存、条码管理"施行"一人一物一码"；

3）专人管理保证耗材的完好率、提高周转率、减少积压；

4）物品流向使用科室和患者，成本核算到科室。

案例四：优化工作流程，缩短平均住院日

一、现状调查

医院住院患者人数逐年增加，床位使用紧张，平均住院日有较大的缩短空间，综合2007—2012年我院平均住院时长达11.28天。2012年，对我院156位患者进行调查发现，因"病区诊疗工作""医技辅助科室工作""病区护理工作""患方自身条件""制度方面""管理"方面的因素影响，造成平均住院日延长的人数为80人，若能优化医院的医疗、护理、医技辅助科室及行政管理后勤部门的服务流程，并在引进先进设备、使用新的治疗手段、加强制度建设等方面持续改进，就能在确保医疗质量与安全的前提下，缩短平均住院日，有利于实现资源成本最小化同时可减少患者的直接和间接费用。

2007—2012年我院各科平均住院日数据结果

年份（年）	2007	2008	2009	2010	2011	2012
平均住院日（天）	12.9	12.2	11.3	10.7	10.6	9.98

2007—2012年我院平均住院日时长趋势

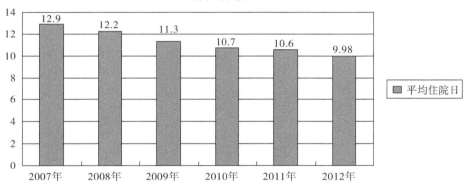

2007—2012年年度平均住院日（天）

影响缩短平均住院日因素调研表

类别	延迟数（人）	延迟率（%）	百分比（%）	累积百分比（%）
病区	42	14.00	29.37	29.37
医技辅助科室	39	13.00	27.27	56.64
病区护理	35	11.67	24.48	81.12
制度	11	3.67	7.69	88.81
患方	9	3.00	6.29	95.10
管理	7	2.33	4.90	100.00
合计	143	47.67		
总调查数	300			

二、根因分析

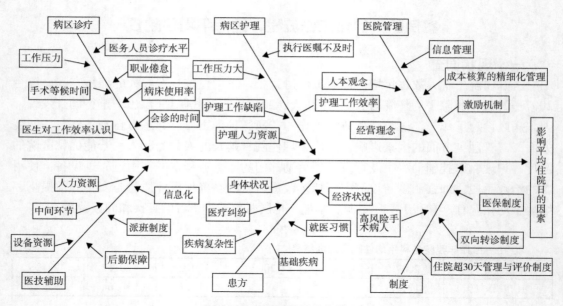

影响平均住院日的因素鱼骨图

三、对策实施

对策一	对策名称	提高医技辅助科室工作效率	
	主要原因	辅助科室工作存在影响缩短平均住院日的因素	
改善前	1.医院投入不足，辅助检查、检验设备无法满足临床工作需要。 2.设备老化或保养不当，故障较多，影响工作质量与效率。 3.医技人员不足。 4.预约、候检查、发放检查报告单等过程中人工处理环节多，检查科室心里处理不及时。 5.检验、检查科室与病区需求之间的矛盾不能有效解决。	对策实施 1.缩短大型检查预约与发报告的时间。 2.引进先进设备（病理切片干燥设备等）。 3.采用物流自动化和信息化缩短检查和检验报告时间。 4.引进医技科室人员，合理配置人力资源。 5.医技辅助科室实行弹性工作制，缩短预约等候时间。 负责人：胡平安 实施时间：2012.5—2013.07	

P　D
A　C

对策处置 改进后，医技辅助科室检查、检验出具报告时间、预约检查时间明显缩短。	对策效果确认 1.核实引进设备台数。 2.分类记录大型检查、检验优化流程后的报告等候时间。 3.检查临床医生护士工作站和医技检查检验数据实时传输情况。 4.查询医技科室人才配备情况。 5.查看医技科室弹性工作排班表，调查检查检验预约缩短的时间。

对策二	对策名称	改善病区诊疗工作
	主要原因	病区诊疗工作存在影响缩短平均住院日的因素

改善前	1.住院患者多，医生人力资源不够。 2.临床医生对病床工作效率的认识不够全面。 3.医务人员整理水平不高，诊疗范围、医疗核心管理制度落实不到位。 4.会诊的患者等待会诊时间过长。 5.择期手术患者等待手术时间过长。 6.康复期患者要求延迟出院。	对策实施 1.将平均住院日指标纳入科室考评体系，并定期在医讯公布。 2.与康乃馨老年病医院、社区卫生服务中心等医院建立双向转诊绿色通道。 3.已筹划开展日间手术、麻醉门诊。 4.开展临床路径管理。 5.优化手术流程，增开两间手术间，提高手术间利用率。 6.对住院超30天患者实行管理与评价。 7.大部分手术实施微创手术方式。 8.开展平均住院日的影响因素研究。
	P D A C	
对策处置 经过组合措施，全院平均住院日逐步缩短。		对策效果确认 1.年度科室平均住院日达标考核。 2.双向转诊患者增多，病床周转率提高。 3.手术室利用率提高，开台手术数增加。 4.临床路径入径率、单病种管理病例数增加。 5.住院超30天病例数减少。 6.发表平均住院日研究论文，为下一轮缩短平均住院日提供理论依据。 7.微创手术成为医院医疗特色。

四、效果确认

（一）有形成果

改善后影响缩短平均住院日因素的调查数据

类别	延迟数（人）	延迟率（%）	百分比（%）	累积百分比（%）
病区	20	6.67	28.17	28.17
医技辅助科室	18	6.00	25.35	53.52
病区护理	13	4.33	18.31	71.83
制度	8	2.67	11.27	83.10
患方	7	2.33	9.86	92.96

续表

类别	延迟数（人）	延迟率（%）	百分比（%）	累积百分比（%）
管理	5	1.67	7.04	100.00
合计	71	23.67		
总调查数	300			

改善后的柏拉图

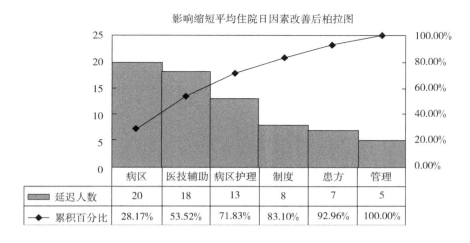

效果对比图

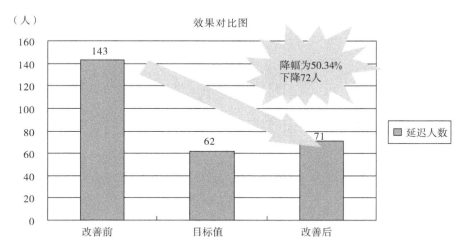

持续过程中、后我院平均住院日走势图

2012.1—2013.6平均住院日（天）

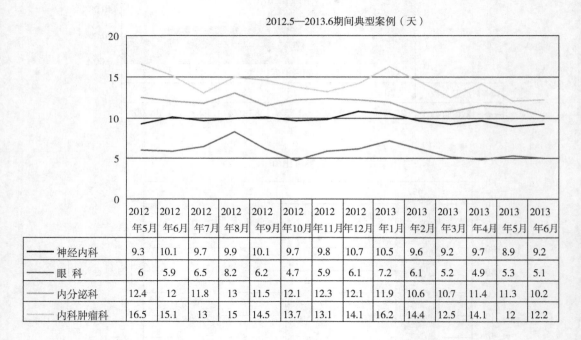

活动过程中的典型案例

2012.5—2013.6期间典型案例（天）

	2012年5月	2012年6月	2012年7月	2012年8月	2012年9月	2012年10月	2012年11月	2012年12月	2013年1月	2013年2月	2013年3月	2013年4月	2013年5月	2013年6月
神经内科	9.3	10.1	9.7	9.9	10.1	9.7	9.8	10.7	10.5	9.6	9.2	9.7	8.9	9.2
眼 科	6	5.9	6.5	8.2	6.2	4.7	5.9	6.1	7.2	6.1	5.2	4.9	5.3	5.1
内分泌科	12.4	12	11.8	13	11.5	12.1	12.3	12.1	11.9	10.6	10.7	11.4	11.3	10.2
内科肿瘤科	16.5	15.1	13	15	14.5	13.7	13.1	14.1	16.2	14.4	12.5	14.1	12	12.2

（二）优化工作流程

1. 对住院超过30天的患者进行管理与评价

（1）住院超过30天的患者管理与评价制度

1）各临床科室诊疗小组要时刻关注住院时长，提报超过30天的住院患者，要将住院时间超过30天的患者登记上报表，分析原因，如有必要，应申请科室内会诊或科间会诊，同时向科室质量安全小组汇报。

2）各科室质量安全小组在每个月的科室质控会议上，要对住院时间超过30天的病例进行讨论，分析原因并记录在科室质控本上，并提出整改措施。

3）医务部质控办通过收集科室每个月报送的住院时间超过30天的患者登记上报表，并收集住院超过30天的患者病历信息，运用统计学手段对住院超过30天的患者病历信息进行统计分析及汇总，并反馈给各科室，各科室要针对质控办的反馈意见提出整改措施，同时将具有共性和代表性的问题上报到医院的医疗质量与安全管理委员会。

4）医院的质量与安全管理委员会要在每一季度的医疗质量与安全会议上讨论科室住院时间超过30天的病例，提出整改措施，并督促各科室及职能部门进行整改。

5）各科室要及时了解住院超过30天的患者费用情况，对医保患者费用超标的，要及时和相关部门沟通，并做好患者和家属的工作。

（2）关于住院超过30天患者分析总结（2013年3～7月）

2013年8月，医务部质量控制办公室对全院2013年3～7月超过30天的住院患者的资料进行了分析，针对具体科室存在的问题，及时下发了反馈意见，医务部下一轮将具体考核改进效果。患者住院超过30天的主要原因有：

客观原因：病情复杂，治疗难度大，治疗方案本身的时限需求。

主观原因：转入专科治疗，手术指征把握，术前准备工作，治疗方案的选择，以及是否及时更改为最优方案，是否与患者及其家属有效沟通等因素。

改进诊疗建议：

1）建立院内转诊协调机制，各科室成立由科室主要负责人兼任的转诊总协调；

2）专科疾病为主的患者，在条件允许的前提下，尽量转入各专科治疗；

3）提高诊断水平，早期采取针对性措施，尽早找到病因，对症治疗；

4）严格把握手术指征，积极完善术前准备，减少手术并发症；

5）多学科综合治疗，促进恢复；

6）及时评判治疗效果，选择最佳治疗方案；

7）有效地与患者及家属沟通，使其理解并积极配合治疗。

2. 建立与协作医院、社区卫生服务中心的双向转诊机制

以康乃馨医院为例说明我院双向转诊制度的实施情况，数据如下：

湘雅三医院下转康乃馨医院患者2012—2013年人数统计（人）	
2011年5～12月	102
2012年1～12月	246
2013年1～7月	159
合　计	507
湘雅三医院上转康乃馨医院患者2012—2013年人数统计（人）	
2011年5～12月	67
2012年1～12月	175
2013年1～7月	124
合　计	366

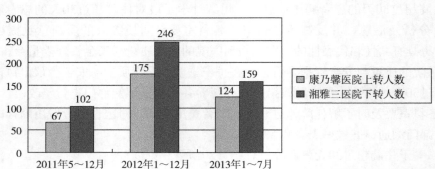

湘雅三医院与康乃馨医院双向转诊人数统计表（人）

总结：通过与康乃馨老年病医院、社区卫生服务中心等医院建立双向转诊制度，畅通双向转诊绿色通道，活动期间共下转405人次，下转率持续提高，有利于充分发挥社区卫生服务机构基本医疗和其他下级医院、非营利性疗养医院的功能和作用，提高现有卫生资源的有效利用率，促进患者合理分流，减少患者就医的盲目性，同时可以减轻我院过高的诊疗压力，使我院可以集中精力做好急危重症、疑难杂症的诊疗工作，以及结合临床开展教育的工作。这对缩短我院的平均住院日、提高医疗质量及运行效率、增强医院整体效益具有十分重要的意义。

3. 日间手术模式

近年来医疗资源紧张与医疗费用支出上涨，患者"看病难、看病贵"的矛盾日益凸现，如何降低医疗费用、缩短患者住院等待时间、加快患者周转，充分合理利用床位资源，已成为公众关心和政府急待解决的一个重要课题。日间手术及日间病房的推广已成为解决这一矛盾的有效方法之一，从国外近十余年的历史经验证明，开展日间手术可明显降低医疗费用支出，减轻国家和个人的经济负担，减缓来自医疗保险部门对政府的压力。

我院为"提高床位周转率和利用率，缩短住院天数，充分利用有限的卫生资源，提高医院的社会效益和经济效益，减轻患者及家属负担，减少患者住院费用，缩短患者住院等待时间和病假天数，避免院内感染，减轻长期住院伴环境变化的精神负担，减轻患者对手术的紧张和不安"做出了如下措施，并取得了积极的效果。

成立关于日间手术、单病种医保统筹支付工作小组；制定相关管理规定、工作流程以及评价体系；开展病种临床路径的制定并实现电子版，按日间手术、单病种医保统筹支付的要求，建立相应的医保信息系统，保证接口的无缝对接，确保参保患者的正常结算。

4. 病理科提高病检效率

病理科在医院的大力支持下，全科成员围绕服务临床一线的需要，一切以患者为中心，在医务部品管圈的指导下，采取各种措施缩短病理切片检测时间，尽快出具病理报告单。在缩短平均住院日品管圈活动期间，新增大容量脱水机，病理标本脱水量由原来的每天400份，增加至目前每天550份，病理报告发布时间较前期提前1天时间，有效地配合了临床需要。

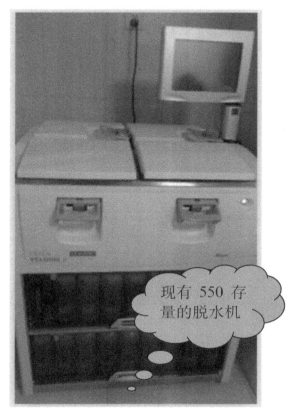

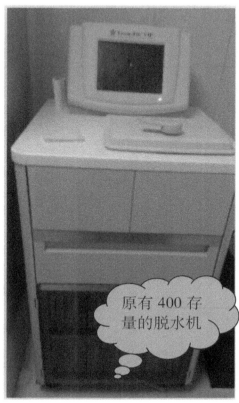

5. 放射科加快报告出具效率

放射科积极配合临床治疗的需要，特在大型检查预约、报告发布方面制定了本制度与流程：

（1）宗旨："一切以病人为中心，为了病人的一切"；

（2）科室所有医务人员严格执行医院及科室的原有的所有规章制度；

（3）为了缩短报告发布时间，科室成员均需要增加上班时间，科室统一派班；

（4）大型检查预约时间要求更合理，减少患者等候时间；

（5）优化大型检查扫描过程中的时间，每次扫描时间节约3分钟；

（6）延长CT、MRI机器的开机时间，由原来的6：00am～20：00pm，改为现在的7：00am～次日2：00am。

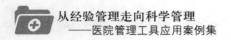

医技辅助检查所需时间（天）	门诊部		住院部	
	CT	MRI	CT	MRI
活动前	3	4	4	5
活动后	1	1	1	2

门诊部活动前后患者行
CT与MRI检查所需时间（天）对比图

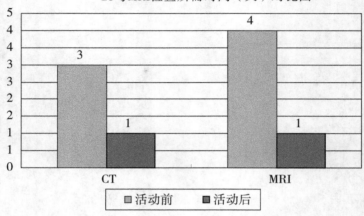

住院部活动前后患者行
CT与MRI检查所需时间（天）对比图

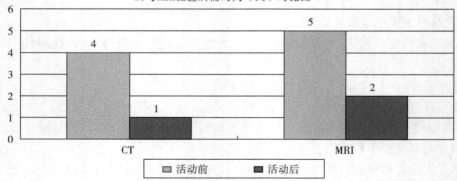

案例五：优化流程减少高峰期患者取药等候时间

一、现状调查

门诊药房排长队导致领导头痛、员工烦躁、患者易怒，最终使医院整体形象变差。门诊药房用查检表收集了2013年4月1～15日的查检数据，以每日取药高峰期患者取药等候时间为重点，随机抽取595名患者作为检查对象，通过实际秒表计时和电脑计算时间，确定患者的取药时间，等候时间在1～10分钟的患者为325人，占全体调查对象的54.60%。

根据要求门诊患者取药等候时间应严格控制在10分钟以内，设定本次持续改进的目标为"将取药等候时间在10分钟以内的患者比例提升至95%以上"，尽量减少取药时间超过10分钟的患者人数。

二、原因解析

导致取药时间长的原因

设备	人员	流程

打印不全或卡纸

打印机故障

字迹太淡、模糊不清

程序问题

生病、情绪不佳

注意力不集中

工作强度大，持续时间长

流程复杂

人员不足

患者退药纠纷

药品后台调配差错

新进药品不熟悉

空气质量差

前台调配差错

分包装不准确

包装变化频繁

场地太小

退药	差错	场地

313

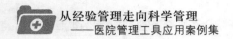
三、对策实施

对策一	精简流程
主要因素	流程复杂
对策内容	对策实施
改善前： 前台调配流程为：收票→刷卡→找药→核对→拆零药品包装→交代医嘱→处方签字→发票盖章→保存处方。 改善后： 对其中五个步骤进行精简或优化。 1.将找药和拆零药品包装交给后台人员处理。 2将交代医嘱的形式由手写或口头改为电子打印。 3.将处方签字由手写改为电子打印。 4.优化印章：将原有的印泥印章改为原子印章。	调配流程缩短为：收票→刷卡→核对→发票盖章→保存处方。

P D
A C

对策处置 经由效果确认为有效对策。	对策效果

对策效果图（帕累托图）：

人数	(%)
700	101
600	100
500	99
400	98
300	97
200	96
100	95
0	94

横轴：正常取药1~10min　正常取药>10min　不清楚流程>10min　不确定队伍>10min　中途退出>10min

对策二	合理安排人员
主要因素	人员不足，工作强度大
对策内容	对策实施

改善前：

正常工作时间应为8：00am～12：00pm，15：00pm～18：00pm，但为了满足临床需要，往往无法下班，长时间的高强度工作导致工作人员过度疲劳。

改善后：

1.根据工作强度进行排班，分早班和晚班。早班工作时间由8：00am～12：00pm，15：00pm～17：30pm；晚班工作时间由8：30am～12：30pm，15：30pm～18：00pm。主动将工作时间往后顺延了30分钟，既满足了临床需求，又满足了取药高峰期对人员的需要，同时缓解了工作人员疲劳。

2.在取药高峰期增设前后台辅助班，协助前台进行药物调配及后台药物拆零。

P	D
A	C

对策处置

经由效果确认为有效对策。

对策效果

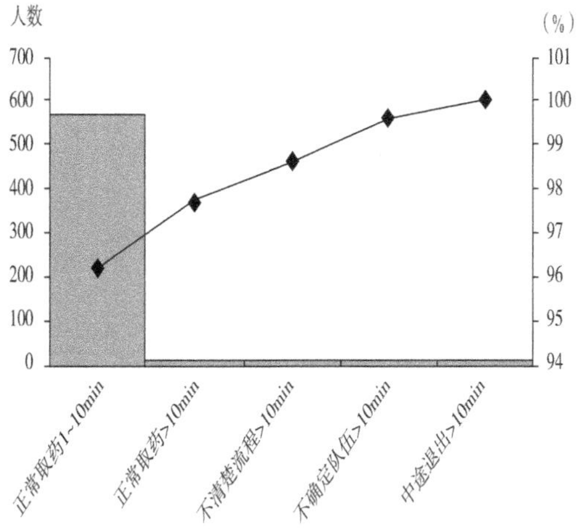

对策三	保障设备正常运行
主要因素	打印机故障
对策内容	对策实施
改善前： 门诊打印机经常出现卡纸、断电、死机等故障，只要一出状况，必然影响后台调配进程。	改善后： 1.进行工作人员培训，熟练掌握基本的故障处理技能。 2.增加备用打印机。 3.更换新打印机。
对策处置 经由效果确认为有效对策。	对策效果

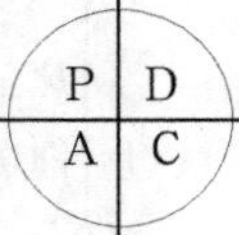

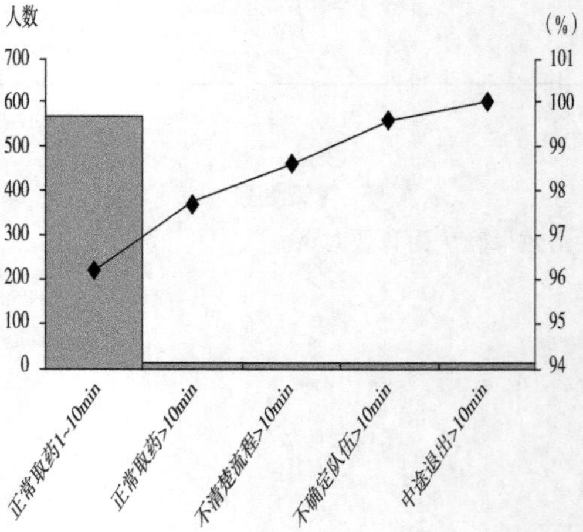

P D
A C

对策四	合理布置药柜
主要因素	场地小
对策内容	对策实施

改善前：

货柜拥挤，调配距离远。调配一张处方需要走的距离约为12～24米。

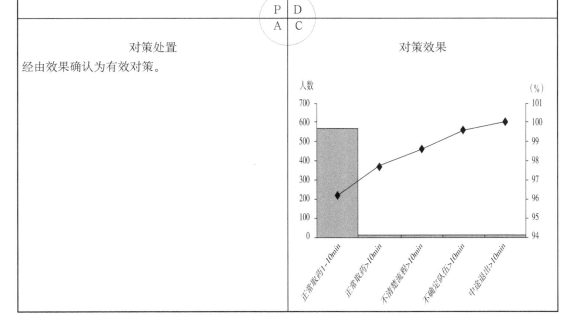

改善后：

1. 合理布置药柜，将原来的纵向排列改为横向排列，使调配一张处方所需走的距离缩短为10米以内，加快了调配速度。

2. 为每一个药物编写了相应的货位号，与处方单进行一一对应，加快了后台找药速度。

对策处置	对策效果

经由效果确认为有效对策。

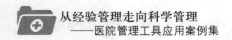

对策五	放置易混淆药品标识
主要因素	调配差错
对策内容	对策实施

改善前：
易混淆药品无标识，易发生调配差错。

改善后：
为了防止后台调配错误影响取药速度，给容易混淆的药品放置了听似、看似等易混淆药品标识。

P | D
A | C

对策处置

经由效果确认为有效对策。

对策效果

人数

（%）

正常取药1~10min
正常取药>10min
不清楚流程>10min
不确定队伍>10min
中途退出>10min

四、效果确认

（一）有形成果：门诊患者取药排长队的现象不复存在

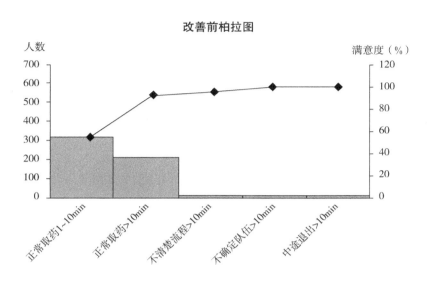

改善前柏拉图

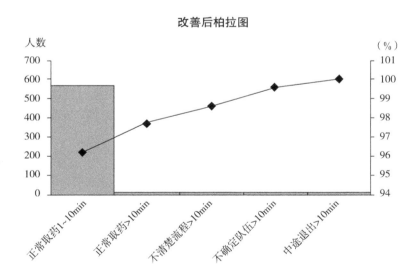

改善后柏拉图

（二）制作标准流程作业书

1. 门诊西药房售出药品退回细则

目的：为完善医院药房药品质量管理，根据卫生部《医疗机构药事管理规定》及医院相关制度，制定售出药品退回细则。

适用范围：门诊西药房所有工作人员。

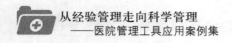
说明：

（1）除药品本身有质量问题，原则上药品一经发出，不得退回；

（2）确因特殊情况需要退药，必须由原处方医师填写好退费单方可退药，不需要填写金额，详细写明退药原因，属不良反应的详细填写"药品不良反应报告单"，医师本人签名；

（3）特殊情况是指药品使用过程中出现严重不良反应或者医生处方错误；

（4）下列情况一律不退：特殊管理药品（如麻醉药品、精神药品）；需特殊保存的药品（如低温冷藏）；散装口服药品；已开封外用药品；外包装污损或封条破损的药品；过期药品；无法鉴别是否已经使用的药品（如鼻喷雾剂）；

（5）退药期限：药品售出一周以内；

（6）退药时必须持有门诊药费收据和药品清单或处方。

注意事项：为尽量避免纠纷，提醒各位患者仔细阅读上述细则，谨慎购药，药房不受理手续不全或不合理退药。

2. 门诊西药房药品调配程序

目的：为减少调剂药品数量及品种等方面的差错，提高药品使用及配伍的安全性，减少不必要的药患纠纷，最终使患者可合理、有效、安全、经济地使用药物。

适用范围：门诊西药房所有工作人员。

作业流程：

（1）患者交药费，打印机打印处方，后台调配人员撕下处方单。如因打印机的原因，打印不清楚或卡纸，重打；

（2）后台审查处方合理性后进行处方调配，放入指定位置。审查药品数量、配伍禁忌。特殊人群给药方案是否正确。积极与前台工作人员及患者进行沟通；

（3）前台读卡，核对收据信息和电子处方信息是否一致。如出现诊疗卡和发票信息不一致的情况，与患者进行沟通并更换；

（4）根据电子处方信息，从待发药区获取药品和纸质处方；

（5）核对纸质处方和电子处方是否一致；

（6）审方；

（7）根据纸质处方，核对调配好的药品，并逐一发放药品，交代用法用量。排队患者较多时，最好能叫患者名字，以防发错患者的情况出现。将药品发给患者后，提醒患者进行核对；

（8）收据加盖"已发药"，确认电子处方，纸质处方签名；

（9）再次核对收据信息和纸质处方信息是否一致，诊疗卡、收据、纸质处方底联与药品一并交予患者。

注意事项：无论空闲还是忙碌时，养成良好的调配习惯，尽量提高调配质量，减少调配差错。

案例六：建立提前干预制度，降低医疗纠纷发生率

一、现状把握

1. 医疗纠纷数量分析

统计2008—2009年本院就医人数与医疗纠纷数，并对数据进行分析，结果发现2008—2009年本院就医患者数量呈上升趋势，每千名患者纠纷数量相应呈上升趋势，说明我们处理医疗纠纷工作还需进一步完善。

2008—2009年本院就诊人数

类别/年份	2008年	2009年
门诊人数	470 531	598 603
住院人数	36 795	46 459
急诊人数	52 236	73 743

2008—2009年本院纠纷人数

类别/年份	2008年	2009年
门诊患者医疗纠纷数	3	5
住院患者医疗纠纷数	66	99
急诊患者医疗纠纷数	10	8

2008—2009年每千名患者医疗纠纷数

类别/年份	2008年	2009年
每千名门诊患者医疗纠纷数	0.006	0.008
每千名住院患者医疗纠纷数	1.79	2.13
每千名急诊患者医疗纠纷数	0.1914	0.108

2. 纠纷原因统计

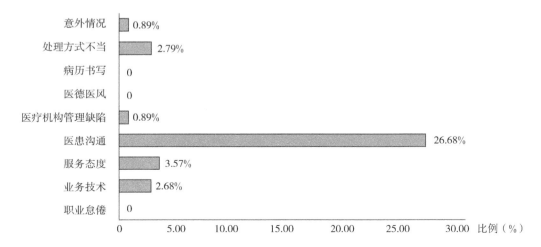

二、要因解析

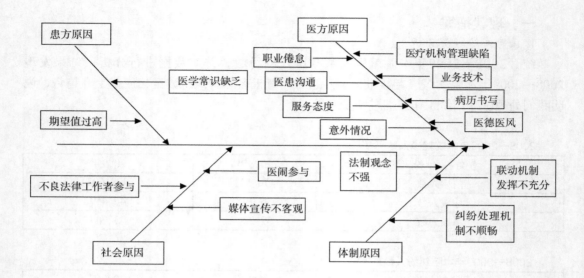

医疗纠纷原因分析（冰山图）

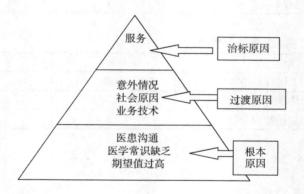

三、对策实施

对策一	对策名称	建立医疗风险基金管理制度
	要因	科室医务人员对处理医疗纠纷积极性不高

<table>
<tr>
<td>

对策内容

设立医疗风险基金。

改善前：医疗赔偿金由医院承担，医护人员对防范和处理医疗纠纷积极性不高。

</td>
<td>

对策实施

要求各科室定时按科室收入一定的百分比收取资金，用于科室医疗纠纷赔偿费用，年终退还节余。并对优秀科室进行奖励。 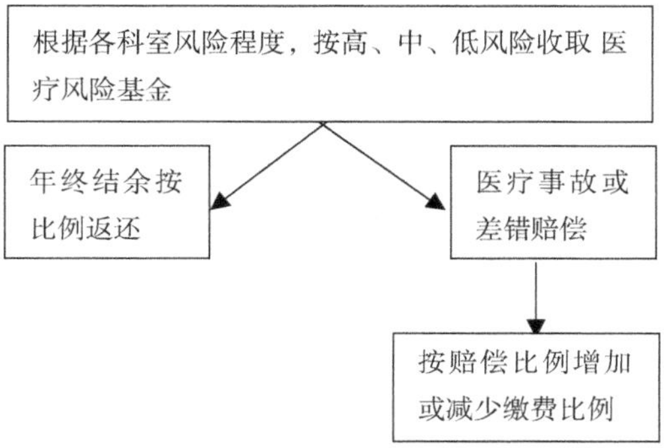

```
根据各科室风险程度，按高、中、低风险收取 医疗风险基金

年终结余按          医疗事故或
比例返还            差错赔偿

                   按赔偿比例增加
                   或减少缴费比例
```

</td>
</tr>
<tr>
<td colspan="2" align="center">P | D
A | C</td>
</tr>
<tr>
<td>

对策处置

临床医技各科室医务人员对于防范和处理医疗纠纷的积极性得到充分调动，减少了医疗纠纷补偿金额。

</td>
<td>

对策效果确认 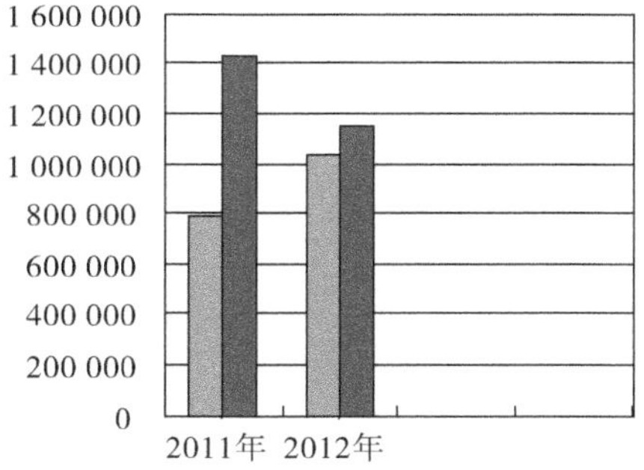

</td>
</tr>
</table>

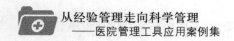
对策二	对策名称	加强医患沟通与告知，建立高风险诊疗措施特约视频谈话制度
	要因	医患沟通不到位

对策内容

组织高风险诊疗特约谈话。

改善前：未建立完善医患沟通机制。

对策实施

地点：本院医务部安全办公室。

措施：组织高风险患者或其家属和患者负责医师一同前往安全办公室在医务部有关负责人主持下进行特约谈话并进行全程录音备案。

P D
A C

对策处置

建立并不断完善了《高风险诊疗措施特约谈话管理制度》。

对策效果确认

图例：
- 2011年二季度
- 2011年三季度
- 2011年四季度
- 2012年一季度
- 2012年二季度
- 2012年三季度
- 2012年四季度

（纵轴：0~300，横轴：例数）

对策三	对策名称	对有纠纷隐患的患者提前干预,加强纠纷处理后"回头看"整改措施
	要因	优化医患沟通

对策内容	对策实施
对有纠纷隐患的患者进行提前干预。并对已发生进行干预后仍发生医疗纠纷的事件进行分析、总结。 改善前:未建立医疗纠纷防范机制。	地点:病房。 措施:安全办及时组织相关科室专家进行分析讨论,组织重大医疗质量分析讨论会;对进行提前干预后仍发生医疗纠纷的,组织相关科室负责人及医护人员进行讨论,提出整改措施,完善今后工作。

（P | D / A | C）

对策处置	对策效果确认
建立并不断完善了《有纠纷隐患病人提前干预制度》。	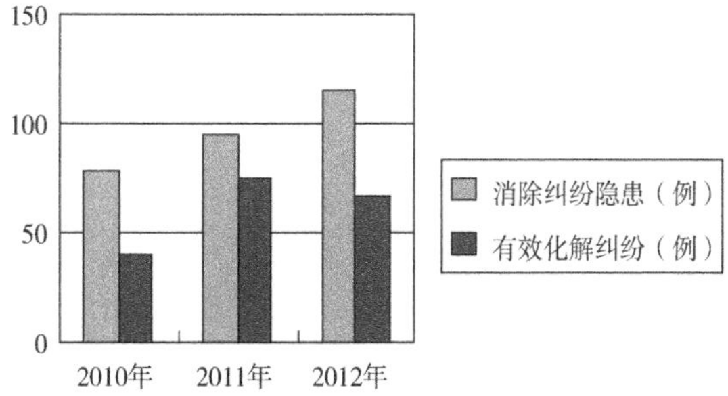

对策效果确认图表：

- 消除纠纷隐患（例）
- 有效化解纠纷（例）

年份	消除纠纷隐患（例）	有效化解纠纷（例）
2010年	约78	约40
2011年	约95	约75
2012年	约115	约67

对策四	对策名称	建立人民调解制度 建立人民法院诉调对接制度
	要因	调解环境不佳

对策内容 建立人民调解制度，建立人民法院诉调对接制度。 改善前：未建立规范的调解环境，纠纷案件必须前往人民法院审理，程序烦琐，工作效率低下。	对策实施 地点：医务部安全办。 措施：与岳麓区法院合作，在我院建立人民调解室和医院法院。
P **D** **A** **C**	
对策处置 在岳麓区法院、岳麓区司法局主持下，对一起医患纠纷进行了"第三方中立调解"，医患双方达成一致意见后签署人民调解协议。法官给予业务指导，并对医患双方达成的人民调解协议进行司法审查和确认。	对策效果确认 通过设立"法院诉调对接中心驻医院医患纠纷专项调解室"的方式，开辟一条集人民调解、法律援助、专家鉴定、法官指导、司法确认为一体的"医疗纠纷第三方解决新渠道"。该调解室成立后，岳麓区法院将派专人负责联络湘雅三医院和岳麓区司法局，根据医患纠纷调处的实际情况，通过巡回指导、人员培训、司法确认、联席会议等方式，妥善化解医患纠纷，增强医患互信，促进社会和谐。

对策五	对策名称	组织医护人员前往法院、鉴定中心旁听
	要因	医护人员防范纠纷意识不强

对策内容	对策实施
医护人员自愿报名旁听法院审理案件。 改善前：医护人员对法院审理医疗纠纷案件不熟悉，对防范医疗纠纷意识不强。	地点：法庭。 措施：医务人员报名，安全办审查并组织报名人员前往法院旁听（优先选取相关科室医护人员旁听）。

P D
A C

对策处置	对策效果确认
不断完善组织医护人员前往法院旁听的流程等。	旁听案件审理的医护人员纷纷表示对于处理医疗纠纷的法制观念有所提高，在今后的工作中会更加重视防范医疗纠纷的发生，并不断提高自身处理医疗纠纷的能力。

对策六	对策名称	提高应急处理能力，建立医疗安全管理24h值班制
	要因	规范制度

对策内容	对策实施
轮流进行24h值班。 改善前：只有在工作日才处理医疗纠纷事件，使部分纠纷因为能得到及时处理而激化。	地点：调解室。 措施：安全办成员轮流进行24h值班，保证值班期间电话通畅，接到纠纷事件在第一时间赶到现场处理。使纠纷及时得到化解，让纠纷所造成的损害尽可能降到最低。

P D
A C

对策处置	对策效果确认
建立24h电话值班长效机制。	很多棘手案件第一时间得到解决。

四、效果确认

1. 数据统计

2008—2012年每千名患者医疗纠纷汇总表

类别/年份	2008年	2009年	2010年	2011年	2012年
每千名门诊患者医疗纠纷数	0.006	0.008	0.004	0	0
每千名住院患者医疗纠纷数	1.790	2.130	1.450	1.270	0.880
每千名急诊患者医疗纠纷数	0.192	0.108	0.120	0.110	0.050

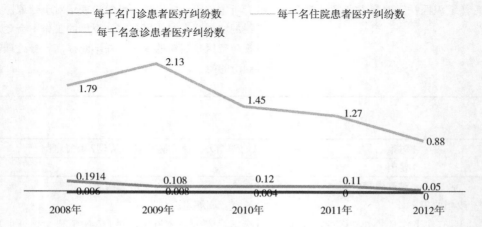

2008—2012年每千名患者医疗纠纷数

2. 建立制度，优化流程

（1）中南大学湘雅三医院医疗风险基金管理办法

1）总则：为了实现以人为本的现代管理理念，妥善解决医患纠纷，增强医务人员的安全感，促进医务人员在诊疗工作中不断提高医疗技术水平，我院本着"风险分担，保障有力，略有结余"的原则，设立本院医疗风险基金。为进一步加强对医疗风险基金的管理，保证基金的合理运行和使用，特制定湘雅三医院风险医疗基金管理办法。

2）风险等级划分：根据科室风险程度划分为高、中、低三个等级，科室的风险等级划分依据是各科室历年医疗纠纷发生数量及科室风险大小等情况。原则上手术科室和低年龄患者科室定为高风险科室，辅诊科室定为低风险科室，其他科室为中风险科室。

3）基金来源

①基金由各临床、医技科室部分资金和医院部分资金两部分组成。由财务办统一建立医疗风险基金总账户，同时按科室设立各科室医疗风险基金分账户。

②各临床、医技科室第一年逐月提取劳务费的5%作为医疗风险基金的科室部分，以后各年度科室提取比例按"基金来源"中第④、⑤、⑥条相关规定进行调整。

③医院根据各科室的风险程度决定医院部分的支付比例：高风险科室医院逐月按科室劳务费的6%支付，中风险科室医院逐月按科室劳务费的5%支付，低风险科室医院逐月

按科室劳务费的4%支付。

④科室上一年度风险基金结算超支的科室，科室支付部分按以下情况进行调整：超支20%（含）～50%（含）者，下一年风险基金增加1%；超支50%～100%（含）者，下一年风险基金增加2%；超支在100%以上者，下一年风险基金增加2.5%。

⑤科室上一年度风险基金结算有节余的科室，按以下情况进行调整：节余80%（含）以上者，下一年风险基金降低0.5%；无医疗纠纷支出者，下一年风险基金降低1%；若下一年仍无医疗纠纷支出，科室第二年风险基金比例再酌情减少，但最低不少于2.5%。

⑥医疗纠纷经中华医学会，省、市医学会和医院教授委员会鉴定属医疗事故的科室，上一年度该科室医疗风险基金节余部分无论多少，下一年度风险基金均增加1%。

4）基金使用

①医疗纠纷赔款由医疗风险基金科室分账户支付，科室分账户基金不足时，由医院医疗风险基金总账户垫付，以后从科室分账户基金中逐月扣除，直至扣完；当年不能扣完，则延续至下年度，扣完为止。

②医疗纠纷赔款支付发生在患者出院结账后，由医疗风险基金直接支付；发生在患者出院结账前，医疗费减免部分由科室承担，不纳入医疗风险基金，减免外部分由风险基金支付。

③医疗纠纷牵涉到多科室时，各科室按责任程度分摊支付，分摊比例由各科协商认定，对分摊比例有歧义时，由医务部裁定。科室对裁定不服时，提交医院教授委员会讨论裁定。

④基金使用的审批程序：医疗纠纷由纠纷涉及科室和医务部共同处理，最终赔款数额需经科室主任认可，由医务部报主管院长审批后与患方签订协议书，经改办备案后由财务科从科室分账户基金中支付。

⑤经卫生行政部门调解或人民法院判决处理的医疗事故争议赔偿参照以上条款执行。

5）基金管理

①医疗风险基金由主管院长、医务部负责管理，由经改办、财务办参与具体运作。财政部门要执行基金封闭式管理，严格执行基金财务管理和会计制度，按规定核拨资金，对不符合规定的支出和违规划拨的资金要坚决抵制。

②　医疗风险基金按各科室设立专门账户，用于医疗纠纷处理，专款专用，独立核算。基金的管理应严格履行使用风险基金的审批程序。任何部门和个人均不得挤占和挪用。对违反规定，擅自动用、挪用风险基金的，要视其情节轻重，依法给予行政处分，触犯刑律的依法上报，追究其刑事责任。

③医疗风险基金的10%单独列出，作为基金管理费，用于医疗纠纷相关事项的支出。由财务办设立分账户，医务部负责管理支配，主管院长负责审核。

6）审计监督

①由医务部向院务会通报医疗风险基金使用情况，每半年一次。

②每年底由医务部向科室主任公开基金使用情况，审计监督程序按医院相关财务管理办法执行。

7）奖惩制度

①风险基金无支出科室，将其缴纳金额的30%奖励给科室，2%奖励给科室负责人；风险。基金支出低于该各科室缴纳金额5%（含）者，将其缴纳金额余额10%奖励给科室，0.5%奖励给科室负责人。

②上年度出现医疗事故科室不参与评奖。

③医疗纠纷经协商、鉴定、诉讼后需给予患者赔偿时，由风险基金支出；需个人承担责任时，由责任人按《医疗安全协议书》相关规定承担，其余部分由医疗风险基金支付。

（2）中南大学湘雅三医院医疗风险基金奖惩制度补充规定

第一条　根据《中南大学湘雅三医院医疗风险基金管理办法》"风险分担、保障有力、略有结余"的医疗风险基金使用原则及我院医疗风险基金使用的实际情况，制定此补充规定，变动《中南大学湘雅三医院医疗风险基金管理办法》的第六章第一条。

第二条　奖励科室的医疗风险基金总金额为本年度内各科室缴纳总额的85%（其余10%作为基金管理费、5%作为奖励科室负责人和略有结余的费用）减去本年度各科室医疗风险基金总支出后的余额。

第三条　奖励比例为本年度医疗风险基金奖励总金额占本年度医疗风险基金结余为正数的科室总结余金额的比例（保留到小数点后一位）。

第四条　医疗风险基金支出低于该科室年度缴纳额85%者，将其年度医疗风险基金余额按第三条计算出来的比例奖励给科室。其科室负责人按以下方案进行奖励：

①本年度医疗风险基金无支出的科室，奖励科室负责人标准：高风险科室3000元，中风险科室2000元，低风险科室1000元；

②本年度医疗风险基金有支出但支出低于该科室缴纳金额85%的，奖励科室负责人标准：高风险科室2000元，中风险科室1000元，低风险科室500元。

第五条　医疗风险基金支出高于该科室年度缴纳额85%（含）的科室，不参加风险基金科室奖励和负责人评奖。

第六条　按第三条计算出来的奖励比例低于30%时，科室奖励比例固定为30%，所需奖励金额不足部分由医院医疗风险基金承担。其奖励科室负责人的方案同第四条。

第七条　医务部每年三月份按以上条款计算出上年度奖励给各科室的金额，经院务会讨论审查通过后，由各科室按劳务费发放比例计算出科室发放明细表上交财务科，由财务科发放到个人账户上；科室分配奖励金额时，要根据其对科室风险基金的贡献度相应的给予返聘教授和门诊医师适当奖励。

第八条　获得风险基金奖励并有风险基金支出的科室，当事医护人员不参与奖励。

第九条　《中南大学湘雅三医院医疗风险基金管理办法》其他条款仍继续执行。

第十条　本补充规定从2009年度医疗风险基金奖励时开始执行，由医务部负责解释。

（3）中南大学湘雅三医院医疗安全协议书

医疗质量和医疗安全是医院工作的生命，为确保给患者提供优质安全的医疗服务，特签定本《医疗安全协议书》。

1）科室主任为该科室医疗安全第一责任人。各科室必须成立由主任、病室负责医师、总住院医师、护士长组成的医疗质量和安全管理领导小组，全面负责科室的医疗、护理质量和安全的管理、协调及医疗纠纷的处理。

医院成立医疗纠纷处理监督暨医疗质量专家督导小组，监督、指导医院医疗纠纷的处理。

医疗安全的管理及医疗纠纷和投诉的处理纳入科室主任年度考核。

2）各级各类人员必须严格遵守国家法律、法规及部门规章；依法执业，科室所聘用的职工和其他业务人员必须具备国家规定持有的执业及其他证书（实习学生、没有执业证书的住院医师、住培生和研究生不得单独处理患者）。

各科室必须严格执行各级卫生行政部门或医院制定的医疗规章制度、诊疗规范；严格遵循诊疗常规、技术操作规范；严格履行谈话签字制度、手术分级制度、医疗安全隐患报告和特殊情况报告制度。

各科室必须严格执行有关医保管理、结算规定及医保患者费用控制标准。

3）各科室应教育医护人员认真对待医患矛盾，应理智地、耐心细致地做好解释工作，缓和并化解矛盾。对有医疗安全隐患的医患矛盾不能缓解和需由医院处理的纠纷，科室应及时通报医务部。

所有投诉到医务部的纠纷，当事科室主任在接到通知后必须在以下时间内组织完成科内讨论并向医务部递交由主任签字确认的书面讨论材料（包括住院经过、纠纷原因、医疗过程有无缺陷及差错、科室处理意见等）：①突发的有重大影响的纠纷，即时组织讨论完成；②有重大影响的纠纷，12小时内完成；③一般纠纷48小时内完成。

当事科室主任必须亲自参加医疗纠纷处理。

纠纷调解结束后，当事科室应写出书面总结和整改报告交医务部备案。涉及护理方面的纠纷，由护理部组织讨论并参与纠纷的调解；护理部在调解结束后，提出书面总结和整改措施，并交医务部备案；门诊患者的投诉由门诊办负责处理。

4）医疗纠纷的赔偿从医疗风险基金中统一支付。医疗风险基金按《医疗风险基金管理办法》管理。给予有关责任人以下处理：

①本协议所指医疗纠纷的定义是在诊疗护理过程中，医患双方对诊疗护理后果及其原因、责任在主观认识上发生分歧，经多次协调和处理方能达成或仍不能达成共识的医疗事件。a.医务人员若存在服务方面的不足，诸如态度生硬、沟通不好等导致患者投诉并引发医疗纠纷，未引起医院经济损失，经查实后扣当事人当月200元劳务费，造成医院经济损失的，扣罚责任人补偿费用（含医疗费用减免）的3%；b.医务人员除存在服务方面的不足外，还存在一定医疗过错，造成医院经济损失或产生不良影响的，扣罚责任人补偿费用（含医疗费用减免）的5%，扣科室主任津贴200元；c.医务人员除存在服务方面的不足外，还存在较大医疗过错，但不构成医疗事故，造成医院经济损失者、影响

医院正常工作秩序或导致社会不良影响的，扣罚责任人补偿费用（含医疗费用减免）的8%，扣科室主任津贴500元。

②由各级医学会鉴定或医院医疗质量专家督导小组讨论为医疗事故者：a.发生四级医疗事故者，扣罚责任人补偿费用（含医疗费用减免）的10%，扣科室主任津贴500元；b.发生三级医疗事故者，扣罚责任人补偿费用（含医疗费用减免）的12%，延期1年晋升，扣当事科室主任津贴1000元；c.发生二级医疗事故者，扣罚责任人补偿费用（含医疗费用减免）的15%，并给予降职、降级处分，扣当事科室主任津贴2000元，扣有关科室主任津贴1000元；d.发生一级医疗事故者，扣罚责任人补偿费用（含医疗费用减免）的15%，并解除所聘技术职务，作转岗或下岗处理，情节严重者，医院予以除名，扣当事科室主任津贴4000元，扣有关科室主任津贴2000元；e.发生手术越级或非法行医造成医疗损害后果的，按一、二级医疗事故处理。

③以上处理按情节轻重及责任程度酌情降低或提高一个等级处理；科室主任亲自到医务部参加纠纷处理的，对当事人的经济处罚在原规定基础上可下调10%；在纠纷发生前，科室已将此医疗安全隐患向医务部报告并提交详细书面材料的，对当事人的经济处罚在原规定基础上可下调10%。

④凡医疗纠纷责任人为没有取得执业医师资格的实习生、进修生、住培生或研究生，由带教老师负责；涉及有执业医师资格的进修生、住培生或研究生的经济处罚由科室及当事人各承担一半。

⑤以上经济处罚按规定纳入医疗质量奖励基金。

5）医院设立医疗安全奖，对医疗安全工作做得好的科室，尤其是风险大、病人较多的科室，给予一定的物质和精神奖励。

6）本医疗安全协议书一式两份，一份归科室保管，一份归医务部存档，从2008年12月1日起至2011年12月1日止（在协议到期日如没有签署新的安全协议书，则沿用该协议书），在协议签署期间，如有科室负责人变动，由继任人负责。

（4）高风险诊疗措施特约谈话告知制度

为了加强医患沟通，充分尊重病员的知情同意权和治疗选择权，防范医疗纠纷的发生，不断改善医患关系，根据《中华人民共和国侵权责任法》《中华人民共和国执业医师法》《医疗事故处理条例》《医疗机构管理条例》等法律法规规定，结合我院在履行医疗告知义务方面积累的经验，特制定《中南大学湘雅三医院高风险诊疗措施特约谈话告知制度》。

1）特约谈话告知的对象

原则上应进行高风险诊疗措施特约谈话告知的情形：高风险重大手术，新开展的手术，高风险器官移植手术，高风险介入手术，纠纷或纠纷隐患患者手术，外院转入我院的纠纷患者手术，存在精神心理障碍的患者手术，高风险肢体或器官摘除手术；其他高风险的特殊诊疗措施：病情复杂、患病时间长、具有两种及以上的并发症、并发症的患者；特殊人群患者，包括：高龄手术患者、高危产妇、新生儿重症患者、新生儿和儿科手术患者。

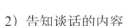

2）告知谈话的内容

说明病情及预后情况；说明拟采取的医疗措施及这些措施的风险；需要实施手术、特殊检查、特殊治疗的，说明医疗风险、替代医疗方案等情况；需要患者及家属配合的事由；拒绝医疗措施的风险。

3）特约谈话告知的程序

临床医师根据患者的具体情况拟定特约谈话告知对象，由科室负责人审定，科室提出申请，填写《中南大学湘雅三医院高风险诊疗措施特约谈话告知申请表》，与医务部约定谈话时间。谈话地点原则上在医务部医疗安全办公室，由医务部派人主持谈话，谈话前由医务部审查患方参与谈话对象的身份。谈话告知按相关医疗法律法规的规定进行，告知内容在告知书上载明，由参与告知的临床医师向患方宣读并进行必要的解释。参与谈话告知的医患双方人员在谈话笔录或手术同意书上签字，医务部参与谈话告知人员作为见证人签字，谈话过程全程录音录像。《高风险诊疗措施特约谈话告知申请表》、谈话告知笔录或手术同意书复印件、谈话的录音录像由医疗安全办存档备案。

4）参与特约谈话告知的医方人员人数及要求

科室每次派1～2名医师参加；医务部每次派1～2人参加。原则上应当由主管该患者的主治以上医师参加，手术患者应当由主刀医师参加。急诊手术必须由总住院医师或级别更高的医务人员参加谈话告知，择期手术必须由主治医师或级别更高的医务人员参加谈话告知。医务部必须有主任或副主任参加谈话告知，必要时请顾问律师参加。

对本制度所列特约谈话告知的对象，应进行特约谈话而相关科室未申请特约谈话，由此产生医疗纠纷的，由责任科室或个人按医疗法律法规和医院有关规定承担相应的责任。

本制度自医院公布之日起实施，由医务部医疗安全办负责解释。

（5）调解庭规则

1）当事人应按时参加调解，不得无故迟到、早退、缺席。

2）当事人应遵守调解庭规则，维护调解庭秩序，不得喧哗、吵闹，发言陈述和辩论须经调节主持人或独任调解员许可。

3）当事人在发言、陈述和辩论时不得含有攻击之词，证人不得作伪证，要如实反映情况。

4）公开调处的纠纷，公民可以旁听，但下列人员不得旁听：

①精神病患者和醉酒的患者；

②其他布衣旁听的人。

5）旁听人员必须遵守下列纪律：

①不得录音、录像和摄影；

②不得随意走动；

③不得鼓掌、喧哗、哄闹和实施妨碍调解活动的行为。

6）对违反调解庭规则的人，调解主持人或独任调解员将根据情况采取必要措施制止。

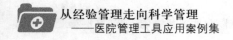

（6）调解原则

人民调解室调解民间纠纷，应遵守下列原则：

1）依据法律、法规、规章和政策进行调解，法律、法规、规章和政策没有明确规定的，依据现行法律的一般原则进行调解；

2）在双方当事人自愿平等的基础上进行调解；

3）尊重当事人的诉讼权利，不得因未经调解或者调解不成而阻止当事人向人民法院起诉。

（7）调解庭开庭调解程序

1）调解主持人介绍调解参与人员情况，宣布开庭调解原则、纪律和有关规定；

2）调解主持人、记录员询问和核对纠纷当事人基本情况；

3）调解主持人询问纠纷当事人是否申请调解人员回避；

4）纠纷双方当事人阐述纠纷发生经过及对纠纷调解的要求和意见；

5）纠纷双方当事人向调解庭提供有关证据或提供证人证言，并由调节主持人当庭质证。证人对自己证词签字认可；

6）纠纷双方当事人进行辩论，"以事实为依据，以法律为准绳"进行辩论（两轮）；

7）各方当事人、证人就各方陈述、质证辩论发言，记录进行审核后签字认可；

8）调节主持人就已核准的事实以法分析纠纷的性质、焦点，双方当事人的权利、义务及责任，并提出调解协议的初步方案；

9）调解主持人与调解参与人分别做纠纷当事人的说服工作，进一步完善调解协议方案；

10）纠纷当事人各方在调解主持人的主持下，签订调解协议书，或由调解主持人宣布调解暂时休庭，择日通知再行调解；

11）宣布此次开庭调解结束。

案例七：提高身份辨识操作的正确率

一、背景

"同时用两种方式准确核对患者身份"是国家卫生计生委《三级综合医院评审标准实施细则》的重要标准之一。在诊疗活动中，医务人员要严格核对患者身份，确保诊疗操作应用于正确的患者，确保医疗安全。

据此，根据等级医院评审标准、JCI评审标准的指导内容，结合我院实际情况，确定身份辨识的方法为同时核对患者姓名和病案号。同时，将核对环节由给药前、输血前等几项扩大至全部诊疗环节。依据新制度进行基线调查，2012年7月我院患者身份辨识操作执行正确率为76%。

二、Plan（计划）

1. 成立改进小组：护理部、质管办、门诊部、挂号处、住院处、IT、医务部、后勤部。

2. 原因分析

① 辨识工具不完整，医务人员无法正确执行辨识制度；

② 医务人员训练不足；

③ 执行力度不足。

3. 改进行动方案：完善辨识工具，加强宣传教育，加强检查反馈。

4. 数据采集计划

患者身份辨识操作正确率信息收集计划表

项目 （指标名称）	患者身份辨识操作正确率
定义	医务人员在问诊、给药、标本采集、检查、输血或血制品、治疗、侵入性操作、手术、发放特殊饮食、患者转交接之前采用姓名+病案号进行患者身份辨识
指标类型	□结构　■过程　□结果　□过程和结果
计算公式	核查的患者身份辨识操作正确数/核查的总数
目标值	≥90%
监测时间	2012年6月—迄今
评估频率	每月
资料来源	现场检查表
资料收集方法	现场检查
样本量	≥300 例次
监测区域/范围	所有住院、门诊和急诊患者

5. 改进项目的起止时间：2012年6～12月

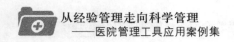

三、Do（执行）

1. 完善核对工具：辨识工具包括显示有患者姓名和病案号信息的腕带、门诊病历本信息标签、挂号单、各种表单或电脑信息系统等。

核对工具改进项目表

部门	改进措施
质管办	逐个排查、检查检验科室辨识工具
	提交改进需求至相关科室（IT中心、后勤管理中心、出院处、挂号处等）
挂号处	挂号时正确辨识患者并为其分配唯一的病案号
	打印此信息标签并将其粘贴于门诊病历上
IT中心	确保患者病案号在HIS中正确显示
	改善自动识别系统，如PDA，条形码等
住院处	正确识别患者并为其打印腕带
	当患者丢失腕带时，需再次核对、确认患者并为其重新打印
门诊部	随访患者，设专人进行患者病案号归并处理
后勤管理中心	将医院自行印刷的纸质版表单统一为"病案号"
医务部	在外送标本及检验报告上统一增加"病案号"
护理部	全院推广PDA扫描

2. 加强培训

（1）培训平台：通过二级培训（中层干部周会与科会传达）与一级培训（全体医师大会、护士培训会、行政后勤人员培训会）相结合，将患者身份辨识的正确操作流程培训至每一位员工。

（2）培训形式：会场教学、现场宣讲、网上教学与考核。

3. 加强督查：每月专项检查，并加强检查结果反馈。

四、Check（检查）

通过将病案号信息条码化，医务人员使用掌上电脑扫描条码的方式进行核对，医务人员的操作依从率显著提高。经过持续的培训与考核，医务人员操作正确率得到了显著提升。

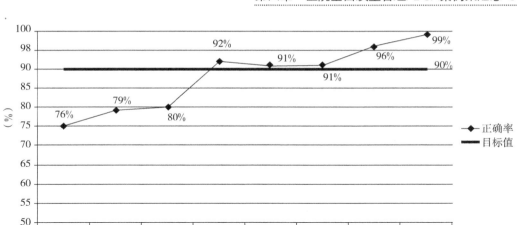

患者身份辨识操作正确率趋势图

五、Action（行动）

1. 修订《患者身份辨识制度》

（1）规范各类辨识工具。

（2）明确辨识时机。

（3）明确姓名与病案号的辨识操作方式。

2. 持续动态监控患者身份辨识操作正确率

正确辨识患者身份要求医务人员要熟练掌握患者身份辨识的时机、辨识工具、辨识方式、患者身份辨识流程及注意事项等。在管理上最重要的是树立患者安全目标，在全院范围内得到落实。质量管理办公室每日深入临床检查落实情况、每月收集监控指标，动态监测执行情况。不断采取有效措施，持续完善，包括采用信息化手段，使员工在执行过程中，具备良好的支持性环境，从而提高身份辨识操作的正确性和依从性，保障患者安全。

案例八：降低医院火灾风险评估值

一、Plan

为了减少危及患者和员工安全的突发事件发生，医院风险管理委员会讨论并通过了《浙医二院灾害脆弱性分析报告》。该报告指出，医院火情灾害风险等级为二级，属于高度风险，居医院各类突发性事件的风险之首。

浙医二院风险评估表

序号	危机项目分析	权责部门	发生频率	事故严重性(S)＝HS+HH+ER+TL				风险积分	风险等级
				人员安全	人员健康	影响范围	停工损失	F×S＝RW	1～5
1	火情	保卫科	2	10	10	10	15	90	2
2	电梯故障困人	后勤管理中心	4	10	5	5	1	84	3
3	医院大面积停电	后勤管理中心	2	15	5	15	5	80	3
4	放射／辐射事故	保卫科	1	20	20	20	20	80	3
5	爆炸事件	保卫科	1	20	20	20	20	80	3
6	台风和暴雨等灾害性天气	后勤管理中心	3	10	1	10	5	78	3
7	公共卫生事件	门诊部	1	20	15	20	20	75	3
8	……	……	……	……	……	……	……	……	……

成立改进小组：由行政副院长、党政办、保卫部、质管办等部门组成。

改进项目的起止时间 ：2012年6至12月。

二、Do

（一）组织全院各部门进行风险评估

由于风险散布在全院各个部门各个环节，因此，我院风险评估方式采取自下而上评估、自上而下审批的流程进行，医院成立专门的风险管理委员会，对风险评估与风险控制进行专项管理，运作模式如图所示：

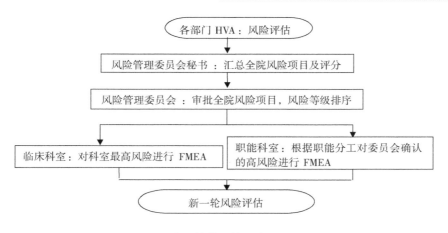

风险评估管理操作流程图

（二）各科室进行消防编组，并制定火灾应变计划表

火灾应变计划表

应变方法				紧急联络方式		
前期		中期	后期	紧急联络人	上班时间	下班及假日
预防（灾害认知）	准备（灾害评估）	减灾（灾害管制）	复原（灾害复原）			
1.高耗能电器使用不当，极易产生浓烟。 2.室内用电不当引发火灾（电路老化、电路过载等）。 3.易燃易爆实验物质使用不当，容易引发火灾，产生有毒有害气体	1.单位自行消防编组，如下： 火源管制者： 通讯组： 防护组： 灭火组： 疏散组： 2.消控中心分周查、季查对单位及周边消防设施进行检查，如： 干粉灭火器有效期2年； CO_2灭火器有效期5年； 灭火器压力确认正常； 消火栓确认完整	通讯组：拨打院内报警电话3611或按手动报警按钮。 报警用语： <u>我是**楼**层**科室***</u>，现在发生火灾，请马上支援！ 防护组：适时关闭氧气阀、适时关闭防火门。 灭火组：使用最近灭火器初期灭火（使用方法口诀：拉、拉、压）。 疏散组：疏散单位内及周边人员至安全区域	1.检查单位灾害损坏状况并清点损失，制作清单上报院领导。 2.灾害现场清理整洁。 3.必要时请后勤管理中心调派清洁工协助灾区清理及复原。 4.迅速复原及恢复单位正常工作。 5.防救护器材再整理及维护	联络人／职务： 代理人／职务：	分机手机 分机手机	

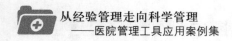

（三）消防安全培训

对每一个单元，上门结合实地环境进行培训和互动式教学。使用消防口诀帮助员工掌握：如，火灾应对流程为RACE（救援-报警-限制-灭火/疏散）。

（四）消防演练

组织全院每一位员工参加消防演练，对重点科室进行联动演习。

（五）增配消防设施设备

完善消防设施，细化巡查区域和要求，确保每一项消防设施得到维护，保障发挥功能。

（六）重点区域

对消防风险值最高的区域采取加强的改进措施。

三、Check

（一）重点区域的火灾风险评估值得到控制和下降

1. 施工区域火灾FMEA评估从1级下降到4级；
2. 公共区域火灾FMEA评估从1级下降到4级；
3. 实验区域火灾FMEA评估从3级下降到5级；
4. 设备机房区域火灾FMEA评估从3级下降到5级。

浙江大学医学院附属第二医院

项目： 区域火灾　　　失误模式与影响分析表　　　制表日期：　年 月 日

F（发生频率）：1=极不可能　　2=稀少的　　3=也许的　　4=可能的　　5=经常的
S（严重性）：A=1（无明显危害）B=5（范围仅限设备附近）C=10（范围于工作区附近）D=15（范围扩及院内其他工作区）E=30（范围扩及院外）
风险等级：1=（≥110重大风险）2=（95-109 高度风险）　3=（85-94 中度风险）　4=（40-84 低度风险）　5=（＜39 轻微风险）

项目	组件	失误模式	可能原因	可能后果	风险管理(R=F*S)				建议改善措施	责任科室	改善后风险管理(R=F*S)				
					F	S	R	风险等级			措施改进	F	S	R	风险等级
火灾	施工区域	突发火情	电焊、气焊、气割作业不当，无证上岗	引起火灾	4	30	120	1	加强防火巡查，严查无证上岗，防火审核	保卫科	专人每日两次防火巡查，防火审核	3	15	45	4
火灾	实验区域	突发火情	活跑跳干	引起电器火灾	3	30	90	3	安全教育，改进设备	保卫科	消防安全培训教育，培训	2	10	20	5
火灾	设备机房	突发火情	设备电源短路	引起电器火灾，影响医院正常作业	3	30	90	3	加强巡查	保卫科	重点区域重点巡查	2	15	30	5
火灾	其他	突发火情	微波炉使用不当	引起电器火灾	5	30	150	1	规范制度，管理使用，安全教育	保卫科	制定《微波炉使用管理制度》，时间权限制使用	2	30	60	4

核准：　　　　　　　　　　审核：

风险管理前　　　　　　**风险管理后**

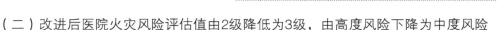

（二）改进后医院火灾风险评估值由2级降低为3级，由高度风险下降为中度风险

改进后浙医二院风险评估表

序号	危机项目分析	权责部门	发生频率	事故严重性(S)＝HS+HH+ER+TL				风险积分	风险等级
				人员安全	人员健康	影响范围	停工损失	F×S＝RW	1～5
1	停电	后勤管理中心	3	10	1	15	1	81	3
2	火情	保卫科	2	10	10	10	10	80	3
3	数据宕机	IT中心	3	1	5	15	5	78	3
4	跌倒	护理部	3	10	10	5	1	78	3
5	虚拟网故障	IT中心	3	1	1	15	5	66	3
6	固定电话故障	IT中心	3	1	1	15	5	66	3
7	针刺伤、血液/体液暴露	门诊部	4	5	5	5	1	64	3
8	……	……	……	……	……	……	……	……	……

四、Action

风险管理委员会将风险识别和风险优先级管制工作纳入年度常规，制定了《风险识别、评估及管制作业程序》。明确了风险管理委员会总体协调风险管理工作的具体内容。规定了权责部门的风险管控职能。每年度组织全院各部门对风险项目的发生频率、事故严重性，按评分表各项予以客观评估，识别出风险项目的不同等级，并根据风险等级采取有效的风险控制措施。

第三节　四川大学华西第二医院供稿

案例一：缩短急诊科患者就诊等候时间

一、项目简介

我院急诊科医患矛盾突出，医疗纠纷较多，主要原因有：

1.病人就诊等候时间长；

2.儿科患儿病情变化快，家长难以理解；

3.轮转医生经验不足；

4.服务意识不到位；

5.空间有限。

其中，病人就诊等候时间长是导致医患矛盾的主要问题。

因此，我科医疗质量管理小组讨论，决定开展"缩短急诊科病人就诊等候时间"的PDCA循环管理。

医疗质量改进项目名称：缩短急诊科病人就诊等候时间

小组负责人：李熙鸿

项目成员：胡娟、徐敏、许敏、唐瑟、刘忠强

项目时间：2011.1.1—2013.6

目标：高峰时段病人就诊时间明显缩短，平均就诊等候时间30分钟内。

二、项目计划

（一）2011年1～6月：第一个PDCA

1.分析2010年5月～2011年2月急诊科患者就诊高峰时间段和患者就诊平均等候时间。

2.分析患者就诊高峰时段平均等候时间长的原因，找出主要原因。

3.制定措施和计划。

4.实施。

5.检查效果。

（二）2011年6～12月：第二个PDCA

1.分析2011年3～5月急诊科患者高峰时段就诊平均等候时间。

2.分析患者就诊高峰时段平均等候时间长的原因，找出主要原因。

3.制定措施和计划。

4.实施。

5.检查效果。

（三）2012年1～6月：第三个PDCA

1.分析2011年7～12月急诊科患者高峰时段就诊平均等候时间。

2.分析患者就诊高峰时段平均等候时间长的原因，找出主要原因。

3.制定措施和计划。

4.实施。

5.检查效果。

（四）2012年7～12月：第四个PDCA

1.分析2012年1～6月急诊科患者高峰时段就诊平均等候时间。

2.分析患者就诊高峰时段平均等候时间长的原因，找出主要原因。

3.制定措施和计划。

4.实施。

5.检查效果。

（五）2013年1～6月：持续改进效果检测

（六）2013年7月：总结

三、第一个PDCA循环：2011年1～6月

（一）计划（P）阶段

时间：2011年1～2月

第一步：分析现状（时间：2011年1月）

1.急诊科患者就诊高峰时间段分析

时间：急诊科医疗质量管理小组分析2010年5月—2011年2月不同时间段急诊科患者就诊数量。

目的：寻找急诊科就诊患者高峰时间。

方式：通过信息系统和交班本查找急诊科不同时间段（0～8点，8～12点，12～18点，18～24点，）挂号人数。

结果：见图

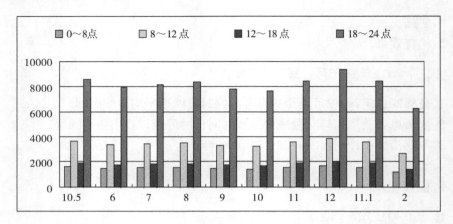

2010年5月—2011年2月不同时间段急诊科患者就诊人次

结论：急诊科患者就诊高峰时间为每天的18～24点，就诊患者数量占全天的55%左右。

2. 急诊科患者就诊高峰时段平均等候时间分析

时间：急诊科医疗质量管理小组调查分析2011年1～2月不同时间段急诊科患者等候时间。

目的：了解高峰时段患者就诊平均等候时间。

方法：抽查2011年1～2月10天中不同时间段10位患者等候时间，取平均值。

结果：见图表，等候时间用分钟表示。最短时间挂号后立即就诊，最长时间135分钟，高峰时段就诊平均等候时间73.5分钟。

日期 就诊时段	1.1	1.6	1.12	1.18	1.24	2.1	2.6	2.12	2.18	2.24
0～8点	5	8	8	8	9	5	5	5	5	5
8～12点	12	15	20	15	20	15	14	12	10	15
12～18点	5	5	5	6	5	5	5	5	5	5
18～24点	61	85	90	67	87	88	65	58	62	72

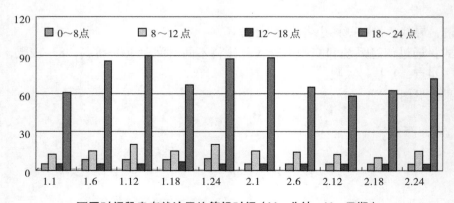

不同时间段患者就诊平均等候时间（Y：分钟，X：日期）

结论

1.急诊科患者就诊等候时间长，主要集中在每天的18～24点。

2.高峰时段患者就诊平均等候时间73.5分钟。

第二步：分析就诊等候时间长的原因（时间：2011年2月）。

目的：分析患者就诊等候时间长的原因。

方法：在患者高峰时间段，多次模拟患者就诊，分析影响患者就诊等候时间长的原因。

结论：

1.患者就诊量大，每日就诊人数312～712人。

2.患者就诊较集中，主要集中在18～24点。

3.就诊等候时间长的患者主要集中为分诊4、5级的儿科患者。

4.医生排班欠合理，诊断室少，只有1个诊断室。

5.服务流程欠合理，岗位职责不明确。

6.有时分诊不明确。

7.患者排队次序混乱。

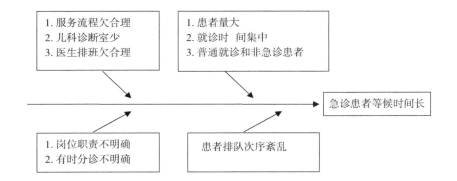

第三步：查找主要的影响因素（时间：2011年2月）

主要原因是：

1.患者量大，就诊时间集中。

2.服务流程欠合理，岗位职责不明确。

3.医生排班欠合理，诊断室少，只有1个诊断室。

第四步：制定措施和预计效果（时间：2011年2月）

措施：

1.优化服务流程，明确岗位职责，实施分区和分层管理。

2.儿科诊断室配医生助理，减少医生书写病历时间。

3.改造急诊科，增加1个儿科诊断室。

4.调整医生上班时间。

预计效果：可以明显缩短急诊科患者高峰时段就诊等候时间。

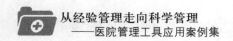
（二）实施（D）阶段

时间：2011.3～5月

1.优化服务流程，完善急诊科制度，实施分区和分层管理，2011年5月完成（见2011年5月1日执行的急诊科制度）。

2.医院申请增加医生助理6名，2011年3月上岗。

3.改造急诊科，增加1个儿科诊断室，2011年3月完工。

4.调整上班时间，实行0～8点，8～16点，16～24点三班，2011年3月实施。

5.强化急诊科分诊，实施100%分诊，2011年3月实施。

（三）检查（C）阶段

时间：2011年6月

目的：检查2011年3～5月急诊科患者高峰时段患者平均等候时间。

方法：抽查2011年3～5月，每月5天中不同时间段10位患者等候时间，取平均值。

结果：见图表，等候时间用分钟表示，最短时间挂号后立即就诊，最长时间87分钟，高峰时段病人就诊平均等候时间52.7分钟。

就诊时段 \ 日期	3月	4月	5月
0～8点	5	5	5
8～12点	5	5	5
12～18点	5	5	5
18～24点	48	52	58
就诊量（人）	14 063	17 997	18 496

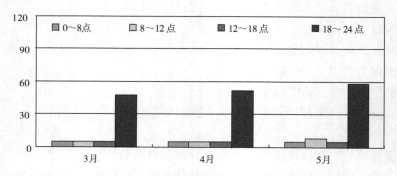

不同时间段患者就诊平均等候时间（Y：分钟，X：日期）

结论：

1.2011.3～5月急诊科患者就诊等候时间明显缩短，高峰时段患者就诊平均等候时间

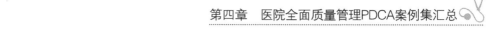

52.7分钟，较以往73.5分钟，缩短20.8分钟。

2.2011年5月高峰时段病人就诊平均等候时间最长，3月最短，主要原因是5月份就诊患者数（18 496）比3月份（14 063）增加了4 433人。

3.与高峰时段患者就诊平均等候时间不超时30分钟的目标仍有较大差距。

（四）处理（A）阶段

时间：2011年6月

总结经验：通过优化服务流程，明确职责，完善制度，分区和分层管理，增加诊断室、医生助理等措施，可以明显缩短就诊患者等候时间，但是与高峰时段患者平均就诊等候时间不超时30分钟的目标仍有较大差距，仍需要进一步采取措施缩短患者就诊等候时间。

四、第二个PDCA循环：2011年6～12月

（一）计划（P）阶段

时间：2011年6月

第一步：分析现状（时间：2011年6月）

目的：了解2011年3～5月急诊科患者高峰时段患者就诊等候时间。

方法：抽查2011年3～5月，每月5天中不同时间段10位患者等候时间，取平均值。

结果：见图表，等候时间以分钟表示，最短时间挂号后立即就诊，最长时间87分钟，高峰时段患者就诊平均等候时间52.7分钟。

就诊时段 ＼ 日期	3月	4月	5月
0～8点	5	5	5
8～12点	5	5	5
12～18点	5	5	5
18～24点	48	52	58
就诊量（人）	14 063	17 997	18 496

结论：

1.2011.3～5月急诊科患者就诊等候时间明显缩短，高峰时段患者就诊平均等候时间52.7分钟，较以往73.5分钟，缩短20.8分钟。

2.2011年5月高峰时段患者平均就诊等候时间最长，3月最短，主要原因是5月份就诊患者数（18 496）比3月份（14 063）增加了4 433人。

3.与高峰时段患者就诊平均等候时间不超过30分钟的目标仍有较大差距。

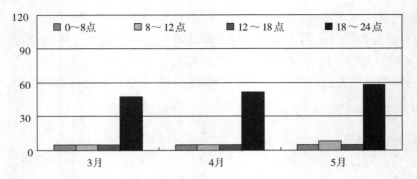

不同时间段患者就诊平均等候时间（Y：分钟，X：日期）

第二步：分析患者就诊等候时间长的原因（时间：2011年6月）

目的：调查分析患者就诊等候时间长的原因。

方法：在患者高峰时间段，多次模拟患者就诊，分析影响患者就诊等候时间长的原因。

结论：

1.患者就诊量大，每日就诊人数345～852人。

2.患者就诊较集中，主要集中在18～24点。

3.高峰时段医师较少。

4.就诊等候时间长的患者主要集中为分诊4级、5级的儿科患者。

5.患者排队次序混乱。

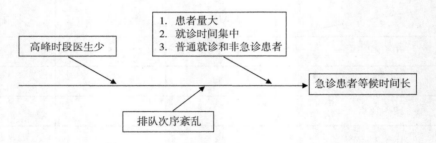

第三步：查找主要的影响因素（时间：2011年6月）

主要原因：

1.患者量大，就诊时间集中。

2.高峰时段医师较少。

第四步：制定措施和预计效果（时间：2011年6月）

措施：

1.实施机动排班，患者就诊高峰期18～24点开放急诊3诊断室。

2.规范急诊科HIS系统的电子病历。

预计效果：可以进一步缩短急诊科患者就诊等候时间。

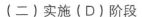

（二）实施（Ｄ）阶段

时间：2011年7～12月

1.高峰期时段实行机动排班，开放急诊3诊断室，2011年12月前实施。

2.规范急诊科HIS系统的电子病历，实施统一急诊电子病历，2011年7月完成。

（三）检查（Ｃ）阶段

时间：2012年1月

目的：了解2011年7～12月急诊科患者高峰时段患者就诊平均等候时间。

方法：抽查2011年7～12月，每月5天中不同时间段10位患者就诊等候时间，取平均值。

结果：见图表，等候时间以分钟表示，最短时间挂号后立即就诊，最长时间58分钟，患者高峰时段就诊平均等候时间40.6分钟。

日期 就诊时段	7月	8月	9月	10月	11月	12月
0～8点	5	5	5	5	5	5
8～12点	5	5	5	5	5	5
12～18点	5	5	5	5	5	5
18～24点	48	45	39	41	39	32
就诊量（人）	16 712	13 687	15 084	20 668	23 971	23 638

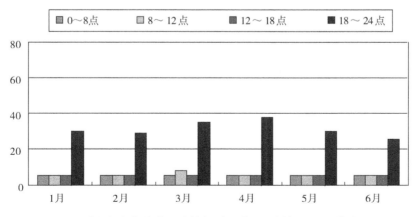

不同时间段患者就诊平均等候时间（Ｙ：分钟，Ｘ：日期）

结论：

1.2011年7～12月急诊科患者高峰时段就诊等候时间进一步缩短，平均等候时间40.6

分钟，较以往52.7分钟，缩短12.1分钟。

2.2011年12月，尽管就诊为23 638人次，但是，患者就诊等候时间最短，为32分钟，主要原因是2011年12月患者高峰时段实施了医生机动排班。

3.与患者高峰时段就诊平均等候时间不超过30分钟的目标仍有差距。

（四）处理（A）阶段

时间：2012.1月

总结经验：通过患者高峰期实施医生机动排班，规范急诊科电子病历，可以明显缩短就诊时间，高峰时段患者就诊平均等候时间40.6分钟，但是，与高峰时段就诊平均等候时间不超过30分钟的目标仍有差距，仍应进一步采取措施缩短就诊高峰时段患者就诊等候时间。

五、第三个PDCA循环：2012年1～6月

（一）计划（P）阶段

时间：2012年1月

第一步：分析现状（时间：2012年1月）

目的：了解2011年7～12月急诊科患者高峰时段患者就诊等候时间。

方法：抽查2011年7～12月，每月5天中不同时间段10位患者就诊等候时间，取平均值。

结果：见图表，等候时间以分钟表示，最短时间挂号后立即就诊，最长时间58分钟，患者高峰时段就诊平均等候时间40.6分钟。

就诊时段　　　　　　　日期	7月	8月	9月	10月	11月	12月
0～8点	5	5	5	5	5	5
8～12点	5	5	5	5	5	5
12～18点	5	5	5	5	5	5
18～24点	48	45	39	41	39	32
就诊量（人）	16 712	13 687	15 084	20 668	23 971	23 638

结论：

1.2011年7～12月急诊科患者高峰时段就诊等候时间进一步缩短，平均等候时间40.6分钟，较以往52.7分钟，缩短12.1分钟。

2.2011年12月，尽管就诊为23 638人次，但患者就诊等候时间最短，为32分钟，主要原因是2011年12月患者高峰时段实施了医生机动排班。

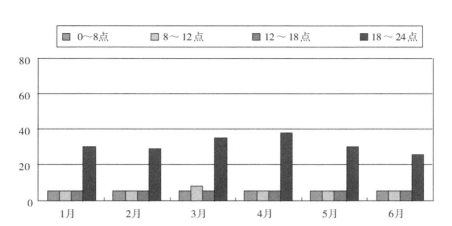

不同时间段患者就诊等候时间（Y：分钟，X：日期）

3．与目标患者高峰时段就诊平均等候时间不超过30分钟仍有差距。

第二步：分析患者就诊等候时间长的原因（时间：2012年1月）

目的：分析2011年7～12月急诊科患者就诊等候时间长的原因。

方法：在患者高峰时间段，多次模拟患者就诊，分析影响患者就诊等候时间长的原因。

结论：

1．患者就诊量大，每日就诊人数402～952人。

2．患者就诊较集中，主要集中在18～24点。

3．患者排队次序混乱。

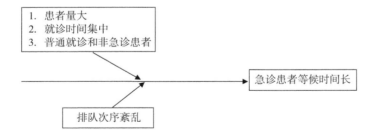

第三步：查找主要的影响因素（时间：2012年1月）

主要原因：

1．患者就诊量大，就诊时间集中。

2．患者排队次序混乱。

第四步：制定措施和预计效果（时间：2012年1月）

措施：安装叫号系统。

预计效果：可以进一步缩短急诊科患者就诊等候时间。

（二）实施（D）阶段

时间：2012年2～6月

安装叫号系统，2012年2月申请，5月完成安装（5月21日已经投入使用）。

（三）检查（C）阶段

时间：2012年7月

目的：检查2012年1～6月急诊科患者高峰时段患者等候时间。

方法：抽查2012年1～6月，每月5天中不同时间段10位患者等候时间，取平均值。

结果：见图表，等候时间以分钟表示，最短时间挂号后立即就诊，最长时间：43分钟，患者高峰时段就诊平均等候时间31.3分钟。

就诊时段　　　　日期	1月	2月	3月	4月	5月	6月
0～8点	5	5	5	5	5	5
8～12点	5	5	8	5	5	5
12～18点	5	5	5	5	5	5
18～24点	30	29	35	38	30	26
就诊量（人）	21 913	20 776	23 988	22 614	24 024	25 213

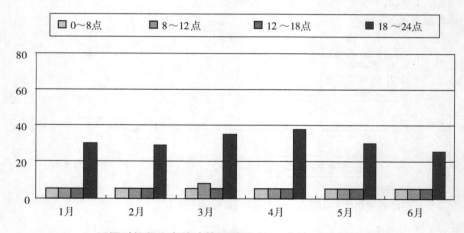

不同时间段患者就诊等候时间（Y：分钟，X：日期）

结论：

1.2012.1～6月急诊科患者就诊等候时间进一步缩短，患者高峰时段就诊平均等候时间31.3分钟，较以往40.6分钟，平均缩短9.3分钟。

2.2012年6月，尽管患者就诊数量最多，共25 213人次，但患者就诊等候时间最短，

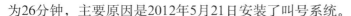

为26分钟，主要原因是2012年5月21日安装了叫号系统。

3.与患者高峰时段就诊平均等候时间不超过30分钟的目标接近。

（四）处理（A）阶段

时间：2012年7月

总结经验：通过安装排队叫号系统，患者排队次序较好，可以明显缩短患者就诊时间，2012年6月患者平均就诊等候时间为26分钟，达到了目标时间，但是2012年1～6月就诊平均等候时间31.3分钟，仍需进一步分析研究、采取措施。

六、第四个PDCA循环：2012年7～12月

（一）计划（P）阶段

时间：2012年7月

第一步：分析现状（2012年7月）

目的：调查分析2012年1～6月急诊科患者高峰时段患者等候时间。

方法：抽查2012年1～6月，每月5天中不同时间段10位患者就诊等候时间，取平均值。

结果：见图表，等候时间以分钟表示，最短时间挂号后立即就诊，最长时间43分钟，患者高峰时段就诊平均等候时间31.3分钟。

日期 就诊时段	1月	2月	3月	4月	5月	6月
0～8点	5	5	5	5	5	5
8～12点	5	5	8	5	5	5
12～18点	5	5	5	5	5	5
18～24点	30	29	35	38	30	26
就诊量（人）	21 913	20 776	23 988	22 614	24 024	25 213

结论：

1.2012年1～6月急诊科患者就诊等候时间进一步缩短，患者高峰时段平均就诊等候时间31.3分钟，较以往为40.6分钟，平均缩短了9.3分钟。

2.2012年6月，尽管患者就诊数量最多，共25 213人次，但患者就诊等候时间最短，为26分钟，主要原因是2012年5月21日安装了叫号系统。

3.与目标患者高峰时段就诊平均等候时间30分钟内接近。

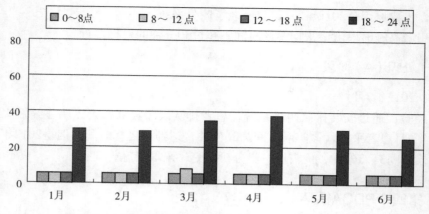

不同时间段患者就诊等候时间（Y：分钟，X：日期）

第二步：分析患者就诊等候时间长的原因（时间：2012年7月）

目的：分析患者高峰时段就诊等候时间长的原因

方法：在患者高峰时间段，多次模拟患者就诊，分析影响患者就诊等候时间长的原因

结论：

1.患者就诊量大，每日就诊人数455～1218人。

2.患者就诊较集中，主要集中在18～24点。

3.非急诊患者到急诊就诊。

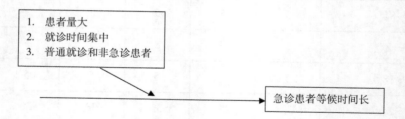

第三步：查找主要的影响因素（时间：2012年7月）

主要原因：

1.患者就诊量大，每日就诊人数455～1218人。

2.患者就诊较集中，主要集中在18～24点。

3.非急诊患者看急诊。

第四步：制定措施和预计效果（时间：2012年7月）

措施：加强18～24点急诊患者就诊高峰时段的非急诊患者分流：

1.21点以前，由于设有专家夜间门诊，分诊时，医务人员尽量与非急诊患者或家属沟通，让患者去看专家门诊。

2.不接受只开检验单、开药的患者。

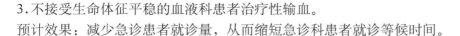

3.不接受生命体征平稳的血液科患者治疗性输血。

预计效果：减少急诊患者就诊量，从而缩短急诊科患者就诊等候时间。

（二）实施（D）阶段

时间：2012年7～12月
落实上述措施。

（三）检查（C）阶段

时间：2013年1月
目的：检查2012年7～12月急诊科高峰时段患者就诊等候时间。
方法：抽查2012年7～12月，每月5天中不同时间段10位患者就诊等候时间，取平均值。
结果：见图表，等候时间以分钟表示，最短时间挂号后立即就诊，最长时间35分钟，患者高峰时段平均就诊等候时间26.3分钟。

就诊时段　　　　日期	7月	8月	9月	10月	11月	12月
0～8点	5	5	5	5	5	5
8～12点	5	5	8	5	5	5
12～18点	5	5	5	5	5	5
18～24点	28	25	23	26	28	28
就诊量（人）	29 350	20 376	18 908	22 647	25 512	26 420

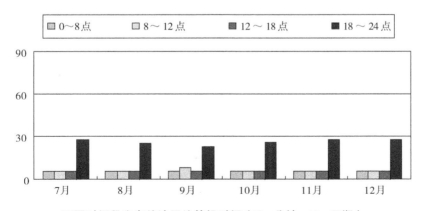

不同时间段患者就诊平均等候时间（Y：分钟，X：日期）

结论：

1.2012年7～12月急诊科患者就诊等候时间进一步缩短，就诊平均等候时间26.3分

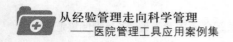

钟，较以往的31.3分钟，缩短5分钟。

2.达到了高峰时段患者就诊平均等候时间不超过30分钟的目标。

（四）处理（A）阶段

总结经验：

1.通过分流急诊科高峰时段非急诊患者，可以减少急诊科就诊患者，缩短患者就诊等候时间。本阶段患者就诊等候时间缩短与前期改进措施继续推进有关。

2.由于急诊科患者等候时间缩短，来我院就诊的急诊患者明显增加：2010年7～12月，患者就诊量90 721人次，2012年7～12月，患者就诊量143 213人次，同期增长57.86%。因此，仍需要继续监测患者就诊等候时间。

七、2013年7月持续改进效果监测

时间：2013年7月

目的：了解2013年1～6月急诊科高峰时段患者就诊等候时间，进一步明确缩短患者就诊等候时间项目的效果。

方法：抽查2013年1～6月每月5天中不同时间段10位患者就诊等候时间，取平均值。

结果：见图表，等候时间以分钟表示，最短时间挂号后立即就诊，最长时间35分钟，高峰时段平均就诊等候时间26.3分钟。

日期 就诊时段	1月	2月	3月	4月	5月	6月
0～8点	5	5	5	5	5	5
8～12点	5	5	8	5	5	5
12～18点	5	5	5	5	5	5
18～24点	26	23	27	27	28	29
2013年就诊量（人）	22 957	18 074	23 319	24 704	26 620	28 094
2010年就诊量（人）	15 426	10 840	13 166	14 613	15 742	14 470

结论：

1．2013年1～6月，急诊科高峰时段患者就诊平均等候时间26.7分钟，达到了高峰时段患者就诊平均等候时间不超过30分钟内的目标。

2．2013年6月，急诊患者就诊时间最长，平均等候时间29分钟，主要原因是患者就诊量增加明显。

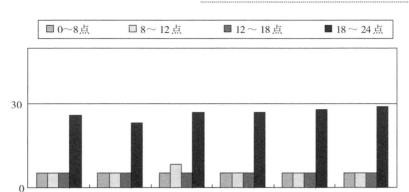

不同时间段患者就诊等候时间（Y：时间分钟，X：日期）

八、总 结

（一）分析原因

急诊科患者就诊等候时间长是导致我院急诊科医患矛盾和医疗纠纷的重要原因。

（二）计划和措施

急诊科从2011年以来，针对该问题进行了持续改进，先后采取了以下措施：

1.优化流程，完善急诊科制度，实施分区和分层管理。

2.配医生助理。

3.改造急诊科，增加儿科诊断室。

4.调整上班时间，实施机动排班。

5.规范急诊科HIS系统的电子病历。

6.安装叫号系统。

7.强化急诊科分诊，非急诊患者分流。

（三）效果

通过2年多的持续改进，急诊科患者就诊等候时间明显缩短。

1.通过PDCA管理方式可以缩短急诊科患者就诊等候时间，患者高峰时段就诊平均等候时间由73.5分钟降到26.7分钟，如图所示。

2.由于急诊科患者就诊等候时间缩短，来我院就诊的急诊患者明显增加，2010年1～6月患者就诊量84 257人次，2013年1～6月患者就诊量143 768人次，同期增长70.63%，如图所示。

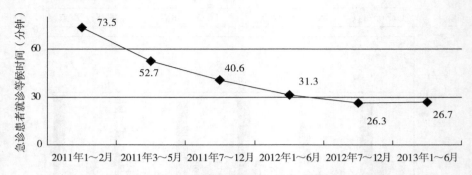

2011—2013年急诊患者高峰时段就诊平均等候时间（分钟）

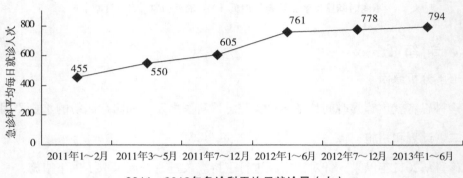

2011—2013年急诊科平均日就诊量（人）

3.医患矛盾明显缓解，医疗纠纷明显减少。

（四）问题

1.由于我院空间狭小，因此，如急诊科患者就诊量继续增加，解决急诊科患者就诊等候时间长的问题仍较困难。

2.由于急诊科就诊等候时间短，部分非急诊患者，特别是上呼吸道感染、腹泻等患儿、家属坚持要在急诊科就诊，尽管医护人员做了大量的解释沟通工作。

案例二： I 类切口患者围手术期抗生素使用整治成效

抗菌药物的不合理应用现象在大多数医院普遍存在，其中以围手术期的不合理用药最为突出。为加强围手术期抗菌药物临床应用管理，优化抗菌药物临床合理应用水平，有效遏制细菌耐药，为贯彻执行卫生部在全国范围内开展抗菌药物临床应用专项整治活动的精神，我们积极分析、查找我院抗菌药物不合理应用的原因，于2011年7月开始采用多部门联动，集中进行抗菌药物合理使用的宣传、培训教育、监督等一系列综合干预措施。旨在从根本上改变我院抗菌药物应用不合理状况，规范抗菌药物的合理使用。

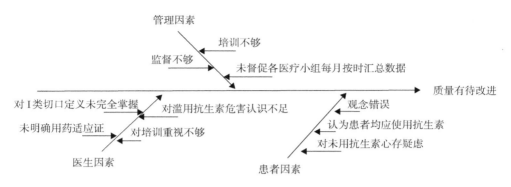

抗菌药物不合理应用的主要原因

一、采取综合措施

此部分节选自"妇科Ⅰ类切口手术围手术期预防性抗菌药物应用的综合干预管理"〔《中国妇幼保健》2012，27（9）:1297～1299〕。

1. 加强抗菌药物合理使用的宣传教育

根据卫生部颁布的《抗菌药物临床应用指导原则》，卫生部办公厅关于抗菌药物临床应用管理有关问题的通知（卫办医政发〔2009〕38 号），《2011年抗菌药物临床应用专项整治活动方案》《关于继续深入开展全国抗菌药物临床应用专项整治活动的通知》《关于进一步开展全国抗菌药物临床应用专项整治活动的通知》的文件精神，结合我院近几年制定的一系列关于抗菌药物规范化应用的要求，制定并下发文件到各临床科室和临床医师，提供学习和临床参考，以科室为单位举行临床用药知识讲座。临床药师深入临床一线，到病房参与科室的查房和治疗方案的制定，协助临床医师进行抗菌药物的使用，包括用药品种的选择、药物的用法用量、监测药物的不良反应等。

2. 抗菌药物使用相关标准的规范化

针对妇产科手术切口分类目前国内仅有Ⅰ、Ⅱ、Ⅲ类粗略划分，没有针对具体手术方式的明确划分，实际工作中临床医师对同一手术名称对应的切口分类常常有分歧或差异，导致围手术期抗菌药物的使用混乱和不规范，不便于医院和科室的统一管理，同时不利于临床医师和药物的规范化使用。我院由医院医务部牵头会同妇产科临床各科制定了《妇产科手术切口分类及抗菌药物预防性使用管理（试行办法）》，以医院文件的形式下发，该管理办法对53种常见的妇产科手术名称进行相应的手术切口分类，分别划归为Ⅰ、Ⅱ、Ⅲ类，形成手术切口分类目录，以及参考选用的抗菌药物种类，便于临床医师查阅和使用。

3. 专业知识培训

组织全院临床医师进行抗菌药物合理使用培训。培训内容涵盖抗菌药物合理选择，处方点评常见问题，细菌的耐药与合理用药等多方面，经培训并考核合格者，授予相应的抗菌药物处方权资格。通过培训增强医师合理用药意识，确保临床用药的有效性、安全性、合理性。

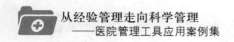
4. 有效的监督检查

医院成立专门的抗菌药物管理工作小组，加强抗菌药物临床应用管理工作。制定并严格落实抗菌药物分级管理制度，对不同管理级别的抗菌药物处方权进行严格限定，明确各级医师使用抗菌药物的处方权限。组织相关专业技术人员对抗菌药物处方、医嘱实施专项点评。定期开展抗菌药物临床应用监测，分析本机构及临床各专业科室抗菌药物使用情况，评估抗菌药物使用适宜性，并及时反馈给临床。对合理使用和不合理使用抗菌药物前10名的医师，向全院公示。有关情况以书面形式提交医院及院药事管理委员会，会同医务部制定实施相应的奖惩措施。

5. 切实可行的激励机制

在行政手段干预中，实行激励机制是推动抗菌药物合理化使用的重要举措。根据实际情况明确每个科室抗菌药物的使用的控制目标，对完成情况好的科室和个人进行奖励。

二、整治成效

1. 经整治后（2011年5月）妇产科Ⅰ类切口患者围手术期抗菌药物使用率逐月降低。5月Ⅰ类切口患者抗生素使用率为39.6%；6月Ⅰ类切口患者抗生素使用率为28.9%；7月Ⅰ类切口患者抗生素使用率进一步下降，为20.6%。随着工作的推进，我院的Ⅰ类切口患者抗生素使用率现维持在10%以下的水平。

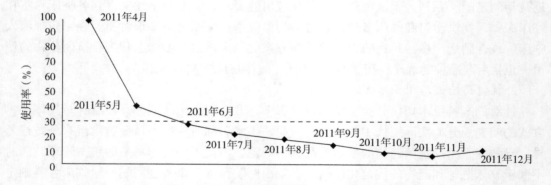

2011年4～12月我院妇科Ⅰ类切口患者围手术期抗生素使用率（%）

2. 我院心血管儿科介入手术为Ⅰ类手术，整治前预防性使用抗生素比例高达95.83%，2012年对儿童先天性心脏病患者616例进行统计分析研究，抗生素组和无抗生素组医院感染发生率差异无统计学意义。采用综合干预措施后，于2012年5月始，儿科介入手术I类切口围手术期抗菌药物使用率急剧下降到0～5%，成效显著。

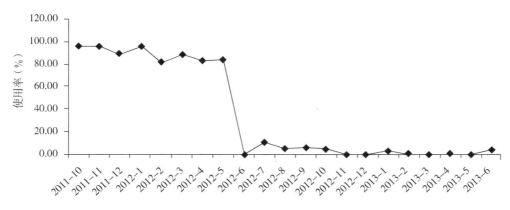

2011年10月—2013年6月我院儿科介入手术Ⅰ类切口患者围手术期抗生素使用率（%）

第四节 中国医学科学院血液病医院供稿

案例一：白血病二病区减少置管后机械性静脉炎的PDCA案例分析

一、背景

急性白血病患者化疗，大多选择picc置管，2009—2011年，我科基本采用普通方法盲穿，成功率虽然很高，但在置管后患者发生机械性静脉炎的概率较大，沿针眼上行出现红肿热痛，虽经微波照射、患处外敷新癀片或土豆片等能好转，但给患者增加了痛苦。

二、原因分析

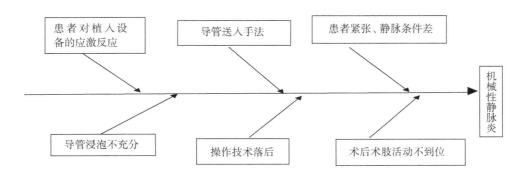

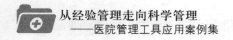

三、改进措施

1. 患者精神紧张、静脉条件差

（1）置管前充分告知患者，使其了解整个操作过程，减少紧张情绪，减少血管痉挛及收缩；

（2）因解剖的特殊性，尽可能选择静脉条件好的贵要静脉；

（3）置管前饮温开水或热敷局部血管。

2. 导管送入手法

（1）穿刺成功后，压迫静脉的手抬起，使导管顺利送入，减少导管与血管壁的摩擦；

（2）送管速度应均匀缓慢送入，防止因过快送管而加重导管与血管壁的摩擦力。

3. 充分浸泡导管

导管尽可能地完全浸泡在配制好的盐水中，并在送管前确认导管是否充分被盐水浸泡，增加其润滑度，减少阻力及摩擦力，从而减少对血管壁的刺激。

4. 改进操作技术

（1）积极改进操作技术，2012年年初开始全部采用塞丁格技术穿刺，通过扩张静脉，达到减少摩擦的目的；

（2）利用血管B超导引，选择静脉条件好的肘上贵要静脉，增加穿刺成功率，极大减少静脉炎的发生。

5. 术后术肢活动到位

（1）采用肘下穿刺，由于肘关节的原因，患者活动时导管也随之移动，静脉炎和感染的发生率较高，如条件允许，不考虑肘下穿刺；

（2）在血管B超引导下，置管从肘上进行操作，既方便了患者活动，减少了导管的移动，同时管腔较粗大，静脉炎明显减少；

（3）正确指导患者术后术肢尽早活动，促进静脉血流循环；

（4）指导患者术肢不做抻、拉、拽等动作，从而减少导管与血管壁的摩擦。

6. 减轻患者对植入设备应激性反应

置管术后，常规给予水胶体或一抹得沿植入静脉上方覆盖或涂抹，有效预防局部红肿热痛症状，减轻静脉炎的严重程度。

四、效果评价

年份	置管总数	普通盲穿	塞丁格	B超+塞丁格	静脉炎例数
2011年	101	86	24	15	27
2012年	127	0	127	37	13
2013年1~8月	84	0	84	55	2

五、持续改进

通过近三年的改进，患者置管后机械性静脉炎的发生率明显降低，即使偶尔发生，但通过外敷水胶体等措施，很快好转，减少了患者的痛苦。

案例二：医院环境卫生持续改进报告

医院环境持续改进前虽然整体卫生基本达到医院的标准要求，但整体工作没形成规范体系，按三甲评定要求还有很多缺陷，为此我们加强了管理体系的建设，并按体系、按标准逐项整改。

一、环境卫生的质量要求方面

前期保洁工作有漏项方面，例如：病房纱窗及通风口没有按照规定的频次去清洁，效果很差。后期我们进行了整改，并将损坏的纱窗和通风口进行了更换；医院的小便池地漏属于密封型，防臭盖在密封漏里面，防臭盖不能清洗，为此我们加大了药剂的使用量，并且增加了卫生间地漏的清洗频次和芳香球的投入量。

二、工具方面

按照医院保洁的专业化要求，更换了保洁专用工具，并配备了保洁车，做到工具有标识，标识清楚，分类放置，区域有区分，药剂有说明，并且培训员工熟练操作使用。

三、从防交叉污染和标识管理方面

整改前医院整体的标识管理没有统一，防交叉污染工作和标识管理都是以各科室按照科室的要求去做。通过整改将全院标识管理进行统一。

四、生活垃圾站的整改

我们新建封闭式生活垃圾站，储存无外露，并建立完整的生活垃圾站管理制度，规范了生活垃圾回收、运输、储存的各个环节的把控。统一更新了密封式垃圾桶。

五、医疗废弃物的管理

建立起了整套的医疗废弃物管理体制，把控了运输、储存等重要环节，设计实施医疗废弃物的规定运输路线，设定医疗废弃物专用电梯，并对医疗废弃物的撒漏等意外情况进行了应急预案演练。更换了所有设施，如医疗废弃物清运车，避免了以前由于垃圾过多导致医疗废弃物外露的缺陷。

六、加大了员工的培训

1.员工的技能培训；

2.六步洗手法培训；

3."小心地滑"牌的使用培训；

4.工作流程的培训；

5.标识的认知和防交叉污染的措施培训；

6.病人的血迹及呕吐物的清洁和消毒培训。

医院环境卫生没有最好只有更好，我们将在工作中，不断提高服务质量，做到持续改进，为患者提供优良的就医环境。

案例三：缩短平均住院日

一、背景

2010年，我院住院患者病床周转慢（年平均病床周转次数为：16.7次/床），平均住院日（19.4天）相对同级医院较长，在天津市三甲医院平均住院日排名中倒数第三，患者次均住院费用较高。

二、原因分析

1. 医务人员及设备因素

（1）医务人员配置不足，不能快速处理患者；

（2）骨髓相关检查关键医疗设备老旧，数量不足，相关检测报告不能快速出具报告；

（3）医院绩效工资制度严重落后，缺乏工作积极性。

2. 患者情况

（1）患者病种主要为慢性病，自身治疗时间比其他医院涉及疾病长；

（2）入院时情况多为危重症患者，常带有并发症，治疗复杂；

（3）院前未确诊，不能及时开展治疗。

3. 外环境因素

（1）医保政策一般要求住院才能报销，患者本身治疗费用高，一些不需要住院的患者要求住院；

（2）病床紧张，患者及家属不愿及时出院，有故意占床现象；

（3）缺乏双向转诊，维持治疗的患者形成占床。

4. 医院管理因素

（1）未形成有效的绩效考核激励机制；

（2）核心制度落实不到位，也无有效监督核查制度。

5. 其他因素

（1）医院信息化建设落后，医护人员工作效率较低；

（2）缺乏不同医院之间化验检查互认制度，形成重复检查；

（3）医院感染控制效果不好，延长治疗时间；

（4）部分化验等待时间长；

（5）规范化诊疗不足，未开展临床路径管理工作。

三、整改措施

1. 人员及设备方面

（1）每年引进30名左右护理人员及10名左右医技人员；

（2）添置基因扩增仪、测序仪、全自动染色体扫描分析系统、自动核酸提取仪、全自动免疫组化仪、 FISH工作站及杂交仪等关键设备。

2. 患者情况及外部环境方面

（1）加强患者及其家属宣教，劝导患者不要做出占床行为；

（2）开展预约诊疗及无假日门诊服务，加强出诊医师力量，争取在患者入院时能明确诊断；

（3）加强与医院间合作及开展对口支援活动，助推当地血液诊疗水平提升，引导患者就地就医。如：2010年至2013年间，先后与山东省济宁市第一人民医院、山东省青岛市中心医院、湖南中医药大学第一附属医院等医院签订合作协议；对天津市武清区人民医院、大港医院、宁和医院等医院进行对口帮扶工作；开展援疆工作，支持河南省县（市）医院骨干医师培养"515行动计划"等。

3. 医院管理方面

（1）开展临床诊疗中心绩效考核，将平均住院日等关键指标纳入考核指标；

（2）制定诊疗规范和临床路径，确定出院标准，规范诊疗行为；

（3）开展各类专项检查，将检查结果进行评比公示，如：核心制度专项检查、危急值专项检查、抗菌药物应用专项检查、手卫生及院感知识专项检查等；

（4）推进检测中心及病理中心质量标准化建设，参加ISO15189和CAP认证工作，缩短检验报告时间；

（5）参加天津市同级医院间检测结果互认规定，避免相同检测重做；

（6）加强信息化建设，改进HIS、LIS系统，引进PACS系统等。

四、整改效果评价

如表所示，整改后病床周转次数从16.70上升到25.33，出院者平均住院日从19.40下降到14.20。

项目＼时间	2010年	2011年	2012年
病床周转次数（次）	16.70	21.80	25.33
出院者平均住院日（天）	19.40	16.30	14.20
患者次均住院费用（元）	32640.00	31352.00	31375.00

案例四：移植二科医疗PDCA案例分析——提高病历初检合格率

一、背景

2013年3~5月，我科归档病历初检合格率偏低，居各科室归档病历合格率排名中下游水平。

二、原因分析

通过对科室管理、医生因素、护士因素等进行分析，考虑主要与以下因素有关：

1. 科室管理因素

（1）对核心制度落实不到位；

（2）对病历质量监管不严格；

（3）缺少相关激励机制

2. 医生因素

（1）临床工作繁杂、超负荷工作；

（2）对提高病历质量、增强医疗安全的重要性认识不足。

3. 护士因素

（1）护理工作量大，负责病历质量的护理人员不足；

（2）护理交接班记载不详尽；

（3）医护沟通主要针对医疗活动，对病历质量重视不够。

4. 其他因素

（1）医院信息化建设尚未完善，缺少对病历质量的实时监控；

（2）部分化验单归档时间过长，影响了病历及时归档。

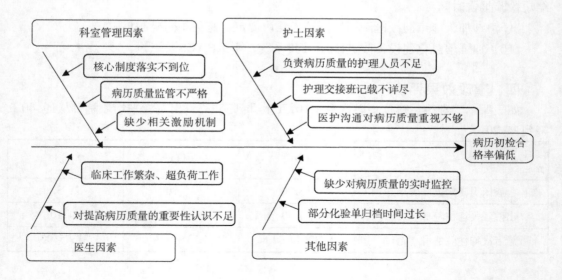

三、整改措施

1. 科室管理

①组织科室医护人员学习核心制度，严格要求病历书写及告知，知情同意书签字；

②加强科室病历质量监管，由科主任、护士长总负责，副主任医师与主班护士负责实施，对于常出现的错误及时在大交班时进行通报，督促改正；

③对于及时改进的医护人员进行表扬。

2. 医护管理

①组织学习，提高全体医护人员对提高病历质量重要性的认识；

②加强关于提高病历质量的医护沟通，加强核对；

③增加一名护士负责病历管理。

3. 与相关检验科室沟通

共同找出部分化验单归档时间长的原因，协调改进。

四、整改效果评价

通过整改，病例初检合格率大幅提高，达到95%的合格率，成为全院病历初检合格率最高的科室。

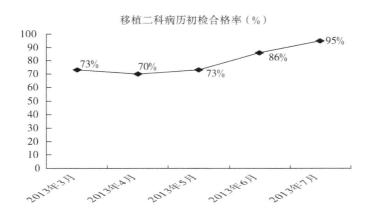

移植二科病历初检合格率（%）

第五节　四川大学华西口腔医院供稿

案例：持续质量改进在临床路径管理工作中的实践

临床路径管理与传统管理模式相比，在提高医疗护理质量的同时，能够有效提高医护团队协作，增加患者的参与度，使医疗护理工作更加合理化、人性化，是目前许多发达国家普遍使用的医疗工具。2009年，为了深入贯彻中央关于医改的相关文件精神，卫生部决定在全国12个省（直辖市）部分医院开展临床路径管理试点工作。作为中国现代口腔医学发源地的四川大学华西口腔医院有幸成为其中的一员。医院领导十分重视，立即组织相关人员，根据卫生部《临床路径管理指导原则（试行）》的文件要求，院长亲自挂帅，组建了以院长为组长，分管医疗的副院长为副组长，各相关科室、职能部门负责人为成员的华西口腔医院临床路径领导小组，并制定出了医院临床路径试点工作方案、管理办法以及实施步骤。随后，按照医院的统一部署，各相关临床科室组建起了以科室主任为组长的科室临床路径实施小组，负责科室临床路径的具体实施工作。

在临床路径试点工作开展过程中，需要不断进行质量改进，面临需要不断增大入径数、提高入径率、加大完成率、降低变异率等一系列的问题。其中，如何有效提高纳入临床路径管理患者数，是医院需要解决的重要问题之一。医院针对这一质控题目，采用多种质量控制工具来分析、解决问题，最终实现了入径人数的持续增长。

一、临床路径管理的持续质量改进

（一）发现问题

2010年，医院开始正式执行临床路径管理的试点工作。通过一年的试点，我院实际执行了3个病种的临床路径管理试点工作，纳入临床路径管理的患者人数只有47人。在年终总结分析中，领导小组在肯定科室成绩的同时，提出2011年临床路径质控工作的重点是全面开展6个病种的临床路径管理试点工作，有效提高纳入临床路径管理的患者数。针对"如何有效提高纳入临床路径管理患者数"这一问题，领导小组组织相关人员成立了以副院长为组长的QC项目小组。QC小组充分利用质控工具，对此问题进行了长期、有效的持续整改。

（二）分析问题，锁定要因

首先，QC小组结合我院临床路径管理试点工作的现状，通过头脑风暴，分析得出导致临床路径入径数低的十个末端要因。由于要因有重叠，最后我们一共锁定了九个末端要因。针对这九个要因，我们进行了逐一确认和排查。

1.要因一　"培训不够"。虽然前期我院已经进行了多次有关临床路径的培训，但多是基于临床路径概论以及路径制定流程相关知识的讲解，就临床路径对医疗行为、医疗模式的重要意义方面还讲解得不够。

2.要因二　"表单填写未实现信息化"。由于临床路径工作刚开始试点阶段，还没有进入信息化管理的阶段。

3.要因三　"奖惩制度不完善"。目前医院的绩效考核制度中尚无临床路径的相关条款。

4.要因四　"健康教育不够"。我院作为教学医院长期重视患者的健康教育工作，但是就临床路径的宣传讲解还不够。

5.要因五　"患者数量少"。我院是我国西部地区口腔疾病的诊治中心，医护人员长期处于饱和甚至超饱和工作状态，该要因被排除。

6.要因六　"没有对表单进行适应性修缮"。在临床路径管理的试行过程中，医护人员逐步建立起对临床路径的认识，已有对表单进行修缮的考虑和初步的想法。

7.要因七　"医院对临床路径的执行没有严格规定"。医院自接到卫生部关于临床路径试点工作的通知之后，就建立起了一套完整的管理体系，并提出了明确的要求，该要因被排除。

8.要因八　"有些病种本身患者数量就较少"。部分临床路径确实存在本身患者数量就较少的问题，尤其是下颌前突畸形临床路径和下颌骨骨折临床路径尤为明显，可以考虑更换临床路径病种。

9.要因九　"执行临床路径管理的病种数少"。由于尚处于临床路径管理的试点阶段，首批次只印发了6个病种的临床路径。如果能够增加纳入临床路径管理的病种数量，则可以极大地增加纳入临床路径管理的患者数。

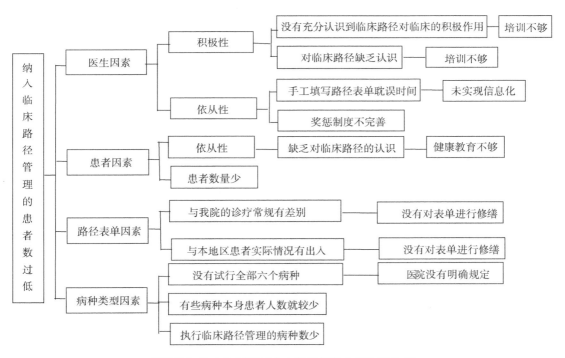

导致纳入临床路径管理患者数量低的末端要因分析

（三）确认要因，制定对策

通过对九个末端因素的逐项确认，我们最后确定了七个要因。针对这七个要因，小组成员再次通过"头脑风暴"法，提出多项对策，并从有效性、可实施性、时间性、经济性和可靠性方面进行评估和筛选，根据筛选结果制定出对策评价选择表。

针对导致纳入临床路径管理患者数量少的末端要因制定的对策评价选择表

序号	要因	对策	评价					综合得分	选定对策
			有效性	可实施性	时间性	经济性	可靠性		
1	培训不够	进行有针对性的培训	3	5	3	5	3	19	★
2	表单填写未实现信息化	建立临床路径信息化系统	5	1	1	1	5	13	
3	奖惩制度不完善	将临床路径的相关指标纳入绩效考核条款中	3	1	3	3	1	11	
4	健康教育不够	加强针对患者的临床路径知识宣讲	3	5	3	5	3	19	★
5	没有对表单进行适应性修缮	组织医护人员对现有临床路径表单进行适应性修缮	3	5	3	5	3	19	★
6	有些病种本身患者数量就较少	更换临床路径病种	3	1	1	5	1	11	
7	执行临床路径管理的病种数少	医院自定临床路径病种	3	1	1	5	1	11	

根据对策表，我院采用了以下几方面措施：

1.加强员工培训 医院加强对医护人员在临床路径相关政策、医疗改革知识以及国外在施行临床路径之后所收到的成效方面组织形式多样的培训和学习。从而加深医护人员对临床路径的认识和了解，提高医护人员的依从性。培训方式确认为以科室内部培训为基础，与全院医护人员大会培训和相关资料发放自学相结合的形式进行。制定全院和科室培训的计划，并根据计划逐步开展培训工作。

2.加强对患者的宣教 临床路径在实施过程中需要得到患者的支持和配合，在日常医患交流中，有意识地加入临床路径相关知识，耐心细致地向患者说明实施临床路径的重要意义，努力争取患者的配合。主要措施是在请患者进行临床路径入径知情选择的时候，耐心讲解临床路径的相关知识；并在患者候诊区域张贴、悬挂临床路径相关宣传材料。

3.组织医护人员对现有临床路径表单进行持续修缮 根据对临床路径实施中变异的汇总和分析，结合我院的诊疗实际、患者的具体情况以及相关循证医学知识，对现有临床路径表单进行持续性修缮，以进一步加强临床路径表单的可操作性。具体措施是要求科室临床路径实施小组积极组织科室骨干人员开展修缮工作。对于进行了适应性修缮之后的新表单应提交医务部进行备份存档。

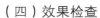

（四）效果检查

经过以上工作的逐一落实、实施，2011年我院临床路径总入径人数得到了有效增长，达到了预期的目标。QC小组设立的质改问题"如何有效提高纳入临床路径管理患者数"得到解决。

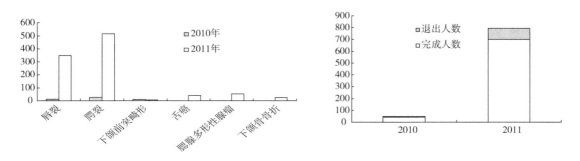

2010年、2011年临床路径入径人数比较（人）

（五）巩固措施

在取得成绩的基础上，为了继续保持这一良好的增长势头，巩固成效。经过临床路径指导小组的讨论，将员工临床路径培训写入医院和科室制度，建立《临床路径培训制度》，建立全院、科室两级培训体系，使临床路径培训常态化。同时，将临床路径的适应性修缮工作明确写入科室临床路径实施小组的工作职责中，继续坚持对入径患者退出、变异原因的汇总分析，坚持对循证医学和诊疗规范新进展的跟踪，以便及时、准确地对临床路径表单进行适应性修缮。这一系列的举措，确保了首批试行的6个病种的临床路径试点工作的规模逐年扩大。

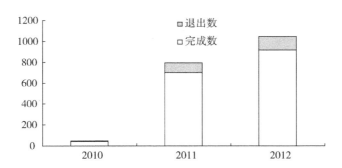

2010—2012年病房纳入临床路径管理患者数（人）

（六）持续改进

2012底，卫生部下发了《卫生部关于"十二五"期间推进临床路径管理工作的指导意见》，对临床路径管理工作提出具体的管理目标。我院临床路径领导小组再次组织QC小组结合新的形势和临床路径试点工作现状，针对问题"如何有效提高纳入临床路径管理患者数"，就前期工作进行了总结和分析，查漏补缺，并对前期列出的对策选择表中未执行部分进行了重新评分，并结合医院工作现状和评分结果，采取了以下三方面新的举措。

第二次针对导致纳入临床路径管理患者数量少的末端要因制定的对策评价选择表

序号	要因	对策	评价					综合得分	选定对策
			有效性	可实施性	时间性	经济性	可靠性		
1	表单填写未实现信息化	建立临床路径信息化系统	5	5	3	3	5	21	★
2	奖惩制度不完善	将临床路径的相关指标纳入绩效考核条款中	3	5	5	5	3	21	★
3	有些病种本身患者数量就较少	更换临床路径病种	5	1	1	5	1	13	
4	执行临床路径管理的病种数少	医院自定临床路径病种	5	5	3	5	1	19	★

1.随着临床路径管理试点工作的深入开展，入径患者数量显著增大，对数据收集、统计和分析的要求越来越高，传统的手工管理方式已不能满足要求。结合医院正在进行的信息化系统全面升级，委托医务部和信息部开始进行临床路径信息化管理系统的开发和建设，确保在2013年实现我院临床路径管理的信息化。

2.根据《卫生部关于"十二五"期间推进临床路径管理工作的指导意见》文件要求，卫生部对"十二五"期间临床路径管理工作提出了具体的管理指标。我院为了确保相关管理指标的定期实现，医院着手制定《四川大学华西口腔医院临床路径发展规划》和《临床路径管理制度奖惩细则》，将临床路径管理工作纳入我院的绩效考核。

3.随着卫生部对入径管理患者数量的逐步提高，单纯执行印发的病种的临床路径难以实现"十二五"指导意见中卫生部对入径患者数量的要求。医院开始组织各科室分析我院的常见病和多发病，并结合诊疗规范制定我院的临床路径。并将这一要求明确写入科室临床路径实施小组以及医院新改组的临床路径管理委员会的职责中。通过更多病种的临床路径管理的实施，逐步增加纳入临床路径管理的患者数量，最终达到卫生部"十二五"期间对临床路径管理工作提出的要求。

在确定了以上举措之后，医院及时地组织了全院的培训，就新制定的规划和制度进行了细致的培训，达到人人知晓的目的，以确保新举措执行的有效性，实现质改问题"如何有效提高纳入临床路径管理患者数"的持续改进。

（七）我院临床路径管理工作现状

通过针对"如何有效提高纳入临床路径管理患者数"问题的持续质量改进，目前我院现有临床路径24个，除了卫计委印发的16个病种的临床路径之外，还新增并试行了：面横裂临床路径、全口义齿修复技术临床路径、下颌第三磨牙（骨内阻生）拔除术临床路径、恒牙慢性根尖周炎临床路径、恒牙急性牙髓炎临床路径、慢性牙周炎行牙周基础治疗的临床路径、骨性Ⅱ类错、殆畸形（矢向）掩饰治疗临床路径以及Ⅲ度深覆殆矫治临床路径。

2013年，实现卫生部首批印发的6个临床路径的入径率全部达到100%。全院纳入临床路径管理的患者数量在今年上半年已经达到了3122人，全院符合纳入标准的患者的平均临床路径入径率已经达到68.93%，全院纳入临床路径管理的患者的平均完成率达到了88.55%，实现了纳入临床路径管理患者数量的持续、有效增长。

同时，结合我院的信息化系统升级改造，初步建立起了我院临床路径信息化管理系统，并按计划逐步建立、完善各项指标统计和监控信息平台，使我院的临床路径管理向精细化、科学化推进。

二、经验总结

在针对以"有效提高纳入临床路径管理患者数"为命题的质量改进工作中，我院取得了优异的成绩。究其原因，可能有如下几点，与各位同行分享。

（一）研究政策、明确方向

重视卫计委等卫生行政部门下发的文件，深入领会文件精神，明确上级要求、确认工作方法和工作方向。同时，理论结合实际，根据医院实际情况和整体水平，制定相应的、具有较强可操作性的具体措施和制度。

（二）领导重视、正确领导

任何工作的顺利实施和开展，离不开单位领导的重视和正确领导。我院在临床路径工作初始，就得到了院长和分管医疗院长的大力支持，并在日常工作中给予了极大的支持和及时的指导，使得临床路径管理试点工作得以高效、顺畅地开展。

（三）科学管理

质量改进理论和方法在各行各业已经应用多年，均取得了优异的成绩。这使得卫生行业的管理也发生了相应的转变：由传统的粗放型管理向精细化管理转变、由传统的单纯医学管理向全面质量管理转变。传统的卫生机构管理模式已经不再适合于当代的要求。

坚持"以病人为中心"，在卫生行业管理中，将各类质控工具和方法合理地应用于管理实践，通过不断的PDCA循环提高患者体验和诊疗质量，可以显著提高医疗管理的科学性和有效性。

第六节 复旦大学附属妇产科医院供稿

案例：降低中西结合科平均住院日质量改进项目记录

一、计划（Plan）

（一）背景

平均住院日（ALOS）是评价医疗效益和效率、医疗质量和技术水平的硬性综合指标。平均住院日＝出院患者占用总床日数/同期出院人数。近年来，我院各科室平均住院日基本达到目标（7天以下）。但某些科室始终居高不下，同期显著高于其他科室，影响了全院的平均住院日。医院通过调研将各科室2011年度平均住院日情况公布如下：

2011年	妇科	产科	中西医结合科	计生科	乳腺科	宫颈科	新生儿科
1月	7.27	6.48	8.21	7.18	3.10	2.31	5.29
2月	6.53	6.08	8.12	6.61	2.51	2.50	4.72
3月	7.07	6.07	7.72	6.99	2.75	2.86	3.74
4月	6.89	6.38	7.40	6.86	2.69	2.70	4.27
5月	7.20	6.26	9.01	6.59	3.07	2.77	4.23
6月	6.96	6.56	7.71	6.73	2.65	2.64	3.84
7月	6.93	6.16	7.72	7.26	2.10	2.56	4.98
8月	6.85	6.20	7.55	7.19	2.64	2.56	4.57
9月	6.81	5.93	6.89	7.33	2.12	2.58	4.39
10月	6.85	6.09	7.75	6.93	2.79	2.41	4.38
11月	6.85	6.43	7.80	7.26	2.60	2.55	4.02
12月	6.83	6.25	7.11	6.79	2.41	2.56	4.67
平均	6.93	6.24	7.72	6.98	2.60	2.58	4.40

针对上述情况，院部决定由医务科、质控科共同主导，对该情况进行分析调研，并对所发现问题进行整改，力求降低中西结合科的平均住院日。

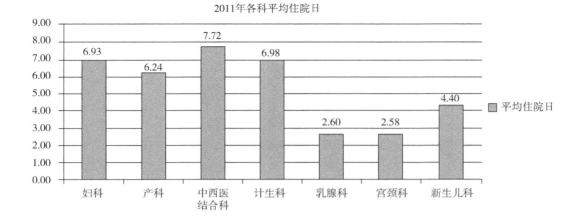

2011年各科平均住院日

（二）问题

医务科通过回顾分析2011年影响中西结合科平均住院日居高不下因素，发现存在以下几点主要问题：

1.医生认识　各级门诊医师对这项缩短平均住院日举措的理解不足、重视程度不够，导致执行不力。单纯认为违反此项规定收入院的患者数量并不多，入院后检查与入院前检查的差异天数对整体的影响微不足道。

2.患者心理　外地患者要求及早入院接受治疗的心理急切，尤其体现在恶性肿瘤患者中更为显著。宣教说服患者是门诊医生执行规定的困难因素之一。

3.门诊质量　对于门诊患者除妇产专科疾病之外的并发症的病史询问、发现和病情评估存在相对不足。某些患者完成常规门诊术前检查并收治入院后，住院病史询问中发现其他可能影响手术实施的并发症，或门诊对此并发症评估不足（是否存在手术禁忌等）。例如：多发性子宫肌瘤合并精神分裂症患者，未经精神科医师出具是否目前治疗药物存在对手术麻醉的影响以及术前术后是否需要调整治疗方案、手术刺激是否对会加重患者精神症状导致潜在风险包括自杀或伤及他人等不良后果的综合评估等，就此收治入院，患者需等待外院相关会诊意见后方可决定是否手术，显著延长了患者住院时间。

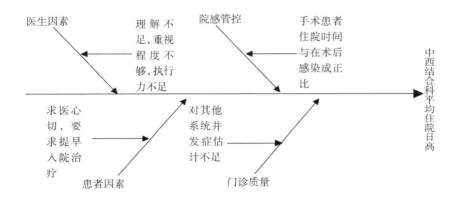

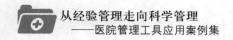

（三）计划措施

1.管理层面：加强各级领导重视程度，加强监督力度。

2.教育培训

（1）重新组织中西结合科门诊、病房医护人员进行相关培训；

（2）加强患者宣教，避免提前入院；

（3）强调收入院指征及病情评估（主要针对并发症的评估）；

（4）加强围术期管理，提高手术质量，降低感染率。

二、执行措施（Do）

质控目标：入院指征符合率达到95%以上，六步洗手法知晓率100%达标。

1.管理层面：定期公布各科室平均住院日情况并排序公示，引起中西结合科主任、护士长重视。

2.教育培训：2012年起，每季度组织中西结合科进行针对平均住院日的分析培训，由医务科、护理部负责实施。

3.临床路径：临床路径在缩短相应病种平均住院日中具有非常良好的实际效果，因此将在2012年起全面推行临床路径，提高入径率，由医务科、质控科负责实施。

4.加强院感监控管理：加强围术期各项院感监控指标巡查力度，争取有效防范术后感染发病率。

5.进一步提高微创手术能力及微创手术比例。

三、检查反馈（Check）

（一）检查结果

2012年关于降低平均住院日相关内容检查结果

	门诊入院指征符合率（%）	是否进行相关内容科内再次培训	执行手卫生情况，六步骤洗手法知晓率（%）
2012年第一季度	99	是	100
2012年第二季度	98	是	100
2012年第三季度	97	是	100
2012年第四季度	99	是	100

注：1.部分培训出勤率不够高，临床医生重视不够。

2.仍需加强对患者的宣教，部分患者对做完术前准备后入院不满（门诊做术前检查与入院后做相同检查医保支付比例不同）。

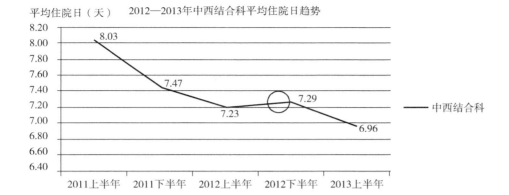

平均住院日（天）　2012—2013年中西结合科平均住院日趋势

（二）问题分析

1.1月份春节假期前患者积聚。

2.手术室房间有限，手术较多，导致部分手术延期进行。

3.人员安排欠妥。

4.部分住院检验、检查报告时间长。

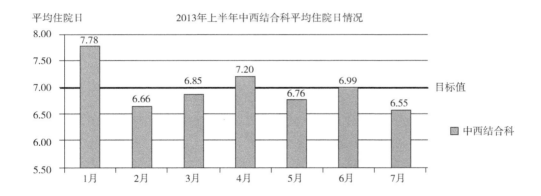

平均住院日　　2013年上半年中西结合科平均住院日情况

（三）进一步改进措施

1.保持并继续缩短门诊与住院检验、检查报告时间。

2.合理安排手术，错峰安排房间，开设周六手术，提高手术室运行效率，加快病房周转。

3.医务科加强节假日科室安排，人员调配仍需科学合理。

4.检验科、B超室、放射科等部门加强内部管理，优化服务流程，使服务效率最大化。

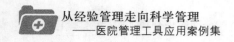
四、总结并采取进一步措施（Action）

（一）总结

经医务科及质控科近2年的努力，通过提高临床路径入径率，加大信息监管力度，中西结合科平均住院日呈显著下降趋势，并于2013年上半年最终将平均住院日下降至7天以下。

（二）下一步措施

1.针对目前平均住院日仍有起伏的情况，不能对其有丝毫松懈，要进一步加强对医护人员和技术人员有针对性的、阶段性的培训。

2.院部积极探索、支持新技术发展（例如引进达芬奇手术机器人），减少术中出血，加快患者恢复时间，切实降低平均住院日。

第七节　复旦大学附属儿科医院供稿

案例：提高儿童肱骨髁上骨折闭合率

一、目标

1.提高静脉注射前肱骨髁上骨折闭合复位内固定成功率：达到95%。

2.降低手术切开复位内固定比例，减少并发症，减少抗生素使用时期，减少住院天数，提高周转率，提高患者满意率。

3.使本病的治疗与世界接轨。

4.形成临床路径，标准化、规范化。

二、分析问题

肱骨髁上骨折在我院治疗的过去与现状：我院2011年住院治疗肱骨髁上骨折68例，切开复位63例，闭合复位5例；2012年住院治疗肱骨髁上骨折78例，切开复位58例，闭合复位20例。国际上肱骨髁上骨折切开复位仅占不到5%，肱动脉受压出现早期筋膜间室综合征表现或存在开放性损伤，神经断伤医技复位失败的病例，几乎95%能做到闭合复位经皮克氏针内固定。为此，为了减少此类骨折的手术切开复位比例，提高闭合复位成功率，需要全面地查找、分析此问题。

1.影响闭合复位的关键要素：肱骨髁上骨折闭合复位的技巧、治疗的时机、骨折的类型、医生个人的牺牲和奉献精神。

2.闭合复位将增加术后并发症包括尺神经损伤、肘内翻畸形，这些问题可以克服，国外有成熟的经验。

三、改进措施

1.通过手术录像学习马教授Bosdon儿童医院的经验；

2.外文原版书籍的手术操作技巧学习；

3.加强主治医师的教育，使其认识到肱骨髁上骨折闭合复位的重要意义；

4.加强医务人员以及患者的自身防护；

5.手术质控的评估，加强监督管理工作。

四、实施——实施具体整改措施

1.非开放性骨折，血管神经损伤严重病例首选闭合复位内固定；

2.闭合复位的技巧培训及各组医师间的沟通交流与学习；

3.闭合性骨折争取急诊或24小时内复位，急诊收治严重移位患者需采用初步处理措施等；

4.加强各级医师的教育，使其了解并充分认识到闭合复位的重要意义；

5.购买新式的手术X线防护衣，加强对X线累积量的监测和保护措施；

6.加强监督考核管理工作，将个人闭合复位效果及切开复位例数纳入临床操作的考核范围；

7.同时监控闭合复位神经损伤的情况，查找原因，坚决避免医源性损伤。

五、检查——检查执行效果

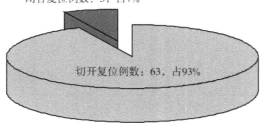

闭合复位例数：5，占7%

切开复位例数：63，占93%

2011年肱骨髁上骨折切开复位与闭合复位对比

闭合复位：20，占26%

切开复位：58，占74%

2012年肱骨髁上骨折切开复位与闭合复位对比

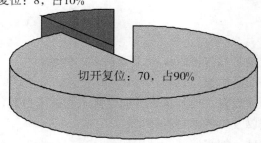

闭合复位：8，占10%

切开复位：70，占90%

2013年上半年肱骨髁上骨折切开复位与闭合复位对比

平均住院天数（天）

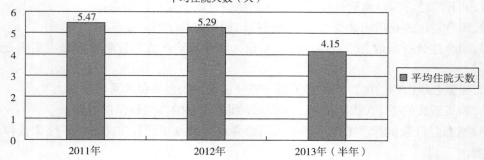

平均费用（元）

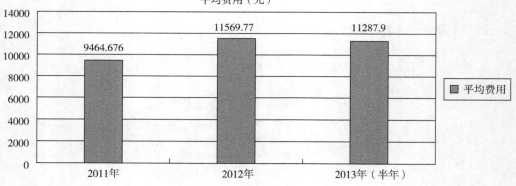

抗生素使用天数

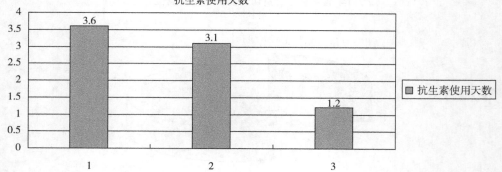

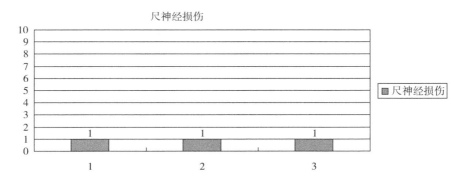

尺神经损伤

效果：肱骨髁上骨折闭合复位手术比例上升。

1.达到国际水平，国内领先，患者满意率提高，影响力提高。

2.住院天数、抗生素使用显著下降，周转率提高、床位使用率提高。

3.降低肘内翻畸形发生率最佳恢复肘关节的功能，不改变术后并发症，尺神经损伤概率事件与手术方式无关，与进针部位有关。

六、处理——反馈及进一步改进措施

问题：骨折复位质量存在差异，个别存在尺神经损伤情况；治疗费用略有提高。

1. 主要原因

影响骨折复位的因素：（1）骨折类型；（2）不同手术医生技巧差别；（3）接受治疗时间及治疗费用增长。

2. 需要改进之处

骨折复位质量改进：（1）加强骨折复位的技巧培训；（2）增强主治医生对尺神经解剖的认识，如个人技术不够成熟，采用外侧进针法，禁止内侧针使用；（3）争取骨折急诊或在24小时内治疗；（4）分析切开复位所见，找出闭合复位失败的原因。

第八节　复旦大学附属华山医院供稿

案例一：安全用电持续质量改进

一、背景

随着医院和整个社会日新月异的发展，患者就医条件和环境都在不断地完善，医院使用的电气设施设备数量也在不断增长。为保障医院正常的医疗、科研活动，安全用电管理已成为医院后勤管理的重要部分。为加强安全用电管理，我院制定了《复旦大学附

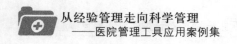

属华山医院安全用电责任制管理办法》，同时决定将安全用电作为持续改进项目。

二、计划

根据医院各部门用电情况和特点，自2010年起每年制定计划，重点开展了一系列持续改进措施和项目，逐步改善医院安全用电状况。

三、执行

（一）2010年安全用电工作重点一：科研用电安全

2010年我们注意到，医院许多实验室因科研工作需要，添置的新仪器、低温冰箱等电气设备的数量增长十分迅速。而可使用的实验室电源插座数量明显不足，出现许多违规使用拖线板等现象，并导致部分实验室的配电线路负荷过大，存在用电安全隐患。

针对这种情况，我们迅速组织人力对所有实验室用电情况进行排查，对配电线路的负荷情况进行统计分析。并采取以下改进措施：

1.对老化的配电线路、插座进行维修更换。

2.对配电线路负荷过大、电源插座数量不足的，重新布放新的配电线路和电源插座，满足使用需求。

（二）2010年安全用电工作重点二：综合楼4F实验室配电线路改造项目

综合楼4F实验室大功率设备较多，电源数量不足，个别配电线路负荷较大，设备电源线路混乱，存在用电安全隐患。针对这个情况，我们对实验室存在安全隐患的配电线路实施了改造。

1.布放了一条新的配电线路，专供实验室低温冰箱使用。

2.更新改造实验室操作台的配电线路，增设了2个配电控制箱和若干大功率插座。

3.对老化插座进行更换，对设备电源线进行了整理。

改造完成后，实验室电线布放规范有序，新配电线路负荷可完全满足实验室科研仪器设备的用电需求，并留有一定的余量和空插座备用。

（三）2011年安全用电工作重点一：插座分类标识

2011年我们在巡查过程中发现，许多大功率电器在使用时，存在大功率电器使用小载荷插座的现象。大功率电器在使用时，工作电流较大，如使用小载荷插座，易产生过载发热等现象，可能引发电气火灾，存在严重用电安全隐患。（注：额定功率在400W以上的电器为大功率电器）

针对这种情况，我们迅速制定了相应的改进措施：

1.设计制作了红、蓝两种带有文字描述的标签，分别对应大功率电器插座及400W以下电器插座，对插座进行了分类标识。

2.通过宣传和教育，指导和提醒电器设备使用人员，正确使用合适的电源插座。

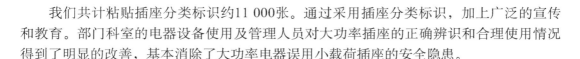

我们共计粘贴插座分类标识约11 000张。通过采用插座分类标识，加上广泛的宣传和教育。部门科室的电器设备使用及管理人员对大功率插座的正确辨识和合理使用情况得到了明显的改善，基本消除了大功率电器误用小载荷插座的安全隐患。

（四）2011年安全用电工作重点二：老建筑重点区域、服务窗口配电线路改造工作

2011年，除了实施插座分类标识工作外，根据安全用电巡查反馈情况及部门使用需求，我们还对多个部门科室进行了配电线路改造工作。

2011年1月13日，根据设施安全管理委员会会议要求，我们对院内老建筑重点区域（检验科、实验室等）供电布线情况进行排查，对线路老化或负荷过大、布线不合理、存在用电安全隐患情况的，及时进行了整改。

通过巡查发现，门急诊服务台、收费处、挂号处等服务窗口，因精神文明工作需要，新增加了服务评价器等信息设备，加上电脑、打印机、显示器等设备较多，配电线路负荷较大，常发生跳电现象。针对这种情况，我们对其配电线路进行了改造。单独布放了新的配电线路，增加插座数量，满足其用电需求。

（五）2012年安全用电工作重点一：大功率电器管理

经统计，截至2011年底，我院共有大功率电器设备3063台。设备类型包括分体式空调、低温冰箱、电热水器、微波炉、电加热高压消毒锅等。

这些大功率电器都存在一些相同的特点，如运行电流大、对配电线路和插座要求高、设备散热要求高等。大功率电器如不能有效管理、及时发现和排除安全隐患，易产生用电安全事故。所以加强对大功率电器设备用电的管理成为我院2012年安全用电工作的重点。

针对我院大功率电器使用、管理现状，2012年年初我们制定了相应的计划和措施，加强对大功率电器设备的管理。目标是大功率电器安全用电合格率达到99.5%以上。

1.每月对全院范围内的大功率电器及插座使用情况进行巡查。

2.对巡查过程中发现的大功率电器用电安全隐患及时进行整改。

3.对大功率电器设备使用人、管理人进行安全用电宣传和培训。

2012年大功率电器安全用电情况表

月份	A隐患数量	B隐患数量	C隐患数量	D隐患数量	E隐患数量	F隐患数量	G隐患数量	H隐患数量	合计
1月	4	1	5	1	3	6	51	5	76
2月	1	—	4	—	1	—	24	2	32
3月	—	—	1	—	1	—	9	—	11
4月	—	—	3	—	—	—	3	1	7
5月	1	—	—	—	—	2	6	—	9
6月	—	—	1	—	—	2	3	—	6
7月	—	—	—	—	—	—	4	2	6

（续表）

月份	A隐患数量	B隐患数量	C隐患数量	D隐患数量	E隐患数量	F隐患数量	G隐患数量	H隐患数量	合计
8月	—	—	2	—	—	3	3	—	8
9月	2	—	1	—	—	—	3	1	7
10月	1	—	1	—	—	—	2	—	4
11月	—	—	1	—	—	—	4	—	5
12月	—	—	2	—	—	—	1	2	5

注：A隐患：插座老化、残旧。　B隐患：大功率设备电源线老化或破损。C隐患：大功率设备插头未插紧或接触不良。D隐患：大功率设备使用小载荷的插座。E隐患：大功率设备违规使用拖线板。F隐患：大功率设备电源线贴近设备散热区。G隐患：下班后未按要求关闭空调、饮水机等大功率设备。H隐患：大功率设备散热区边放有纸张、毛巾等可燃物。

2012年大功率电器安全用电合格率

目标值：大功率电器安全用电合格率≥99.5%

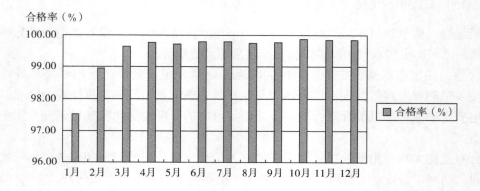

注：合格率=（1－当月检出的大功率电器安全用电隐患数量/大功率电器总数）×100%

1月份由于是对大功率设备用电情况进行专项巡查的第一个月，发现了之前长时间积累的众多安全隐患问题。通过分析发现，大功率电器安全隐患主要集中在配餐室、实验室等部门，这些部门的大功率电器往往有多人轮流或共同使用，由于使用人员多、管理职权不清晰，加上未形成全员共同参与、关注安全用电的良好氛围，往往对设备疏于管理，造成安全隐患。

通过对1月份巡查发现的安全用电隐患的及时整改，更换老化的插座、电源线，以及对科室设备管理人员的安全教育，2月份医院大功率设备安全用电巡查情况明细好转。

通过前两个月的巡查和设备维修、线路改造等整改措施，以及积极的宣传和教育。3月份医院大功率设备安全用电合格率达到了设定的99.5%的目标值。特别是科室部门人员下班后及时关闭空调、饮水机等大功率设备的情况，得到了明显的改善。

由于定期巡查和持续的宣传教育，4～12月大功率电器安全用电情况较为稳定，大功率设备安全用电合格率也一直保持在目标值之上。

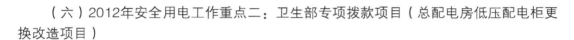

（六）2012年安全用电工作重点二：卫生部专项拨款项目（总配电房低压配电柜更换改造项目）

复旦大学附属华山医院总配电间低压配电系统建立于1993年，运行至今已有18年。随着使用年限的增加，设备老化问题日渐突出。

由于低压配电系统设备已十分陈旧，同类产品已淘汰，维护十分困难，存在严重的供电安全隐患。为了确保医院供配电系统正常、安全、高效的运行，我院于2011年申报并获卫生部批准拨款450万元实施总配电间低压配电柜更换改造项目。

1. 项目前期准备工作：

（1）成立专项监督实施小组：该项目是卫生部专项拨款项目，所以在立项之后，即成立了专项监督实施小组，对专项拨款项目实行程序监管。

（2）公开招投标：按照医院相关规定，于2012年3月完成了对项目的设备采购、施工安装、施工监理等公开招投标，确保项目的公开、公正、透明。

（3）项目风险评估：考虑到项目实施的安全性及医院的特殊性，我们对项目实施过程中可能出现的施工安全、技术、医疗等各方面的风险进行了评估。通过风险评估，确定施工、组织、医疗、设备、通讯、信息、运输等各方面的风险点，并制定相应的风险对策措施、施工方案、应急救援预案等。同时，由市供电局的工程师及专业的施工监理单位，对整个施工过程进行监管，将各类风险降到最低。

2. 风险点

（1）施工风险：总配电房低压配电柜的更新改造施工过程中需进行供电切换、电缆移位、临时供电、设备拆除、新设备吊装等一系列较为复杂的工作，施工过程存在一定的风险。

（2）施工组织风险：项目实施过程中需进行多部门、分时段、多次的停送电操作，多部门及科室停送电的组织协调存在一定风险。项目实施时，项目实施范围内供电能力减少50%，部门正常用电可能受到影响。

（3）医疗风险：由于施工要求需进行1～2小时的停电切换操作，各病区如有需使用呼吸机等生命支持系统的重症患者，将受到严重影响。

（4）设备风险：各科室部门的医用仪器、设备、低温冰箱等将受到停电的影响。

（5）通信及信息安全风险：涉及停电范围的信息服务器、通讯呼叫服务器都将受到停电的影响，可能无法正常使用。未保存的数据信息可能丢失。

（6）通行及运输风险：

1）2号楼每次停电过程中电梯将限制使用，原6台电梯将只有2台运行。

2）0号楼、3号楼、8号楼每次停电过程中所有电梯均停止使用。

3. 风险对策措施

（1）施工风险对策措施

1）制定了详细的施工实施计划。

2）所有施工人员持证上岗。

3）通过招标由专业的施工监理公司进行现场监理。

4）由动力维修科、西部物业工程师进行现场管理。

（2）施工组织风险对策措施

1）与科室部门协调，制定了详细的各楼层科室的停电时间计划。

2）部门停电时间安排，提前在院OA网上进行公告。

3）对停电涉及的部门科室进行书面通知。

4）停电前一小时，对停电涉及的部门、科室再进行电话告知。

5）为尽量减少对医院正常医疗工作的影响，在制定施工方案时，充分考虑医院用电特点，避开用电高峰，关闭不必要的设备，利用双休日及夜间操作，把影响降到最低限度。

（3）医疗风险对策措施

1）请科室、病区对收住的重症患者提前做好妥善安排，必要时做好重症患者的转移安置工作。

2）制定相应的停电应急预案措施，确保患者安全。

（4）设备风险对策措施

1）提前关闭电脑、仪器、医疗设备、CT、MRI等设备。

2）恢复供电后，各部门、科室、实验室做好医疗设备、仪器、低温冰箱等的复位及检查工作。

（5）通讯及信息安全风险对策措施

1）停电前提前保存数据信息，确保信息安全。

2）由信息科派专业人员，对涉及停电范围的信息服务器进行现场监管及复位。

3）停电期间呼叫台无法使用时，以固定电话及手机进行联络。

（6）通行及运输风险对策措施

1）停电期间，由于电梯的限用及停用，由保安负责进行人员疏导。

2）组织一支临时担架队，在电梯停用时，负责紧急病人的转移和接送。

4. 制定详细的施工方案

为规范施工过程，尽量减少停电施工的时间，降低风险。我们与施工方共同制定了详细的施工方案。对施工过程中每个配电柜、每根电缆的拆除、移位、安装等，都进行了方案的细化。

5. 制定停电切换供电计划

由于项目实施过程中需进行多部门、分时段、多次的停送电操作，经过与医务处、护理部等部门多次沟通和协调后，制定了以双休日为主，分部门、分时段的停电切换供电计划。

6. 停电切换供电计划的宣传及落实

（1）将制定的停电切换供电计划方案，以书面形式发给各部门负责人，让其知晓和了解方案的具体内容及实施的时间节点，便于其安排落实部门的准备工作。

（2）停电前一周将停电时间和范围对各停电涉及部门进行书面通知确认。

（3）在各停电涉及的楼宇进出口通道内摆放停电通知广告，友情提示员工、就诊患者及家属。让他们都能知晓，并对我们的工作给予理解和支持。

（4）停电当天通过信息平台对各科室负责人进行短信告知。

（5）停电前一小时，对各停电涉及部门再次进行电话提醒告知。

（6）停电结束并恢复供电后，再次对各楼宇、楼层、部门及配电房用电情况进行巡查回访。

7. 项目的实施

由于项目工期紧任务重，后勤保障部动力维修科及西部物业的众多员工毅然放弃了周末和休息时间，夜以继日加班加点，共同配合施工方进行高强度的施工。项目于2012年11月3日开工，于11月17日正式竣工，历时2周。

8. 项目评估

配电系统改造前，由于设备陈旧且同类产品已淘汰，维护十分困难，存在供电安全隐患。改造后，新设备大大提高了我院供配电的可靠性和稳定性，可确保我院医疗、医技及设备用电安全。

在此次项目实施过程中，我们多次顺利实施了大范围的停电切换供电操作，并采用临时供电措施来保障部门用电。这一方面验证了我院后勤应急供电保障能力，另一方面也检验了我院临时供配电设备的可靠性，是一次难得的演练，也为今后我们处置类似突发事件积累了宝贵的经验。

四、总结

安全用电持续改进项目实施三年以来，通过采取的一系列持续改进措施和项目，我院安全用电情况得到了明显的改善，供电的安全性、可靠性、稳定性得到显著提升。这得益于医院领导的重视和医院全体同仁的共同努力。

随着医院的发展，在未来很长的一段时间里，安全用电管理工作都将是我们日常工作的重点之一。要做好安全用电工作，需要我们保持长效、常态、持续的管理。只有这样才能确保我院医疗、教育、科研的用电安全。

五、进一步改进措施

1. 继续加强全院安全用电知识宣传和教育，努力形成全院职工共同参与、关注安全用电的良好氛围。

2. 加强重点人员（大功率电器使用人、管理人）的培训。

3. 对发现的安全隐患及时整改，并对大功率电器集中使用的部门进行重点监测。

4. 及时将安全隐患及整改情况通报部门负责人，督促加强大功率电器用电安全的日常管理。

5. 2013年计划更新2台1250KVA干式变压器。

案例二：质量改进项目记录

2013年2月7日凌晨4：15分，传染病楼2楼51病区4#、5#房间跳电，4：52分恢复供电。期间，部门紧急拨打传染病楼工程部值班电话8940无人接听。而综合楼值班人员接到紧急电话后，没有积极协助处置。最后4：38分，部门致电接报中心8999，才由门急诊楼值班人员前往现场处置。

一、原因分析

1.经查当时无人接听的原因是传染病楼值班人员违反劳动纪律在值班时间睡觉。

2.而综合楼值班人员应对突发事件不当，没有做到首问负责制，没有及时协助处置停电事件，导致停电故障处置不及时。

3.工程部虽已制定夜间值班的各项规章制度，但管理层管理不到位，导致夜间值班人员违反劳动纪律的情况未及时发现和纠正。

二、措施

1.事件发生当天，立即召开传染病楼停电事件现场会，分析事故原因，吸取教训。

2.责成工程部经理，拿出相关改进措施及方案，杜绝类似事件的再次发生。

针对停电事件处置过程中存在的问题，我们拟从日常管理、巡查、应急物资等各方面进行持续改进，提高突发供电故障处置的及时性和病房用电安全。

三、计划

1.向各病区、科室公布统一的夜间应急报修电话7999，并授权接报中心可调动所有工程部夜间值班人员。

2.调整工程部夜间当班值班人员，将门急诊楼、综合楼、传染病楼的3名夜间值班人员集中在门急诊楼工程部夜间值守，轮流对各楼宇机房进行巡查。同时，设置一名夜间值班班长，便于统一调度和管理。

3.加强夜间行政值班的巡查和管理，由夜间值班经理每天对工程部夜间值班岗位进行巡查。

4.对所有工程部值班人员进行职业素养、岗位职责、应急事件处置的教育培训。

5.组织专业电工对管辖范围内的各病房及重点部门的插座电源系统进行安全巡查，特别是对曾发生过跳电事件的部门的检查。

6.加强应急物资管理，增加3套长距离拖线盘，并为夜间值班班长分别配备2套万用表，以应对突发的局部停电事件。

四、实施

项目实施日程表

编号	实施日期	内容	负责人
1	2月18日起	由夜间值班经理每天对工程部夜间值班岗位进行巡查	黄××
2	2月20～29日	组织专业电工对管辖范围内的各病房及重点部门的插座电源系统进行安全巡查	各楼领班
3	2月26日	全体值班人员职业素养、岗位职责、应急事件处置的教育培训	王　×
4	2月27～29日	向各病区、科室宣传统一的夜间应急报修电话7999	各楼领班
5	3月1日起	夜间值班人员正式开始集中在门急诊楼工程部值守，轮流对各楼宇机房进行巡查	凌××

五、检查

持续改进项目实施过程中，由凌××负责跟踪落实项目实施进度，5月底对改进效果进行评估。

六、应急备用电演练总结报告

2013年6月5日、6月27日后勤保障部动力维修科、西部物业工程部分别进行了门急诊楼、总配电房两次应急备用电演练活动。演练过程中，各参演的部门人员岗位各就各位，严格按照演练预案各司其职、认真负责，顺利完成了演练。

通过这两次应急备用电演练，每个参演者都获得很好的培训和学习，为正确处置突发停电事件提高反应时间积累了宝贵的经验。

（一）演练目的明确，预案策划周密

我院开展应急备用电演练，其主要目的是验证我院应急预案与实际情况是否相符，以便及时发现、纠正、改进问题，使应急人员熟悉应急操作的整个程序，增强应急人员的熟练性和信心，提高人员应对突发事故的能力，了解所有危险的可能性及防范措施，使大家得到锻炼。一旦发生事故，懂得应该做什么，如何去做等。从而提高全员的安全意识和素质，确保应急行动高速有效地完成。

由于从市电切换至应急备用电，影响各医疗、医技部门的正常用电，存在较大风险。后勤保障部动力维修科从医院医疗安全工作实际情况出发，演练时不从市电切换至应急备用电，而采用水泵电机替代模拟应急供电部门的方法，测试备用发电机系统及线

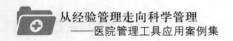

路，避免对医疗、医技部门正常安全用电造成影响。

（二）认真总结不足，持续改进提高

应急备用电演练是在模拟两路停电事故的条件下实施的，是更加逼近实际的训练和检验训练效果的手段。综观演练全过程，我们确实发现尚存在许多不足之处，需要不断进行改进和提高。存在的问题总结如下：

1．由于柴油发电机会定期进行发电测试，其消耗的柴油一直没有进行过补充，目前所有柴油发电机储油箱内柴油不是满的。如果遇到紧急事件，在无外部支援的情况下，原设计的2小时应急备用电保障时间可能相应缩短。

2．演练中发现总配电房新建低压配电柜中的应急发电保障部门尚未粘贴"应急部门"标识。

3．两台柴油发电机安装至今已有5年左右，日常虽进行定期的设备清洁、电瓶充电、发电测试等保养工作，但是机组未进行过大的保养。

（三）改进措施

根据演练中发现的问题，我们拟作出以下改进措施：

1．立即采购柴油对发电机储油箱进行补充。

2．对总配电房低压配电间应急发电保障部门配电柜粘贴"应急部门"标识。

3．拟对两台柴油发电机进行大保养，列入2014年大修计划。

总之，这次应急备用电演练，按照事先周密策划的演练计划顺利完成，达到了此次应急演练的目的。同时，演练为我们的应急人员提供一次实战模拟，使应急人员熟悉必要应急操作，进一步增强了各部门岗位的应急处置能力，为真正的事故应急行动提供经验保证。

第九节　重庆医科大学第一附属医院供稿

案例一：提高妇科长期留置尿管患者的照护品质

一、计划（P）阶段

（一）现状分析

本专案小组分析了目前对于留置尿管患者的照护，存在的问题有：

1．从不良事件的统计数据来看，妇科病房2013年12月至今，10例中与尿管相关的就有4例。

2.护士对长期留置尿管患者的照护认知行为还存在问题：

按照"知、信、行"理论，我们于2013年12月15～28日（培训前）对妇科36名护士进行了尿管照护方面的认知调查和行为测试，方法为问卷调查和操作考核，发现护士关于长期留置尿管患者的照护认知行为的合格率仅为40.75%。如表所示。

护士防范尿路感染认知行为调查出错率查检表

不良项目	不良数	累计不良数	占有率（%）	累积占有率（%）
护理措施不规范	35	35	27.34	27.34
尿路感染认知不到位	34	69	26.56	53.90
健康宣教不到位	30	99	23.44	77.34
尿路感染预防措施不到位	12	111	9.38	86.72
留取尿标本不规范	9	120	7.03	93.75
膀胱训练认知不统一	8	128	6.25	100
合计	128		100	

护士认知行为调查柏拉图

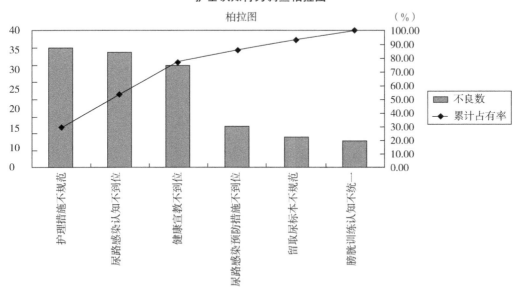

（二）制订计划和目标

1. 成立专案小组，计算小组的平均改善能力

职务	姓名	工作年资(30%)		学历改善能力(30%)		主题改善能力(40%)		改善能力
		工作年限（年）	能力值	学历	能力值	改善能力	能力值	
辅导员	赵××	32	30	本科	30	96	38	98
	王××	31	30	本科	24	90	36	90
圈长	王　×	2	2	研究生	27	80	32	61
副圈长	王　×	2	2	本科	24	80	24	52
圈员	舒××	9	9	在读研究生	27	80	28	64
	龚　×	2	2	博士	30	80	31	61
	张××	32	30	专科	21	60	21	72
	罗××	20	20	本科	24	60	24	68
	丁　×	5	5	本科	24	70	24	52
	赵　×	4	4	博士	30	80	32	68
平均改善能力：62.5								

2. 依据现况值、改善重点和小组能力，制定目标

目标值=现况值+（1－现况值）×改善重点×小组能力

目标值=40.75%+（1－40.75%）×80%×62.5%=70.37%

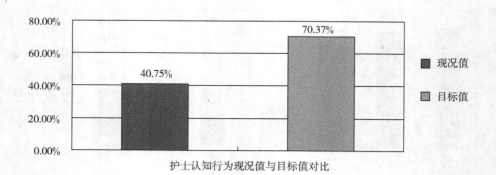

护士认知行为现况值与目标值对比

3. 依据目标制定活动计划进度表（甘特图）

步骤 \ 周次 \ 月份	2013.12		2014.1		2014.2		2014.3		2014.4		2014.5		负责人
	1~2	3~4	1~2	3~4	1~2	3~4	1~2	3~4	1~2	3~4	1~2	3~4	
现状分析、问题确立	▪												龚　×
制定计划和目标		▪▪											王　××
原因分析			▪▪										龚　×
对策权定				▪▪									龚　×　王　× / 王　×
对策实施					▪▪▪▪▪▪								舒×× 丁　×
效果评价							▪▪						舒×× 丁　×
效果检查								▪▪					王×× 张×× / 罗××
标准化									▪▪				王×× 张×× / 罗××
检讨改进										▪			王　× 王　×
成果发表										▪	▪▪		龚　× 王　×

春节放假

（三）原因分析

1. 特性要因鱼骨图

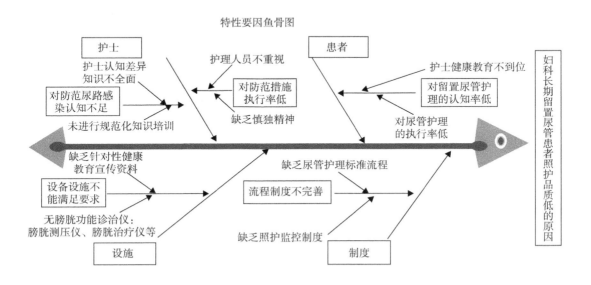

特性要因鱼骨图

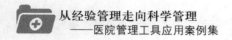
2. 因果关联图

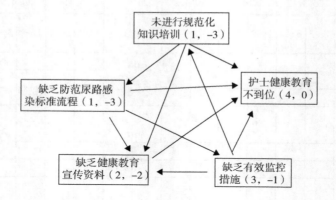

3. 冰山图

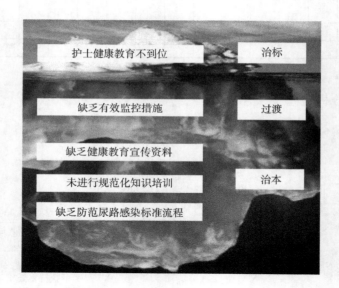

（四）对策拟定

根据5W1H的原则制定了相应的对策，并在可行性、经济性及效果性三个方面组织成员进行打分评定，共同拟定出了四大对策。

What	Why	How	决策判定					Who	When	Where
问题	主要原因	对策拟定	可行性	经济性	效果性	总分	结果	负责人	实施日期	实施地点
妇科长期留置尿管患者照护品质低	缺乏防范尿路感染标准流程	制定防范尿路感染标准流程	48	50	48	146	是	王×	2014年1月	妇科
		制定防范尿路感染的标准干预措施	47	50	48	145	是	王×	2014年1月	妇科
	未进行规范化知识培训	有计划进行理论及操作培训	48	48	44	140	是	罗×× 王×	2014年1月	妇科示教室
		分批次进行理论及操作考核	45	45	44	134	是	王×	2014年1月	妇科示教室
	缺乏健康教育宣传资料	丰富健康教育形式	44	44	42	130	是	刘××	2014年1月	妇科
		制定健康教育宣教手册	45	40	42	127	是	刘××	2014年1月	妇科

对策一：制定防范尿路感染的标准护理措施。

对策二：有计划对护士进行理论及技能培训。

对策三：制定健康教育宣教册，丰富健康教育形式。

对策四：制定并实施护理尿管的标准流程。

二、实施（D）阶段

在实施过程中，对每个对策又进行了PDCA小循环。

（一）制定防范尿路感染的标准护理措施

在查阅文献的基础上制定的妇科长期留置尿管患者尿路感染防范标准化干预措施计划实施表和膀胱训练日志。

计划：

1. 查阅文献，制作适合妇科长期留置尿管患者的标准流程及干预措施。
2. 查阅文献，制作妇科术后患者膀胱训练日志。

对策实施：

1. 查阅文献，制作适合妇科长期留置尿管患者的标准护理措施。
2. 制作妇科术后患者膀胱训练日志，并督促落实。

负责人：舒××

实施时间：2014年3月

P **D**

A **C**

对策处置：

1. 经对策效果确认，为有效对策，继续实施。
2. 该对策列入标准化。编号：WOWEN圈-001 作业名称：《妇科长期留置尿管患者尿路感染防范标准化干预措施计划实施表》；WOWEN圈-002，作业名称：《膀胱训练日志》。
3. 组织全科护士学习标准作业书。

对策效果确认：

对策经实施后，规范了护士的护理行为，填补了之前护理措施的漏洞，完成了从无到有的质性飞跃。

（二）有计划对护士进行理论及技能培训

计划：

1. 组织培训全体护士集中进行理论知识学习。
2. 规范尿管护理、防范尿路感染相关操作，进行系统学习。
3. 培训完毕进行操作和理论考核，并再次发放调查问卷。

对策实施：

1. 组织培训全体护士集中进行理论知识学习。
2. 规范尿管护理、防范尿路感染相关操作，进行系统学习。
3. 培训完毕进行操作和理论考核，并再次发放调查问卷。

负责人：王××、李×

实施时间：2014年1月单周一晚上六点

实施地点：妇科六楼示教室

P **D**

A **C**

对策处置：

经对策效果确认，为有效对策，继续实施。

对策效果确认：

对策经实施后，护士对尿管护理、防范尿路感染的认知和行为合格率由改善前的40.75%上升到77%。

（三）制定健康教育宣教册，丰富健康教育形式。

计划：
1. 制作适合妇科术后留置尿管患者的健康教育计划。
2. 丰富健康教育形式、采取口头、书面、集中健康形式。

对策实施：
1. 制作适合妇科术后留置尿管患者的健康教育计划。
2. 责任护士负责落实膀胱功能训练。
3. 每周二、四下午四时召集患者进行集中健康教育。
4. 组织患者学《病员尿管理告知书》。
　负责人：王×
　实施时间：2014年3月

对策处置：
1. 经对策效果确认，为有效对策，继续实施。
2. 该对策列入标准化。编号：WOWEN圈-003
　作业名称：《病员尿管理告知书》。
3. 调查改善后患者对尿管护理措施的执行率，及尿管护理的健康教育满意度。

对策效果确认：
对策实施后，患者对尿管护理健康教育满意度由改善前的55%上升到90%。

（四）制定并实施护理尿管的标准流程

首先置管前进行健康教育，置管完成后再次进行健康教育，置管期间采用标准化护理措施，拔管前进行膀胱功能训练，最后进行拔管后效果评价。

计划：
制作统一的护理尿管的标准流程。

对策实施：
1. 制定标准实施流程。
2. 将实施流程应用于每一个留置尿管的患者。
　负责人：王×
　实施时间：2014年4月

对策处置：
1. 经对策效果确认，为有效对策，继续实施。
2. 该对策列入标准化。编号：WOWEN圈-004
　作业名称：《护理妇科术后留置尿管患者的标准实施流程》。
3. 组织全科护士学习标准作业书。

对策效果确认：
对策实施后，妇科留置尿管患者的照护品质得到明显提高。

三、检查（C）阶段

通过做好自检、互检、工序交接检、专职检查等方式，将执行结果与预定目标对比，认真检查计划的执行结果。

（一）再次对妇科36名护士进行防范尿路感染认知调查及行为考核

我们于2014年4月5～15日再次对妇科36名护士进行防范尿路感染认知调查及行为考核，调查结果显示护士认知及行为合格率为77%，较改善前已经有了明显的进步，超出了之前我们设定的目标。

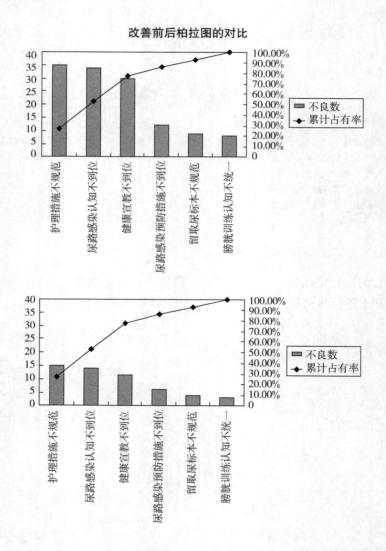

改善前后柏拉图的对比

（二）制作

《妇科长期留置尿管患者尿路感染防范标准化措施计划表》《膀胱训练日志》及

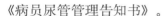

《病员尿管管理告知书》。

（三）成功申请2项国家专利

四、处理（A）阶段

包括两个具体步骤。

第一步：总结经验。对检查出来的各种问题进行处理，正确的加以肯定，总结成文，制定标准。本专案小组对效果进行了分析，有效对策进行了标准化，无效对策剔除，最后确立了标准作业书三份及标准执行流程一份。

标准作业书三份：

作业书001——妇科长期留置尿管患者尿路感染防范标准化干预措施计划实施表

作业书002——膀胱训练日志

作业书003——病员尿管管理告知书

第二步：提出尚未解决的问题。通过检查，对效果还不显著，或者效果还不符合要求的一些措施，以及没有得到解决的质量问题，本着实事求是的精神，把其列为遗留问题，反映到下一个循环中去。

专案小组在PDCA循环过程中发现一些问题，例如对策实施时间短，长期效果需进一步观察；部分对策制作时间仓促，针对性不强、品质管理的方法尚待深入研究学习。专案小组按照PDCA的方法拟定了持续改进的措施，拟于后续开始实施。

案例二：运用PDCA循环法建立护理不良事件信息化上报和处理体系

一、项目背景

（一）国内外医疗不良事件上报体系情况

1.国外发展情况 美国从1987年启动监测用药差错事件，逐渐发展至医疗事件的自愿/强制上报系统，但所有系统的上报事件类型局限于已发生事件。英国建立全国统一上报和学习系统，是目前较完善的系统。加拿大采用国家卫生部主导、行业协会管理的形式进行系统上报。澳大利亚由各州行业协会成立、管理上报系统。中国台湾地区在2003年由医院评审机构建立患者安全报告系统，对不良事件的监管和信息共享模式相对成熟。

2.国内发展情况 当前我国各个地区医疗机构针对重大医疗过失行为和医疗事故进行上报，2007年，中国医院管理协会在全国500家百姓放心的示范医院中开展医疗不良事件自愿报告活动；中国医院协会建立的不良事件上报报告系统设为自愿、匿名、非惩罚性质；浙江省制定了浙江省护理不良事件报告系统的架构，目前已有300余家二级以上医院参加了本系统的申报工作。

医疗安全（不良）事件报告系统

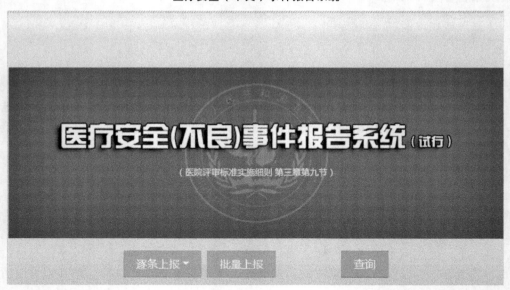

（二）我国相关要求

1.卫生部办公厅关于印发《卫生监督信息化建设指导意见（2012版）》的通知中指出，要大力推进国家级卫生监督数据资源中心建设，实现与国家级卫生综合管理平台的对接。通过信息化手段开展对卫生监督信息的深入挖掘，建立完善卫生监督评价指标体系，强化对卫生监督信息的分析利用，为管理决策、公共服务提供依据。

2."三甲"评审第三章第九节对医疗安全（不良）事件的上报流程和数量均提出要求。

"三甲"评审第三章第九节

评审标准	评审要点
3.9.1有主动报告医疗安全（不良）事件的制度与可执行的工作流程，并让医务人员充分了解	
3.9.1.1有主动报告医疗安全（不良）事件的制度与工作流程（★）	【C】 1.有医疗安全（不良）事件的报告制度与流程。 2.有对员工进行不良事件报告制度的教育和培训。 3.有途径便于医务人员报告医疗安全（不良）事件。 4.每百张床位年报告≥10件。 5.医务人员对不良事件报告制度的知晓率100%

（续表）

评审标准	评审要点
3.9.1.1有主动报告医疗安全（不良）事件的制度与工作流程（★）	【B】符合"C"，并 1.有指定部门统一收集、核查医疗安全（不良）事件。 2.有指定部门向相关机构上报医疗安全（不良）事件。 3.对医疗安全（不良）事件有分析，采取防范措施。 4.每百张床位年报告≥15件。 5.全院员工对不良事件报告制度的知晓率100%
	【A】符合"B"，并 1.建立院内网络医疗安全（不良）事件直报系统及数据库。 2.每百张床位年报告≥20件。 3.持续改进安全（不良）事件报告系统的敏感性，有效降低漏报率

　　患者安全是医疗的基本原则，是质量管理的核心。为鼓励全院护士及时、主动上报影响患者安全的事故隐患或已发生的不良事件，管理人员及时分析原因，采取相应措施，最大限度地避免类似事件的发生，达到持续改进、保障患者安全的目标，我院从2011年起通过两个PDCA循环法，制定无惩罚性不良事件上报制度和流程，并建立不良事件上报信息系统，通过培训、实施及持续改进，建立了较为完善的信息化护理安全（不良）事件上报及处理体系，并在全院推广使用。

二、重庆医科大学第一附属医院护理安全（不良）事件上报率低的PDCA循环改进

（一）定义问题与目标设定

现况分析：

2010年两个现况，一是纸质上报存在缺陷；二是护士上报无积极性。

问题：2010年以前使用纸质上报，存在填报工作量大、流程复杂，上报数量欠真实、数据统计困难的现象。

2010年重医一院护理安全（不良）上报表

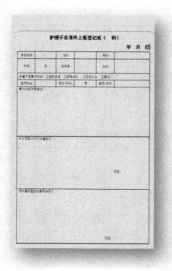

2008—2010年重医一院护理安全（不良）上报情况

年份	不良事件	压疮事件	总数
2008年	8		8
2009年	8	151	159
2010年	22	123	145

目标：建立信息化上报系统；上报数量达到B级 [2011年、2012年院护理安全（不良）事件上报≥15例/100张床位]。

（二）原因分析

1.鱼骨图根因分析

2010年护理安全（不良）事件上报率低鱼骨图分析

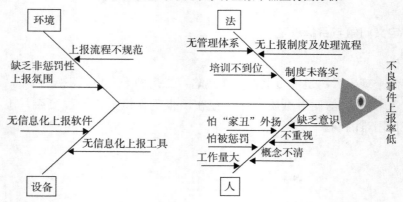

2. 柏拉图真因分析

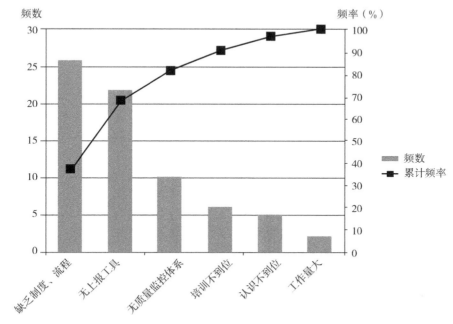

2010年护理安全（不良）事件上报率柏拉图分析

（三）拟定对策

2011—2012年提高护理安全（不良）事件上报率实施计划表

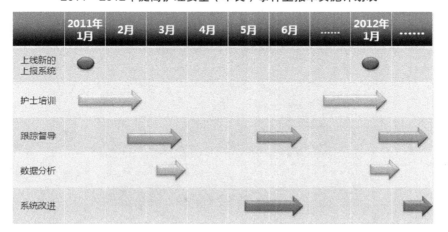

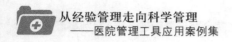
（四）执行计划

1. 利用OA平台建立信息化上报系统，并实现部分计算机统计功能

护理安全（不良）事件上报OA平台及数据统计界面

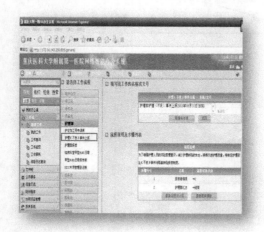

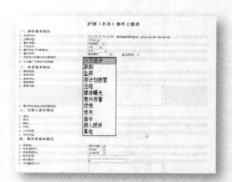

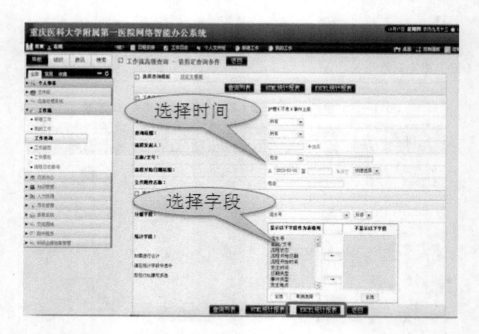

2. 建立管理体系、上报制度和流程，并进行培训

建立院、处、科三级上报管理及处理体系，制定管理制度、上报流程，并下发、组织全院护士学习。

院、处、科三级上报管理及处理体系

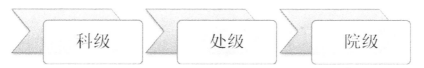

护理安全（不良）事件上报管理制度、流程

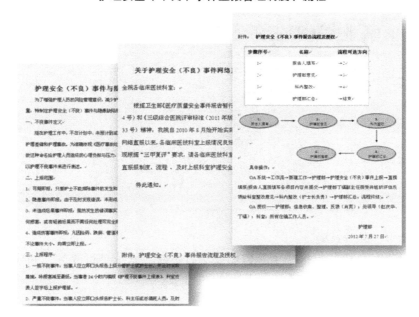

护理安全（不良）事件上报体系培训资料

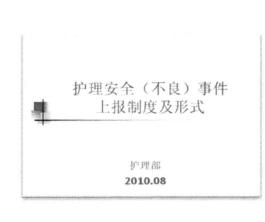

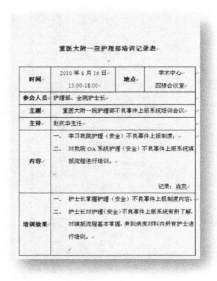

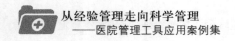
3. 数据分析，跟踪督导

护理部制定统一的整改表单，每季度对上报的不良事件中严重事件涉及科室下发整改通知，由院护理质量与安全委员会督导改进。

护理安全（不良）事件上报整改资料

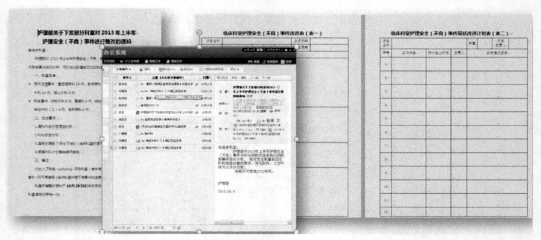

4. 跟进要求，持续改进

针对2011年"三甲"标准中上报数据要求，不断对系统进行改进。如要求对压疮级别和发生地点进行统计，并在系统中设计相对应的选项。

护理安全（不良）事件上报体系培训改进资料

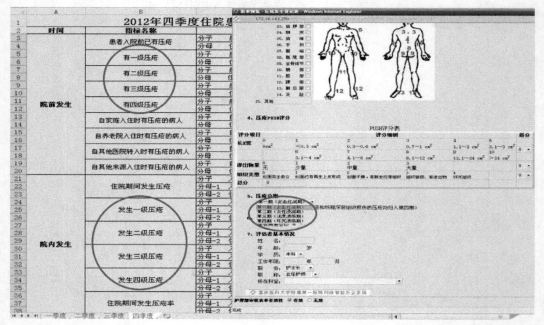

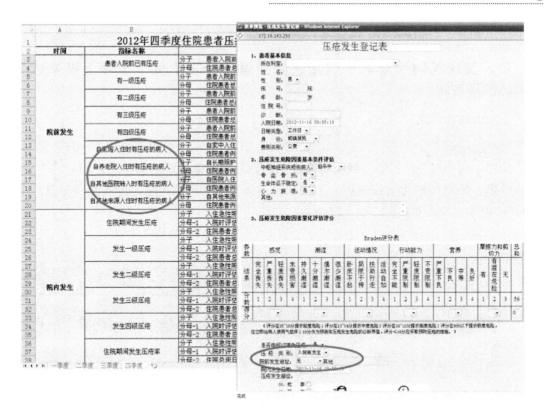

（五）效果调查

2011年、2012年与预期目标对比		
项目	上报不良事件数量	预期目标
2011年	269	
2012年	562	≥15例/100张床位

1.调查效果分析

√2011年上报=9例/100张床位，未达目标
√2012年上报=19例/100张床位，达到目标

2.残留及潜在问题

（1）上报数量增多，统计难度加大，非结构化模板填报不便捷。

（2）只能通过护士长工号上报，未体现上报参与性、匿名性。

（3）OA与HIS系统不属于同一个平台，护士需要重复填写患者信息，增加工作

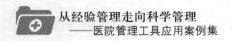

量，存在重填、错填现象。

三、重庆医科大学第一附属医院护理安全（不良）事件上报未达A级PDCA循环改进

（一）目标设定

现况分析：

2012年两个现况，一是外网上报存在缺陷；二是质量分析不够深入。

目标：建立结构化上报模板；上报数量达到A级［2013年院护理安全（不良）事件上报≥20例/100张床位］。

1 建立结构化上报模板

2 外网转入内网，实现患者信息与HIS系统的对接和医务人员信息的共享

3 数据实现分类统计、汇总功能，自动绘制趋势图

（二）原因分析

1. 鱼骨图根因分析

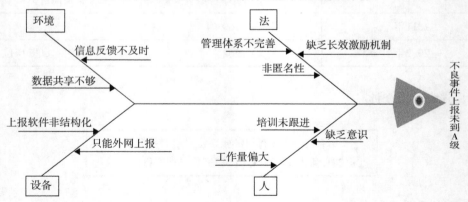

2012年护理安全（不良）事件上报率低鱼骨图分析

2.柏拉图真因分析

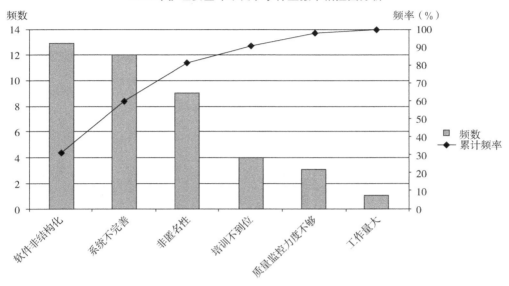

2010年护理安全（不良）事件上报率柏拉图分析

（三）拟定对策

2011—2012年提高护理安全（不良）事件上报率实施计划表

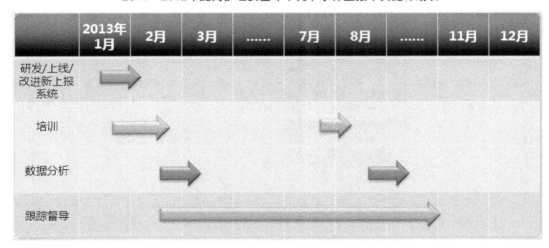

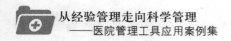

（四）执行计划

1. 上报系统建立在内网中，上报项目分类明晰，统计智能化，系统更加完善

提高护理安全（不良）事件上报系统截图

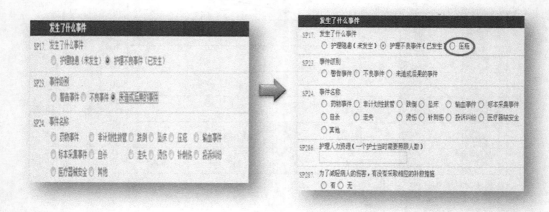

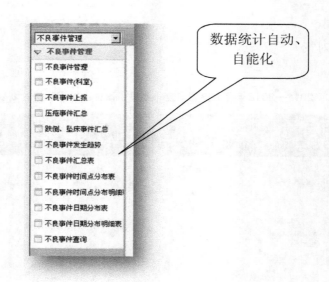

2.集中、分散培训，调动全院护士参与。

3.完善上报制度，建立明确奖惩方法。

（五）效果调查

2013年与预期目标对比		
项目	上报不良事件数量	预期目标
2013年	1971	≥20例/100张床位

1.调查效果分析

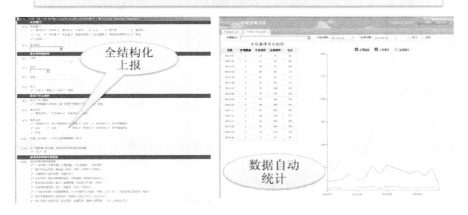

✓ 2013年上报=65例/100张床位，达到目标

2.残留及潜在问题

（1）上报数量增多，数据统计相对缺乏专业化。

（2）数据挖掘不够，对临床质量监控有待加强。

针对上述残留及潜在问题，进入护理不良事件上报和处理体系持续改进第三个PDCA循环

案例三：降低住院患者跌倒发生率PDCA

为持续改进护理质量、有效降低跌倒事件发生率、保障患者安全，我科制定了跌倒事件PDCA行动计划，通过对住院患者跌倒事件的追踪调查以及调查医护人员、保洁员、患者家属对跌倒因素认知情况，深入分析、发现问题、持续质量改进。

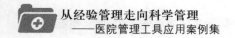
一、计划阶段（Plan）

（一）发现问题

1. 住院患者跌倒事件持续增加

老年病房为医院跌倒事件高发科室，自2010年起就成立了跌倒专项质控小组，进行专项质控。统计显示，2010—2012年患者的跌倒人次不仅没有减少，反而明显增加。主要原因在于以前存在漏报的现象。自2012年起，我科的跌倒上报率达到了100%。

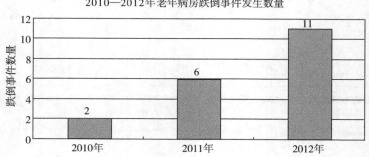

跌倒可能导致骨折、脑外伤、长期卧床甚至死亡，给老人带来的无尽痛苦，严重影响了老人的晚年生活。2008年中国患者安全十大目标就明确提出，要防范与减少患者跌倒事件发生。我们在人员培训、健康教育及环境管理上都进行了强化，但是跌倒仍然无处不在，防不胜防。

2. 2012年11例跌倒事件发生的时间、地点、班次分布情况

（1）2012年老年病房跌倒时间分布情况

老年病房患者跌倒事件主要集中在06：01～08：00和18：01～20：00两个时间段，该段时间为患者晨起和睡前下床活动的高峰期，由于患者未睡醒或睡意正浓，导致跌倒发生概率较高。

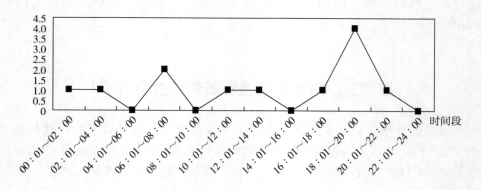

（2）2012年老年病房跌倒发生地点分布情况

老年病房患者发生跌倒事件的高发地点主要为病房和卫生间。

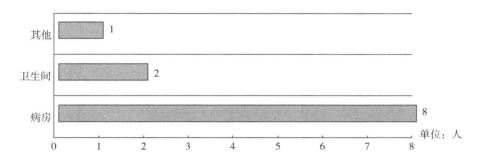

（3）2012年老年病房跌倒发生班次分布情况

老年病房跌倒事件主要发生在中班和夜班，对于该班次的护士应加强培训、提高责任心，加强病房的巡视，提高自身警惕性，做出正确评估、及时预防，将患者的危险降到最低。

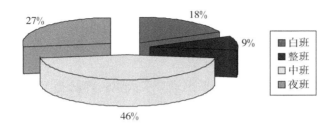

（二）问题分析

1.跌倒事件发生主要原因分析

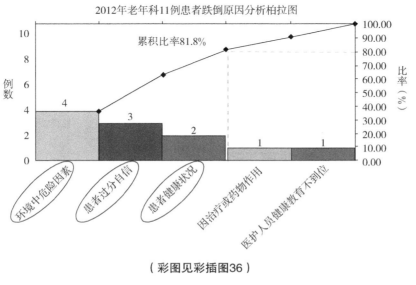

2012年老年科11例患者跌倒原因分析柏拉图

（彩图见彩插图36）

通过绘制柏拉图，根据二八法则，环境中的危险因素、患者过分自信、患者健康状况三大因素为主要原因，累积比率达到81.8%。其中患者的健康状况为不可控因素。

2. 跌倒事件发生要因解析

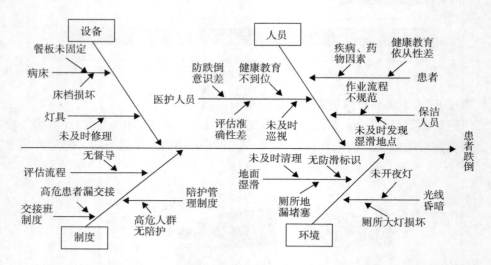

小组成员通过头脑风暴对患者的跌倒进行了人机料环法要因解析，讨论得出人员、环境为引起患者跌倒的要因。并拟定从保洁人员、医护人员、患者、环境四方面进行改进。并制定了详细的项目实施计划表。

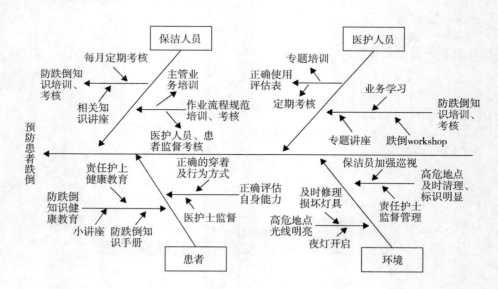

项目实施计划表

时间（月） 工作项目	3	4	5	6	7	8	9	10	责任人
一、计划期									
1.调查科内医护人员对于跌倒防范的相关知识	✓	✓							李××、王×
2.调查科内住院患者、家属、陪护跌倒防范知识	✓	✓							兰×、何×
3.制定拟定医护人员培训内容及方案		✓	✓						杨×、何××
4.制作多媒体教材、患者宣教手册			✓						唐××、李××
二、执行期									
1.保洁工人工作流程及预防跌倒培训			✓	✓					兰×、何×
2.举办医护人员在职培训				✓	✓				杨×、李××
3.对住院患者实施健康教育				✓	✓				唐××、王××
4.拟定老年科跌倒防范的工作标准和流程					✓	✓			王×、马×
三、评价期									
1.保洁人员、医护人员认知和执行力						✓			何××、马××
2.患者的认知、满意度							✓		徐××、何××
四、检讨与改进									
制定老年压疮防治的工作标准和流程								✓	李××、唐 ××

（三）目标设定

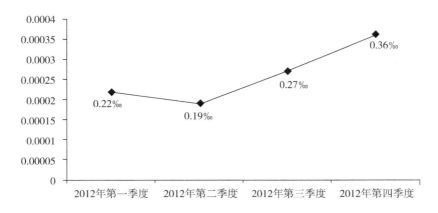

根据2012年各季度跌倒发生率，2012年跌倒发生率的均值为0.26‰，利用公式：

目标值= 0.26‰± 0.26‰×25% = 0.195‰～0.325‰

2013年各季度的跌倒发生率目标设定为≤0.325‰。

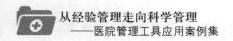

二、执行阶段（Do）

1. 2013.3—2013.4，应用自制问卷对医护人员、保洁员、患者、家属、陪护进行防跌倒知识调查。调查表明：28.5%护士不能正确对患者进行跌倒评估，主要为低年资的护士；34.7%患者、家属及陪护不能完全知晓跌倒防范知识；57.3%保洁员不能完全知晓跌倒防范知识，62.5%保洁员未按照规定的流程作业。

2. 除了跌倒质控小组每月的业务培训，在护理部的领导下，2013年10月成立科内跌倒workshop项目组，定期进行相关知识培训及考核，发现问题、及时整改。

3. 针对Morse跌倒评估表进行专题培训，规范跌倒风险评估、提高评估准确率。

4. 推进患者入院首次风险电子评估表单的应用，方便医护人员对整个病区患者跌倒高危因素情况了解。

5. 强化了对保洁人员的跌倒防范相关知识培训，规范保洁人员作业流程，制定保洁人员工作质量考核表，由患者进行考核，共同维护环境安全。

6. 每月定期开展形式多样的患者健康教育活动，提高患者、家属及陪护防跌倒的安全意识。

7. 对新进人员进行跌倒防范培训。

8. 加强患者特殊时段的陪护及照顾，高危人群24h留陪。

9. 对病房走廊、卫生间及其他高危区域做好防滑、防跌倒安全措施，摆放和张贴相关警示标识。

三、检查阶段（Check）

1. 跌倒发生率下降，达到目标值（<0.325‰）。

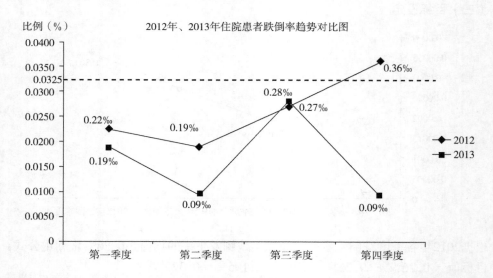

比例（%）　　　2012年、2013年住院患者跌倒率趋势对比图

2. 2013年与2012年相比，除因患者健康状况引起跌倒的比例有所增加外，其他因素引起跌倒比例均明显下降。

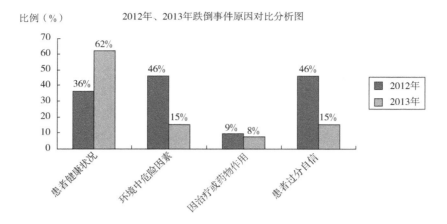

比例（%）　　　　　　　2012年、2013年跌倒事件原因对比分析图

3.保洁人员及时发现和清理病区湿滑的地方，粘贴防滑标识，高危地面放置防滑垫。

4.团队成员将临床实践与科研相结合，发表跌倒相关论著一篇，并获中华护理学会第16届老年护理学术会议优秀论文。

5.医护人员、患者及家属、保洁员预防跌倒相关知识得到了较大的提升。

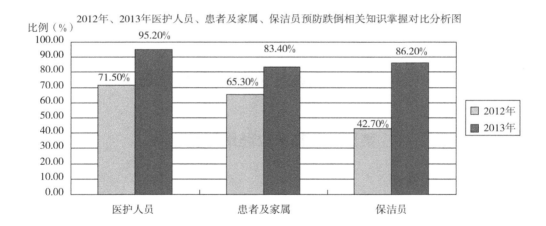

比例（%）　2012年、2013年医护人员、患者及家属、保洁员预防跌倒相关知识掌握对比分析图

四、处理阶段（Action）

1.患者跌倒评估流程、跌倒应急预案标准化。

2.制定保洁人员防跌倒作业流程，跌倒防范健康教育sop、患者跌倒防范手册。

3.建立绩效考核机制，将跌倒/坠床质控质量纳入护士工作质量考核。

五、质量追踪

为持续改进，我们对2014年的跌倒发生率进行了追踪，发现第一季度的跌倒发生率为0.38‰，超出了目标值，需进入下一个循环，持续整改。老年科全体成员将继续"深

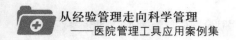

化五心相伴夕阳，专业呵护健康"的服务理念，运用PDCA持续质量改进，为老年人的安全和健康保驾护航。

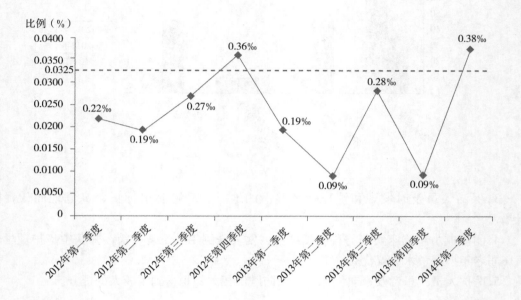

第十节 中南大学湘雅医院供稿

案例一：临床合理用药管理

一、PDCA循环一

（一）Plan

为进一步加强医院抗菌药物临床应用管理，促进临床合理用药，湘雅医院自2011年2月在全国率先开始开展抗菌药物整治活动。

（二）Do

1. 整治前抗菌药物相关数据

2011年1～2月抗菌药物相关指标

	2011年1月	2011年2月
住院抗菌药物DDDs [DDD/100（人·天）]	119.7	146.2

（续表）

	2011年1月	2011年2月
住院抗菌药物使用率（%）	73.0	72.7
门诊抗菌药物使用率（%）	23.5	13.2
I类切口手术和介入诊疗病例抗菌药物预防使用率（%）	95.6	96.8
药品比例（%）	45.35	45.01
住院抗菌药物人均费用（元）	2397.58	2298.98

2. 整治举措

（1）完善相关管理制度及考核标准。

（2）加强合理用药专项培训，强化医务人员合理用药意识。

（3）由医院组织医务部、院感控制中心、药学部及"中南大学湘雅医院抗菌药物临床应用专家委员会"相关专家，结合各临床科室及病房的实际情况，科学、合理地制订了各临床科室及病房的抗菌药物DDD值、抗菌药物使用率及门诊抗菌药物使用率的预定值。院长分别与各临床科室主任签订了"抗菌药物合理使用"责任状，并将目标考核作为科室管理和绩效考核的重要依据。

（4）2011年4月底对我院抗菌药物目录进行了全面梳理，清退了70余种抗菌药物，暂停了抗菌药物新品种的引进，将我院抗菌药物品种控制在50种以下，坚决落实"一品两规"的政策，并于2011年5月1日正式实施。2012年8月底，医院召开"药事管理与药物治疗学委员会"及"抗菌药物临床应用专家委员会"会议，对原50种抗菌药物品种进行了小幅度调整，有2个品种抗菌药物因为临床存在不合理用药现象、半年内使用量居于前列被调出原有的50种抗菌药物目录。

（5）2011年2月开始，我院加强了"合理用药"管理和督导的工作力度，实行了"对抗菌药物和非抗菌药物过快增长的前三位药品在我院暂停三个月使用期"的管理制度，每月对用量异常增长前三名抗菌药物进行统计，每种抗菌药物排名前五位医师进行公示，并每人抽查五份病历进行合理性用药的评价。2011年分8批次暂停了24种抗菌药物，21种非抗菌药物；2012年分11批次暂停了33种抗菌药物，33种非抗菌药物；2013年分6批次暂停了18种抗菌药物，18种非抗菌药物。

（6）为提升"临床合理用药"的管理效率，我院加强了网络信息的建设，充分运用信息化的手段促进抗菌药物临床合理应用。包括通过HIS系统，按照我院抗菌药物分线分级管理制度，对全院临床医师的抗菌药物处方权级别进行了严格控制；禁止门诊开具特殊使用级抗菌药物；严格控制了出院带口服抗菌药物的疗程和数量。临床医师可通过《医生用药情况查询系统》查询本人门诊、住院的用药量和药品比例，科室主任有权限查询本科室每位医生的用药量和药品比例，实现了药品比例在线监控和管理。药学部、院感控制中心及医务部协助医院网络信息中心自主开发了统计功能软件，实现了抗菌药物临床应用动态监测、评估和预警，监控内容包括住院患者抗菌药物使用率、使用强度，I类切口手术和介入诊疗病例抗菌药物预防使用率，特殊使用级抗菌药物使用率、使用强度，门、急诊抗菌药物处方比例等。为了进一步加大抗菌药物处方点评工作力度，扩大处方点评范围和点评数量，目前网络信息中心正在开发电子处方点评系统。

（7）医院组织医务部、药学部、医院感染控制中心、药事管理与药物治疗学委员会、抗菌药物临床应用专家委员会、医疗质量管理委员会、病案质量管理委员会等部门的专家，每月对全院抗菌药物合理使用工作进行督导检查和点评：①对当月病房带组的年轻副教授和主治医师进行专项培训并现场点评病例，带组医师每月参加对其他科室抗菌药物临床应用情况的督导检查；②对神内ICU、呼吸ICU、神外ICU、胸外ICU、中心ICU和当月抗菌药物DDD值的前10位科室及病房的抗菌药物临床应用情况进行督导检查；③对抗菌药物和非抗菌药物增长速度过快的前3位药品暂停3个月使用期；④对使用以上暂停药品用量排行前5位医师，各抽查其5份病例，并评估其临床用药合理性；⑤重点督查感染病科、外科、呼吸内科、重症医学科、心血管内科、血管外科、骨科、急诊科等临床科室和病房的"抗菌药物合理使用"情况；⑥重点督查腹股沟疝修补术（包括补片修补术）、甲状腺疾病手术、乳腺疾病手术、关节镜检查手术、颈动脉内膜剥脱手术、颅骨肿物切除手术和经血管途径介入诊断手术病例的抗菌药物预防使用情况；⑦抽查门（急）诊处方10 000余张，评估检查其用药合理性；⑧对25%的具有抗菌药物处方权医师所开具的处方、医嘱进行点评，每名医师50张处方、医嘱，重点抽查感染科、外科、呼吸科、重症医学科等临床科室以及I类切口手术和介入诊疗病例；⑨信息统计每个临床科室和病房的药品比例、抗菌药物使用率、抗菌药物DDD值、门诊抗菌药物使用率以及手术科室和病房的I类切口手术和介入诊疗病例抗菌药物预防使用率等相关指标。根据以上专家督导检查的结果以及考核指标，医院在管理例会、医疗例会、督导检查现场等点评处方和"抗菌药物合理使用"情况，并在《湘雅医讯》通报。通过以上多种形式的点评和通报，大力推动了我院"抗菌药物合理使用"工作的开展。

（8）医院感染控制中心十余年来，每月根据临床各科室和病房的抗菌药物使用和细菌耐药情况，对我院抗菌药物的使用适宜性进行评估，并对抗菌药物的使用趋势进行分析和检测，相关结果定期在医疗例会和《湘雅医讯》进行通报。受省卫生厅的委托，"湖南省抗菌药物耐药网"挂靠我院，在省卫生厅的领导下和专家的指导下，对全省抗菌药物耐药情况实施监控。

（9）医院每月将以上督导检查和考核结果纳入到科室、病房、员工的管理和绩效考核。2011年"抗菌药物临床应用专项整治活动"工作开展以来，我院已对74名"不合理使用抗菌药物"的医师按照相应规章制度予以了考核和处罚，同时对54名"抗菌药物合理使用"工作做得好的医师，进行了表扬和奖励。

（10）引入了"诚勉谈话"制，对"用药不合理"现象严重的科室（病房）负责人、医务人员，由纪检监察办进行诚勉谈话。

（三）Check

1. 全院住院抗菌药物使用强度DDDs值下降

2010年、2011年、2012年、2013年住院抗菌药物DDDs对比 [DDD/（100人·天）]

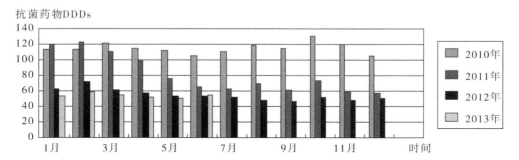

2. 全院住院抗菌药物使用率下降

2011年、2012年、2013年住院抗菌药物使用率对比（%）

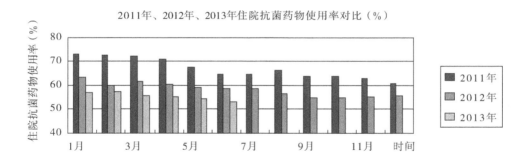

3. 全院门诊抗菌药物使用率始终控制在卫计委要求的20%以下

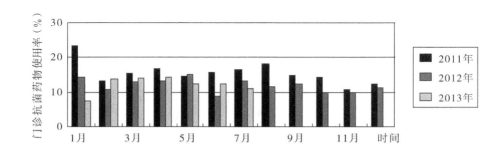

4. 全院住院抗菌药物人均费用下降

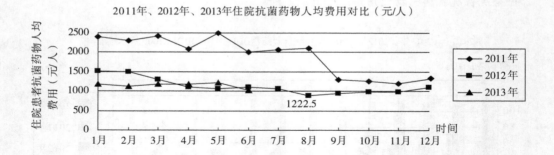

2011年、2012年、2013年住院抗菌药物人均费用对比（元/人）

（四）Action

1. 抗菌药物专项整治活动成效显著。住院抗菌药物DDD值、住院抗菌药物使用率、门诊抗菌药物使用率均较整治前明显下降。2012年10月28日，卫计委抗菌药物专项检查中，我院住院抗菌药物DDD值为39.2 DDD／（100人·天），达到卫计委要求，住院抗菌药物使用率、门诊抗菌药物使用也均已达标。

2. 住院患者抗菌药物人均费用由整治前2011年1月的2397.6元／人下降到2013年7月的1176.5元／人，降低了50.9%。

3. Ⅰ类切口手术和介入诊疗病例抗菌药物预防使用率较前明显下降，但仍未达到卫计委要求的30%。

二、PDCA循环二

（一）Plan

1. 原因分析

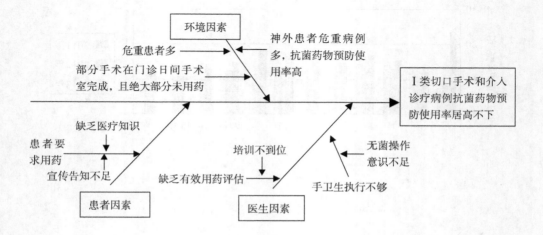

2.目标设定

"原则上不预防用药"的七大手术达到零预防使用率，Ⅰ类切口手术和介入诊疗病例抗菌药物预防使用率争取早日达到卫计委标准（30%）。

（二）Do

1.为落实"Ⅰ类切口手术和介入治疗的抗菌药物合理使用"的工作，医院根据各个专科病种及用药的实际情况，组织了相关专家下到临床科室，与各临床科室主任和教授一起商讨，制定了各临床科室及病房的Ⅰ类切口手术和介入诊疗病例抗菌药物预防性使用率的预定值，并出台了《中南大学湘雅医院外科Ⅰ类（清洁）切口手术预防用抗菌药物实施细则》，更加科学、合理地降低Ⅰ类切口手术的预防用药。

2.加强Ⅰ类切口手术和介入诊疗病例合理用药培训。

3.加强手卫生管理制度规范的宣传和督查力度。

4.重点督查卫计委规定的"原则上不预防用药"的七大手术——腹股沟疝修补术（包括补片修补术）、甲状腺疾病手术、乳腺疾病手术、关节镜检查手术、颈动脉内膜剥脱手术、颅骨肿物切除手术和经血管途径介入诊断手术病例的抗菌药物预防使用情况。

5.医院每月将以上督导检查和考核结果纳入到科室、病房、员工的管理和绩效考核。

（三）Check

1．全院Ⅰ类切口手术和介入诊疗病例抗菌药物预防使用率下降。

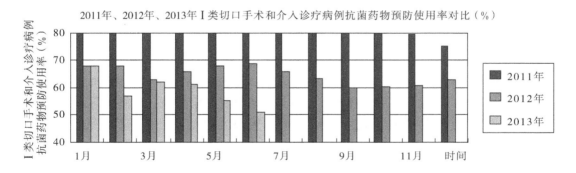

2011年、2012年、2013年Ⅰ类切口手术和介入诊疗病例抗菌药物预防使用率对比（%）

2．"原则上不预防用药"的七大手术——腹股沟疝修补术（包括补片修补术）、甲状腺疾病手术、乳腺疾病手术、关节镜检查手术、颈动脉内膜剥脱手术、颅骨肿物切除手术和经血管途径介入诊断手术病例接近"零预防用药"。

2013年"原则上不预防用药"的七大手术预防用药情况（%）

手术名称	1月	2月	3月	4月	5月	6月	7月
腹股沟疝修补术（包括补片修补术）	2.3	1.7	0	0	0	0	0
甲状腺疾病手术	0	0	0	0	0	0	0

（续表）

手术名称	1月	2月	3月	4月	5月	6月	7月
乳腺疾病手术	0	0	0	0	0	0	0
关节镜检查手术	3.8	4.3	3.5	4.6	2.7	0	0
颈动脉内膜剥脱手术	－	－	－	－	－	－	－
颅骨肿物切除手术	－	－	－	－	－	－	－
经血管途径介入诊断手术	0	0	0	0	0	0	0

（四）Action

1.我院I类切口手术和介入诊疗病例抗菌药物预防使用率已由整治前的95.6%下降至目前的51.0%，下降明显，但离卫计委要求的30%仍有差距，需继续努力。

2.严格执行卫计委文件精神，我院"原则上不预防用药"的七大手术接近"零预防用药"。

3.抗菌药物使用强度和使用率下降明显，但药品比例下降不够明显。

三、PDCA循环三

（一）Plan

1.药品比例下降原因分析：考虑辅助药物使用增多。

2.目标设定：在全国率先整治辅助药物，规范辅助药物的使用，全面促进合理用药。

（二）Do

1.2012年8月底，医院在全国率先对临床辅助用药进行集中整治，实现了对临床药物全面"定量定规"，删除了百余种"药物疗效不确切和临床应用不合理"的药物品种，提出了进一步加强"合理用药"的新建议，形成了更加规范的临床用药流程。

2.我院从2011年2月开始实行了"对抗菌药物和非抗菌药物过快增长的前三位药品在我院暂停三个月使用期"的管理制度，每月对用量异常增长前三名非抗菌药物进行统计，每种非抗菌药物排名前五位医师进行公示，并每人抽查五份病历进行合理性用药的评价。

3.重点督查抗肿瘤药物、激素类药物、血液制品、生物制品和肠道外营养等辅助药物的合理使用情况。

4.医院2013年7月正式出台了《中南大学湘雅医院辅助药物临床应用管理办法》，每月将辅助药物督导检查和考核结果纳入到科室、病房、员工的管理和绩效考核。

（三）Check

1.2013年以来，每月对辅助药物的督导检查结果较2012年明显规范、合理。

2.住院药品比例下降。

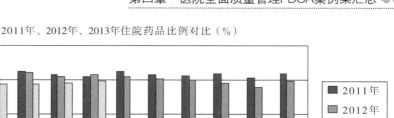

2011年、2012年、2013年住院药品比例对比（%）

案例二：接台手术间隔时间的持续改进

一、现况把握

手术接台间隔时间包括手术结束后离室时间（平均10分钟，包含撤离监护、整理患者衣物、送恢复室、交接班等。若不能送恢复室，则还包含患者的苏醒时间、送入病房时间）、患者入室时间（平均8分钟，包含因电梯、工人数量、建立静脉输液通路等因素）、手术间准备时间（平均8分钟，包含保洁、手术器械、常用物品准备等）、麻醉准备时间（平均18分钟，包含麻醉药品耗材准备、连接监护、穿刺、插管等）、外科准备时间（平均15分钟，包含摆放体位、消毒、铺单），如图所示。

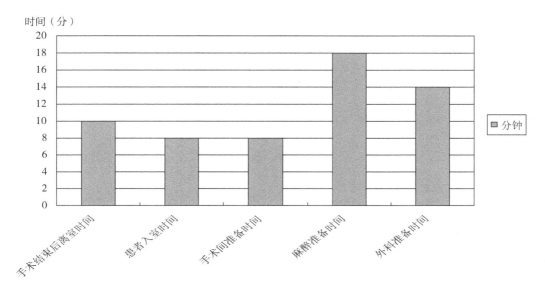

改善前接台分析时间调查图

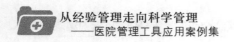

二、根因分析

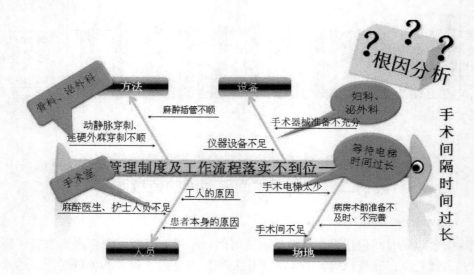

因果鱼骨图

三、对策实施

对策一	对策名称	增加医务人员，增加工人，加强对实习、进修人员的培训带教工作
	主要原因	1.工作量大、医护人员缺乏。 2.新进专科人员、实习生、进修生业务不熟。 3.工人分配不均、积极性不高；工人人员不足，新进工人业务不熟。
对策内容 增加医务人员，增加工人，加强对实习、进修人员的培训带教工作		对策实施 1. 增加医务人员，加强岗前培训和专科培训，多组织业务学习、提高整体业务水平。 2. 增加工人，工作前必须进行正规培训，合理安排工作时间。 3. 加强对实习、进修人员的培训带教工作。
对策处置 1. 医务人员，加强岗前培训和专科培训，多组织业务学习。 2. 工人工作前必须进行正规培训。 3. 对实习、进修人员的采用1+1带教法。		对策效果确认

对策二	对策名称	专人专管，对设备进行定期维护及更换。同时每人做到用前必查
	主要原因	麻醉机故障或手术辅助工具故障 损坏不仅耽误手术衔接速度，甚至会引起不可预料的严重后果

对策内容
专人专管，对设备进行定期维护及更换。同时每人做到用前必查。
负责人：张×× 唐××
实施时间：2013年7月
实施地点：手术中心

对策实施
1.设立专人管理手术室、麻醉科设备的运作状态。
2.规定每位巡回护士和麻醉医师在手术前和实施麻醉前，对所有麻醉仪器及手术辅助设备进行仔细全面的检查。

P | D
A | C

对策处置
1.专人专管，对手术所用仪器设备及麻醉机、监护仪等设备进行定期维护及更换。
2.每人做到用前必检，检查后签字，有问题及时联系科室内部技术人员或医院设备科。

对策效果确认

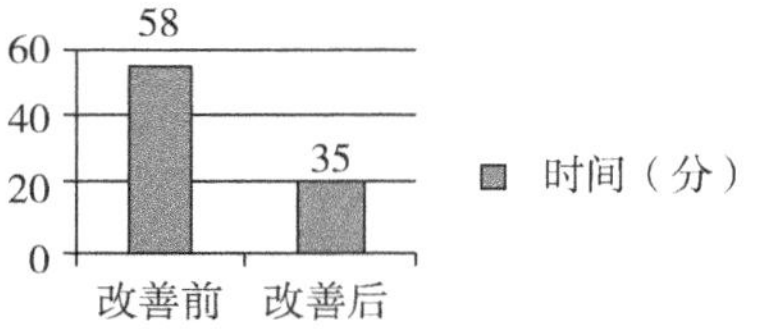

	改善前	改善后
时间（分）	58	35

对策三	对策名称	设立术前准备室，在准备间里完成术前操作
	主要原因	有创操作不顺利，硬膜外穿刺或神经阻滞不顺利，导致手术接台时间延长

对策内容	对策实施
1.设立术前准备室，手术患者的动脉穿刺、深静脉穿刺、硬膜外穿刺或神经阻滞在准备室里完成。 2.制定诱导室核对表及工作量登记表。 负责人：欧×× 实施时间：2013年7月 实施地点：手术中心预麻室	1.安排至少两位麻醉师提前接患者到诱导室，负责诱导室工作。 2.在诱导室完成动脉穿刺、深静脉穿刺、硬膜外穿刺或神经阻滞等有创操作。

P D
A C

对策处置	对策效果确认
制定麻醉诱导室标准化作业流程及各项操作规范。 进一步改进空间，优化诱导室作业流程。	 58 35 改善前　改善后　■ 时间（分）

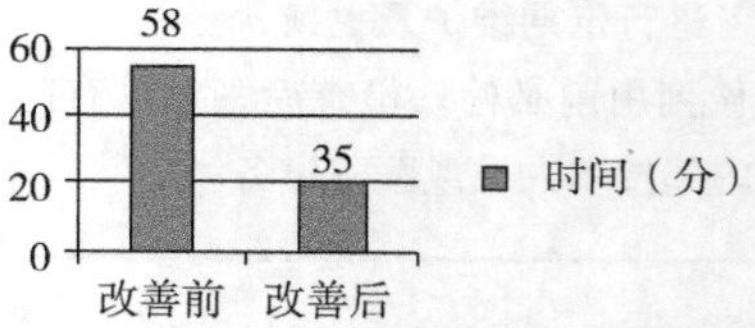

对策四	对策名称	加快恢复室周转效率
	主要原因	1.麻醉期间用药不当； 2.恢复室开放时间短； 3.人员、呼吸机不够； 4.收治患者种类受限

对策内容 1.麻醉期间合理使用麻醉药物及辅助药物。 2.延长恢复室开放时间。 3.适当增加护士、工人。 4.尽量收治各类患者（肺结核等除外）。 负责人：欧×× 　陈×× 实施时间：2012年7月 实施地点：恢复室	对策实施 1.在晨会、科室重要会议上强调合理用药；统计入室前拔管病例、入室后拔管时间。无作为者，诫勉谈话直至降低分配系数。 2.恢复室延长至19：00。 3.不得无合理理由拒收患者。
对策处置 1.进一步完善恢复室规章制度，增加服务手术室的能力。 2.规范术中麻醉用药，改善麻醉质量。	对策效果确认 由原来日均收治患者41例，增加至56例。完全满足临床需求。

P D
A C

四、效果确认

（一）有形成果

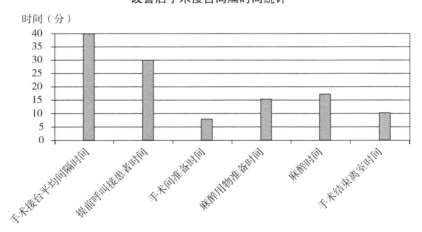

改善后手术接台间隔时间统计

对策实施前后手术接台间隔时间对比

项目	改善前	改善后
调查日期	2012年7～12月	2013年5～7月
资料来源	手术室，现场调查表	
调查台次	500	500
数据资料	287台：58分钟/台	426台：38分钟/台

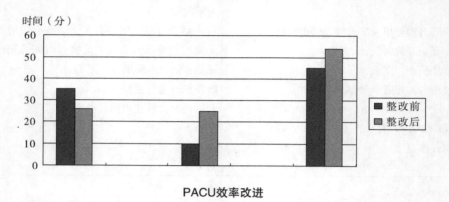

PACU效率改进

（二）形成标准化作业书

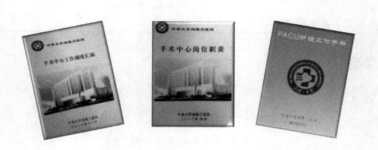

第十一节　昆明医科大学第一附属医院供稿

案例：病案首页质量持续改进

一、项目背景

　　病案首页是住院病历的重要组成部分，也是一份完整病历的高度总结，可以说，几乎有75%左右的病案信息被浓缩到病案首页中，正因为如此重要，卫计委从2009年就开始要求所有医院必须按时上报病案首页数据，同时，在2011年启动等级医院评审工作时，引进了基于病案首页信息评价的DRGs绩效分析。DRGs绩效分析的全部内容和指标均来源于病案首页，所以病案首页的每一个项目均可能影响到DRGs评价结果，同时，DRGs分组对于疾病主要诊断的选择要求很高，因为主要诊断是分组的最基础数据。主要诊断选择的正确与否，直接影响到DRGs分组结果，继而对医院绩效评估造成很大影响；其他诊断、手术、操作也会影响到DRGs分组。2012年，北京DRGs工作组发布了云南省2009—2011年DRGs绩效分析结果，结果显示我院与某家地州三级医院的数据有明显的差距，如图：

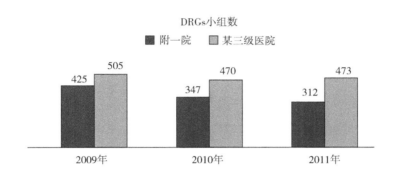

DRGs小组数

从上图来看，我院从2009—2011年的DRGs组数呈现下降趋势，而且与云南省某家地州三级医院有非常大的差距。DRGs组数代表医院收治病种的广度和范围，DRGs组数越高，说明医院收治的病种越多，范围越广。这样看来，会有一个结论：我院收治的病种广度和范围远远低于地州某三级医院。但从实际情况看，昆医附一院承担着云南省大量疑难危重病例的救治，地州三级医院的疑难危重病例，绝大部分会被转诊到昆医附一院，昆医附一院也是云南省专业最齐全、专科最多的大型综合医院，2009—2011年，出院患者数位于云南省所有医院之首，理论上说，医院DRGs组数也应该处于云南省首位。为进一步研究其中存在的问题，医院决定成立DRGs工作小组，专门负责该项工作的调研与持续改进。

二、成立DRGs工作组及QC小组

针对上述问题，医院决定成立DRGs工作组及一个QC小组对我院DRGs绩效分析结果进行调查分析，参加QC小组的成员包括涉及此项工作的质量管理部、医务部、信息中心、病案统计科等部门相关人员，以期找到影响我院DRGs绩效分析结果的原因，促使我院DRGs绩效分析能真实客观地反映医院实际情况，达到持续改进的目标。QC小组成员组成如下：

组　　长：主管副院长

副组长：质量管理部主任

成　　员：医务部、信息中心、病案统计科相关人员

协调员：质量管理部副主任

三、制定质量改进步骤

2012年7月9日成立QC小组，召开协调会，提出质量改进步骤，制定计划如下：

	7月9日	7月10～16日	7月17～24日	2012年8～10月	2012年11～12月
协调会议	亦				
现场调研		亦亦			
质量分析会及制定整改措施			亦亦亦		
改进措施实施				亦亦亦	
效果检查					亦亦亦亦亦亦

四、现场调研及存在问题分析

2012年7月10—16日，组织QC小组成员对病案首页从书写、收集、整理、录入及上报各个环节进行了现场调研及检查，并对收集到的资料进行了汇总分析，为质量分析会做准备。经分析，存在的问题主要有三个方面。

（一）医生书写病案首页存在的问题

1. 主要诊断选择错误：如死亡病人大多把"呼吸循环衰竭"作为第一诊断，一些笼统的诊断如"冠心病""重型颅脑损伤""糖尿病"等作为第一诊断。

2. 其他诊断漏填：临床医生仅把治疗的或者关注过的疾病填写到病案首页中，而其他有客观诊断证据的疾病未填写。

3. 病案首页缺项：如年龄未填写，出院情况未填写等。

4. 主要手术选择错误：同时有手术及操作的，将操作放在第一位。

5. 其他手术操作漏填：一些重要的手术未填写，一些常见的操作漏填。

（二）病案首页收集整理及录入存在的问题

1. 出院病案上交时间延迟，导致病案首页数据录入不全。

2. 病案首页录入信息不完整。

3. 对诊断的编码错误。

（三）病案管理信息系统存在的问题

1. 病案首页上报时，漏报诊断条目及手术操作条目。

2. 病案管理系统功能落后，需要尽快升级解决手工录入问题。

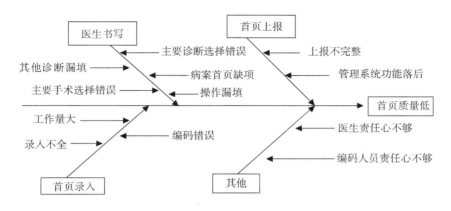

病案首页质量影响因素鱼骨图

五、召开质量分析会

（一）质量分析会

1.会议主题：提高我院病案首页填报质量，持续改进DRGs绩效评价结果。

2.参会人员：主管院长、质量管理部、医务部、病案统计科、信息中心、病案管理委员会部分委员。

3.分析会内容：

①分管副院长对质量分析会进行简要说明；

②质量管理部向各部门、科室汇报我院DRGs绩效评价结果及前期病案首页质量调查结果，引出主题，提出问题与整改措施及办法；

③ 相关部门及科室围绕病案首页质量存在的问题，就提高病案首页质量的具体措施展开讨论，并提出整改措施；

④分管副院长进行总结。

（二）提出的整改措施

1.针对医生填写病案首页存在的问题，如主要诊断选择错误、主要手术选择错误等，加大对临床医生填写病案首页的培训力度及监管力度。

2.针对病案首页收集整理及录入存在的问题，加大对病案统计科工作人员的培训力度。

3.针对病案管理系统存在的问题，拟对正在使用的病案管理系统进行全面的升级。

六、实施质量改进

根据质量分析会提出的改进措施，于2012年8月1日～12月31日实施质量改进，具体整改工作如下：

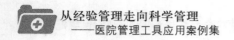

（一）加大培训力度，提高医师病案首页填写质量

1.先后邀请国内相关专家到医院进行集中培训，并现场指导病案统计科工作。

2.针对临床科室填写病案首页存在的个性问题，对44个临床科室逐一进行了培训。

3.外出学习：派出病案室主任及工作人员到北京进修学习，学习先进病案管理方法和理念，提高病案管理水平及病案首页填报质量。

（二）加强对病案首页填写的督导检查，促进科室积极改进，不断提高病案首页填写质量。

（三）升级全院病案管理系统：对病案管理系统进行升级，保证数据上报的及时性及准确性。

七、效果检查及成效分析

通过不断加强对医生的培训、完善病案首页资料以及升级病案管理系统，病案首页质量有所提高。我院2012年与2011年DRGs绩效分析结果对比情况如表所示。

2011年、2012年病案首页DRGs分析结果

年份	DRGs组数	CMI值	低风险死亡率
2011年	312	1.3204	0.0007
2012年	482	1.3456	0.0005

从表格可以看出，经过持续改进，我院DRGs组数明显上升，2012年的CMI值也有明显提高，说明改进有成效。但低风险死亡率仍然居高不下（云南省平均水平为0.0004），这是下一步整改的重点内容。

跟某家地州三级医院相比，我院经过整改后，2012年DRG组数明显高于某家地州三级医院，这也符合医院的实际情况。对比情况见下图。

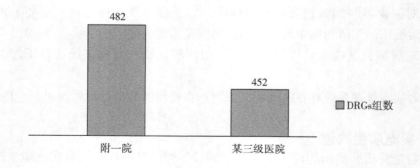

八、下一步措施

1.加强对死亡病历的管理：针对低风险死亡率仍然较高，要加强对死亡病历的管

理，对每一份死亡病历首页的填写、录入、主要诊断选择进行逐一的质量控制。

2.进一步加强病案7日归档率：保证病案首页信息的完整性、及时性，在新病案管理系统中增加病案归档监控功能。

3.继续加大培训力度：针对各科室存在的各项问题，继续加强对临床医生的培训力度，同时加强病案统计科建设，引进专业的编码人员，派送病案统计科人员外出学习、培训。

4.探索应用DRGs进行绩效分配的管理机制：待医院条件成熟，将DRGs分析的结果应用于绩效分配，将DRGs分析结果直接与医护人员的奖励性绩效挂钩，持续改进住院病历首页的书写质量。

第十二节　十堰市人民医院供稿

案例一：PDCA在骨关节病案质量管理中的应用

2013年9月1日～12月31日，我院将PDCA管理方法运用到骨关节科病历的质量管理中，取得了良好的效果，并于2014年在全院推行。现报告如下。

一、现状分析

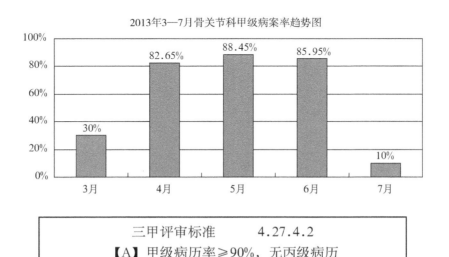

2013年3—7月骨关节科甲级病案率趋势图

三甲评审标准	4.27.4.2	
【A】甲级病历率≥90%，无丙级病历		

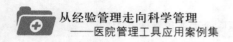

二、成立QC小组

成立日期：2013年9月1日	
组织者：任××	
辅助部门：骨关节医务科护理部质控处	
成员：郑× 金× 刘×× 邹×× 张× 李× 王× 白× 王× 王× 陈× 刘×× 冯×× 孔××	
所属单位：病案科	
主要工作：同心协力，凝聚智慧共同提高骨关节科病案质量	
活动时间：2013年9月1日～12月31日	

三、计划阶段（plan）

（一）问题分析

对骨关节科2013年3～7月435份出院病案进行质量现状分析，发现存在许多共性的问题（如表）。

问题点一览表

问 题 点	检 讨					总 分	优 先 顺 序
	上 级 重 视	急 迫 性	可 行 性	本期达到可 能性	组员 能力		
知情同意书缺乏或缺项	58	38	80	86	58	320	1
病案首页填写不完整	48	50	45	40	43	226	2
上级医师欠签名	20	16	72	60	56	224	3
书写错字、漏字、涂改、漏签名	42	48	56	40	30	216	4
首次病程记录诊断依据不足	51	42	48	38	26	205	5
主诉不能导出第一诊断	42	48	42	36	37	203	6
三级医师查房制未体现	42	32	68	36	22	200	7
遗漏病史和阳性体征	54	42	36	26	29	187	8
不能按规定时间完成记录	22	36	48	36	31	173	9
专科检查记录不确切	32	39	56	23	22	172	10
病情变化缺分析及处理意见	36	56	28	26	20	166	11

通过上表发现知情同意书相关问题是病历质量不达标的关键因素，是最为突出的问题，患者知情同意书缺乏属单项否决，所以我们认为解决了该问题，则可以提高病案质

量，提高甲级病案率。问题对策计划如图。

活动计划表（甘特图）

时间 步骤	9月				10月				11月				12月				负责部门	方法	地点
	1	2	3	4	1	2	3	4	1	2	3	4	1	2	3	4			
活动背景																	病案科、骨关节科	脑力激荡	病案科
活动计划制定																	病案科、医务处、骨关节科	脑力激荡	医务处
现状把握																	病案科、骨关节科	柏拉图	骨关节科
目标设定																	医务处、质控处	脑力激荡	医务处
分析原因																	骨关节科、病案处	鱼骨图	骨关节科
对策拟定																	病案科、医务处、护理部	脑力激荡	病案科
实施与指导																	病案科、骨关节科、医务处	PDCA	骨关节科
效果确认																	医务处、质控处	柏拉图 雷达图	骨关节科
标准化																	医务处、护理部	检查标准	医务处
检讨与改进																	病案科、质控处	脑力激荡	病案科

注：┈┈▶表示计划线　　━━▶表示实施线

（二）数据收集

为了了解骨关节科在知情同意书方面存在的问题，经组员脑力震荡，2013年9月1日—10月5日抽取100份病历，共收集事件33起。相关数据如下：

知情同意书问题的原因分析

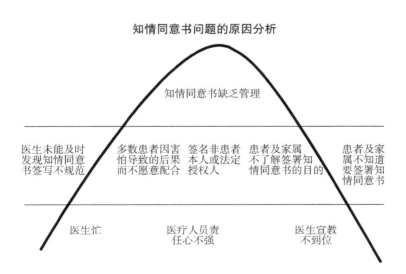

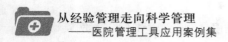

导致知情同意书问题的要因统计

要　　因	发生次数	百分比（%）	累计百分比（%）
医生忙于其他工作不能及时签署知情同意书或漏签	5	15	15
医生对患者及家属告知不到位	5	15	30
多数患者因害怕导致后果而不愿意配合	5	15	45
没有与治疗相匹配的知情同意书	4	12.1	57
患者不知道要签知情同意书	4	12.1	69
知情同意书签名不规范	3	9	78
知情同意书有空项	2	6	84
知情同意书内容过于简单	2	6	90
知情同意书无签名	2	6	96
医生责任心不强	1	3	100
合计	33		100

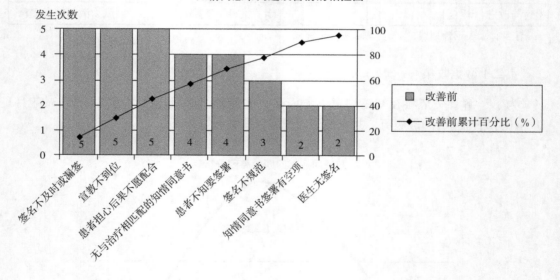

知情同意书问题改善前的柏拉图

四、执行阶段（Do）

拟定对策与实施。

1. 对策内容

①调整骨关节科病历质量的管理小组；

②全科医护共同做好宣教工作；

③举办《病历书写规范培训班》；

④利用晨会交班5分钟时间强调医生上班时应加强责任心，普及法律知识。

2. 对策实施

①2013年10月15日根据骨关节科情况调整科室质控小组；

②2013年10月28日在骨关节科召开病历质量分析会；

③2013年11月20日培训《病历书写规范》；

④ 2013年12月5日开始使用《手术科室运行病历医疗质量督导检查记录表》；

⑤2013年10月15日～11月25日每日利用晨会5分钟，科主任普及法律知识，加强责任心。

五、对策效果确认（Check）

有形成果：改善后的数据收集（骨关节科2013年11月16日～12月28日100份病历）。

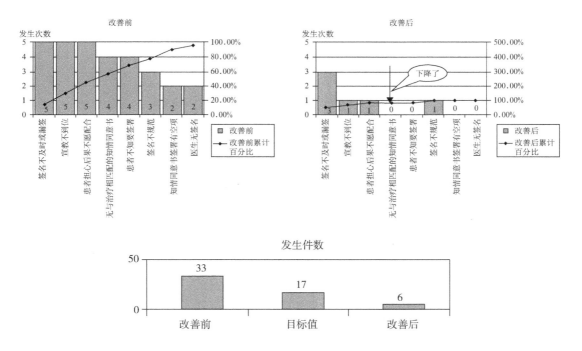

目标改善成果：事件发生件数降为6件，低于目标值17。综上所述，我们认为改进措施有效。

六、对策处置（Action）

《手术科室运行病历医疗质量督导检查记录表》执行有效，进一步在全院所有手术科室推广使用。

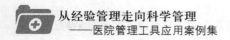
手术科室运行病历医疗质量督导检查记录表

管床及上级医师　　　　住院号		
转诊、转科（2.4.3.1）	无转科（　），转科合格（　）	无转科（　），转科合格（　）
知情同意告知（2.6.1.1；2.6.2.1；2.6.3.1）	告知合格（　）	告知合格（　）
医嘱（3.2.1.1；3.2.2.1）	合格（　）；签名：有（　）、无（　）	合格（　）；签名：有（　）、无（　）
病情评估（4.5.1.1；4.6.2.1）	病情评估：有（　）、无（　）	病情评估：有（　）、无（　）
院内会诊（4.5.4.1）	无会诊（　）、会诊合格（　）	无会诊（　）、会诊合格（　）
入院记录完成情况	及时（　）、不及时（　）	及时（　）、不及时（　）
上级医师查房	及时（　）、不及时（　）	及时（　）、不及时（　）
病程记录书写	及时（　）、不及时（　）	及时（　）、不及时（　）
医师签名	医师：及时（　）、不及时（　）；上级医师：及时（　）、不及时（　）	医师：及时（　）、不及时（　）；上级医师：及时（　）、不及时（　）
多学科综合诊疗（4.5.2.8）	疑难危重、恶性肿瘤患者：是（　）、否（　）；会诊及多学科综合诊疗：是（　）、否（　）	疑难危重、恶性肿瘤患者：是（　）、否（　）；会诊及多学科综合诊疗：是（　）、否（　）
诊疗计划的适宜性与上级医师评价与核准（4.5.3.2）	是（　）、否（　）	是（　）、否（　）
麻醉、术前准备（术前检查、讨论、告知）（3.3.1.1；4.6.2.1；4.6.2.2；4.7.2.1；4.7.3.1）	合格（　），手术审批单：有（　）、无（　）	合格（　），手术审批单：有（　）、无（　）
手术安全核查（3.3.3.1）	手术医师：有（　）、无（　）；麻醉医师：有（　）、无（　）；手术护士：有（　）、无（　）	手术医师：有（　）、无（　）；麻醉医师：有（　）、无（　）；手术护士：有（　）、无（　）
手术风险评估（3.3.3.1）	有（　）、无（　）	有（　）、无（　）
术后首次病程完成	及时（　）、不及时（　）	及时（　）、不及时（　）
手术记录完成（4.6.6.1）	及时（　）、不及时（　）	及时（　）、不及时（　）
术后上级医师查房	及时（　）、不及时（　）	及时（　）、不及时（　）

（续表）

管床及上级医师　　　　　住院号		
病理学检查送检及结果分析（4.6.6.2）	病理送检：是（　）、否（　）；病理结果分析：是（　）、否（　）	病理送检：是（　）、否（　）；病理结果分析：是（　）、否（　）
手术并发症评估与预防（4.6.7.2）	有（　）、无（　）	有（　）、无（　）
术后医疗服务计划（4.6.7.1）	有（　）、无（　）	有（　）、无（　）
其他		
反馈确认		

（一）检讨与改进

通过此次PDCA 在骨关节科病案质量管理的活动，加强了我们的团队精神，发挥了我们的智慧，提高了我们的管理质量。我们将继续努力，使我们的病案质量越来越高。

（二）进一步活动计划

根据"问题点一览表"，将病案首页填写不完整作为下一个问题，进入新一轮的PDCA循环。

问题点一览表

问题点	检　讨					总分	优先顺序
	上级重视	急迫性	可行性	本期达到可能性	组员能力		
遗漏病史和阳性体征	54	42	36	26	29	187	8
不能按规定时间完成记录	22	36	48	36	31	173	9
病案首填写不完整	48	50	45	40	43	226	2
主诉不能导出第一诊断	42	48	42	36	37	203	6
专科检查记录不确切	32	39	56	23	22	172	10
首次病程记录诊断依据不足	51	42	48	38	26	205	5
病情变化缺分析及处理意见	36	56	28	26	20	166	11
三级医师查房制未体现	42	32	68	36	22	200	7
上级医师欠签名	20	16	72	60	56	224	3
知情同意书缺乏或缺项	58	38	80	86	58	320	1
书写错字、漏字、涂改、漏签名	42	48	56	40	30	216	4

案例二：医院妇产科运用PDCA提高流产女性有效避孕措施的落实率

一、计划（Plan）

选题背景及理由：2011年卫计委联合中华医学会制定了新的《人工流产后计划生育服务指南》，要求降低人工流产率，开展"流产后关爱（Post-Abortion Care简称PAC）"优质服务。即对进行人工流产的病人进行人流后关爱，并在全国综合性或专科性妇幼医院开展试点进行基金支持。

这是因为我国流产率极高，每年平均有800余万例人工流产，重复流产率高达50%。虽然人工流产是对避孕失败或未采取避孕措施而发生的非意愿妊娠唯一有效的补救措施，但反复的人工流产，严重影响女性的生殖健康。我院每年有2000例左右的人工流产手术，且呈逐年上升的趋势。为了贯彻落实标准指南，开展PAC优质服务，我院采用PDCA的方式进行项目的实施。

（一）制定项目实施计划

运用PDCA提高流产女性有效避孕措施落实率计划表

内容 \ 时间	2013年			2014年				
	10月	11月	12月	1月	2月	3月	4月	5月
现况调查	=====	=====	=====					
确定目标		=====	=====					
原因分析		=====	=====					
要因确认			=====					
制定对策			=====	=====				
实施对策				=====	=====	=====	=====	
检查效果与巩固								=====

（二）现状调查

2013年10～12月，回顾性调查了2013年1～6月1912名避孕失败的流产女性，对术后有效避孕措施的落实情况进行了统计。

2013年1～6月我院流产病人有效避孕措施落实率

月份（月）	人工流产数(例)	有效避孕措施		落实率(%)
		短效避孕药(例)	宫内节育器(例)	
1	234	42	6	20.51
2	207	36	14	19.8
3	398	76	16	22.61

（续表）

月份（月）	人工流产数(例)	有效避孕措施		落实率(%)
		短效避孕药(例)	宫内节育器(例)	
4	402	76	16	22.88
5	352	61	10	20.17
6	319	49	15	20.06
总计	1912	340	66	21.23

（三）确定目标

中华医学会要求："50%的流产女性在离开医院时，已经知情选择了一种常规有效避孕方法，并已落实。"由现状调查得知，目前我科流产后有效避孕措施落实率仅21.3%，差距大，所以我们制定的初步目标是将流产女性有效避孕措施的落实率提高至50%。

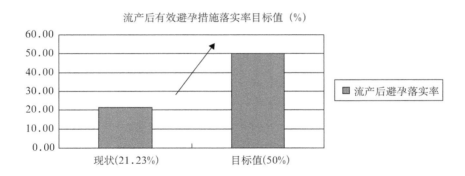

（四）有效避孕措施落实率低原因分析

是什么原因导致了如此之高的流产率呢？我们通过查找文献、集体讨论发现：避孕方式选择不当，是造成人工流产的重要原因之一。导致避孕失败常见五大误区分别为体外射精不会怀孕、安全期避孕很安全、安全套只需事前套一套、紧急避孕药是性爱的"保护神"、短效避孕药会导致发胖和脸上长斑。避孕知识的匮乏及避孕知识的误区是直接导致高流产率的原因。如何提高人们对避孕知识的认知程度、如何避免流产是我们急需解决的问题。

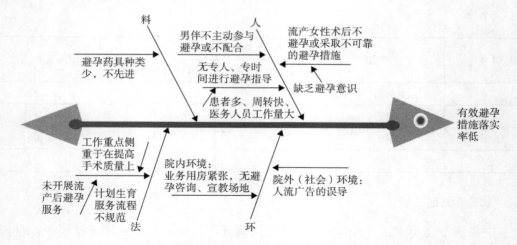

流产后有效避孕措施落实率低原因分析

（五）要因确认

根据综合分析及我科现况调查统计结果，主要原因为：①流产女性避孕意识缺乏；②我科工作流程中未开展PAC工作；③我科从事流产的医务人员缺乏主动宣教避孕知识的意识。

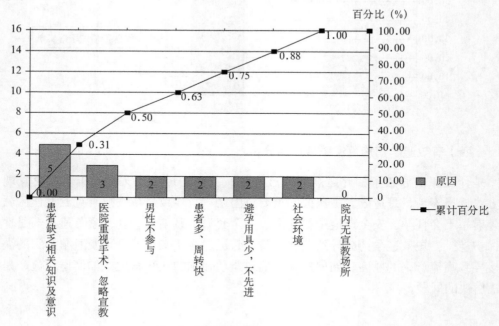

流产后避孕措施落实率低主因确认

（六）制定对策

根据分析的要因进行对策制定，并实施：①提高流产女性避孕意识；②规范工作重点，将生殖健康保健与避孕服务同样纳入我科的工作重点；③进行流产后关爱（PAC）门诊服务。

二、执行措施（do）

（一）管理层面

规范工作重点，将生殖健康保健与避孕服务同样纳入我科的工作重点。制定相关规章制度、职责及考核标准。

（二）教育培训

①组织医护人员学习《人工流产后计划生育服务指南》（中华医学会2011.4）的标准要求；②计划选派相关工作人员外出培训、参观学习、经验交流。

（三）工作流程

①开展PAC门诊服务项目；
②设置新的标准工作流程（如图）；
③开展形式多样的健康宣教。

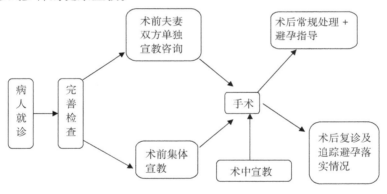

新的PAC门诊服务流程图

（四）监督及质控

①对医护人员以定期考核和不定期抽查相结合的方式进行工作流程及工作质量的监督及质控；
②对患者进行回访，了解工作落实的情况。

三、检查反馈（check）

（一）效果确认

1.2014年5月对2014年1～4月流产女性总有效避孕措施落实率的统计结果，见图。

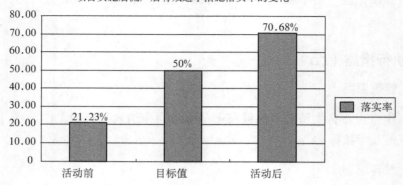

项目实施后流产后有效避孕措施落实率的变化

2.活动前后具体有效避孕措施落实率明显提高，见图。

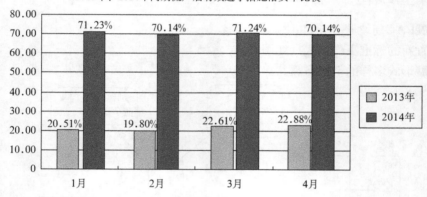

2013年、2014年同期流产后有效避孕措施落实率比较

3.活动前后计划生育服务满意度较前提高，见图。

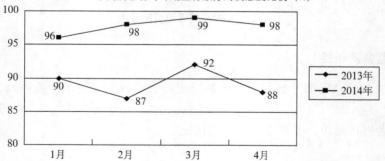

2013年、2014年同期患者对计划生育服务的满意度比较（%）

（二）存在问题

1.有部分患者随访不到位。

2.因为信息化程度不够，患者资料入档不完善，入档率不能达到100%。

3.个别医护人员计划生育服务PAC的意识仍需加强。

四、总结并采取进一步措施（action）

（一）总结

经过一个周期的PDCA循环，顺利地开展了PAC门诊服务项目，规范并优化了我科计划生育工作流程，有效提高了流产女性有效避孕措施的落实率，达到了卫计委规定的《人工流产后计划生育服务指南》的要求，提升了患者对我院计划生育治疗服务的满意度。

（二）下一步措施

1.不断完善流产后关爱服务流程，修订岗位考核评分标准。

2.科室对新上岗医护人员进行岗前培训，严格按照标准规范落实流程。考核结果与每月的奖金二级分配挂钩。

3.定期进行问卷调查，包括流产对象满意度调查及生殖健康知识问卷，定期分析，不断改进和完善服务流程与方法。

4.做好流产后咨询，资料实行电子信息化管理。

5.坚持定期随访，指导避孕措施的后续使用，提高依从性。

6.加强对男伴的生殖健康与避孕知识教育，强调共同参与。

下一个PDCA周期的工作重点为：降低流产术后重复流产的发生率。

第十三节　山东大学齐鲁医院供稿

案例一：医务人员职业暴露管理与控制

随着医疗技术的发展，医院侵入性操作增多，医务人员在诊疗过程中面临着严峻的职业暴露风险。为减少医院医务人员职业暴露的发生，维护医务人员职业安全，我院对医院2013年医务人员职业暴露案例进行回顾性分析。通过该分析发现，医院制定的医务人员职业暴露管理与控制措施中存在的问题，并进行原因剖析，以提出改进措施，调整医务人员职业暴露的管理制度与控制措施，以期更好地保障医院医务人员的安全与健康。

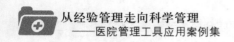

一、现状分析

收集2013年1～12月所登记的112例职业暴露案例。对112例《医务人员职业暴露情况登记表》进行信息统计，对发生职业暴露的医务人员的职业类型、职业暴露途径、发生地点、暴露源及免疫预防、用药情况等进行分析。

1. 职业暴露途径分布

2013年发生的职业暴露途径主要为锐器伤，共106例，占93.75%；其次为血液、体液暴露，共5例，占4.46%；其他暴露1例，占0.89%。

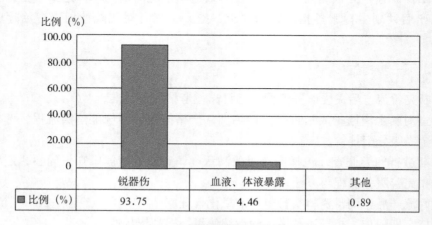

比例（%）

比例（%）	锐器伤	血液、体液暴露	其他
比例（%）	93.75	4.46	0.89

2013年职业暴露途径比较

2. 职业暴露人员职业分布

2013年共有72名护士和40名医生发生了职业暴露，分别占总暴露人数的59.02%和32.79%。

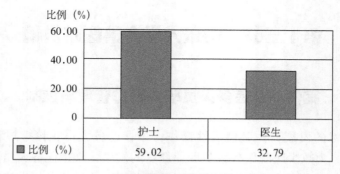

比例（%）

比例（%）	护士	医生
比例（%）	59.02	32.79

职业暴露的职业分布图

3. 职业暴露人员地点分布

2013年，医院职业暴露主要发生地点分别为：病房48例，占42.86%；手术室39例，占34.82%；消毒供应中心13例，占11.61%；急诊11例，占9.82%；门诊1例，占0.89%。

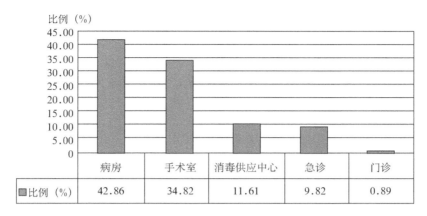

职业暴露地点分布图

4. 暴露源情况分析

2013年发生的112例职业暴露中，暴露源为传染病患者的有85例，占75.89%，包括乙型肝炎82例，梅毒2例，结核感染者1例；暴露源为非传染病患者5例，占4.46%；暴露源不详者22例，占19.64%。

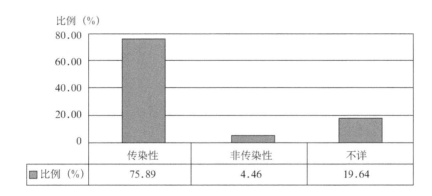

职业暴露源传染性分布图

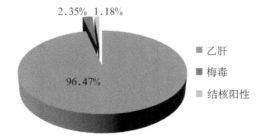

职业暴露源阳性传染源类型图

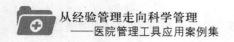
5. 职业暴露后预防处理与随访结果

112例职业暴露案例中，98例职业暴露进行了规范化的局部紧急处理，占87.5%。112例暴露源疾病为乙型肝炎的医务人员中乙肝表面抗体阳性52例，阳性率为46.40%，对其中60例乙肝表面抗体阴性者注射了乙肝疫苗，对暴露源为乙型肝炎病毒携带者的82例暴露者给予注射高效价乙肝免疫球蛋白。预防用药 21例，随访期满1年者未发生血源性职业暴露感染。

二、归纳问题

通过对2013年发生的职业暴露案例的分析发现，医院医务人员职业暴露的防护管理与控制过程中存在一些不足与问题：

1．医院2013年医务人员职业暴露途径主要为锐器伤，且大部分可以避免；
2．病房和手术室的医务人员职业暴露发生率较高；
3．上报的医务人员职业暴露中，存在暴露源传染性不详的情况；
4．部分医务人员发生职业暴露后紧急处理不够规范；
5．医务人员现场操作的职业防护行为不够规范。

三、原因分析

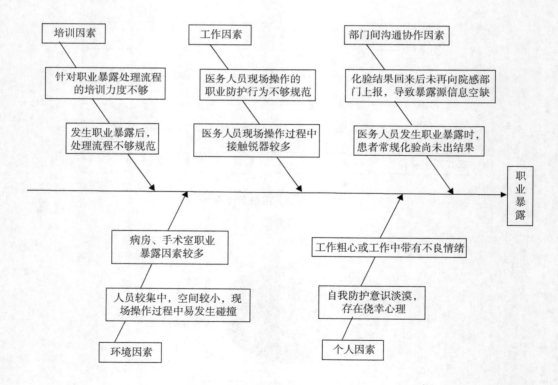

四、改进措施

1. 强化医务人员的职业安全教育与培训

①制订医院与医务人员的职业卫生与安全防护专业培训指南，包括对暴露因素的识别、评价和控制等，加强对发生职业暴露后启动应急程序，实施紧急上报、跟踪、医疗和随访等的培训教育；

②建立特殊岗位和特殊人员的防护培训手册，如急诊科与急救人员防护手册、重症监护病房与监护人员防护手册、感染科与感染控制人员防护手册、医学实习生防护培训手册、后勤人员防护培训手册等，因专业和服务对象而定，确立不同防护手册，并形成有效的监管措施；

③医院可根据本单位情况形成一致的安全防护警示标语，张贴在医务人员工作的各个地点和位置，以提高医务人员对各种暴露因素潜在危险的认识，增强标准预防和自我防护意识，加强自我保护措施。

2. 促进医务人员执行标准防护措施，监督防护质量

①管理者通过行政查房去临床进行监督和指导，通过现场控制使医护人员更好地理解标准防护规范，偏差行为能够及时被纠正，促进医护人员职业防护行为的养成；

②将职业防护列入质量检查范围，并将考评结果与科室和个人工作业绩、经济收入直接挂钩，使标准预防工作得到有效落实。

3. 加强部门之间的沟通交流，简化上报流程

①进一步完善医务人员职业暴露上报处理制度，针对传染源疾病不明等情况和问题修正、补充上报和处理流程，简化上报流程，逐步实现网络上报；

②院感部门在收到医务人员职业暴露上报后，应及时与临床科室及医务人员进行沟通交流，了解职业暴露发生情况，查明暴露源疾病，并进行追踪随访；

③临床科室应在暴露源情况查明后，及时反馈于院感部门，避免造成信息缺失。

4. 改善工作条件，构建安全的医疗环境

①保证操作室的灯光和光线充足，保证操作和手术在良好的环境中进行；

②规定医护人员的日常工作条件、工作环境和设备管理，防护用品和药品的规范化存储；

③加大防护用品的投入，保证供给，为医护人员提供高品质、高安全性的防护用品，减少不必要锐器或者高危锐器的使用。

5. 加强医务人员的健康管理，增加对医务人员的关爱

①临床医务人员应合理配置，对工作量大、危重患者多的科室加强人员配备，适当调整工作强度，建立良好的人际关系；

②加强心理疏导和心理干预，定期对临床人员进行心理调查，了解心理需求，妥善处理各种易导致心理问题的医疗隐患和纠纷，以改善医务人员的心理压力；

③建立常规预防接种制度，以提高医务人员机体免疫力，并定期检查抗体滴度，对于已发生职业暴露的医务人员应保护其隐私，单独建立疾病跟踪档案，提供药物应用指导。

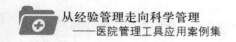

6. 加强人性化管理，建立激励体制，减少医务人员工作压力

医院管理者应重视医务人员职业暴露与防护，从保护医务人员的角度出发，完善医疗管理体制，创造宽松、和谐的医疗工作条件。实施人性化管理模式，以医务人员的职业健康为中心，充分考虑医务人员所处的职业环境，根据实际情况修改和调整医院管理政策，并征求员工的意见。建立有效的激励体制，鼓励员工主动宣泄不满情绪，对于管理体制或工作机制不合理的情况或环节，给予及时纠正。

五、效果评价与追踪

通过采取干预控制措施，医院医务人员职业暴露事件的发生率降低，有效地维护了医务人员职业安全。

案例二：医院感染暴发管理

社会与医学环境的巨大变化，使现代医院面临危机的种类以及发生频率与日俱增。医院感染暴发作为医院风险与危机的一种形式，是医院运营中不可回避的。医院感染暴发在医院内不常发生，其感染病例占整个医院感染病例的1%～5%，但是一旦发生，不仅给患者造成损失、增加医院的医疗和调查处置成本，还会影响医院的社会声誉，堪称医院的一场"灾难"。据回顾性分析，近30年（1980年1月—2009年12月）国内医院感染暴发事件共352起，感染7656人，病死341人。感染病原体以细菌、病毒为主，占91.48%；主要传播途径为接触传播（44.32%）、医源性传播（43.18%）；夏季医院感染暴发事件发生概率最高（35.51%，125/352）；婴幼儿是感染暴发事件中的最大受害者（占43.99%），新生儿病死率达84.58%（192/227）；普通级医院（省、市、县级医院）是感染暴发事件的高发区（73.58%，259/352）；感染部位主要为肠道（32.07%）、下呼吸道（26.19%）、血液系统（14.07%）；医务人员手交叉感染、血液制品污染、消毒隔离措施不到位、违反操作规程等是感染事件暴发的主要原因。

一、事件简要回顾

2003年1月，某院呼吸科住院患者中发生8例铜绿假单胞菌（以下简称PA）下呼吸道感染，疑似医院感染暴发。感染者均为男性，年龄 65～75 岁。入院诊断：7 例为慢性肺源性心脏病患者，1 例为煤矽肺患者；均出现下呼吸道感染症状和体征，痰培养PA阳性。8 例患者都采用了持续吸氧和雾化吸入的治疗方法。

二、医院感染暴发确认

1. 流行因素调查　8例患者均为高龄，患有慢性支气管肺部疾患，住院时间2～6周，都采取了持续吸氧和雾化吸入的治疗措施，所用抗生素均在2种以上；所在科室氧气湿化瓶和雾化器数量有限，存在住院患者循环使用或2人合用一瓶的现象，且氧气湿化瓶及湿化液未能定期消毒更换；另外，病区陪护、探视人员较多，病室通风换气不够，都是造成住院患者下呼吸道医院感染的重要因素。

2. 环境卫生学调查 采取控制措施前，在感染者发病期间随机采样：对其所住病室进行空气采样，样本4份，细菌菌落数全部超过部颁标准；对PA感染者所使用的湿化瓶口、湿化液、湿化瓶芯、雾化器螺纹管道采样，样本20份，检出PA菌株13株（65%），与患者痰培养分离出的PA株同属一个血清型。

3. 血清分型及药敏谱分型 在患者痰液与外环境样本中分离的PA分别为8株和13株，其血清型均为Ô型，药敏谱也一致。菌株对环丙沙星、头孢吡肟、哌拉西林、哌拉西林/他唑巴坦、头孢他啶、替卡西林、替卡西林/克拉维酸均敏感；对氨苄西林/舒巴坦、诺氟沙星、复方磺胺甲噁唑、阿米卡星、亚胺培南均耐药。

调查说明，本次医院感染暴发流行主要是由于呼吸科呼吸系统医疗用品被PA严重污染所致。氧气吸入、雾化吸入是呼吸系统疾病的主要治疗手段，本调查中，20份吸氧装置及雾化器管道标本PA检出率达65%，提示上述用品污染是本次暴发PA感染的主要因素。

三、医院感染暴发上报

经调查，确认该院呼吸科发生5例及以上医院感染病例，按规定报告程序逐级上报至卫生部。

四、干预措施

1. 隔离感染患者，保护易感人群，将新入院呼吸科患者暂时分流到其他内科，动员轻症患者出院。

2. 进一步加强医务人员的标准预防和洗手工作，严格执行无菌技术操作规程，控制交叉感染。

3. 加强消毒隔离制度的落实，严格控制陪床人数，降低人员流动量，减少环境污染。按医院消毒技术规范要求对病室门把手、家具、空气进行消毒，对痰液灭菌后倾倒。

4. 定期清洗使用过的氧气湿化瓶、吸氧管、雾化器等医疗用品，并用1000mg/L含氯消毒液浸泡30分钟，蒸馏水冲洗晾干后备用；采用一次性吸氧管；湿化液每日更换1次。

5. 增加雾化器和氧气湿化瓶的数量，实行一人专用，定期更换消毒，确保患者使用消毒合格的医疗用品。

6. 鼓励患者咳痰后漱口，以减少病原微生物残留在口咽部的数量。

7. 患者的床上用品全部给予更换。

五、效果评价与追踪

通过采取干预控制措施后，采样培养湿化瓶口和空气细菌数全部达标且之后无新发

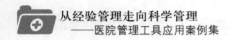

病例，本次PA医院感染小范围暴发流行得到了有效控制。

案例三：质量管理工具在ADR监测工作中的应用

一、案例背景

根据《三级综合医院评审标准（2011年版）》中4.15.6款要求医疗机构"有药物安全性监测管理制度，观察用药过程，监测用药效果，按照规定报告药物不良反应，并将不良反应记录在病历中"。因此除积极鼓励医护人员按照要求报送药品不良反应报告外，同时还应明确要求将药品不良反应发生的情况记录在病历中。

二、现状与主要问题

医院ADR监测管理办公室于2012年7月、10月分别举办两期面向全体医护人员的药品不良反应监测培训班，在全院范围内明确要求将药品不良反应发生情况记录在病历中。

汇总2013年1～6月医院上报的所有ADR报表，对ADR在病程记录中的记录情况进行调查。调查统计发现，在所有上报的327份有效ADR报表中，只有48份按照要求将ADR发生情况、过程记录在患者病历中，ADR病历记录率仅有14.7%。

针对现状，ADR监测管理办公室准备采取相应的干预管理措施，提高病区ADR病历记录率。

三、问题分析

为分析ADR病历记录率低的主要原因，ADR监测管理办公室设计调查问卷，在临床医师中进行摸底调查。按全院医生总数量20%的比例，随机抽取136名医生，要求每位医师从问卷列表中，选出自己认为是最主要原因的一项。

主要原因	频数	累计频数	累计百分率（%）
ADR由护士报送，医护间未有沟通	51	51	37.5
担心病程中记录ADR会带来医疗纠纷	24	75	55.1
所发生的ADR常见，不需报告	17	92	67.6
未参加过ADR培训，不知需将ADR记录到病程中的要求	15	107	78.7
其他原因	12	119	87.5
发生ADR时，患者已办理出院	6	125	91.9
发生ADR时，已写完当日病程记录	4	129	94.9
所发生的ADR严重程度低	4	133	97.8
不确定是否为ADR	3	136	100

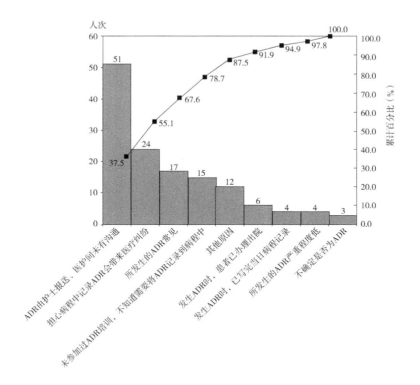

根据调查问卷，ADR监测管理办公室应用柏拉图法（80/20法则）进行了分析。柏拉图是在完成资料搜集后，使用次数分布技术，区分"少数重点因素"和"大量微细因素"，其目的是把大量数据重组，排列成有意义的图表，从而指出问题的原因所在和优次关系。

经分析后，发现"ADR由护士报送，医护间未有沟通；担心病程中记录ADR会带来医疗纠纷；所发生的ADR常见；未参加过ADR培训，不知道需要将ADR记录到病程中"为目前排序前4位的主要问题。为此，ADR监测管理办公室考虑着重解决以上4个问题。

四、要因分析（鱼骨图法）

针对ADR病历记录率低的问题，ADR监测管理办公室采用鱼骨图法进行分析。鱼骨图又名"特性因素图"是由日本管理大师石川馨先生所发展出来的，故又名石川图，是一种发现问题"根本原因"的方法。

分别从人、机、料、法、环五方面进行分析后，ADR监测管理办公室得知，ADR病历记录率低的根本原因在于：医护人员意识淡薄，担心被医院处罚，责任主体不清，医护配合缺乏默契。

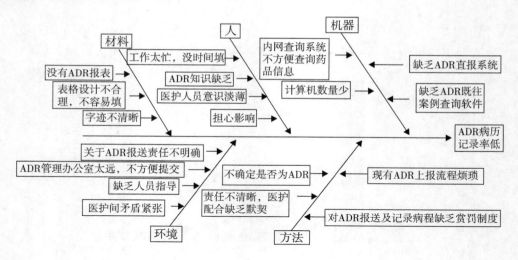

五、对策拟定及实施

通过上述质量管理工具的应用，ADR监测管理办公室发现，ADR病历记录率低的根本原因在于"医护人员意识淡薄，担心被医院处罚，责任主体不清，医护配合缺乏默契"，并为此重新修订医院ADR管理培训制度、明确责任主任和奖惩制度等对策，以期提高ADR病历记录率。

对策一	对策名称	提高ADR上报责任意识
	主要原因	医护人员意识淡薄，担心被影响

对策内容	对策实施
1.重新修订医院ADR上报管理规章制度，明确医护人员报送ADR的责任及要求。 2.以医院红头文件形式明确医护人员的免责行为，并积极做好解释工作，消除医护人员的后顾之忧。 3.强化对新入职医疗护理人员ADR报送责任的培训。	1.ADR监测管理办公室作为责任主体，牵头并会同医务部门、护理部门组织修订条款，经由医院药事管理与药物治疗学委员会公布实施。 2.ADR监测管理办公室会同人事部门、医师培训办公室对新入职医护人员开展ADR培训。 实施周期：2012年7～9月（试实施）。 实施范围：全院。
	P | D A | C
对策处置 1.为进一步提高ADR上报知晓率，定期举办ADR培训。 2.将进修人员、实习学生纳入培训考核。	对策效果 1.随机抽查100名病区及门诊医师和护士，对ADR上报知晓率为75%；对免责行为的情形的知晓率66%。 2.新入职医疗护理人员ADR专项考核，对ADR上报知晓率为100%；对免责行为的情形的知晓率87%。

对策二	对策名称	提高ADR的病程记录率
	主要原因	责任主体不清，医护配合缺乏默契

对策内容	对策实施
1.重新修订医院ADR上报管理规章制度，明确医师为ADR病程记录的主要责任人，医师需将发生的ADR记录到病程中。 2.明确护理人员、临床药师负有提醒医师将所发生的ADR记录到病程中的责任和义务。 3.明确医、护在ADR病程记录过程的责任分担：由医师报送的ADR报表，ADR未记录在病程中者，由主治医师负全责；由护士和临床药师报送的ADR报表，ADR未记录在病程中者，由主治医师及护士或临床药师各负一半责任。 4.实施ADR报送及病程记录考核制度，对报送积极者及年度病程记录率超过90%者的科室和个人实施奖励。	1.ADR监测管理办公室作为责任主体，牵头并会同医务部门、护理部门组织修订条款，经由医院药事管理与药物治疗学委员会公布实施。 2.ADR药品管理办公室会同院质控办、财务部门、医务部门和护理部门对ADR报送情况进行年度考核和奖惩。 实施周期：2012年7～9月（试实施）。 实施范围：全院。
对策处置 1.进一步细化责任比例和奖惩细则。 2.将具体奖惩人员及年度报送和记录情况定期进行公示。 3.ADR药品管理办公室组建工作小组，每月就工作情况进行统计。	对策效果 由医师和护士报送的ADR报表各抽查50例，追踪相应的病历，查看病程中ADR的记录情况，医师所报ADR的病程记录率为90%；护士所报ADR的病程记录率为82%。

通过连续三轮的PDCA循环，病区ADR病历记录率有了显著的提高。2013年9～12月所上报的168份ADR病历中，有116份ADR在病历中规范记录，ADR病历记录率为69%，较上一次调查提高了约55%。

六、标准化

在实施过程中，ADR监测管理办公室，加强对新入职医务人员和进修医师ADR报告、ADR病历记录的培训，并补充制订了规范化培训标准化。

类别： □ADR报送流程改进 □提升ADR报送质量 ■提高ADR病历记录率	作业名称： 新入职人员/进修人员ADR报送的规范化培训标准化	编号QCC-1
		主办部门：ADR监测管理办公室

一、目的

　　帮助新入职人员及进修人员熟悉并掌握医院有关ADR管理的各项管理规章制度要求。强调ADR病历记录的必要性和重要性。

二、适用范围

　　新入职人员、进修人员

三、说明

（一）培训流程

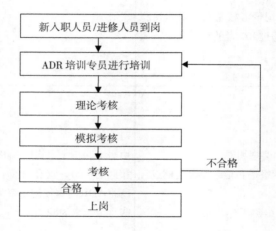

（二）内容

1.新入职人员/进修人员到岗

　　新入职人员/进修人员到岗后，由ADR监测管理办公室对其进行培训。

2.ADR培训

　　ADR监测管理办公室按照ADR管理及报送培训手册进行培训。

3.理论考核

　　由ADR管理监测办公室组织对新入职人员/进修人员进行ADR理论考核。

4.模拟考核

　　由ADR监测管理办公室设置模拟场景，对新入职人员/进修人员进行模拟考核。

5.新入职人员/进修人员上岗

　　理论及模拟考核合格者上岗，不合格者根据考核情况继续专项培训。

修订次数：	制订：	审核：
修订日期：		
制订日期：		

案例四：质量管理工具在病区抢救车药品管理中的应用

《三级综合医院评审标准实施细则》4.15.2.5条款要求对全院的急救等备用药品进行有效管理，确保质量与安全。以此条款为例，解析如何运用质量管理工具解决管理中的问题。

配置抢救车及备用急救药品是临床科室抢救患者不可或缺的重要预案。急救药品质量直接影响到临床抢救效果，为确保患者的抢救质量，必须保证药品的良好备用状态。制定急救药品质量控制标准，落实检查制度，对药品定位、定量进行专人管理、定期检查。因此，对临床使用管理中存在的问题，及时运用质量管理工具。进行科学管理，是保证抢救药品用药安全的重要环节。

抢救车存放于医院各病区及门诊诊疗科室，管理人员多为护理人员，受专业知识所限，护理管理人员多未接受过规范的药品管理"三基"培训，对高危药品定义及目录范围、药品效期管理、贮存中避光遮光及温度要求等知识掌握不够或缺，因此存在各种影响药品质量安全的不确定因素，导致急救药品出现过期、失效、混放、错取等问题，成为患者用药安全中的隐患。

一、管理现状调查

2013年7月医疗机构药学部门与护理部进行联合大检查，对全院病区、门诊诊疗科室的69个单位的急救药品进行摸底检查，对急救药品管理中存在的缺陷进行调查分析、统计论证。结果如表所示。

抢救车药品管理检查结果统计

管理项目	符合要求的单位（个）	不符合要求的单位（个）
药品有效期管理	20	49
药品定位放置	59	10
药品账物相符	63	6
规范配置急救药品	65	4

抢救车药品管理改善前柏拉图

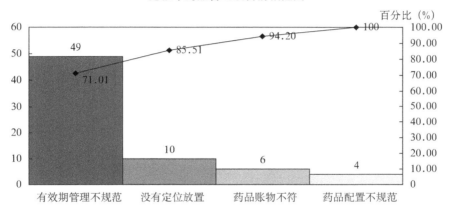

459

二、管理现状要因分析

1. 鱼骨图法分析急救药品管理存在缺陷的原因（鱼骨图法）

根据抢救车药品管理改善前柏拉图提示的数据，对抢救车药品管理不规范的原因，尤其是药品有效期管理和定位放置管理等重点问题进行要因分析，结果见图。

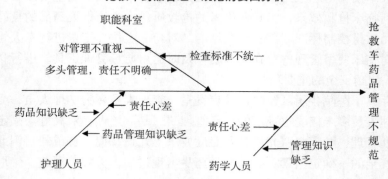

抢救车药品管理不规范的要因分析

2. 图表分析急救药品管理存在缺陷的原因

药品未进行效期管理是主要矛盾，占所有矛盾的71.01%。造成效期管理不到位的原因分析如表所示。

效期管理不到位的原因

护士	药剂科	药事管理与药物治疗学委员会	职能科室
非药品管理人员	未对相关人员进行培训	未充分履行职责	检查标准不统一（护理部与药剂科非统一标准）
药品管理知识欠缺	未对急救药品进行系统检查，检查流于形式	未重视急救药品管理	多头管理
不熟悉药品效期管理制度	未对护理人员进行药品效期管理制度培训		

三、管理对策与实施

管理 对策	对策名称	规范抢救车药品管理
	主要原因	护理人员、药学人员、职能科室管理知识不足，责任不明确

对策内容	对策实施
1.护理人员管理 　　全员培训药品知识、药品管理知识，闭卷笔试考核。 2.药学人员管理 　　全员培训药品知识、药品管理知识，闭卷笔试考核。 3.职能科室管理 　　明确职能科室的责任，制定抢救车配置标准、完善相关管理制度。	1.2013年7月，组织全院护理人员、药学人员培训，由药剂科进行培训，有效期管理，药品调剂制度，药品领用制度等。 2.2013年7月初，召开专题会议讨论抢救车管理中存在的问题，协调医务处、护理部、药剂科等部门，明确责任，各有分工，各司其职，完善相关管理制度。 3.2013年7~9月，每月30日，职能科室管理人员专人到病区进行抢救车检查，检查结果汇总，写出整改建议，同时报送相关部门。

P D / A C

对策处置	对策效果
1.经效果确认，通过人员培训、完善监督检查机制，规范了抢救车药品的管理。 2.将抢救车药品规范化管理列入每年度药学人员、护理人员的必修培训项目。 3.职能部门每月监督检查抢救车的药品管理，检查结果院内公示，列入科室绩效考核项目。	1.职能部门于7、8、9三个月连续对各个病区进行抢救车检查，提问相关岗位人员的岗位职责、管理知识等培训内容，员工知晓率达到99.98%。 2.2013年9月底检查结果，抢救车药品管理不规范问题从之前的69例，降到了3例。 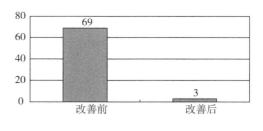

四、效果确认

1. PDCA活动前后抢救车管理不规范例数数据

PDCA活动前后抢救车管理不规范例数

项目	有效期管理不规范	没有定位放置	药品账物不符	药品配置不规范	合计
活动前	49	10	6	4	69
活动后	1	0	2	0	3

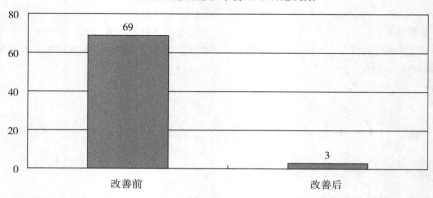

PDCA活动前后抢救车管理不规范例数

2. PDCA活动后抢救车管理改善后柏拉图

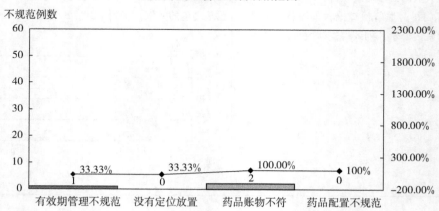

抢救车药品管理改善后柏拉图

通过PDCA活动，抢救车药品管理不规范率下降了95.65%，通过改善前后的柏拉图对照，活动效果显而易见。

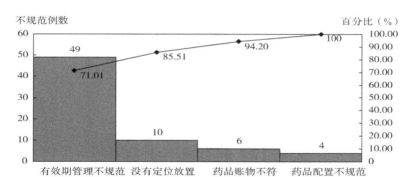

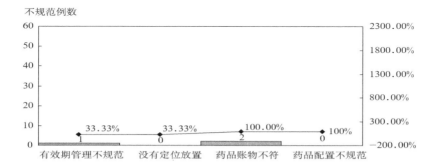

五、标准化

类别：提升质量	名称：抢救车药品管理培训标准化	编号：PXGL-001
		主办部门：质控办

一、目的：促进工作人员熟悉掌握抢救车管理流程，保证患者用药安全。

二、适用范围：药学人员、护理人员、质控办工作人员。

三、说明

1.工作流程

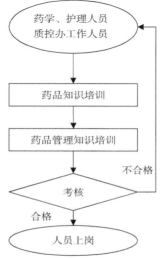

（续表）

类别：提升质量	名称：抢救车药品管理培训标准化	编号：PXGL-001
		主办部门：质控办

2.培训内容

　　抢救车配置药品的合理应用，药品保管、养护、领用、调剂制度。

3.考核

　　闭卷、笔试，考核合格后，成绩记入继续教育登记本。考核试卷留存3年。不合格者不得从事抢救车药品管理、检查工作。

修订日期：		
修订版次：	审核人（签名）	签发人（签名）
制定日期：		

类别：流程改善	名称：抢救车药品管理监督检查标准化	编号：ZGGL-001
		主办部门：质控办

一、目的：定期检查抢救车管理情况，保证患者用药安全。

二、适用范围：质控办工作人员。

三、说明

1.工作流程

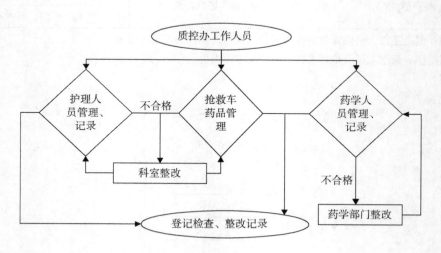

2.检查内容

　　抢救车配置药品的管理、使用记录。

修订日期：		
修订版次：	审核人（签名）	签发人（签名）
制定日期：		

第十四节 山东大学第二医院供稿

案例：运用质量管理工具，实现护理质量持续改进

护理质量管理是医院管理的重要组成部分，近年来医院通过等级评审，为医院质量管理注入了新的理念——质量管理的持续改进，要实现质量的持续改进，需不断地学习质量管理相关知识，学会运用质量管理工具对质量管理存在的问题进行分析，找出可控因素进行有针对性的整改，才能真正实现质量的持续改进。以下以两个案例进行说明。

一、护士床边综合能力持续改进

（一）主题选定

责任制整体护理要求责任护士要以"我的患者我负责"的服务理念去落实，为患者提供全面、全程、优质的护理服务。责任制整体护理模式对责任护士提出了更高的要求，我们只有不断地加强护理人员综合素质的培养，逐步提高责任护士的床边综合能力，才能营造和谐、温馨的住院环境，提高护士的核心能力，从而达到患者满意、政府满意、社会满意的优质服务目标。

1. 床边综合能力定义

床边综合能力是指责任护士运用护理程序的工作方法，找出该患者的护理要点，准确把握患者的整体状况，及时发现问题和解决问题，同时也培养了护士敏锐的观察力、人际交往能力和沟通技巧，体现人文关怀和灵活性，得到患者更多的信任和配合。

2. 衡量指标

责任护士床边综合能力合格率 ＝ 责任护士床边综合能力考核90分以上的人次÷考核的责任护士总人次×100%

3. 选题理由

提高护士床边综合能力，具有多方面的意义。

（1）对患者而言：为患者提供全面、全程、优质的护理服务，减轻患者痛苦，促进患者早日康复。

（2）对护士而言：提高综合素质，减轻工作压力，提升自我成就感。

（3）对病区而言：增强团队凝聚力，改善工作效率和品质，提高病区整体形象。

（4）对医院而言：提高患者满意度，增加社会效应，提升医院的整体品牌形象。

（二）计划拟定

4. 拟定活动计划书（2012.6.9—2012.7.7）

步骤 \ 周次/月份	2012年6月 1~2	3~4	2012年7月 1~2	3~4	2012年8月 1~2	3~4	2012年9月 1~2	3~4	2012年10月 1~2	3~4	2012年11月 1~2	3~4	2012年12月 1~2	3~4	2013年12月 1~2	3~4	负责人
主题选定																	×××
计划拟定																	××× ××
现状把握																	××× ×××
目标设定																	××× ×××
原因分析																	××× ××× ××
对策拟定																	××× ××× ××
对策实施与讨论																	××× ×××
效果确认																	××× ×××
检讨改进																	××
标准化																	××
持续改进																	××

（三）现状把握（2012.7.8—2012.7.20）

1. 改善前无形成果调查（由品管圈成员9人评分，每人每项最高5分，最低1分）

编号	评价项目	活动前 合计（分）	平均（分）
1	责任心	29	3.2
2	团队精神	25	2.8
3	沟通能力	25	2.8
4	责任荣誉	26	2.9
5	解决问题的能力	23	2.5
6	品管手法	22	2.4

2. 改善前无形成果雷达图

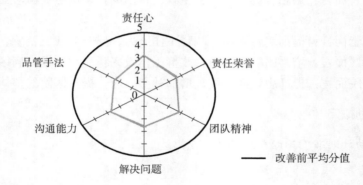

——改善前平均分值

3. 改善前责任护士床边综合能力考核

（1）考核流程图如下

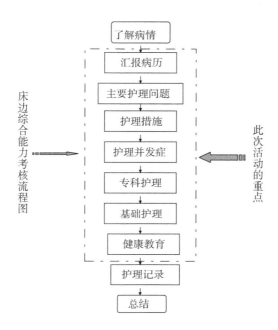

（2）床边综合能力考核标准："山东大学第二医院责任护士床边综合能力考核标准（100分）"

山东大学第二医院护士床边综合能力考核标准（100分）

患者姓名 _____ 年龄 _____ 性别 _____ 诊断 _____ 住院病历号 _____			
项目	分值	工作要求及标准	检查及扣分方法
病情观察	50分	1.汇报病历：了解患者的病情（姓名、诊断、主诉、简要现病史、既往史、过敏史、治疗护理情况、实验室检查和特殊诊断性检查、营养状况与饮食、自理能力、疼痛评分、压疮及压倒危险评估情况、心理状况及家庭支持）。 2.能说出该患者目前主要的状态及护理问题（观察要点）。 3.能说出针对主要护理问题（观察要点）相应的护理措施。 4.能说出交班时要关注的治疗护理措施及患者的异常情况（情绪不稳定、精神异常等）。	实地抽查1名护士分管的患者对护生进行考核。 1.不了解病情扣10分，了解不全面每个要点扣2分。 2.主要的护理问题（观察要点）提不出扣5分，回答不全面每个要点扣2分。 3.不能说出主要的护理措施扣5分，回答不全面每个要点扣2分。 4.不能说出交班时要关注的治疗护理措施及异常情况扣5分。
基础护理	10分	1.床单位：床单位清洁、平整、无头发、碎屑，按规定摆放物品。 2.卧位、着装：（1）患者按要求佩戴胸带，病员服穿着舒服得体。（2）卧位舒适符合病情要求，肢体保持良好的功能位。 3.患者卫生六洁到位：（1）头发、全身皮肤清洁，指趾甲剪短（2）口腔护理到位（3）会阴部清洁，无异味，留置尿管患者按要求给予会阴护理。	实地抽查，查看措施落实情况。每处不符合要求，扣1~2分。
专科护理	20分	1.严格执行三查九对，用药及时准确，安排合理（时间、顺序、速度）。能说出病区常用药物的作用及副作用。 2.护理措施落实到位：（1）正确执行医嘱。（2）各种导管位置固定牢固、通畅、符合规范要求。（3）液体滴速或真速符合要求。（4）静脉置管固定使用便器：指导有效咳嗽，对不能有效咳嗽的患者在带班老师指导下及时拍背、吸痰。（5）外科患者敷料清洁得体。（6）不能自行移动的患者床上移动、更换卧位及使用便器：指导有效咳嗽，对不能有效咳嗽的患者在带班老师指导下及时拍背、吸痰等。（7）专科护理操作到位。 3.病情变化时，要及时发现并给予相应的护理措施。 4.能熟练掌握病区常用仪器的使用（如心电监护仪、微量泵、血糖仪等）。	1.查对制度落实严格扣5分。包括各种治疗，要求及时、准确、安排合理，一处不符要求扣2分。药物知识回答错误1项扣1分。 2.医嘱单中一项医嘱未执行扣2分；一项护理措施不落实扣2分；输液巡视不符要求扣2分；输液速度不正确扣2分；液体外渗未及时发现扣3分，液体外渗发现后未及时处理扣3分。 3.抽查专科护理操作，不能正确操作扣5分。 4.病情变化时未及时发现扣5分；未在指导下及时给予护理措施扣5分。 5.抽查正在使用的仪器，不能正确使用者扣5分。
护理并发症	5分	1.根据患者实际情况实施有效评估。 2.对压疮、坠床等高危患者采取有效预防措施；对已出现压疮、坠床等的患者，护生应了解相应的治疗护理措施及应对技巧。 3.熟悉不良事件上报流程。 4.做到四无：无坠床，无压疮，无并发症，无差错事故。	实地抽查，查看措施落实情况。 1.未实施有效评估（压疮危险评估表、跌倒/坠床危险性评估及预防措施表评估不准确），每项不符合要求扣2分。 2.不了解高危患者预防措施扣1分，对已出现并发症不了解有效的治疗护理措施扣2分。
健康教育	10分	1.做好患者及家属的入院宣教（介绍住院制度、病房设施使用、住院环境、主管医护人员）、出院指导。 2.与患者及家属有效沟通，患者或家属知道分管护士与优质护理示范工程的相关内容。 3.做好疾病、用药、肢体功能锻炼、安全等的健康宣教，护士能向患者及家属讲解特殊治疗及检查、围手术期生活的配合知识及注意事项。	查看相关记录，与患者交谈，查看健康教育未落实情况。 1.入院出院宣教未做扣5分，已做但主要问题患者不能了解一处扣2分。 2.患者或家属不知道分管护生扣5分，不了解优质护理示范工程的相关内容扣1分。3.疾病知识、用药、饮食、注意事项一处未讲解扣2分；讲解达不到预期效果一处扣1分。
护理记录	5分	1.护理评估记录单、护理执行单、体温单、基础护理落实单、压疮危险评估/跌倒/坠床危险性评估及预防措施表格及手术、转科交接单等各类表单填写齐全、规范，正确应用。不得涂改，修改须签全名，并保持原表清晰可辨。注明修改时间。 2.护理记录根据专科特点，运用医学术语，记录后须签全名。及时记录，记录时间应具体到分钟。3.内容准确，与病情相符，体现病情动态变化。	查看护理记录书写 1.不用医学术语扣1分；字迹不清扣1分；书面不洁一处扣1分；涂改一处扣1分；不签全名、签名不清一处扣1分；未按要求格式书写每处扣1分。 2.护理记录的内容不准确，未体现病情动态变化一处减2分。 3.内容不准确或与病情不符一处扣2~3分。

（3）2012.7.8—2012.7.20对14名护士分别进行2次床边综合能力考核，共考核了28人次，其中16人次成绩在90分以上，合格率 57%。床边综合能力考核差错率查检表如下：

存在问题	次数	所占比例（%）	累计百分比（%）
责任护士实验室检查了解不全	22	36.67	36.67
患者功能锻炼不到位	20	33.33	70
未根据患者实际情况实施及时有效的评估	10	16.67	86.67
未关注患者的异常情况	5	8.33	95
护理措施不全面	2	3.33	98.33
专科护理不到位	1	1.67	100
合计	60	100	

4. 改善前柏拉图

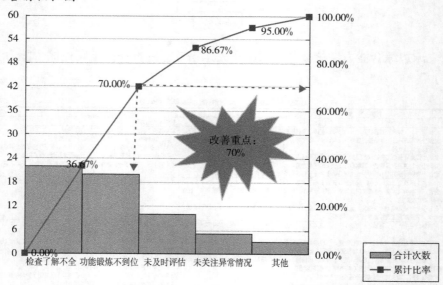

5. 改善前住院患者满意度调查

2012.7.10—2012.7.20对60名住院患者调查对责任护士服务满意度，满意度调查结果≥ 98分者52名，合格率 86.67%。

山东大学第二医院
责任护士服务患者评价表

患者姓名：　　　　　　　　　　　　　　　　　　　　　　住院号：

序号	内容		
1	请写出您的责任护士的姓名：＿＿＿＿＿＿＿		
2	您知道我院在开展"优质护理服务示范工程"活动吗？	是	否
3	您的责任护士对您负责任吗？	是	否
4	你的责任护士服务态度好吗？	好	差
5	您的责任护士护理操作技术好吗？	好	差
6	责任护士在您入院时能够详细介绍住院环境及注意事项吗？	是	否
7	责任护士是否能够定时巡视病房，观察您的病情变化？	是	否
8	责任护士熟悉您的病情和治疗吗？	是	否
9	责任护士是否能够及时应答您的呼叫铃？	是	否
10	责任护士是否能够及时为您更换输液瓶？	是	否
11	责任护士为您做治疗时（如换输液瓶或发口服药）是否主动与您或您的家属核对姓名等信息？	是	否
12	责任护士为您做治疗时是否能够随时为您做好隐私保护？	是	否
13	责任护士是否能够主动为您讲解关于疾病相关护理知识？	是	否
14	责任护士是否能够主动为您讲解用药、化验及检查的注意事项？	是	否
15	您住院当日责任护士能够及时帮助或督促您洗（擦）澡、更衣吗？	是	否
16	您手术前一天责任护士是否能够帮助或督促您洗（擦）澡？	是	否
17	您住院期间责任护士是否能够每周帮助或督促您洗（擦）澡、洗头至少一次？	是	否
18	您出院前责任护士是否能帮助或者促您洗（擦）澡？	是	否
19	您住的房间和被单干净吗？	是	否
20	您出院前责任护士是否能够详细为您讲解出院后用药、康复等方面的注意事项？	是	否
21	您出院前责任护士是否与您商定您出院后随访的相关事宜？	是	否
22	您对责任护士的服务总体满意程度：非常满意　满意　一般　不满意		
23	您对病区的整体满意程度：非常满意　满意　一般　不满意		

护士长反馈：责任护士是＿＿＿＿＿＿，患者评价得分＿＿＿＿＿＿。护士长对该护士

（四）目标设定（2012.7.22—2012.7.23）

目标值＝现况值＋（1－现况值）×改善重点×团队能力
　　　＝57%＋（1－57%）× 70%×65.2%
　　　＝77%

（五）原因解析（2012.8.1—2012.9.14）

解析包括原因分析、选举要因、真因验证三个部分。

1.原因分析：所有可能造成问题的因素都称为原因。利用头脑风暴认真分析问题得出的原因。

（1）责任护士实验室检查了解不全面原因分析之鱼骨图

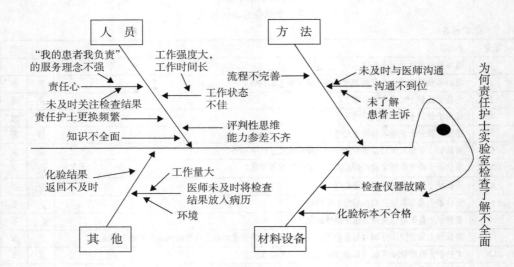

（2）患者功能锻炼不到位原因分析之鱼骨图

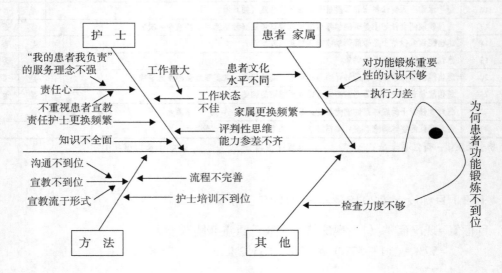

2.选举要因：根据临床经验或投票所圈选出来的原因（并没有实际到现场收集数据来验证）。

（1）责任护士实验室检查了解不全面要因分析之鱼骨图

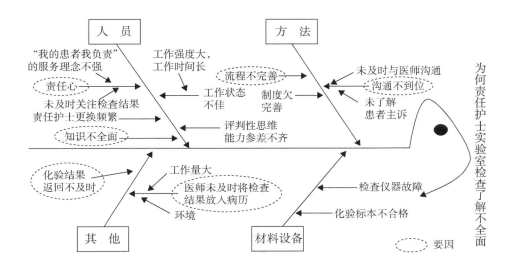

（2）患者功能锻炼不到位要因分析之鱼骨图

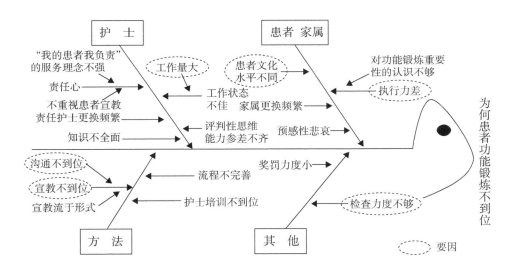

3.真因验证：到患者床边收集相关数据后，所验证出来的真正原因，也就是用数据圈选出来的原因。

方法：结合标准到患者床边落实以上要因的所占数据，样本均取20例。

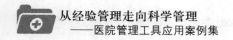

（1）责任护士实验室检查了解不全面真因验证之鱼骨图

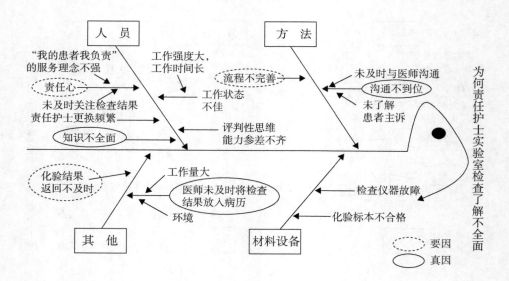

责任护士实验室检查了解不全面真因验证之柏拉图

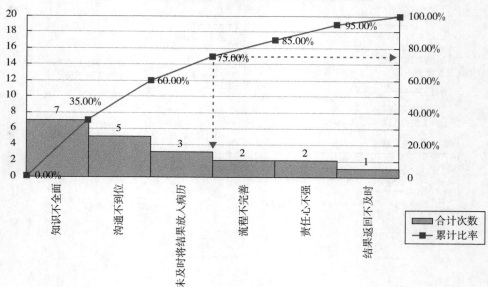

（2）患者功能锻炼不到位真因验证之鱼骨图

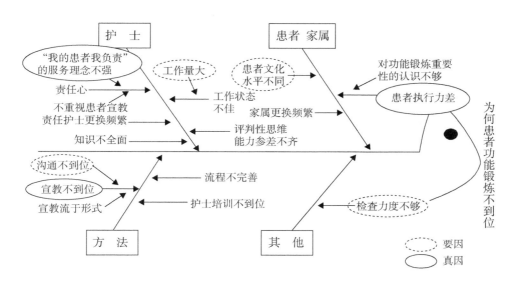

患者功能锻炼不到位真因验证之柏拉图

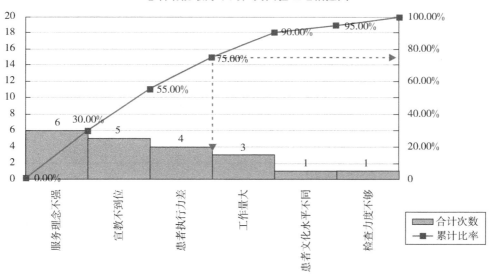

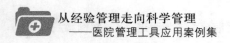
（六）对策拟定（2012.8.25—2012.9.30）

存在问题	真因	解 决 对 策	评价			总分	判定实施	负责人	对策编号
			可行性	经济性	效益性				
责任护士实验室检查了解不全面	沟通不到位	责任护士加强与主管医师或年资老护士的沟通	27	26	25	78	⊗		
		病区加强护士沟通技巧的培训	37	35	31	103	☆	×××	对策一
	知识不全面	加强相关理论知识培训	39	41	35	115	☆	×××	对策一
		提高护士学习积极性	27	26	25	78	⊗		
	医师未及时将检查结果放入病历	加强与医师沟通，晨会重点强调	37	37	9	81	⊗		
		病区质控小组加强相关问题的质量检查力度	37	35	31	103	☆	××	对策三
患者功能锻炼不到位	患者执行力差	提高患者对早期功能锻炼重要性的认识	39	41	35	115	☆	××	对策四
		护士要及时关注患者的执行情况	15	21	29	65	⊗		
		病区加强相关督导	36	37	41	114	☆	××	对策三
	服务理念不强	病区加强对责任护士履职情况的相关培训与考核	37	40	36	113	☆	××	对策一
		病区严格落实绩效管理制度	37	35	31	103	☆	××	对策二
	宣教不到位	加强护士相关理论知识培训	39	41	35	115	☆	××	对策一
		采用多种宣教方式，提高患者相关知识的接受能力	39	41	40	120	☆	××	对策四
		提高护士对患者早期功能锻炼重要性的认识	15	21	29	65	⊗		
		患者家属相对固定	27	26	25	78	⊗		

注：☆判定实施　⊗未判定实施

分析上表拟定为以下对策：

对策一：认真有效落实护士培训；

对策二：提高责任护士的核心能力；

对策三：病区认真落实护理质量督导；

对策四：提高患者及家属的执行力。

（七）对策实施与讨论（2012.10.8—2012.11.14）

病区讨论，制定对策实施方案，按照质量管理PDCA循环，验证方案是否有效，及时应用于临床。

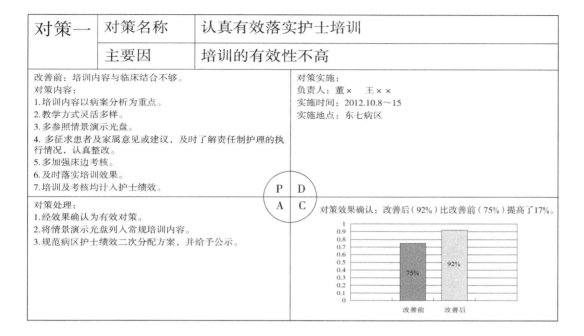

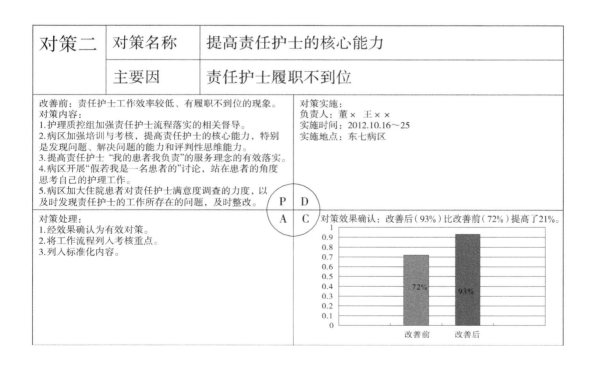

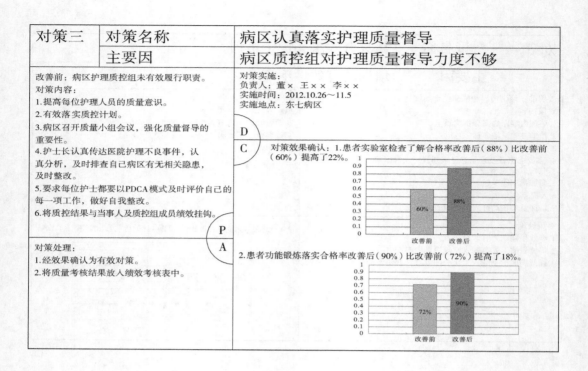

对策三	对策名称	病区认真落实护理质量督导
	主要因	病区质控组对护理质量督导力度不够

改善前：病区护理质控组未有效履行职责。
对策内容：
1.提高每位护理人员的质量意识。
2.有效落实质控计划。
3.病区召开质量小组会议，强化质量督导的重要性。
4.护士长认真传达医院护理不良事件，认真分析，及时排查自己病区有无相关隐患，及时整改。
5.要求每位护士都要以PDCA模式及时评价自己的每一项工作，做好自我整改。
6.将质控结果与当事人及质控组成员绩效挂钩。

对策处理：
1.经效果确认为有效对策。
2.将质量考核结果放入绩效考核表中。

对策实施：
负责人：董× 王×× 李××
实施时间：2012.10.26～11.5
实施地点：东七病区

D C P A

对策效果确认：1.患者实验室检查了解合格率改善后（88%）比改善前（60%）提高了22%。

2.患者功能锻炼落实合格率改善后（90%）比改善前（72%）提高了18%。

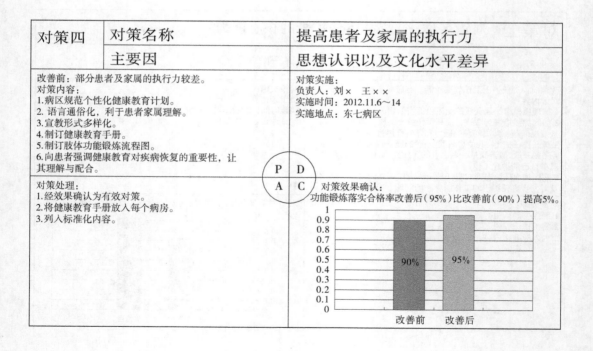

对策四	对策名称	提高患者及家属的执行力
	主要因	思想认识以及文化水平差异

改善前：部分患者及家属的执行力较差。
对策内容：
1.病区规范个性化健康教育计划。
2.语言通俗化，利于患者家属理解。
3.宣教形式多样化。
4.制订健康教育手册。
5.制订肢体功能锻炼流程图。
6.向患者强调健康教育对疾病恢复的重要性，让其理解与配合。

对策处理：
1.经效果确认为有效对策。
2.将健康教育手册放入每个病房。
3.列入标准化内容。

对策实施：
负责人：刘× 王××
实施时间：2012.11.6～14
实施地点：东七病区

P D A C

对策效果确认：
功能锻炼落实合格率改善后（95%）比改善前（90%）提高5%。

健康教育手册

食道围手术期的健康宣教

营养	术　前	手术当天	术后第1天	术后第2天	术后第3天	术后第4天
	术前一天流质饮食 术前12小时禁食, 4小时禁水	禁食、禁水	禁食、禁水 经营养管输入营养液	禁止飲食		拔胃管前：禁食、禁水 拔胃管后：遵医嘱进水
活动	遵医嘱适当活动	半卧位休息, 四肢活动或略微侧身	每天坐床上至少3次，每次30分钟，病区内活动1～2圈	坐椅子上至少3次，每次30分钟，病区内活动2～4圈	坐椅子上至少3次，每次30分钟，病区内自由活动3～4次	同左
呼吸锻炼	呼吸功能锻炼 深呼吸、有效咳嗽	深呼吸 咳嗽、咳痰	深呼吸 咳嗽、咳痰	深呼吸 咳嗽、咳痰	深呼吸 咳嗽、咳痰	深呼吸 咳嗽、咳痰
疼痛控制 和其他药物	遵医嘱口服药物	静脉补液 TPN高营养 遵医嘱给止痛药	静脉补液 TPN高营养 遵医嘱给止痛药	同　　　　左		
卫　生	沐浴	擦　　　　　浴				
肛门排气						肛门排气后 遵医嘱拔胃管
宣教	阅读术前宣教单, 听取护士有关食管术前教育内容	饮食宣教　药物宣教　管道宣教　伤口宣教				

功能锻炼流程图

运动每一天
让您的手臂，胸部，肩部的肌肉更强壮！
让您的患侧上肢做以下这些运动，每天至少5次，每次至少3遍

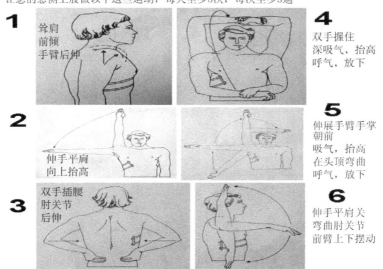

1 耸肩 前倾 手臂后伸

2 伸手平肩 向上抬高

3 双手插腰 肘关节 后伸

4 双手握住 深吸气，抬高 呼气，放下

5 伸展手臂手掌 朝前 吸气，抬高 在头顶弯曲 呼气，放下

6 伸手平肩关 弯曲肘关节 前臂上下摆动

注意：在日常活动中，尽可能多地尝试使用你的患侧手臂。

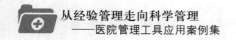
（八）效果确认（2012.11.15—2012.12.15）

2012.11.15—2012.12.14对14名责任护士分别进行2次床边综合能力考核，共考核了28人次，考核标准："山东大学第二医院责任护士床边综合能力考核标准（100分）"，其中23人次成绩在90分以上，合格率82%。对策实施后床边综合能力考核差错率查检表如下：

存在问题	次数	所占比例（%）	累计百分比（%）
实验室检查了解不全	8	40	40
早期康复及功能锻炼不到位	5	25	65
未根据患者实际情况实施及时有效的评估	4	20	85
其他	3	15	100
合计	20	100	

（1）目标达标率＝（82%−57%）÷（77%−57%）＝125%

进步率　=[（57%−82%）÷57%]=43.8%

（2）改善前后柏拉图比较

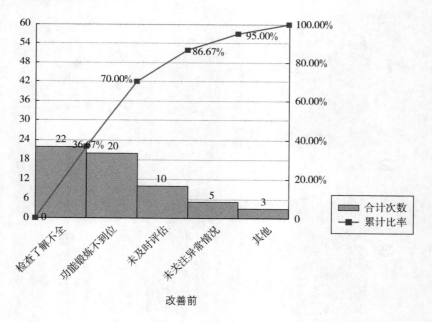

改善前

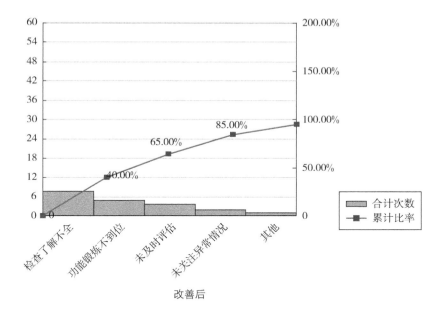

改善后

（3）改善后住院患者对责任护士服务满意度调查

2012.11.15—2012.12.14调查60名住院患者对责任护士服务满意度，满意度调查结果 ≥ 98分者60名，合格率 100%，比改善前提高13.33%。

改善前后住院患者满意度比较

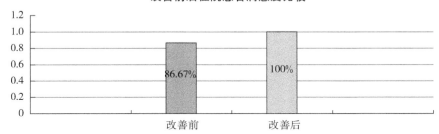

（4）效果确认之无形成果

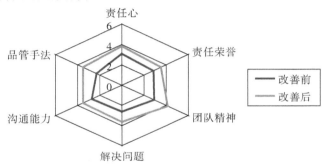

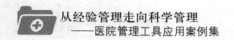

（九）检讨与改善（2012.12.16—2012.12.20）

1.优点、缺点分析

优点：切实解决了我病区的实际问题；教会医务人员如何发挥集体的优势去解决问题，如何在团队中扮演好自己的角色；提高了我们每一位医务工作者的核心能力。

缺点：因计算机操作技术欠娴熟，一定程度地影响了工作效率。

（十）标准化（2012.12.20—2012.12.30）

标准作业书（一）

床边综合能力考核流程图改进：

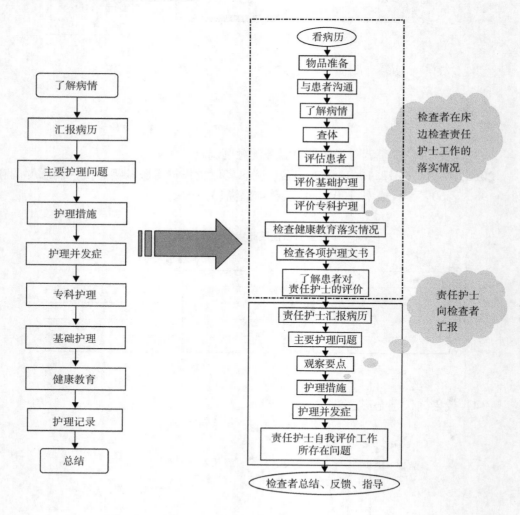

标准作业书（二）

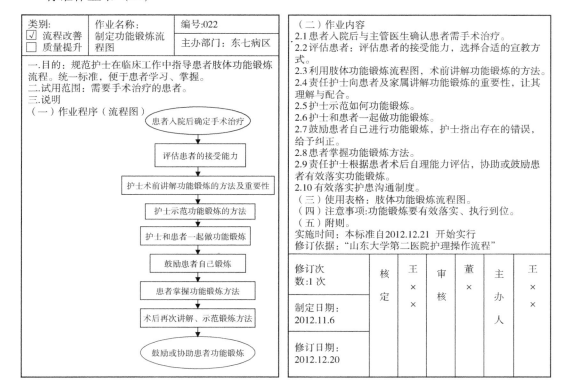

类别: ☑ 流程改善 ☐ 质量提升	作业名称: 制定功能锻炼流程图	编号:022 主办部门：东七病区

一.目的：规范护士在临床工作中指导患者肢体功能锻炼流程。统一标准，便于患者学习、掌握。
二.试用范围：需要手术治疗的患者。
三.说明
（一）作业程序（流程图）

患者入院后确定手术治疗
↓
评估患者的接受能力
↓
护士术前讲解功能锻炼的方法及重要性
↓
护士示范功能锻炼的方法
↓
护士和患者一起做功能锻炼
↓
鼓励患者自己锻炼
↓
患者掌握功能锻炼方法
↓
术后再次讲解、示范锻炼方法
↓
鼓励或协助患者功能锻炼

（二）作业内容
2.1 患者入院后与主管医生确认患者需手术治疗。
2.2 评估患者：评估患者的接受能力，选择合适的宣教方式。
2.3 利用肢体功能锻炼流程图，术前讲解功能锻炼的方法。
2.4 责任护士向患者及家属讲解功能锻炼的重要性，让其理解与配合。
2.5 护士示范如何功能锻炼。
2.6 护士和患者一起做功能锻炼。
2.7 鼓励患者自己进行功能锻炼，护士指出存在的错误，给予纠正。
2.8 患者掌握功能锻炼方法。
2.9 责任护士根据患者术后自理能力评估，协助或鼓励患者有效落实功能锻炼。
2.10 有效落实护患沟通制度。
（三）使用表格：肢体功能锻炼流程图。
（四）注意事项:功能锻炼要有效落实、执行到位。
（五）附则。
实施时间：本标准自2012.12.21 开始实行
修订依据："山东大学第二医院护理操作流程"

修订次数:1 次 制定日期: 2012.11.6 修订日期: 2012.12.20	核定	王 × ×	审核	董 ×	主办人	王 × ×

（十一）持续质量改进和效果维持（2013.1.1开始）

（1）持续改进一

疾病个性化健康教育自2013.1.1开始落实，给予患者宣教后，将纸质版交给患者，供患者或家属随时浏览，大大减少了患者或家属遗忘的现象，近三个月健康教育效果满意。

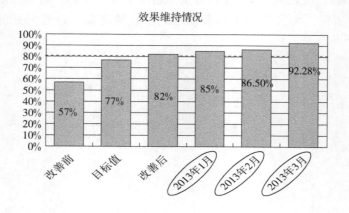

（2）持续改进二

晚交班时责任护士以提申请的形式落实，自我认为我可以交班了提出申请，交接班中要求责任护士把今天患者做的所有化验及辅助检查结果正常与否交给夜班护士，异常具体情况详细交班，这项举措大大提高了责任护士对患者检查的了解程度。

效果维持情况

改善前	目标值	改善后	2013年1月	2013年2月	2013年3月
57%	77%	82%	85%	86.50%	92.28%

二、降低血标本重抽率持续改进

（一）主题选定（2012年6月下旬）

1. 选题理由

降低血标本重抽率具有多方面意义：

（1）对医院：减少医疗资源浪费，降低成本，提升医院形象；（2）对科室：减轻工作量，维持正常工作秩序，提高医生对护理工作信任度，减少医患纠纷的发生；（3）减少患者痛苦、费用，及时得到治疗，提升患者对护理工作的满意度，对医院的信任度。

2. 相关定义解释（明确要完善的具体内容）

血标本重抽：由于各种原因导致采集失败或采集血标本不符合检测要求，需对患者再次抽取血液样本。

（二）拟订活动计划（2012年7月上旬）

按时间顺序拟定活动内容，决定活动期限，决定活动日程及人员的工作分配，便于监控活动进行进度。

阶段		活动项目	担当	6月 上	中	下	7月 上	中	下	8月 上	中	下	9月 上	中	下	10月 上	中	下	11月 上	中	下	12月 上	中	下	2013年 1月 上	中	下	2月 上	中	下
P	1	小组建立	××× ×××	...																										
	2	人员分工	××× ×××		...																									
	3	主题选定	××× ××			...																								
	4	拟定计划	×× ××				...																							
	5	数据收集	××× ××					...	...	...	...	...																		
	6	目标设定	××× ×××											...																
	7	要因分析	×× ×××											...																
	8	真因验证对策拟定	××× ×××											...																
D	9	对策实施	××× ××												...	...	...	...	...	...	...	...	...						

（续表）

阶段	活动项目	担当	2012年 6月 上	中	下	7月 上	中	下	8月 上	中	下	9月 上	中	下	10月 上	中	下	11月 上	中	下	12月 上	中	下	2013年 1月 上	中	下	2月 上	中	下
C	10 效果确认	××× ×××																						…					
C	11 成果比较	×× ××																						…					
A	12 标准化	××× ×××																									…		
A	13 检讨与改进	××× ×××																											…

（三）现状把握（数据收集：2012年7月1日至8月31日）

为了解主题的目前情况，必须认真做好现状调查。在进行现状调查时，应根据实际情况，应用不同的管理工具，进行数据的搜集整理。

1.血标本重抽率统计

时间	标本总数	重抽标本	重抽率（%）
1～6月	2115	213	10.07
7～8月	861	92	10.68
累计	2976	305	10.24

2.本科室重抽样本分析

重抽样本原因	次数	累计影响度（%）	累积比率（%）	次序
血量不足	145	47.54	0	1
血凝	74	71.80	47.54	2
溶血	42	85.57	71.80	3
误差大	27	94.42	85.57	4
血样错误	10	97.70	94.42	5
其他	7	100	97.70	6
总计	305		100	

3.柏拉图

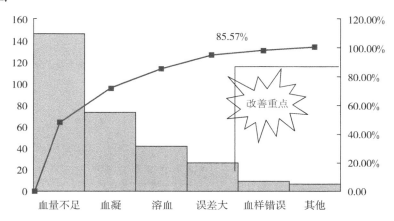

（四）目标设定（2012年9月上旬）

目标值尽量要量化，目标值应从实际出发，不能太高也不能太低，要既有挑战性，又有可行性。

目标值=现况值-改善值

改善值=现况值×累计百分比×团队能力

团队能力：31/50=62%

目标值= 10.24% - 10.24%×85.57%×62% =4.81%

即目标为重抽率由现况值10.24%下降至4.81%

（五）原因分析（2012年9月上旬）

1. 通过对问题产生原因的分析，找出关键所在，全员发挥头脑风暴要从所有角度去想象可能产生问题的全部原因，做成"鱼骨图"。

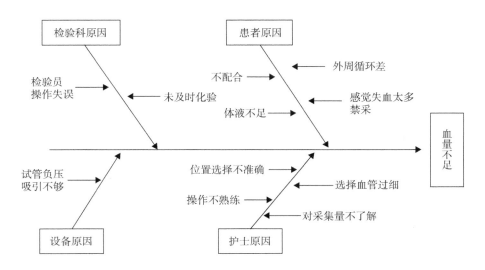

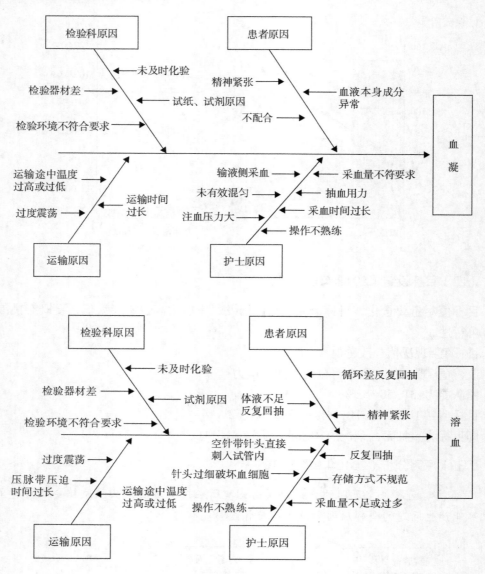

2. 对策拟定：彻底分析原因，要针对结果，把原因一层层展开，分析到可以采取对策为止。

（1）加强护理人员血标本采集操作培训与考核。

（2）规范血标本采集顺序、混匀方法。

（3）规范血标本储存与放置。

（4）规范血标本采集量及相关疾病患者血标本采集项目清单。

（六）对策实施（2012年9月中旬至12月）

探讨所有可能的改善对策，找出对策内容、措施，并进行效果确认、处置（评

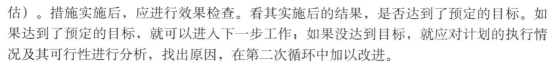

估）。措施实施后，应进行效果检查。看其实施后的结果，是否达到了预定的目标。如果达到了预定的目标，就可以进入下一步工作；如果没达目标，就应对计划的执行情况及其可行性进行分析，找出原因，在第二次循环中加以改进。

1.加强护理人员血标本采集操作培训与考核

原因：改善前未作为岗前培训重点。

（1）对策内容：

①将血标本采集作为入科培训的一项重点。

②注重培训与考核，尤其是临床实践考核。

③加强传授与临床示教。

④制定特殊患者血标本采集应对。

（2）对策实施：

实施人：赵×× 党×

①制订培训计划表。

②开展临床示教。

③对培训人员进行考核。

④制订特殊血标本采集应对方案。

（3）对策效果确认：

①血标本采集操作成绩： 21人培训前90分，培训后96分。

②血标本采集特殊情况应对考核情况。

（4）对策处置：

①上述措施有效。②将患者血标本采集岗前培训作为重点，特殊"患者血标本采集应对"作为科室学习内容之一，并作为科室岗前培训标准作业书。

2.规范血标本采集顺序、混匀方法

原因：改善前未进行规范规定

（1）对策内容：

①搜集资料。

②咨询检验科。

（2）对策实施：

实施人：赵×× 周×× 怀×。

①规范血液采集目录。

②科室全员培训。

（3）对策效果确认：

实施人：××× ×××

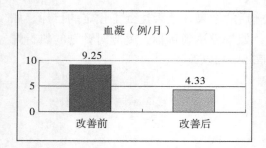

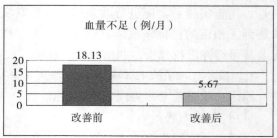

（4）对策处置：

①上述措施有效。

②在科室内粘贴患者血标本采集相关内容资料，并作为科室标准作业书。

3. 规范血标本采集量及相关疾病患者血标本采集项目清单

原因：改善前未进行规范规定。

（1）对策内容：

①搜集资料。

②咨询医生。

③制订相关疾病患者标本采集项目。

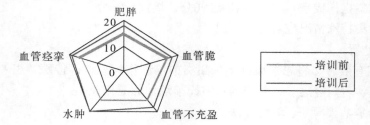

（2）对策实施：

实施人：×××　×××

①咨询医生。

②制订相关疾病患者标本采项项目清单。

（3）对策效果确认：

实施人：×××　××

试管错误

（4）对策处置：

①上述措施有效。

②血标本采集清单在科室张贴，并作为科室标准作业书。

4. 规范血标本储存与放置

原因：改善前未进行严格规范放置。

（1）对策内容：

①安置标本架。

②冰箱储藏。

（2）对策实施：

实施人：×××　××　×××

制订标本放置盒、标本架、冰箱等标本储存与放置设备。

（3）对策效果确认：

实施人：×××　××　×××

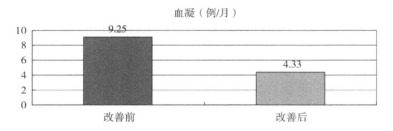

血凝（例/月）

（4）对策处置：

①上述措施有效。

②持续进行严格的规范。

（七）对策检查（2013年1月中、上旬）

1.成果比较

血标本重抽原因	改善前（次数）	改善后（次数）
血量不足	145	17
血凝	74	13
溶血	42	10
误差大	27	22
血样错误	10	0
其他	7	3
总计	305	65

时间	标本总数	重抽标本数	重抽率（%）
改善前	2976	305	10.24
改善前每月	372	38.125	
改善后	1324	65	4.91
改善后每月	441.33	21.66	

2.目标实现情况

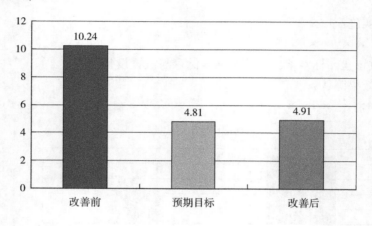

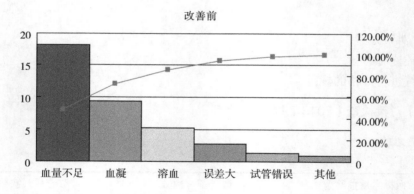

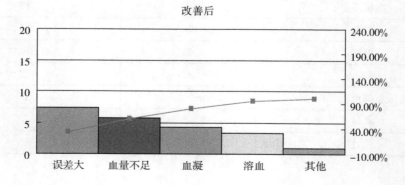

（八）标准化（2013年1月下旬）

需将改善的操作方法加以标准化，制订相应管理制度，建立起标准操作流程。

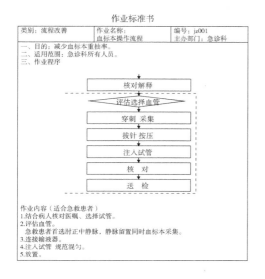

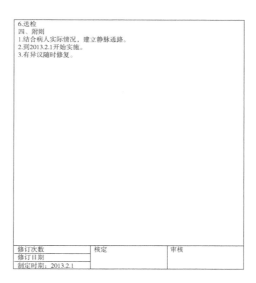

静脉血采集特殊情况应对

序号	采血失败原因	应对措施
1	患者肥胖皮下脂肪丰满，血管通常不隆出皮肤	血管较固定，故穿刺时操作者要以食指和中指探明静脉走向和深浅度，然后从血管上方进针，沿前方探索血管，其进针角度合理度稍大些，但进针一般不宜超过40°
2	老年人动脉硬化血管壁增厚、狭窄、弹性差、脆性增大，皮肤组织松弛	对此类患者进行穿刺时，应特别注意绷紧皮肤，选择较直的静脉，穿刺时力要稍小一些
3	患者不合作	采血时让另一人固定好采血部位肢体
4	精神高度紧张的患者由于恐惧，引起血管痉挛	做好患者的心理护理，以轻松、愉快的话题，分散患者的注意力，减轻其恐惧感，避免血管痉挛
5	血管细小的患者血管不清楚	应选择弹性好，暴露明显的正中静脉、贵要静脉、头静脉
6	护士的心理素质和穿刺熟练技术差	护理人员应具备良好的心理素质，不受外界因素的干扰，工作中保持稳定的情绪和良好的心理状态，规范自己的护理行为，以保证静脉穿刺的成功率
7	高黏血症的患者血液黏度高，针头一进血管，就发生阻塞，不回血	更换静脉另行穿刺采血

（续表）

序号	采血失败原因	应对措施
8	止血带扎得过松，血管不充盈	重扎止血带
9	止血带过紧则造成深部动脉供血不足，血流变细，容易造成凝针	重扎止血带
10	针头斜面紧贴血管壁，影响流速	可适当改变针头的角度和方向，或稍微改变穿刺肢体的位置，直至血流通畅为止
11	针头斜面一半在管腔外，而使血流缓慢	判断是否出现这种问题，就是观察穿刺部位是否有隆起。如果是很缓慢的隆起，可能是针头斜面一半在管腔外。此时，继续向血管内进针少许即可
12	针头脱出血管，局部出现隆起，造成血液停流	应立即拔出针头，更换采血针，另换部位进行穿刺
13	皮下脂肪少，静脉虽显露但弹性差，易滚动	穿刺时用左手示指和拇指消毒后，按住穿刺血管的上下方，再行穿刺
14	环境过冷引起血管痉挛	局部热敷
15	真空采血管负压不足	采血器应注意不可松动管盖以防真空消失。采血前应检查试管有无裂隙或试管塞是否松动；在确定静脉穿刺成功后连接更换试管时动作应迅速，如无血液流出需更换采血管，或可以分离管塞穿刺针，用注射器接头皮针抽出血液，还应确定采血针无阻塞
16	血流不畅	①松开止血带5s之后重新扎止血带，嘱患者松、握拳交替进行，或用手轻轻挤压采血静脉上段以增加压力，也可先用温毛巾热敷穿刺部位，使血管充盈。②使用真空采血管前勿松动试管胶管，可用5ml注射器抽吸试管内空气，使管内压力降低，一边空气抽出，一边血液吸入，即可抽血成功。③在保证静脉穿刺成功的前提下，调节针头方向至血液流入采血管，若无效则更换采血管。④确定针头在血管内及试管完好无破裂，可根据情况可用手轻轻地前后左右移动采血针翼、调整采血针角度即可

血标本采集相关内容

标本项目	试管	血量（ml）	混合次数	存储温度（℃）	送检科室	夜间急查
血常规	●	2		4～25	检验科	检验科
血气	●	0.5～2	5～6	4	检验科	检验科
血型	●	2		4～25	输血科	输血科
合血	●	2		4～25	输血科	输血科
肝肾功	●	3		4～25	生化	检验科
血脂	●	3		4～25	生化	
血糖	●	3		4～25	生化	检验科
酮体	●	3		4～25	生化	检验科
血生化	●	3	3～5	4～25	生化	检验科
心肌酶	●	3		4～25	生化	检验科
胆碱酯酶	●	3		4～25	生化	检验科
淀粉酶	●	3		4～25	生化	检验科
病毒	●	3			免疫	
心梗三项	●	3		4～25	免疫	检验科
出凝血	●	2	8	4～10	血凝	检验科
D_2聚体	●	2		4～10	血凝	检验科
血流变	●●	4/1.8	3～5	4～25	血凝	
血沉	●●	2	3～5	4～25	血凝	

注：顺序：血培养→●→●→●

混匀方法：翻转试管旋转混匀。

涉及血气和血糖两项监测要及时送检，留置时间过长将影响结果。

血标本采集项目表

疾病	项目	试管
多发伤	血常规　血型　合血　病毒　出凝血	●●●●
脑血管病	血常规　血生化　血糖　出凝血	●●●
急性冠脉综合征	血常规　心肌酶　血生化　心梗三项BNP　　出凝血	●●●●
呼吸衰竭	血常规　CO_2结合力　D_2聚体血气	●●●○

（续表）

疾病	项 目	试管
消化道出血	血常规　血型　合血　出凝　血病毒 肝肾功　血生化	●●●●●
有机磷中毒	血常规　胆碱酯酶　淀粉酶　CO_2结合力血生化	●●
多脏器衰竭	血常规　肝肾功　血生化　血气	●●○

（八）检讨与改进（2013年2上旬）

1. 整理优点缺点，指出今后努力的方向，提出残留问题及处置方法，列出下期活动主题。

项目	优点	缺点
目标设定	目标一致	数据计算不熟悉
计划实施	计划较全面、能够按部就班	缺少主动性
对策拟定	群策群力、可实施对策较多	思路需进一步开拓
对策实施	通过对策实施加强了自我管理	多部门合作、时间自我支配性较差
效果确认	有成就感	需进一步有点及面、调动更多人积极性

2. 下期活动主题

主题评价题目	上级政策	重要性	迫切性	能力	总分	顺序	选定
1.保障急救绿色通道畅通	34	38	30	24	122	7	
2.提高输液病人健康教育知晓率	26	40	28	34	128	6	
3.加强新职工培训	40	42	32	36	150	2	
4.提高医疗垃圾分类	35	48	43	36	163	1	选定
5.降低急诊针刺伤发生率	33	49	38	25	144	3	
6.提高交接班制度落实率	34	40	28	32	134	5	
7.缩短急诊高峰时段病患等候就诊的时间	38	44	34	26	142	4	
8.提高急诊患者满意度	32	34	28	22	116	8	

第十五节　中日友好医院供稿

案例一：PDCA在提高公文处理质量和效率中的应用

公文处理是医院实施行政管理职能的重要手段，也是医院提高行政工作效率的重要途径。提高公文处理效率，改进公文处理质量，对于推动医院行政管理规范化、科学化、制度化尤为重要。

一、计划（Plan）

1.现状分析

某医院每年处理各类公文3000～4000份，其中以签报类居多。多年来，医院公文一直采用手工登记、人工跑送的方式，公文处理的效率和规范化程度难以提高。

2.目标

借助协同办公系统，建立电子公文管理平台，实现医院签报类公文形成、交换、处理、归档等全过程的电子化管理，提高公文处理的质量和效率。

3.原因分析

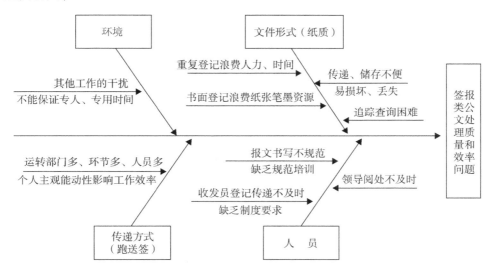

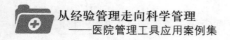

二、执行（Do）

1.建立电子公文管理平台，规范公文处理

why	借助电子化，规范公文管理，提高处理效率
what	构建电子公文管理系统
where	全院
when	2012年7月—2013年5月
who	院办公室、信息部
how	委托信息公司，开发信息平台

时间	责任人	完成进度
2012年7～8月	信息部	调研全院公文处理工作现状及需求
2012年8～9月	信息部、院办	信息部根据院办要求，以纸质签报单为模板，结合工作实际设计电子签报单；院办规范、简化公文运转流程，信息部完成流程设计
2012年9～10月	院办、信息部	反复模拟、使用电子签报单进行公文处理，不断发现问题并改进各环节功能设计，不断完善系统
2012年10～11月	院办、信息部	共同制定协同办公系统签报单使用指南
2012年11月底	院办、信息部	院办牵头，信息部提供技术支持，启动协同办公系统电子签报单第一阶段运行——从报文部门拟文到各相关部门会签，均实现电子签报；同时，召开专门会议，对各部门负责人和公文收发员进行协同办公系统签报单使用培训
2012年12月—2013年3月	院办、信息部	院办牵头，信息部提供技术支持，在电子签报单试运行阶段，进一步发现问题并改进各环节功能设计，不断完善系统
2013年4月	院办、信息部	院办牵头，信息部提供技术支持，启动协同办公系统电子签报单第二阶段运行——包括院领导批示环节在内的公文签报全程实现电子化
2013年5月起	院办、信息部	正式运行，通过电子化管理严格把关： 1.公文拟稿质量。上报文稿须部门主要负责人签署意见。公文文稿内容或质量有明显问题的，办公室提出修改要求后退回拟文单位重新组织修改 2.公文会签制度。对送请会签的文件文稿，签署部门在系统规定工作日内会签完毕 3.公文报送程序。格式不规范的公文无法上报，无法越级报送

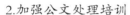

2.加强公文处理培训

why	提高公文处理质量
what	围绕公文处理实施细则和电子签报使用指南开展培训
where	院办公室、信息部
when	2012—2013年
who	院领导、各部门负责人及公文管理员
how	进行公文质量及电子公文管理平台应用培训

时间	责任人	完成进度
2012年3月	院办	出台新的公文处理实施细则，进一步规范公文书写要求、运转流程、公文会签制度等
2012年4月	院办	对全院公文管理员进行新版公文处理实施细则培训
2012年12月—2013年4	院办	分三批对院领导、各部门负责人及公文管理员进行电子公文管理系统应用培训

三、检查（Check）

1.工作效率改进情况

	部门会签一份文件时长	院领导批示一份文件时长	一个传递环节时长
实施前	0.5～10天	0.5～2.5天	30分钟～2天
实施后	1分钟～1天	5分钟～1天	1分钟～4小时

2.工作成本改进情况

	纸张笔墨资源	人力成本	时间成本
实施前	烦琐的书面登记，耗费大	大量书面登记、人工传递，耗费大	大量书面登记、人工传递，耗时长
实施后	电子登记、传递，省纸墨	电子登记、传递，省人力	电子登记、传递，省时间

3.监控管理改进情况

	查询、追踪、督办、监管等
实施前	根据部门、时间、标题对手工记录进行人工翻寻，费时费力且不准确
实施后	关键字要素随时查询、快速追踪，方便快捷且全面准确

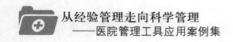

4.公文质量改进情况

	公文质量
实施前	书写不严谨、不规范，有效性、可行性欠佳
实施后	公文处理细则统一规范，公文人员专门培训、严格要求，公文质量和报文有效性、可行性得以保证

5.其他改进情况

	其他问题
实施前	人工传递纸质文件，公文缺失、遗落、损坏等情况时有发生
实施后	电子化办公，人为因素导致的多种不良后果得以有效避免

四、行动（Action）

分析数据表明，公文处理工作的效率和质量得到了很大提高。从系统运行的情况看，还有更高的提升空间。硬件方面需要对系统功能进一步完善，软件方面需要加强对操作人员的进一步培训，使之在规范操作的基础上最大限度地发挥主观能动性，将系统功能发挥到最大。

下一步将继续新的循环，设置公文处理时限，启用超时提醒功能，对公文办理全流程进行更加有效的督办，力争将各环节传递耗时缩短到最小，防止忘办漏办。完善相关管理制度以巩固成效、克服缺点，进一步提高公文运转效率和质量。

案例二：PDCA在住院医师规范化培训质量改进中的应用

住院医师规范化培训是临床医学生毕业后教育的重要组成部分，对于培训高层次临床医师，提高医疗质量极为重要。北京地区住院医师规范化培训工作要求定期针对各培训基地进行评审，评审结果分为合格、基本合格、不合格3类。

一、计划（Plan）

1.现状分析

某医院2005年、2010年基地评审结果，4个专业32个临床医技科室评审结果为"基本合格"。住院医院规范化培训质量问题成为医院教育教学工作重点关注的问题。

2.目标

提升住院医院规范化培训的质量，吸引更多优秀的住院医师来医院培训。

3.原因分析

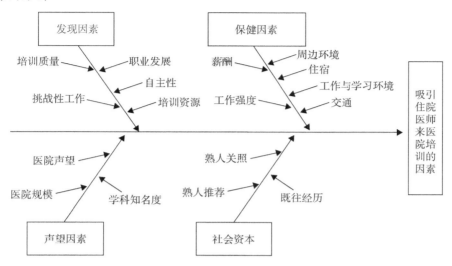

二、执行（Do）

1.加强培训质量的信息化管理和培训的对外宣传

why	依托信息平台，加强质量管理及对外宣传
what	构建医院教育教学信息平台、住院医师管理信息平台，依托网络平台及时对外发布培训信息
where	教育处
when	2012—2013年
who	住院医师培训岗位、办公室管理岗位
how	委托信息公司，定制开发信息平台

时间	责任人	完成进度
第一季度	住院医师培训岗、办公室管理岗	国内外住院医师培训质量评价及信息建设等相关情况搜集。调研部分省市及医院培训质量管理信息系统，开展案例调查研究，了解其培训质量监控体系运行状况
第二季度	住院医师培训岗	制订住院医师培训基地质量管理体系、信息管理平台设计，开始信息系统建设，包括平台程序编写、数据库设计与编写、服务器调试
第三季度	软件公司	信息平台、质量监控系统使用培训、试运行与调整
第四季度	住院医师培训岗、办公室管理岗	初步完成信息系统建设、验收

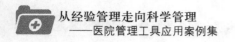
2.加强培训的过程质量管理

why	改善培训的过程质量
what	围绕住院医师职业素养开展培训与考核，满足学员个性化需求、重视师资培训与考核
where	教育处、大外科教研室、大内科教研室、医技教研室、中医教研室
when	2012—2013年
who	住院医师培训管理人员、教学主任/秘书、带教老师
how	修订管理制度，完善教学工作考评指标体系、制定并发放住院医师管理手册，明确培训管理流程，开展迷你临床演练评估（MINI-CEX）测评方法，专项培训课程，两阶段考试均未通过者予以辞退

时间	责任人	完成进度
第一季度	住院医师培训岗	制订住院医师年度院内公共课程，开展美国心脏协会AHA的基础生命支持（BLS）培训课程，在住院医师当中开展MINI-CEX测评方法
第二季度	教学质量督察岗	监督各项内容实施、进行年中评价
第三季度	住院医师培训岗	修改完善计划
第四季度	教学质量督察岗	开展教研室质量评价、住院医师技能考核

3.加强培训质量的监督

时间	责任人	监督内容
每周	住院医师培训岗、AHA培训岗位	住院医师年度院内公共课程、BLS培训课程完成情况
每月	教育处全体人员	在住院医师当中开展MINI-CEX测评方法、住院医师出科考核、教研室教学质量评估、住院医师问卷调查
年中	住院医师培训岗	住院医师座谈会
年末	教育处全体人员	教研室质量评价、住院医师年度技能考核、住院医师结业座谈会、住院医师培训总结会

三、检查（Check）

1. 2012年医院对外招收来院培训的住院医师当中，研究生学历人员比例增加到总人数的85%。

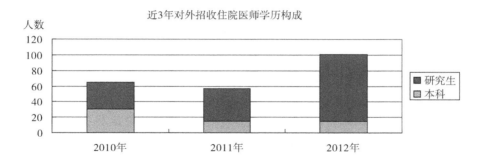

近3年对外招收住院医师学历构成

2. 2012年度住院医师第一阶段理论考试通过率较2010年、2011年上升。

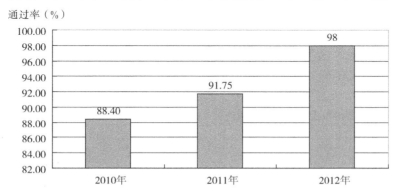

3. 住院医师第二阶段考试通过率提高。

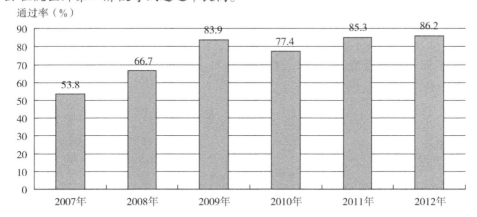

四、行动（Action）

　　某医院经过加强培训质量的信息化管理、培训的对外宣传、培训过程质量管理和质量监督，使住院医师的培训质量明显提高。针对暴露出来的新问题——教学资源出现短缺，制订住院医师核心教学人员会议制度，增加教学师资力量，将住院医师培训质量管理工作定期化，制订"医院教学发展规划"，将教学质量体系建设制度化、常态化。同时将管理工作存在的问题及时解决、积累的经验及时推广运用，使住院医师培训质量不

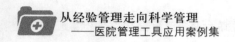

断巩固和提高。

案例三： PDCA在医院科研项目申报管理中的应用

医学科研是医院工作的重要内容，医院承担科研项目的数量和层次是衡量其专科实力和学科建设水平的重要指标。由此可见，加强科研项目管理，提高科研项目的中标率，是提升医院科研水平行之有效的方法。

一、计划（plan）

1.现状分析

2012年之前，某医院申报的科研项目中标率较低，国家级、省部级项目的立项数量与全市平均水平相比存在一定差距。

2009—2011年省部级以上科研项目立项情况

项目	2009年	2010年	2011年
主持国家级重大科研项目数	0	0	0
主持国家级一般科研项目数	8	10	12
主持省级重点科研项目数	1	3	2
主持省级一般科研项目数	10	14	15

2.目标

通过对科研项目申报管理，提升医院科研项目申报质量，提高申报项目的中标率。

3.原因分析

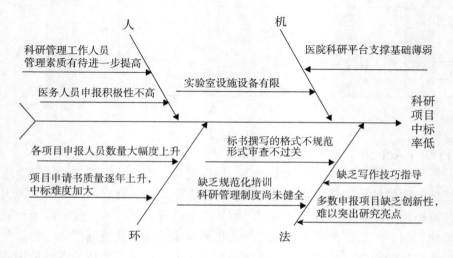

二、执行（Do）

2012—2013年两年期间，开展以下工作：

1.科研部建立健全科研管理制度，完善科研激励机制。2012年起，将科研指标纳入个人和科室定期考评中，调动专业技术人员参加科研活动的积极性，将科研管理列入科主任任期考核。通过激励，提高省部级及以上科研项目的申报数量，增加高层次项目的中标率基数。

2．2012年1～4月，科研部牵头，与信息部合作，建设医院科研管理信息平台，对科研项目进行全程自动化、科学化管理。

3．2012年起，科研部定期举办标书撰写和设计、统计学讲座培训，在科研项目申报之前，科研部组织召开会议，及时传达申报指南和申报要求，并动员相关人员积极申报。

4.优化各级各类项目的申报流程，实行申报课题的院内专家初审制度，充分发挥院学术委员会在项目申报中的指导作用。组织专家对申报课题的科学性、实用性、创新性等进行审议，课题论证明显有缺陷的申报项目让其进行反复修改，进而提高申报标书的整体质量。对限项申报的课题，实行淘汰制。

5.科研部促成科室间协作，组织协调省部级以上重大项目的申请。

6.2012年起，加大科研培育力度，提高院内科研课题资助项目数量及资助额度。

三、检查（Check）

1.实施改进后，2013年科研立项数量较2012年之前有较大提高。

2009—2013年省部级以上科研项目立项情况

项目	2009年	2010年	2011年	2012年	2013年
主持国家级重大科研项目数	0	0	0	1	3
主持国家级一般科研项目数	8	10	12	25	39
主持省级重点科研项目数	1	3	2	5	10
主持省级一般科研项目数	10	14	15	25	42

2.科研项目申请积极性大幅度提高

2012年共申报国家自然科学基金项目50项，是2011年申报的项目数的2.08倍；申报市自然基金80项，较2011年申报项目数增加38%；首发基金医院限申报10项，申报人员51人；市科技新星B类计划限报2人，申报人员30人。2013年申报及立项数量较2012年又有较大提高。

四、行动（Action）

对医院申报及立项情况进行分析、评估，正确的做法加以肯定，总结成文，制订成标准，巩固取得的成果，提出尚未解决的问题：

1.从国家级、省部级项目的立项情况来看，与其他医院比较，医院在项目资助额度上仍然存在明显差距；验收课题在申报高层次奖励项目中的申报数与获奖率仍然较小。

2.虽然经过多次学科之间的合作申报，但是学科与学科之间合作仍然不够默契，研究资源相对分散，没有形成一个统一、有潜力的研究方向。

3.随着我国生物医学科技的发展，涉及人的生物医学研究项目日益增多，为保护受试者的权益和安全，国家对涉及伦理的科学研究审查也日益严格，但临床科研人员及科研管理人员对伦理学知识的认知度不够，普及度相对较低，规范科研项目的伦理工作将成为下一个循环要解决的问题。

4.每年课题申报的方式在不断变化，信息化程度在不断提高，申报前的培训工作将更加重要。

以上面临的问题将反映到下一个PDCA循环中，从而实现科研项目管理的持续改进。

第十六节　福建医科大学附属第一医院供稿

案例：医院灾害脆弱性分析

医院在每天的运作中，可能遇到不同种类的灾害，有些是传统的灾害，如地震、台风、火灾等；也有些是新兴的灾难，如电脑故障、危险品外泄、新型流感等。医院内不同部门对于各种灾害的认知可能有所不同，例如信息中心可能会认为电脑故障只是一个问题（认为电脑故障是电脑正常运行的一部分，哪台电脑没出过故障），而临床医技科室可能认为电脑故障是工作上的大麻烦，增加很多工作量，而患者就可能认为电脑故障是个灾难，他们的权益及医疗安全都没有任何保障。无论如何，医院必须共同去应对并努力减少这些灾害的发生，这是医院应急管理非常重要的一步。

一、成立项目组

南方某三级综合性医院地处东南沿海，与台湾隔海相望，处于地震、台风、洪水等多发地带，医院开放床位2500床，年门诊量200万，住院人数7万人次。为应对并努力减少灾害的发生，由分管后勤副院长牵头组织项目组，成员包括总务处处长、设备管理处处长、信息中心主任、保卫处处长、医务处处长、护理部主任等7人。

二、分析并列出可能发生的灾害（风险）

项目组采用头脑风暴法列出可能发生的灾害。

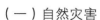

（一）自然灾害

台风、飓风、强雷暴、暴雨、地震、海啸、高温、干旱、洪水、火灾、滑坡、溃坝。

（二）技术事故

电力故障、发电机故障、供水故障、污水处理系统故障、火警故障、通信故障、医用气体故障、信息系统故障、内部火灾、供应短缺、结构性损坏。

三、风险评估打分

每人就所列的"自然灾害"和"技术事故"从可能性（概率）、人力影响、资产影响、运营影响、准备工作、内部响应、外部响应等7个项目分别打分，取平均分值，得出每一事件或每一项目的平均分值。

自然灾害项目平均分值

事件	可能性	严重性＝（冲击－减灾预防）					
		人力影响	资产影响	运营影响	准备工作	内部响应	外部响应
台风	3	3	3	3	2	2	2
飓风	1	1	1	2	1	1	1
强雷暴	3	2	2	2	2	2	2
暴雨	3	3	3	3	2	2	2
地震	1	3	3	3	3	2	2
海啸	1	2	2	2	3	2	2
高温	3	3	3	3	1	2	2
干旱	1	1	1	1	1	1	2
洪水	3	3	3	3	3	3	3
火灾	3	2	2	2	1	1	1
滑坡	1	1	1	1	1	1	1
溃坝	1	1	2	1	2	2	2
平均分							

技术事故平均分值

事件	可能性	严重性＝（冲击－减灾预防）					
		人力影响	资产影响	运营影响	准备工作	内部响应	外部响应
电力故障	3	3	3	3	3	2	2
发电机故障	1	1	1	1	2	2	2
供水故障	3	2	2	2	3	3	3
污水系统故障	2	2	2	2	2	2	3
火警故障	3	3	3	3	3	2	2
通讯故障	2	2	2	2	1	1	2
医用气体故障	3	3	3	3	3	2	2
*信息系统故障	3	3	3	3	3	3	2
内部火灾	3	2	2	2	3	2	2
供应短缺	1	1	1	1	2	2	2
结构性损坏	1	1	1	1	2	2	1
平均分							

四、计算灾害相关风险值（Hazard Specific Relative Risk，HSRR）

运用KAISER模型，将每一事件或每一项目的平均分值录入Excel表，自动计算生成每一灾害事件的RISK值。

自然灾害事件HVA评分表

事件	可能性	严重性＝（冲击－减灾预防）						RISK值 0～100%
		人力影响	资产影响	运营影响	准备工作	内部响应	外部响应	
台风	3	3	3	3	3	2	2	78%
飓风	1	1	1	2	1	1	1	15%
强雷暴	3	2	2	2	2	2	2	61%
暴雨	3	3	3	3	2	2	2	78%
地震	1	3	3	3	3	2	2	18%
海啸	1	2	2	2	3	2	2	26%
高温	3	3	3	3	1	2	2	89%
干旱	1	1	1	1	1	1	2	13%
洪水	3	3	3	3	3	2	2	89%
火灾	3	2	2	2	1	1	1	56%
滑坡	1	1	1	1	1	1	1	11%
溃坝	1	1	2	1	2	2	2	17%
平均分								

技术事故HVA评分表

事件	可能性	严重性=（冲击−减灾预防）						RISK值 0～100%
		人力影响	资产影响	运营影响	准备工作	内部响应	外部响应	
电力故障	3	3	3	3	3	2	2	89%
发电机故障	1	1	1	1	2	2	2	17%
供水故障	3	2	2	2	3	3	3	78%
污水系统故障	2	2	2	2	2	2	3	48%
火警故障	3	3	3	3	3	2	2	89%
通信故障	2	2	2	2	1	1	2	41%
医用气体故障	3	3	3	3	2	2	2	83%
信息系统故障	3	3	3	3	3	3	2	94%
内部火灾	3	2	2	2	3	2	2	72%
供应短缺	1	1	1	1	2	2	2	17%
结构性损坏	1	1	1	1	2	2	1	15%
平均分								

五、评估结果

按RISK值由高至低排序，明确各类灾害风险等级，选择灾害脆弱性分析排位前6位的事件作为重点管理项目。

RISK值排序表

灾害	RISK值（%）	排序
信息系统故障	94	1
洪水	89	2
电力故障	89	3
火警故障	89	4
高温	89	5
医用气体故障	83	6

六、拟定改进计划

1.将上述6种灾害作为重点管理项目纳入医院年度工作计划和医院专业管理委员会年度工作计划，制订或修订相应的应急预案：

（1）《信息系统故障应急处置预案》。

（2）《水灾应急处置预案》。

（3）《高温应急处置预案》。

（4）《电力故障应急处置预案》。

（5）《火灾应急预案》。

（6）《医用气体故障应急处置预案》。

2.组织全员培训与演练。

第十七节 西安交通大学医学院第一附属医院供稿

案例一：预约诊疗工作改进案例

预约诊疗工作推进中，有两项是"短板"：一是出院复诊患者未实行中长期预约，二是医务人员对预约诊疗制度和流程不够熟悉。针对这些问题，我院财务部采用PDCA模式进行调研和分析，制订工作计划，推动预约诊疗工作持续改进。

一、Plan：计划阶段

运用鱼骨图分析产生问题的原因：

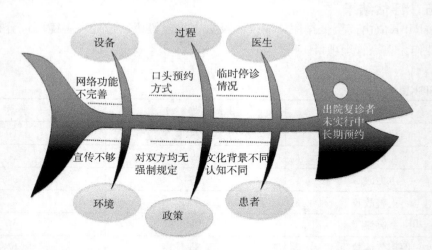

经分析，发现影响出院复诊患者实行中长期预约的主要因素有：医生出诊变化性较大，临时停诊现象较多，造成无法进行中长期预约和医生爽约比例较高；无统一出院患者中长期预约规范要求与制度；HIS系统不能在住院病区及门诊看诊后直接通过医、护工作站给出院患者预约下次门诊，绝大多数科室都只局限以口头形式告知出院患者按时门诊随诊，无相关登记资料、系统登记；宣传不够，医护人员推行主动性欠缺，患者对预约诊疗了解不够。在这些因素里面，"人"是最主要的影响因素。

二、Do：制定措施，提出行动计划

1.完善制度。制订了出院患者中长期预约诊疗管理办法。

2.加强医师出诊管理。门诊部制订门诊医生出诊管理办法，并在院例会通报医师按时出诊情况，降低由于医生停诊造成的爽约比例。

3.细化网络功能。在HIS系统中发布"出院患者预约诊疗服务"的通知，增加"诊间预约"模块、"出院患者预约"模块，细化预约分类"慢性病患者"、"术后患者"、"出院患者"。

4.加强宣传。全院发行《预约专刊》，在例会材料上刊登预约比例要求和各科室实际预约量，在门诊电子屏播放预约流程；针对"人"的影响因素，开展专题讲座，提高医务人员主动实施这种方式的积极性。

目前财务部已对21个科室499名医护人员实施预约操作培训。

三、Check：分析数据，评估效果

目前我院预约量稳步攀升，截至今年上半年，预约总量为66 998人，比去年同期增加24.97%。

通过细化网络功能，现在能够实现预约分类统计，上半年出院患者预约1059人次，慢性病预约1574人次，术后患者预约1231人次，医生站预约261人次，护士站预约13人次。

四、Action：行动、处理阶段

预约的渠道还需要进一步拓展电信服务平台。印制预约宣传页，扩大患者对此种方式的知晓度。

案例二：运用PDCA循环缩短平均住院日持续改进报告

平均住院日是指一定时期内每一出院患者平均住院时间的长短，是一个评价医疗效益和效率、医疗质量和技术水平的比较硬性的综合指标，而且还能全面反映医疗经营管理水平。在确保医疗质量和医疗安全的前提下，需合理有效地缩短患者的平均住院日，加快病床周转次数，满足患者的需求，提高科室效益。我科在分析现状的基础上于2012—2013 年将持续质量改进方法应用到合理缩短平均住院日中，取得了良好效果。

遵循"PDCA"循环原理，采用管理工具"FOCUS-PDCA"对该案例进行持续整改，效果明显。

一、"F"阶段：发现问题

肝胆外科2008—2012年的患者平均住院日、出院人次、病床使用率和病床周转率数据如表所示。根据医院2012年工作量目标要求，医院2012—2013 年平均住院日须小于12天，肝胆外科未达到目标。

肝胆外科2008—2012年平均住院日、出院人数、床位使用率及周转率

年度	平均住院日（天）	出院人数	病床使用率（%）	病床周转率（%）
2008	14.45	3142	87.7	22.13
2009	14.1	3700	88.85	26.2
2010	14.52	3741	93.71	31.9
2011	14.49	4038	97.56	33.1
2012	12.38	4786	97.75	37.3

二、"O"阶段：成立医疗质量管理小组

成立合理缩短平均日的医疗质量控制小组，由科主任任组长，各病区主任及护士长为组员。

三、"C"阶段：明确现行流程和规范

1.未能与相关医技科室建立有效沟通机制，术前住院时间延长。

2.术后并发症防治未能及时及有效，术后感染的诊治需进一步培训。

3．住院大于20天患者未能建立有效的讨论机制。

四、"U"阶段：问题的根本原因分析

1.从医院层面讨论影响患者平均住院日的因素（从医院外部因素和医院层面进行分析）

医院外部因素包括社会因素和患者因素；医院层面因素包括医院制度和管理、医院综合技术水平、医技科室功效。采用树状图就存在问题的根源进行分析，如图所示。

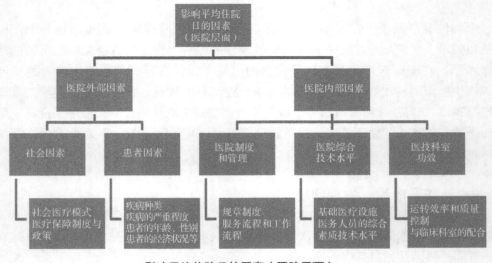

影响平均住院日的因素（医院层面）

2.从科室层面讨论影响平均住院日的因素（从患者因素和科室层面进行分析）

患者因素包括经济、伦理因素和疾病因素；科室层面因素包括医疗因素、护理因素及医技因素。采用树状图就存在问题的根源进行分析，如图所示。

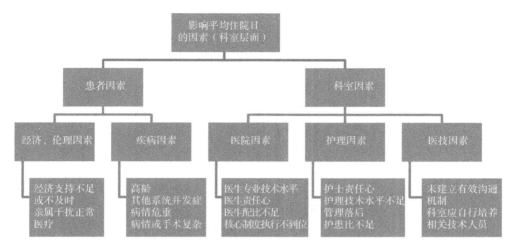

影响平均住院日的因素（科室层面）

五、"S"阶段：选择流程改进的方案

针对存在问题提出改进措施，制订质量改进的目标及详细工作计划，明确各时间段内相关人员的任务，实施过程中的监控及数据收集，计划实施并评价效果。

1.改善和优化服务工作流程

（1）缩短术前住院日、缩短检查等待时间。与医技科室协调沟通，缩短医技科室出报告时间；改进手术安排流程，将每周三科室大查房及三级查房落到实处，手术安排遵循"总体控制，灵活调整"的原则。

（2）缩短术后住院日。积极控制手术部位感染，术前规范预防性使用抗生素，术中注意保护切口及合理放置引流管；积极预防手术并发症的发生。

2.加强围手术期管理。严格执行各项医疗核心制度，包括三级查房、会诊制度、疑难病例讨论、围手术期管理制度等；严格执行诊疗操作常规；严格执行无菌操作、规范抗生素使用等以控制医院感染。狠抓环节质量管理，强化质量效益观念，是有效缩短平均住院日的重要手段。

3．加强培训及业务学习。通过加强培训及业务学习，尤其是年轻医师的业务学习，是提高业务水平以加强患者术前及术后管理的有效措施，可有效缩短平均住院日。

4．临床路径管理。对门脉高压症及胆总管结石的患者常规入临床路径，提高入径率。

5．科室大查房中常规讨论住院大于20天患者，并采取激励惩罚措施、制订肝胆外科平均住院日标准，在科室大查房中常规讨论住院大于20天患者，分析住院时间长的

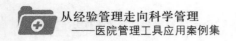

原因，积极改进。将平均住院日作为病区负责人综合目标责任制考核内容之一，提高工作积极性。根据医院2012 年工作量目标要求（医院2012—2013年平均住院日小于12天），每季度公布实施情况，并进行持续改进。

六、"P"阶段：计划阶段

2013年1月：科务会讨论有效缩短平均住院日方案。

1.与相关医技科室建立有效沟通，缩短术前检查时间；

2.加强业务学习与培训，强调术中规范化操作及术后感染的预防；

3.临床路径严格管理，提高入径率；

4.常规在每周二大交班中通报住院大于20天患者，每周三大查房中讨论全科住院大于20天患者。

2013年2月—2013年6月：定期培训，实施计划，收集资料。

七、"D"阶段：实施阶段

通过对缩短平均住院日管理工作的根本原因分析，针对查找到的原因，科室修改完善了相关诊疗规范、改进了医疗及护理方面存在问题的流程，并逐一推进、落实，使我科的平均住院日得到了有效控制并呈明显的下降趋势。

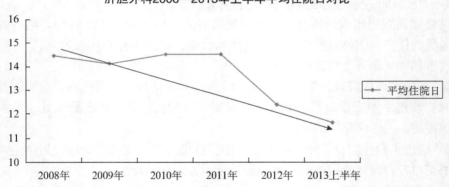

肝胆外科2006—2013年上半年平均住院日对比

年度	平均住院日（天）	出院人数	病床使用率（%）	病床周转率（%）
2010	14.52	3741	93.71	31.9
2011	14.49	4038	97.56	33.1
2012	12.38	4786	97.75	37.3
2013上半年	11.65	2591	93.87	23.6

经过半年的改进，术前检查部分在入院前完成，医技科室出报告时间不同程度地缩短。通过使用切口保护套、术后通畅引流、常规性床头B超检查、及时穿刺引流等手

段，使对术中可能感染切口的保护以及术后感染的预防显著加强。

八、"C"阶段：检查阶段（2013年7月）

1.我科对合理缩短平均住院日实行持续质量改进后，平均住院日有了显著缩短。但在术前相关特殊检查，如心动超声、骨髓穿刺及活检、相关病理学检查等仍需进一步沟通并改善服务工作流程；在术后并发症控制方面仍存在不足，需进一步充分术前讨论，优化诊疗方案、规范诊疗行为。

2.个别患者病情稍有好转或做完手术随即出院，导致部分患者住院时间过短，治愈率降低，或导致病情加重、术后并发并发症再次入院，不利于患者的健康。需着重强调应在确保医疗质量和医疗安全的前提下，合理有效地缩短患者的平均住院日。

3.进一步从医院层面分析影响我科平均住院日的因素，优化相关特殊检查与治疗的流程，如各种穿刺检查及治疗的预约与流程。

九、"A"阶段：处理阶段

1.通过同级医院检查报告互认制度，可避免重复检查，节约检查费用、节省住院检查时间；术前检查、评估和准备，尽可能在入院前完成。

2.外科ICU辅助麻醉恢复及术后危重患者管理进一步加强。

3.优化出院后医疗服务，门诊常规设置医师行换药、术后造影及胆道镜检查及治疗，可减少术后住院时间。

4.开展青年医师沙龙，加强青年医师业务学习。

5.对各病区临床路径的实施情况进行质控考核。

6.将平均住院日作为病区负责人综合目标责任制考核内容之一，提高工作积极性。

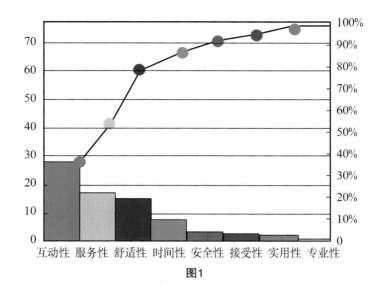

图1

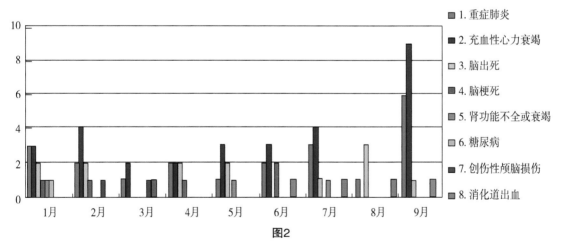

图2

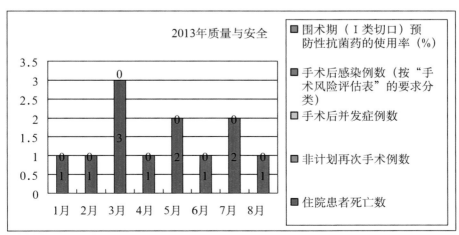

图3

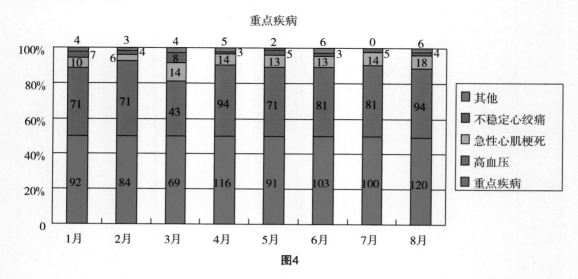

图4

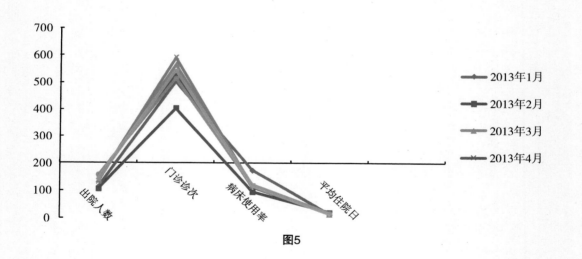

图5

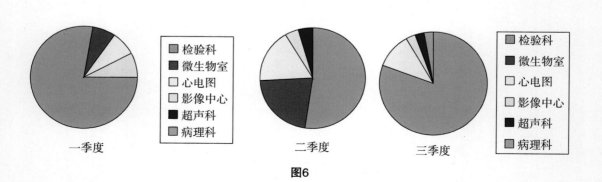

图6

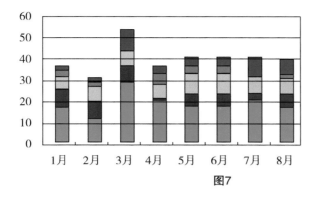

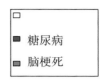

图7

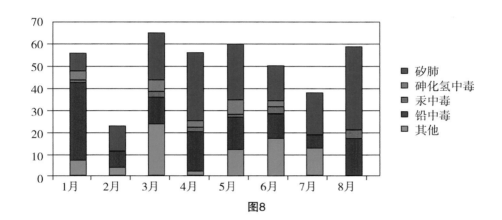

图8

重点疾病分析

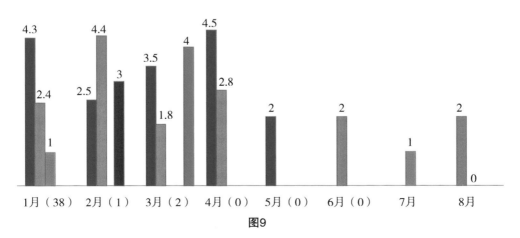

图9

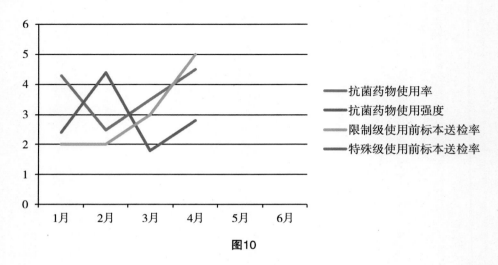

图10

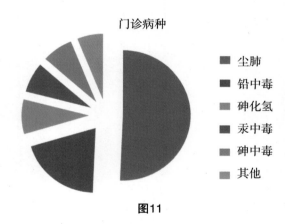

图11

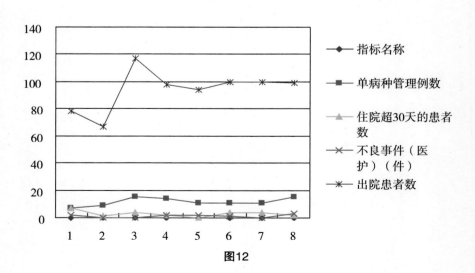

图12

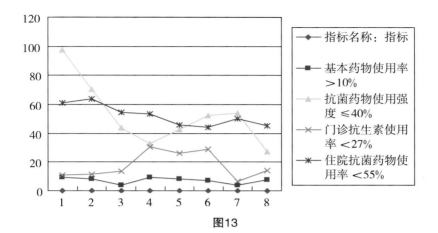

图13

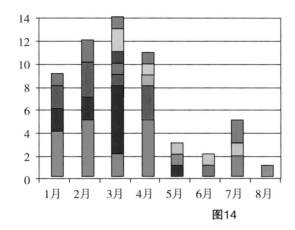

图14

2013年不良事件分析

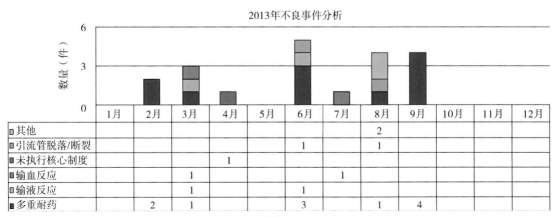

	1月	2月	3月	4月	5月	6月	7月	8月	9月	10月	11月	12月
其他								2				
引流管脱落/断裂						1		1				
未执行核心制度				1								
输血反应			1				1					
输液反应			1			1						
多重耐药		2	1			3		1	4			

图15

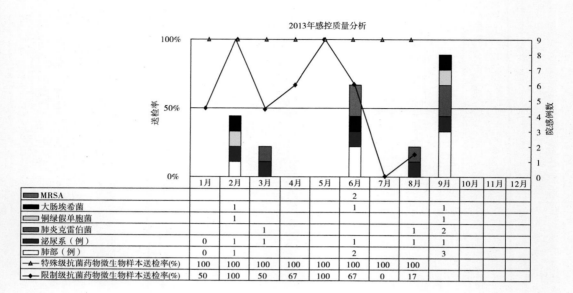

图16

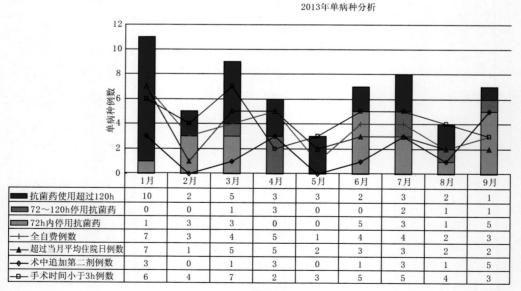

图17

2013年危急值分析

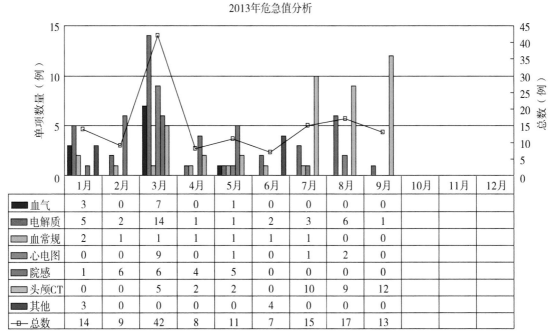

	1月	2月	3月	4月	5月	6月	7月	8月	9月	10月	11月	12月
■ 血气	3	0	7	0	1	0	0	0	0			
电解质	5	2	14	1	1	2	3	6	1			
血常规	2	1	1	1	1	1	1	0	0			
心电图	0	0	9	0	1	0	1	2	0			
院感	1	6	6	4	5	0	0	0	0			
头颅CT	0	0	5	2	2	0	10	9	12			
■ 其他	3	0	0	0	0	4	0	0	0			
☐ 总数	14	9	42	8	11	7	15	17	13			

图18

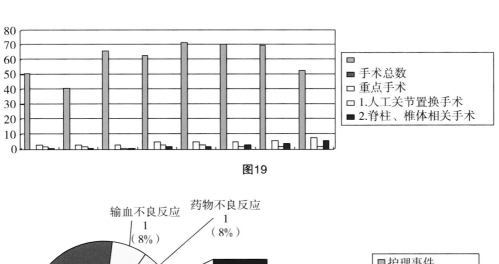

图19

图20

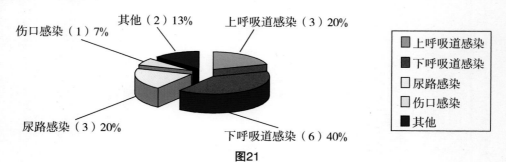

图21

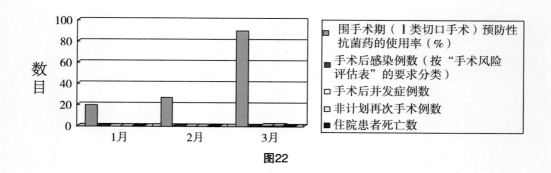

图22

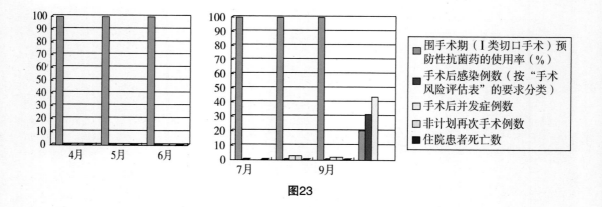

图23

■ 液体混浊　■ 医患沟通不到位　■ 坠床　■ 药物不良反应　　■ 多重耐药

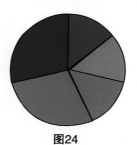

图24

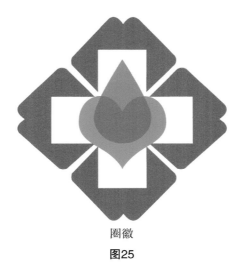

圈徽

图25

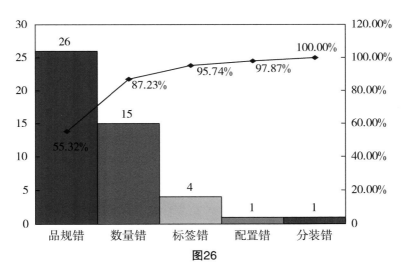

图26

各差错占差错总数比例

■ 品规错　　■ 数量错　　■ 标签错　　■ 配置错　　■ 分装错

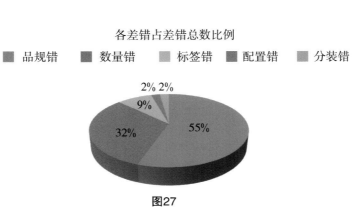

图27

1～9月份满意度分析

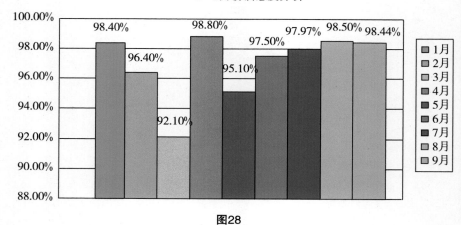

图28

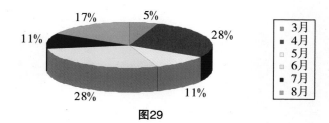

图29

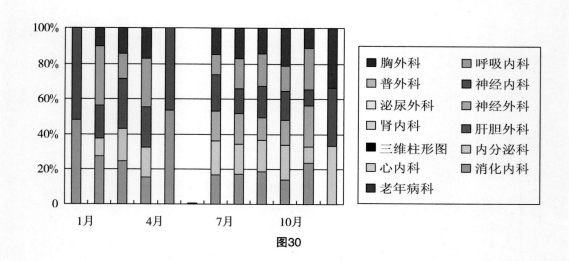

图30

重点科室会诊人次百分比

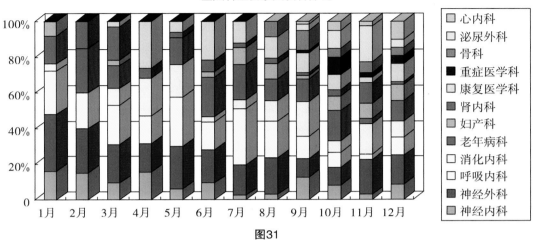

图31

会诊主要病种百分比

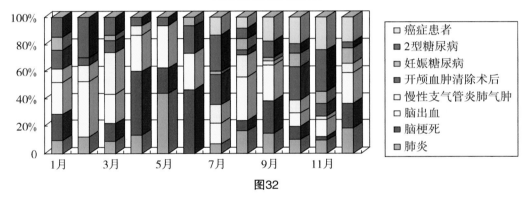

图32

2013年三季度住院超30天的患者各科人数所占比例分析图（%）

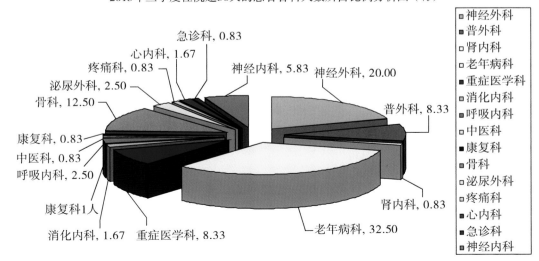

图33

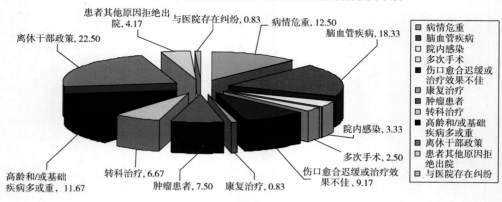

图34

2013年三季度住院超30天各原因所占比例分析饼状图（%）

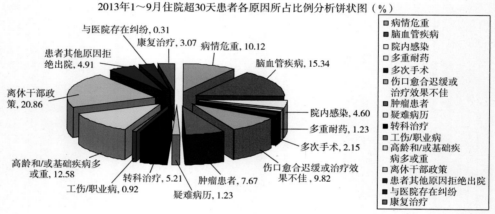

图35

2013年1～9月住院超30天患者各原因所占比例分析饼状图（%）

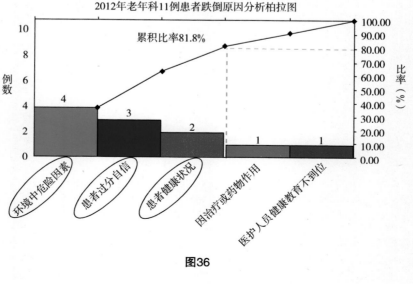

图36

2012年老年科11例患者跌倒原因分析柏拉图